Hans Höting

Schönheit
pflegen und bewahren

 Verlag Müller & Steinicke, München

Hans Höting

美 容

Schönheit
pflegen und bewahren

mit Hilfe alternativer Medizin und moderner Methoden

Traditionelle Chinesische Medizin,
Naturheilkunde, Lasertherapie und Elektroakupunktur

Ein Praxisleitfaden für Therapeuten und Patienten

 Verlag Müller & Steinicke, München

© 2009 Verlag Müller & Steinicke, München
ISBN 978–3–87569–195-5

Alle Rechte vorbehalten, insbesondere das der Vervielfältigung, der Verbreitung sowie der Übersetzung. Ohne schriftliche Genehmigung des Verlages ist es nicht gestattet, das Buch oder Teile davon in irgendeiner Form zu reproduzieren.

Druck: EOS-Druck, 86941 St. Ottilien

Dies ist das Geheimnis aller Wesen:
Die Suche nach Schönheit.
Lebenskunst ist, sie erst in sich selbst zu erschaffen,
damit sie in voller Reife nach außen gezeigt werden kann.

Hans Höting

Inhaltsverzeichnis

1. Teil: Grundlagen 15

1.1	Schönheit innen bewirkt Schönheit außen...	15
1.2	Schönheit: Ein Zukunftsmarkt	17
1.3	Schönheit kontra Alterung	24
1.4	Schönheit: KosmAethologie	47
1.5	Schönheit gestern und heute	53
1.6	Schönheit und Psychosomatik	58
1.7	Schönheit: Therapien kombinieren – optimieren	61
1.8	Schönheit: Pflege im Vergleich von Ost zu West	63
1.9	Schönheitshistorie Chinas	67
1.10	Schönheit und mimische Muskeln	88
1.11	Schönheit und Meridiane	89
1.12	Schönheit und Bezugsorgane	90
1.13	Schönheit und Antlitz	93
1.14	Schönheit durch Meridiansingen	99
1.15	Schönheit durch Reifung	101
1.16	Schönheit durch Heiterkeit	103
1.17	Schönheit durch Teilen und Dankbarkeit	104
1.18	Schönheit, seelische Gesundheit und Singen	105
1.19	Schönheit - Wissenschaftliche Fakten	106
1.20	Schönheit - Meridiansingen und TCM	107

2. Teil: Schönheit in der Praxis 111

2.1	Schönheit - Diagnostische Grundlagen	111
2.2	Schönheit und Akupunkturpunkt-Diagnostik	112
2.3	Schönheit: Farbdiagnose zur Persönlichkeit	114
2.4	Schönheit und Therapie	117
2.5	Schönheit und Grundlagen für Nah-, Fernpunkte, Falten	117
2.6	Schönheit, Akupunktur und Psychosomatik	134
2.7	Schönheit: Die Verbindung von TCM und Hightech	142
2.8	Schönheit durch Messer und Nadel (invasiv)	145
2.9	Schönheit und Fettabsaugen	146
2.10	Schönheit und Botox?	148
2.11	Schönheit: Eigenfett- und Kollagenunterspritzung	150
2.12	Schönheit und Polymilchsäure	150
2.13	Schönheit und Mesotherapie	151
2.14	Schönheit und Biolifting	151

2.15	Schönheit und Hyaluronsäure (HS)	151
2.16	Schönheit und Reiz-Punktur	157
2.17	Schönheit – Hightech versus Akupunktur	169
2.18	Schönheit – Heilkräuter	169
2.19	Schönheit – Moxen	185
2.20	Schönheit – Schröpfen	189
2.21	Schönheit – Gua Sha	191
2.22	Schönheit – Entgiftungs-Fußbad	198
2.23	Schönheit – Lebensstil	212
2.24	Schönheit – Ernährung	213
2.25	Schönheit – Säure-Basen-Haushalt	216
2.26	Schönheit – „Biochemie nach Schüßler"	226
2.27	Schönheit – Metalle	233
2.28	Schönheit und Blutkristallanalyse (BKA)	241
2.29	Schönheit – Schokolade	249
2.30	Schönheit – Qigong	263
2.31	Schönheit und Naturheilkunde	308
2.32	Schönheit und Fasten	309
2.33	Schönheit und Urintherapie	312
2.34	Schönheit und Elektrosmog	314
2.35	Schönheit und Lachen: ein Hinweis zur Erinnerung und zum Nachmachen	315
2.36	Schönheit: Stoffwechseltest – Gesundheit und Gewicht	317
2.37	Schönheit und Blutkristallanalyse (BKA)	332

Kontaktadressen 340

Bilderverzeichnis 343

Literaturverzeichnis 344

Stichwortverzeichnis 346

前言
Schönheit – Ein Vorwort

Es geht in diesem Praxisbuch nicht nur um die Kunde zur Schönheit, sondern um mehr. Es geht um Schönheitskunst auf allen drei Ebenen des Körpers und in diesem Sinne um drei Aspekte der Schönheitstherapie.

Erstens werden Techniken der Schönheitskunst der Klassischen Traditionellen Chinesischen Medizin (TCM) vorgestellt, die in der Praxisarbeit sofort angewendet werden können.

Therapeuten (und hiermit sind immer auch Kosmetiker gemeint) mit Grundwissen in Chinesischer Medizin können sich ins Gesamtkonzept von Grundtechnik bis zu Professionellen Techniken dieses Praxisbuchs einarbeiten. Grundtechniken der Chinesischen Medizin sind jedoch von jedem schon von Beginn an anwendbar und mit Naturheilkunde und Hightechmethoden zu verbinden. Auch haben sie zusätzlich die Möglichkeit, Tipps zur Schönheitspflege weiterzugeben, die in diesem Praxisbuch für die Selbstbehandlung vermittelt werden.

Zweitens macht das Praxisbuch deutlich, dass äußere Schönheit immer Widerspiegelung innerer Schönheit ist. Schönheitstherapie darf deshalb nicht auf Hautkosmetik beschränkt bleiben und benötigt Unterstützung durch medizinische Betreuung.

Die Haut ist ein Teil der Gesamtheit „Körper". Sie ist die rezeptive Grenzfläche zwischen innen und außen, das größte Sinnesorgan und Mittler zwischen Leib, Seele und Geist. Deshalb muss Schönheitskunde über Kosmetik, Dekoration, Vitalisierung und Regeneration der Haut hinausgehen. Nur die Haut zu therapieren wäre ein auf Symptomatisches reduziertes Vorgehen. Es würde den „Körper als Gesamtheit" und damit die innere Schönheit vernachlässigen. Begreifen wir es lieber anders herum, so wie es ein chinesisches Sprichwort ausdrückt:

> *Erst wenn sich die Haut des Bauches*
> *wölbt und spannt, erscheint sie den Augen,*
> *nicht aber der Ungeist darunter,*
> *der nur die Zunge zwingt, sich zu laben,*
> *den Bauch dann, sich zu mästen,*
> *damit er sich wölbt, die Haut zu spannen.*

Schönheits"Kunst" hat „Augen". Diese „Kunst" nimmt über die Haut hinaus den „Hintergrund des Bauches" und damit psychoneuroimmunologische Zusammenhänge wahr, die für die innere Schönheit von Interesse und für die äußere Schönheit zwingend von Bedeutung sind. Daher schließt die „Kunst" zur Kosmetik medizinische, dermatologische, psychospirituelle Therapie auf allen drei Ebenen mit ein, wie ja auch Schönheit nur vollkommen sein kann, wenn sie sich auf Leib, Seele und Geist gründet. „Kunst" therapiert über „Herz, Bauch, Zunge, Haut hinweg". Es geht eben nicht lediglich darum, durch Kenntnisse die Oberfläche hübsch zu machen.

Schönheitskunst erschließt den Quell reifer Schönheit aus der Tiefe heraus und aufgrund einer inneren Ordnung. Dies vertieft, erweitert und festigt Therapieerfolge nachhaltig.

In Malerei reicht auch die Haut allein nicht aus, um den Körper „schön in Szene zu setzen". Erst Haltung, Gestik, Gesichtsausdruck, Proportionalität, Plastizität und die Harmonie der Körperformen in der Bildszene schaffen zusammen das Fluidum, über das dem Betrachter Schönheit vermittelt werden kann.

Die Schönheitskunst sieht in der Haut das größte Sinnesorgan, das sowohl empfangen als auch ausdrücken kann: Die Haut ist ein sinnhaftes Spiegelbild aller Körperfunktionen, des inneren Erlebens, aller Eindrücke von außen. Die Haut zeigt die innere Ordnung oder Unordnung des Körpers. Im Grundsystem Pischingers ist sie aber auch Widerspiegelung von Harmonie oder Disharmonie im äußeren, den Menschen umgebenden Umfeld. Wie sonst könnte die Haut kribbeln, könnten die Haare zu Berge stehen, wie sonst könnten Hauterkrankungen so zunehmen? Wie will man Meister der Schönheit sein, wenn man dies nicht beachtet?

Für die Schönheitskunst ist die Haut Bindeglied, Synthese, Organ der Körpersprache, Medium des Aufnehmens, Abgebens, Träger der Sinnhaftigkeit lebender Wesen, Reflektor der Seele und des Geistes, des körperlichen Allgemeinzustands, zu dem die Psychoneuroimmunologie viel zu sagen hat. Haben wir also Achtung vor dem, was wir täglich so „oberflächlich" der Haut antun, wie wir uns verhalten und uns oder andere betrachten. Warten wir nicht, bis uns, im Sinne des chinesischen Sprichworts „die Bauchdecke" mahnt.

Drittens hat sich aus unserer langjährigen Praxis ergeben, dass sich die Methoden Traditioneller Chinesischer Medizin (TCM) vorteilhaft mit Behandlungsverfahren unserer Naturheilkunde und der Hightech-Medizin verbinden lassen. Mit drei Behandlungssystemen können für Probleme in größerer Tiefe Behandlungsmöglichkeiten gefunden werden, als es einzelne Therapiesysteme für sich allein ermöglichen könnten. Zusätzlich bieten die drei Therapien im Verbund erfahrenen Therapeuten mehr Perspektiven und ein breiteres Betätigungsfeld.

„Schönheit" als Praxisbuch wurde für alle geschrieben, die ganzheitlich an theoretisch, praktisch, geschichtlich und empirisch begründeten medizinischen Techniken interessiert sind und dazu den kulturellen Hintergrund, Kunst, Tradition, Religion und Volkswissen erfahren möchten.

Dieses Praxisbuch regt dazu an, nicht nur die hierin beschriebenen Techniken nachzuvollziehen, sondern sich auch eigene Wege zur Schönheitspflege zu erschließen. Schönheit, Kreativität, die eigene Identität und der Mut zu eigenen Ideen sollen sich gegenseitig befruchten. Schönheitstherapie fordert deswegen sowohl bewusste, spirituelle als auch intuitive Aufgeschlossenheit, kreative, visionäre, phantasievolle Lebendigkeit, weil sie alle Bestandteil jeder Schönheitskunst sind. Die Inhalte dieses Buches sollen helfen, das umzusetzen, was der Volksmund sagt:

> *„Nicht jeder kann schön sein, aber jeder kann schöner werden,*
> *wer sich aus Herz und Seele zum Schönsein entschließt."*

Sollten Sie Rückfragen hierzu haben, stehe ich Ihnen dafür gerne zur Verfügung. Für Rückfragen an die Koautoren finden Sie Kontaktanschriften am Schluss des Buches bzw. leite ich diese auch gern an die Koautorin weiter.

Hans Höting	Naturheilpraxis Hans Höting
Nösslerstr. 3	Praxis natürlich für Schönheit und Naturheilkunst
28359 Bremen	Hans Höting, Heilpraktiker
Tel. 0049 421 82 03 95	Twiedelftsweg 13
Fax 0049 421 24 34 742	28279 Bremen
(über 24 Stunden)	Tel. 0049 421 82 56 77
Mobil 0171 47 37 562	Fax 0049 421 82 56 77
	E-Mail: praxis-hoeting@gmx.de
	Internet: http://www.top-hoeting.de

Mein Dank als Autor gilt der Koautorin, den Koautoren und allen, die mich zusätzlich mit Rat und Hilfe für „Schönheit" unterstützten!

Herrn Knop danke ich für die Beratung und Unterstützung im Textbeitrag zur Elektromedizin und damit zum AmpliMed-Gerät. Dieser Themenbereich als Ergänzung zur Schönheitstherapie konnte so seiner Bedeutung entsprechend angemessen beschrieben werden.

Herr Dr. Karl Adamek bereicherte mit seinem Textbeitrag über Meridiansingen und Sintala-Qigong aus der Sicht Chinesischer Medizin und Lebensphilosophie, mit seinen Aussagen über Schönheit und Schönheitstherapie, zu „Altern" und Lebensperspektiven den Inhalt dieses Praxisbuches. Sein Beitrag zeigt, dass eine Gemeinschaft unterschiedlicher Autoren die Thematik eines Buches hinsichtlich der Vielfalt und der Perspektiven erweitern kann.

Frau Dr. Petra Gotthardt und ich haben als Koautoren vor über zwei Jahrzehnten das erste Praxisbuch „Facelifting Chinesisch" herausgebracht, zu dem „Schönheit" nun der Nachfolger wurde. Ein Teil ihrer Beiträge aus „Schönheit" ist heute in gleicher Weise aktuell. Sie und auch ihre Widmung wurden gerne in das neue Buch übernommen.

Herr Herbert Milas, Heilpraktiker, hat einen interessanten Beitrag über Ismakogie als grimassenfreie Gesichtsgymnastik zur „Schönheit" beigesteuert. Weitestgehend unbekannt in der Schönheitstherapie, vom Ansatz her aber mit Bezug zur Chinesischen Medizin, und zudem von einer Kosmetikerin entwickelt, hat die Ismakogie somit schon aus dieser Sicht einen Bezug zur Thematik dieses Buches.

Herr Dr. Rainer Bartosch unterstützte mit seinem Beitrag über das Detox-Elektrolytbad die Aussagen dieses Buches über die medizinisch-physikalische Therapie. Ausleitung, Entgiftung, Zellregeneration und Regulierung des Säure-Basen-Haushaltes über das Detox-Elektrolytbad sind besonders wertvoll zur Regulation des Grundsystems nach Pischinger und dienen der inneren Ordnung des Körpers und der Schönheit.

Herr Frank Wedlich konnte mit seiner praktischen Erfahrung diese Aussagen dankenswerter Weise noch ergänzen.

题词
Widmung

Durch mein Studium an der Hochschule für Chinesische Medizin in Nanking/Volksrepublik China habe ich, wie vorher schon Herr Höting, die Praxis der Schönheitstherapie nach den Grundlagen der Klassischen Chinesischen Medizin kennen gelernt und später im Research Associate des Occidental Institute for Biological Medicine in British Columbia/Kanada erweitert. Während meiner Tätigkeit in der Naturheilpraxis Höting in Bremen wendeten Herr Höting und ich Schönheitstherapie so erfolgreich an, dass wir unsere Erfahrungen als Co-Autoren im Praxisbuch „Facelifting Chinesisch" herausgebracht haben, um unser Wissen und unsere Erkenntnisse an andere Therapeuten weiterzugeben.

Nach meiner Übersiedelung nach Australien hat Herr Höting weiterhin Schönheitstherapien in seiner Praxis angewendet, weiterentwickelt und vertieft. Er hat Grundsätze aus der Klassischen Chinesischen Medizin mit Behandlungsverfahren aus Naturheilkunde, Wissenschaft und Hightech verbunden. Dies hat er um Hinweise dazu aus den Philosophien und Lebensweisheiten verschiedener Kulturen ergänzt.

„Schönheit kommt von innen" – das wusste jede der alten Kulturen. Schönheit wurde in jeder von ihnen neu definiert und angestrebt. So spielen Umwelt, Gesundheit der Zelle und des Stoffwechsels, Ernährung, Hautpflege, Lebensenergie, Lebenseinstellung und Seelenpflege wichtige Rollen im Reifungsprozess von Schönheit. Durch all diese Erfahrungen ließen sich die Erkenntnisse aus der Schönheitspflege in der Behandlung von und dem Vorbeugen gegen Alterserscheinungen vertiefen, erweitern.

Ich bin dankbar, dass nun durch die vollständig überarbeitete Neuauflage des Buches unter dem Titel „Schönheit", nach vielen Nachdrucken des „Facelifting Chinesisch" von über zwei Jahrzehnten vorher, unsere Pionierarbeit von damals mitsamt den erweiterten Erkenntnissen von heute neu herausgebracht und an die Öffentlichkeit herangetragen wird. Mein Wunsch ist es, dass dieses Buch von Herrn Höting den Erfolg erfährt, den es im Interesse der Schönheitstherapie verdient, und Anklang sowohl bei einer großen Leserschaft findet, die ihre Schönheit selbst pflegen will, als auch bei Therapeuten, die ihr Fachwissen erweitern wollen.

Schönheitspflege wurde in der Vergangenheit bereits universell angewendet. Sie wird heute gezielt genutzt und in Zukunft wohl noch stärker gefragt sein. Dieses Buch trägt diesem Trend Rechnung. Es wird ihm einen bedeutenden Beitrag leisten.

In diesem Sinne wünsche ich allen Leserinnen und Lesern Freude an „Schönheit".

Dr. med. Petra Gotthardt, Sidney/Australien
B. M.: Bachelor of Medicine (Newcastle/Australia),
FRAGP: Fellow of the Royal Australian College of General Practice
DRACOG: Diploma of the Royal Australian College of Obstetrics and Gynaecology
Dipl. Adv. Acupuncture (Nanking/VR China)

基础理论
1. Teil: Grundlagen

外形美源于内在美
1.1 Schönheit innen bewirkt Schönheit außen

„Schön ist eigentlich alles, man muss es nur mit Liebe aus dem Herzen heraus schaffen und bereit sein, es gleichermaßen zu sehen", so der Lyriker Christian Morgenstern.
Auf diese Weise drückt Morgenstern auch das aus, was Grundlage dieses Buches ist. Es geht hier also nicht um Anleitungen, etwas schönes Hübsches fürs Auge zu zaubern. Das wäre ein handwerklich-technisches Vorgehen. Denn Hübsches am Menschen wird dekorativ gestaltet, und das manuell. Besinnliche, einnehmende, ausstrahlende Schönheit kann daraus nicht werden.

Wirkliche Schönheit am Menschen geht über plakative, kosmetische Dekoration hinaus. Erreicht werden soll sinnenhaft erfassbare, bewegende Schönheit, die aus innerer, reifer Schönheit erstrahlt. Diese innere Schönheit ist Ausdruck einer Sicherheit in Harmonie, Frieden und Herzensliebe, die ihr Ebenbild im Außen schafft. Sie spricht freudvoll Herz und Seele anderer an. Sie zu schaffen, erfordert Kunst. Daher ist in diesem Buch von Schönheitskunst in der Kosmetik die Rede, anstatt von kundiger Schönheit und kundiger Kosmetik. Wenn Sie einen historischen Rückblick zur Schönheit im antiken China nachlesen, werden Sie begreifen, was darin zum Ausdruck gebracht wird und inwiefern Schönheitskunst ihre eigene Ebene hat.

Hübsches, dekoratives Schönsein ist lediglich das Abbild von Kenntnissen ohne sinnenhafte Tiefe, das Produkt einer Technik der Schönheitskunde. Dazu gehört auch die dekorative Kosmetik der Stars für Rollenspiele auf der Bühne oder vor Filmkameras. Man kann sie zweifellos von „Kunst als Schönheit" unterscheiden. Schönheit schließt die Seele mit ein, wird vom Herzen belebt und erlebt, geht vom Betrachter des Schönen zum schönen Spender zurück. Schönheit ist von Liebe, Offenheit und Einbindung ins soziale Umfeld durchdrungen. Deswegen nimmt man sie nicht nur sinnenhaft faktisch wahr. Man lässt sich von ihr berühren, teilt das Erlebnis mit anderen, weil Schönheit öffnet.
Die Philosophin Simone Weil sagt das Gleiche mit anderen Worten: „Schönheit gleicht einer leuchtenden Frucht, die Appetit macht. Man nimmt sie in die Hand, um sich von ihr verzaubern, andere an ihrer Freude teilhaben zu lassen". In diesem Zitat ist es die Hand, die herz- und symbolhaft liebend, beseelt nach der Frucht und der Schönheit darin greift. Es liegt „auf der Hand", dass man sich natürlich diesen Zauber der „leuchtenden Frucht" bewahren will. Deshalb ist der Griff aus sich selbst heraus zur Frucht hin „natürlich". Er ist symbolhaft ein Griff auf sich selbst zurück und darüber hinaus Ausdruck der Identität. Jeder will schön sein. Deshalb muss Schönsein auch Reflexion einbinden, denn diese erst befähigt dazu, Herzlichkeit ausdrücken zu können - das ist dann bezaubernde Schönheit.
Erschönen innen und daraus folgend Schönheit außen ergeben zusammen nur eine Identität.

Beide bilden eine Ganzheit, die sich einander bedingend ausdrückt. Vergleichbar dessen, dass Qi das Blut bewegen, aber Qi ohne Blut sich im Körper nicht ausbreiten kann. Man kann nach außen nicht schön lächeln, wenn man innen sauer ist. Daher kann Hübschsein selten herzlich schön sein. Hübschsein ist „Selbst-los" und dadurch künstlich. „Selbst"-Reflexion soll Lebendigkeit, Erfahrung und Wahrnehmung einschließen, um als Identität greifbar zu sein, um über Hübschsein hinauszugehen. Hübschsein bedeutet, Standbild zu sein. Dekorative Kosmetik oder auch chirurgische Korrektur ist Herrichten am Standbild. Sie erzeugt keine Ausstrahlung, weil ein Standbild ohne innere Sicherheit, ohne Ebenbild, ohne das „Selbst" ist – und dafür vordergründig mehr Ego ausdrückt.
Man versteht dies auch im übertragenen Sinne. Ein versteinertes Herz erzeugt ein ausdrucksloses Gesicht. Ein herzlich befreites Lächeln erlöst das bedrückte Herz und zaubert ein strahlendes Antlitz. Ausstrahlung der Augen wird nach TCM durch Herzens-Qi erreicht.
Die Veränderung des Gesichtsausdrucks verändert auf gleicher Ebene die Psyche. Profil und Ausstrahlung formen sich aus dem Herzen heraus zur Schönheit – oder eben auch zur herzlosen Hässlichkeit. Schönheit ist Sicherheit, Frieden, Liebe in sich als Freiheit. Das ist mit Identität gemeint.

Wer von dieser Lebensregel abweicht und Schönheit nicht Ganzheit sein lässt, die von Harmonie, Frieden und Liebe getragen wird, Schönheit nicht auf allen drei Ebenen des Körpers pflegt, hat ein Problem mit sich selbst. Wer nicht mehr gepflegt schön sein kann, hat seine Identität verloren, hat sich selbst aufgegeben.

Von Schönheit grenzt sich Hübsches aus kundigem Rahmen ab, geschaffen mit allen Utensilien, Signalen, dekorativen Fremdstoffen. Schönheit als Kunstwerk hingegen ist grenzenlos, ohne Rahmen, spirituell, transzendent aus dem Herzen und zu den Herzen, ein Seele sprechendes Gemälde. Daher ist dieses Praxisbuch auch nicht nur zur Vermittlung von Techniken gedacht, sondern dient dazu, die Schönheit aus Sicht von Spiritualität, Transzendenz, Psychosomatik, Psychoneuroimmunologie, Philosophie, Religion und Kultur vor Augen zu führen, damit Schönheitstherapie nicht Handwerk und Kunde bleibt, sondern auf ganz anderer Ebene als hingebungsvolles Kunstwerk entsteht. Folglich darf man Schönsein nicht hypertroph oder erhaben zum dominanten All-Prinzip seines Selbst gestalten, wie Mark Twain es verkündete: „Ich bin so schön", sagte er von sich, „dass die Frauen wie gebannt sind, wenn sie mich sehen." Dann kann Schönheit zum Fluch werden. Wahre Schönheit muss immer jenseits von Ego und „Eitelkeit" stehen. Ein „schönes" Zeitdokument und dem Mark-Twainschen Beispiel vergleichbar, ist auch die Episode um die US-Ex-First-Lady, Senatorin in New York, Hillary Clinton. Ihr republikanischer Konkurrent bezeichnete sie im Wahlkampf um das Präsidentenamt als ausgesprochen hässlich: „Nur Millionen Dollar für chirurgische Totalrenovierungen hätten sie einigermaßen ansehnlich gemacht", so zitierte ihn die Bremer Tageszeitung „Weser-Kurier" am 29.10.2006. Lassen wir es dahingestellt sein, ob diese Machosprüche des Republikaners über die „Fassadenrenovierung" der Präsidentschafts-Favoritin zutreffen oder nur ein republikanisches Wahlkampfmanöver waren. Aufschlussreicher noch als diese Episode um Hillary Clinton und die Republikaner ist meines Erachtens die Schlussnote aus der „New York Post": „Wer das Aussehen von Politikerinnen zum Wahlkampfthema macht, muss sich auch auf Enthüllungen gefasst machen, die kosmetische Korrekturen der Politiker betreffen. Schließlich sei es ja kein Geheimnis, dass nicht wenige Politiker dem natürlichen Altern mit heimlicher Hilfe der Chirurgen oder dank Schönheitskorrektur per Spritze zu trotzen versuchten." All diese Zitate treffen erstaunlicherweise wieder in einem Punkt zusammen: Menschen tun alles, um die eigene Schönheit herauszustellen. „Was des einen Eule ist des anderen Schatz" oder: „Die Eitelkeit des einen sind des anderen Golddukaten".

Der Mensch pflegt Schönheit, um sich seines eigenen Wertes bewusst zu bleiben, weil Aussehen das Ansehen unterstreicht, Sinnbild von Gesundheit, Vitalität und Stärke ist, Ansehen somit Aussehen fordert. Auf dieser Philosophie baut das Geschäft aller auf, die Schönheit verkaufen. Wenn Sie Galerien besuchen, schauen Sie sich die Gemälde bitte aus diesem Blickwinkel an. Sie werden bemerken, wie Ausdruck, Profil und Schönheit hier mittels Farbe, Linienführung, Harmonie und Symmetrie nicht nur Aussehen, Ansehen und soziale Bedeutung herausstellen, sondern auch die jeweilige Persönlichkeit skizzieren und einer Szene mit mehreren Personen in vielfältiger Weise, oft mit Ritualen und Ordenszeichen, Ausdruck verleihen. Deswegen ist ein Großteil der Menschen darauf bedacht, „das Gesicht zu wahren", um es dem Leben „schön zu zeigen" und auf diese Weise ihre Identität „ansehnlich" herauszustellen.

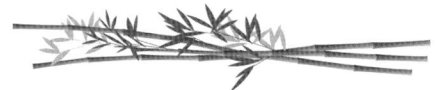

美容：未来的市场
1.2 Schönheit: Ein Zukunftsmarkt

Ein bezaubernd schönes Gesicht, eine anmutige Gestalt, ebenso schöne Gartenanlagen, beeindruckende architektonische Bauten widerspiegeln alle eine innere Schönheit in ihrer eigenen Art, die außen sichtbar gemacht wurde im Sinne eines harmonischen „Yin/Yang"-Wechselspiels, des Goldenen Schnitts, der Symmetrie oder gemäß den Grundsätzen des Feng-Shuis. Noch weiter betrachtet, ergibt diese Aussage in mehrfacher Hinsicht einen Sinn: Sie verweist auf innere Schönheit, Bewusstsein, geklärte Emotionen, das Spiel der Lebenskräfte, ausgewogene Lebensweise, intuitive Sensibilität, sinnenhafte Empfindsamkeit und körperliches Wohlleben als Teil äußerer Schönheit.

Körperausstrahlung, Haltung und Gesichtsausdruck werden schöner durch harmonikale, innere Schönheit, erklärbar über „harmonike" aus dem Griechischen oder „harmonice" aus Lateinischem für die Lehre von der Harmonie auf Musik bezogen. Aber Egozentrik, Verbissenheit, Zorn, Anspannung, psychomentale und biochemische Säuren stellen sie infrage und Falten entstehen: Innen nicht stimmig macht nach außen grimmig. Sichtbare Beispiele dessen sind Zornesfalten, grimmige Augen, verbissene Mundpartie! Ärger macht alt. Bekümmerte sehen verfallen und später hinfällig aus.

Aus diesem Grund ist vielen Menschen die Schönheit etwas wert, nämlich die Mühsal der Pflege auf sich zu nehmen und eine Menge Geld dafür auszugeben. Die Zahlen belegen es:

- 10 Mrd. Euro zahlen die Deutschen laut statistischer Erhebung pro Jahr allein für Kosmetik und Körperpflegeprodukte. Kosmetische Betreuung durch Fremdleistung, die Beträge für Faltenunterspritzung und die Ausgaben für invasive Schönheitstherapie sind darin noch nicht enthalten.
- Laut Hinweis in der „Weltwoche" vom 29.10.2007 gaben die Deutschen 509, 5 Mio. Euro allein für dekorative Kosmetik aus. Der anteilsmäßige Umsatz lag bei 36% für die Augen, 35% für das Gesicht, 19% für die Lippen, 9% für die Nägel, 1% für Mehrzweckschminke. Diese dekorative Kosmetik wurde zu 5, 5% über Warenhäuser, zu 31, 5% über Parfümerien, zu 21, 8% über Drogerien und zu 7, 3% über den Lebensmitteleinzelhandel verkauft.

Das Beispiel aus Spanien laut Zitat in Bremer Tageszeitung vom 10.8.08 zeigt, dass auch auf ganz anderer Ebene der Wunsch nach Schönheit europaweit ist. Im Sommer haben Spaniens 4000 Schönheitschirurgen Hochkonjunktur. Sie sind laut Statistik des Branchenverbandes International Society of Asthetic Plastic Surgery (ISAPS) im europäischen Vergleich die meist beschäftigten. Repräsentatives Beispiel hierfür ist die Corporació'n Dermoesté'tica. Sie ging weltweit als erste Schönheitsklinik 2005 an die Börse. Bis 2011 wird dort ein Jahresumsatz von 120 Millionen Euro angestrebt. Laut Statistik von ISAPS haben viele Schönheitspatienten die üppigen Rundungen berühmter Persönlichkeiten aus Film- und Medienbranche als Vorbild. Sie versuchen diesem Schönheitsideal durch Ästhetisch Plastische Operation nachzukommen. Bei Po-Emplantation führen als Vorbild die Kurven von Jennifer Lopez, bei den Brüsten Abbild Pamela Andersons, bei schönen Lippen und Augen Angelika Jolie unbestritten die Liste an. In spanischen Kliniken stehen der Wunsch auf Brustvergrößerung knapp dem Wunsch nach einem fülligem Po im Vordergrund. 25% der Schönheitskunden sind Männer und so gehen pro Jahr 300.000 mit Adoniskomplex unters Messer.

In Werbeanzeigen der Schönheitskliniken werden angebliche glückliche Schönheitskurierte vorgestellt, die angeblich dank „geschöntem Äußeren" mehr Erfolg im Berufe, beim anderen Geschlecht, mehr Ansehen im geselschaftlichem Umfeld hatten. Finanzierungsmöglichkeit für die Kosten dieser Schönheitskur per Messer wird angeboten. Doch nicht ganz selten wird der Weg zur Schönheit per Skalpell auch zum Fluch, wenn Schönheitswillige sich durch falsche Versprechungen zur Operation überreden lassen. Schönheitskorrektur kann keine Probleme lösen, keinen Arbeitsplatz oder die Ehe retten. Man kann durch das Messer keinen anderen Menschen oder Selbstbewusstsein herbeizaubern und mit Po-Emplantation nicht einen zweiten erfolgreichen Erfolgsmenschen wie Jennifer Lopez schaffen. Auch wenn verantwortliche Schönheitschirurgen im Schnitte ca. 20 bis 30% gewünschter Schönheitsoperationen ablehnen, meint dennoch der spanische Scheinheitschirurg Pérez Marcia, dass man auch nicht so puritansich, wie im Norden Europas sein sollte und unzufrieden mit sich, so durchs Leben geht, wie der Liebe Gott ihn nun mal geschaffen hat.

Für plastisch-ästhetische Schönheitschirurgie wendeten 12 Mio. Deutsche nach einer Studie der Universität Greifswald pro Jahr noch einmal 2, 8 Mrd. Euro extra auf, so eine Notiz in einer Bremer Tageszeitung.

Auch die Statistik der Pharmazie für medizinisch-ästhetische Kosmetik bestätigt genauso beeindruckende Umsatzzuwächse. So stieg die Produktion der Präparate für die Schönheit von Augen, Haut, Haaren und Nägeln beträchtlich. Als Beispiel erwirtschaftete eine bedeutende Produktionsfirma kosmetischer Präparate Europas im Jahr 2005 laut Pressemitteilung einen Umsatz von 408 Mio. Euro. In diese Angaben sinnbildlich und zusätzlich einzubinden ist der Fachhandel für Schönheitspflege. Dazu zählen auch Praxen für kosmetische Betreuung, medizinische Praxen mit Schönheitstherapie und der Versandhandel, deren Umsatz zum Waren- bzw. Dienstleistungsumschlag im Schönheitssektor noch hinzugerechnet werden muss.
Alle „Schönheits-Mekkas" haben vermehrten Zulauf und können einen beträchtlichen finanziellen Nutzen daraus ableiten, weil immer mehr Menschen die Motivation haben, in Form und ins Gleichgewicht zu kommen und daraus ihrerseits einen Nutzen ziehen wollen. Vor allem die Haut hat einen hohen gesellschaftlichen Stellenwert. Deswegen darf man auch künftig eine ständig wachsende Nachfrage an Waren- und Dienstleistungen für Schönheit erwarten.

Therapeuten sollten Rückschlüsse aus diesen Trends ziehen und motiviert sein, sich um die Ausbildung in Schönheitstherapie zu bemühen. Ganzheitliche, biologisch aktive Schönheitstherapie nach den Grundlagen Traditioneller Chinesischer Medizin, Naturheilkunde und Hightech eröffnet neue, vielversprechende Chancen, aus denen sich zusätzlich viele medizinische Therapien ableiten lassen. Die Prognose einer steigenden Nachfrage lässt sich auch aus der demoskopischen Alterspyramide ablesen. Nach der Länderstatistik Niedersachsens steigt der Anteil der über 60-Jährigen vom Jahre 2002 als Basiswert 100 statistisch gerechnet auf 118 in 2020. Gleichermaßen fällt der Basiswert 100 im Jahre 2002 für 20jährige auf anteilig 82 im Jahre 2020. Wer älter wird, legt partout gerade deswegen Wert darauf, leistungsfähig und schön bleiben zu können, um sich die Illusion von Jugendlichkeit zu erhalten und Twens möchten sich ihre Jugendlichkeit erhalten.
Deshalb wird von den „50plus" bundesweit alles getan, um sich ein schönes Aussehen zu bewahren und so z. B. durch Fitnesstraining aktiv zu bleiben. Schönheitspflege und Fitnesstraining zeigen, dass sie „in Form, auf der Höhe, clever sind" und trotz Alter „jung, vital, leistungsfähig" bleiben können. Man will nicht mehr „die Alten" sein, denen man nichts mehr zutraut. Die „Seniors" zeigen Lebensfreude, wie z. B. der Gebrauch von Lippenstift unter Frauen zeigt. Dieser hat sich im Zeitraum von 1984 bis 2007 bei den 55- bis über 70-Jährigen fast verdoppelt, und zwar stieg er bei den 55- bis 60-Jährigen von 42% auf 63% und bei den über 60-Jährigen von 36% auf 53%.

Die „50plus" schufen sich ein anderes Altersbild, weil „Grau ist Bunt" wie der ehemalige Bremer Bürgermeister Henning Scherf und heute Senior-Buchautor sein Buch nannte. Darin hatte das „Auslaufmodell Greis " keinen Platz mehr. Die „Neuen Alten" kamen. Sie waren nicht mehr die Senioren, sondern die Kreativen, Grauen Bunten, Highstampers, Golden Agers, Silver Surfer, Happy Woopers, Active Enders, Steel Champs. Sie wollen das Beste aus den verbleibenden Jahren machten, es genießen, Neigungen realisieren, Potentiale nutzen und erweitern. Petra Bruns, Werner Bruns und Rainer Böhme skizzierten passend in ihrem Buch „Die Altersrevolution", dass sich Greise jetzt eine absolut neue Lebenseinstellung erschließen. Nicht mehr Gebrechen, Leiden, Leistungsgrenzen, Tristes und Einsamkeit stehen im Mittelpunkt, sondern Zukunftsperspektiven, Lebensbejahung, das Fokussieren auf Aktivität und Vitalität sowie kreative Lebensgestaltung. Dazu gehören Schönheitstherapie, Wellness, Fitnesstraining, der Reiz, neue Wege zu gehen, Unternehmungslust und Zukunftsplanung. Ihre Lebensfreude lässt sie aus der althergebrachten Zurückgezogenheit hinausgehen, und so findet man sie sogar als Besucher auf Rockmusikveranstaltungen. Nur noch 35% der 50plus entsprechen dem alten Stereotyp der „Greise". Fast zwei Drittel der „Neuen Alten" hat Mut zu neuen Wegen. Mit neuem Selbstbewusstsein eroberten sie sich ihren Platz in der Gesellschaft nicht nur zurück – sie wurden auch zu einem interessanten Wirtschaftsfaktor. Auch im Alter werden noch Partnerschaften, Lebensgemeinschaften und nicht selten auch Ehen geschlossen. „Golden Snappers" haben weiterhin die Entschlossenheit, unerträgliche Lebensgemeinschaften nicht mehr fortzusetzen. Trennungen und Scheidungen sind unter den „Neuen Alten" mittlerweile ebenfalls üblich.

Laut Allensbacher Markt- und Werbeträgeranalyse sind die Senioren auch sportlicher geworden. Der prozentuale Anteil joggender Männer an der Gesamt-Altersgruppe stieg von 1984 zu 2007 beträchtlich, wie die folgende Tabelle zeigt.

Altersbereich	Anteil der Jogger 1984	Anteil der Jogger 2007
50- bis 54-jährig	22 %	35 %
55- bis 59-jährig	16 %	31 %
60- bis 64-jährig	8 %	31 %
65- bis 69-jährig	5 %	24 %
70 Jahre und älter	3 %	10 %

Jugend und Erwachsene haben im Vergleich zu Senioren anderen, aber vom Aufwand her und andere Schwerpunkte verfolgend, nicht minder großen Bedarf an Schönheitstherapie. Vor allem aber steigt der Anspruch der Teenes und Twens. Daher bleiben beide Bedarfsgruppen für Kosmetikbereich gleichermaßen interessant.

Was des einen Faltenkorrektur per Elektromedizin, Laser, Akupunktur oder Injektion ist, ist des anderen manuelle, vorbeugende, medizinisch-pharmazeutische, kosmetische Hautpflege, Wellness und des Dritten Lifting und Schönheitschirurgie. Der eine hat Zeit und pflegt sich zuhause. Der andere wählt die Fremdtherapie.

Der Kopf der Alterspyramide wird künftig durch die Zunahme der Zahl an Senioren immer größer werden. Daraus ergibt sich eine ständig weiter steigende Nachfrage nach Kosmetik, medizinischen Begleittherapien, medizinisch-kosmetischer Schönheitstherapie, Gesundheitspflege und vor allem nach medizinischen Regenerationstherapien, Vitalkuren medizinischer Gesundheitsbetreuung. Doch erstaunlicherweise setzt sich bei den „Goldjokers, Silver-Streamers" noch ein ganz anderes Lebensgefühl durch: Man möchte länger arbeiten und wird auch aus diesem Grunde umso mehr für Schönheit und Gesundheit tun, weil Aussehen Ansehen und Leistungsfähigkeit verspricht. Die Neuen Alten werden zudem lernfreudiger: Mehr als 19000 Senioren drängen als Gasthörer in die Universitäten und machen der Jugend dort schon die

Sitzplätze streitig. Auch das fordert zu Vitalkuren heraus, denn Altersrunzeln fallen gerade auf der „Schulbank" auf. Sorgenfalten, Zornesfalten, Krähenfüße, Runzelfalten auf der Stirn, Falten seitlich der Nasenflügel und Mundwinkel will keiner dieser „Jokers" in der Zweiten Jugend haben, denn ein verfallenes Gesicht macht älter, ganz nach dem Motto: „Spieglein, Spieglein an der Wand, du zeigst den Altersstand".

Das Bindegewebe verliert an Straffheit, weil Elastin, Kollagen und der Anteil an elastischen Fasern sich altersgemäß vermindern. Die Wasserspeicherfähigkeit der Haut reduziert sich ebenfalls mit dem Alter. Dann wird Wertstoffzufuhr wichtig und vorher Entschlackung durch eine Detox-Elektrolysetherapie notwendig. Der Hyaluronsäurespiegel sinkt altersgemäß und sollte ergänzt werden. Die Hornschicht wird dicker. Damit verringert sich die Austauschfläche zwischen Dermis und Epidermis. Die Nährstoffversorgung bis in die Zelle hinein und die Entschlackung aus der Zelle heraus gehen zurück: Die Haut „leiert aus". Die Beantwortung der Frage „Wie alt sind Sie?" wird dann zur Peinlichkeit, besonders im gesellschaftlichen Umgang und noch mehr im Beruf. Das Ansehen über das Aussehen wird zum Meisterstück. Aussehen ist Aushängeschild und gilt als Gradmesser für Leistungsvermögen und Gesundheit. 16 Mio Graubunte 65plus, die wir 2007 hatten, leisten ihren finanziellen Beitrag in der Suche nach dem „Meisterstück."

Das Altern kann niemand verhindern. Deshalb soll man es grundsätzlich auch erst einmal für sich akzeptieren. Dies allein sichert schon Lebensqualität, die auch nicht durch die beste Vitalkur gerettet werden kann. „Corriger la fortune" ist aber gestattet und die Sinnsprüche „die Trauben sind mir viel zu sauer" oder „sie hängen dem Fuchs zu hoch" gelten beim Altern nicht, denn „die Trauben lassen sich erreichen und sind auch da, uns das Leben zu versüßen", weil es über verschiedene Techniken und Bio- oder Pharma-Kosmetik, der medizinisch-dermatologisch ausgerichteten Kosmetik und kosmetischen Behandlung genügend Möglichkeiten gibt, den Alterungsprozess zu verlangsamen. Aus diesem Grunde muss man vordergründig auch über Körperhygiene, Lebensmotive, Lebensführung, Medikamenteneinnahme, Säure-Basen-Haushalt im Klaren sein, die im Missverhältnis unvermeidbares Altern beschleunigen, und darüber, dass sinnvolle Lebensführung und Anti-Aging-Therapie es verlangsamen können.

Unvermeidbare Alterungsfaktoren	**Vermeidbare Alterungsfaktoren**
• Biofunktionell nachlassende Zellregeneration • Verminderte Talgdrüsenproduktion • Verminderte Schweißdrüsenaktivität • Reduzierte Östrogen- und Testosteronproduktion • Schicksalsschläge • Umweltschadstoffe, freie Radikale • Störung der Mikroorganismen im Körper und auf Hautoberfläche • Kontakt zu Bakterien, Pilzen, Viren	• Schlafmangel • Bewegungsmangel • Mangelnde Körperhygiene • Schlechte Atmung • Klimareize wie Sonnenlicht, Salzwasser, Wind, Kälte, Hitze • Suchtgifte einschl. Tabak, Alkohol • Sorgen, Grübeln • Nebenwirkungen von Medikamenten • Diätsünden, Stress • Probleme im Beruf, in der Partnerschaft • Negative Lebenseinstellung • Unkontrollierter Leistungssport

Die Bevölkerung setzt sich täglich mit diesen Faktoren auseinander. Umfragen zeigen, dass künftig noch mehr Menschen aller sozialen Schichten Ansprüche und Umfang eigener und fremder qualitativer Schönheitspflege steigern werden. Dazu gehören gleichzeitig Freizeitgestaltung, Wellness und Gesundheitspflege.

Dies betrifft nicht nur die pflegende, sondern auch die ästhetisch dekorative, zusätzlich plastische Kosmetik wie Faltenglättung durch Unterspritzen mit Botox, die apparativ korrigierende, auch die der plastisch ästhetischen Schönheitschirurgie. Daraus ableitend gilt ebenso, dass die Nachfrage nach „Schönheit" als Faltenkorrektur, zur Hautstraffung sowie als begleitende medizinische Schönheits-Gesundheitspflege, Faltenunterspritzung als Vitallifting weiter steigen wird. Schönheit ist somit ein Wachstumsmarkt. In ihm spielen nicht nur Theorie eine Rolle sondern Praxis, Fachwissen, individuelle Kundenbetreuung, Engagement, Kreativität, Phantasie, Angebote pharmakosmetischer Kosmetika, Gesundheitspflege als innere Kosmetik und Schönheitskunst sowie darüber hinaus unternehmerisch verantwortliches Handeln sowie Öffentlichkeitsarbeit.

Zum Bereich Public-Relation gehören Marktpflege über Medien, Vorträge und Seminare, um prospektiven Kundenkreis anzusprechen. Gerade dem Mediziner und Naturheilbehandler obliegt es, aufklärend Schwerpunkte bioaktiver Schönheitstherapie zu verdeutlichen im Vergleich zur pflegenden Kosmetik. Hier sind KosmAethologen herauszustellen, deren Berufsbild und sinnbildliche Bedeutung der neuen Berufsbezeichnung ich später noch ausführlich erklären werde, die sich aus der bioaktiver Schönheitspflege auf allen drei Ebenen des Menschen ableitet. Für Kosmäthologen ist somit medizinische Begleitbehandlung zur herkömmlich pflegenden Schönheitstherapie selbstverständlich. Nach meinem Dafürhalten sind die Möglichkeiten, den Bedarf an „Schönheit" zu erfüllen, für die Anbieter überhaupt noch nicht zufriedenstellend erschlossen und die Notwendigkeit der Kooperation zwischen KosmAethologen und Medizinern dem Schönheitsbewusstsein im Sinne verbesserter Schönheitstherapie noch gar nicht bekannt. Dabei ist zu beachten, dass „invasive oder apparative oder manuelle Schönheitstherapien", genauso wie pflegende und pharmakosmetische Betreuung jede ihre Grenzen in sich haben. Nur wenn sie unter ganzheitlichem Aspekt sich ergänzen durch Kooperation der Fachkreise, können Behandlungsmöglichkeiten erweitert, vertieft und nachhaltiger gestaltet werden. Dadurch kann neues Marktpotential erschlossen werden und zusätzlich können Kunden und Therapeuten noch über Therapieergebnisse auf ganz anderer Ebene davon profitieren. Hier sollten durch interdisziplinäre Gespräche dazu Möglichkeiten der Zusammenarbeit erschlossen werden. Die Therapien der Kosmetikpraxen haben ihre Grenzen. KosmAethologen können sie erweitern. Faltentherapien per Injektion, dermatologische, medizinische, vitalisierende Hauttherapien, alternative, medizinisch ausgerichtete Begleitbehandlungen und das Stellen von dermatologischen, ganzheitlichen und ganzkörperlichen Diagnosen über das Hautbild und den diagnostischen Hintergrund dazu sind sowohl den Kosmäthologen, als auch den Kosmetikern nicht gestattet. Sie gehören aus Sicht des Gesetzes zur Ausübung der Heilkunde und damit in die Hand zugelassener Therapeuten. Außerdem ist das Hautbild abhängig von der Funktion der inneren Organe. Aus dieser Sicht über Physiologie und Pathologie zu entscheiden, setzt medizinische Diagnosen oder alternative Diagnosen nach Klassischer Chinesischer Medizin, die Blutkristallanalyse oder den Stoffwechseltest voraus. Das gehört ausschließlich wieder in die Hand eines zur Ausübung der Heilkunde zugelassenen Therapeuten. Diesen mangelt es wiederum an ausreichender Kompetenz in kosmetischer Hautpflege. Daraus ergibt sich logischerweise eine sich ergänzende Zusammenarbeit zum Nutzen des Patienten.

Auch aus Sicht der Kosmetik beinhaltet „Schönheit" ganzheitlich medizinische Betreuung. Daher werde ich das Stichwort „Schönheit" weiterhin verwenden, wenn es um kombinierte Therapie aus Chinesischer Medizin, Naturheilkunde und Hightech geht.

Man kann natürlich mit Clint Eastwood sprechen, der seinen Alterungsprozess bejahte: „Facelifting? Niemals, dann verliere ich meine Falten als unverkennbar persönliches Zeichen". Oder man kann es differenzierter als Clint Eastwood sehen, wenn denn Schönheit mittels Kosmetik „andere Seiten aufschlägt" und sinnbildlich „mit der Dimension des Hintern eine Parallele zum Antlitz zieht". Man ist ja stets Abbild dessen, was man isst und der Hintern ist Spiegel der Pathologie: Den besseren Dimensionen seines Volumens kommt man „corriger la fortune" im Interesse der Schönheit über Gewichtsreduktion näher. Dazu ist nicht „F. d. H-Masochismus", „Diätmarter" oder „Fasten-Euphorie" nötig, um endlich die Kilos los zu werden. Dazu benötigt man viel mehr Stoffwechseltests.
Am Schluss des Buches finden Sie unter „Therapie" Hinweise auf den Stoffwechseltest. Er basiert auf wissenschaftlicher Grundlagen der Universität in Harvard/USA und beinhaltet Möglichkeiten, Normgewicht, Wohlbefinden für die Schönheit nicht wie herkömmlich nur durch eine Diät, sondern durch ein persönliches, für jeden Einzelnen ausgetestetes und auf Dritte nicht übertragbares Nahrungsprogramm, einschließlich Austestung von Nahrungsmittelunverträglichkeiten und Immuncheck zu erreichen.
Mit dem Stoffwechseltest versucht man nicht, einen Weg zu gehen, den schon viele vorher und oft wenig erfolgreich gegangen sind, sondern nutzt daher diese wissenschaftlich nachvollziehbaren Erkenntnisse, um nicht für Gruppen anwendbares Massenrezept einzusetzen, sondern erst mal den eigenen Stoffwechsel zu ermitteln und nach dessen Bedürfnissen ein Nährprogramm zu finden, um den Stoffwechsel komplementär zu gesunden. Wer zuviel Blutfett hat, braucht andere Nährstoffe, als ein Patient mit zu hohen Harnsäurewerten, wer gegen Milch allergisch ist, muss anders ernährt werden, als jemand, der keine Süßigkeiten verträgt. Wer zu dünn ist, hat andere Bedürfnisse, als ein Übergewichtiger. Erst wenn das berücksichtigt wird, kann der Körper durch eigene Kraft Normwerte erreichen, für mehr Gesundheit, Schönheit und Wohlbefinden zu sorgen.

Man ermittelt aufgrund ausgesuchter klinischer Blutwerte nach dem Harvard-Universitäts-Programm den Organstatus und Stoffwechselbefund des Patienten. Das ist schon deswegen empfehlenswert, weil nach wissenschaftlichen Studien über 60% der Einwohner der BRD einen gestörten Stoffwechsel und damit auch ein Schönheitsproblem haben. Stoffwechselstörungen beinhalten für Betroffene erhöhtes Krankheitsrisiko, Störung des Wohlbefindens und des geistig, seelischen Befindens, reduzieren das Leistungsvermögen, stellen Ausheilung von Funktionsstörungen, Leiden und Krankheiten infrage. Über- oder Untergewicht sind die Folge.

Ein persönliches Ernährungsprogramm, das aus Blutwerten, biochemisch, biophysikalischem Status und genetisch geprägter Blutgruppe bestimmt wird, lässt den Stoffwechsel gesunden.

Dies ist keine üblicherweise für viele normierte und programmierte Gruppen-Diät. Eine Diät ist normalerweise ganz allgemein auf den statistischen Gruppenbedarf ausgerichtet und passt selten zum persönlichen Stoffwechsel. Deswegen gibt es ja auch bei Diätprogrammen oder normierten Reduktionsbehandlungen so viele Misserfolge, weil sie nie den Stoffwechsel und den Allgemeinzustand der jeweiligen Person beachten.

Ein gesunder Stoffwechsel ist die Voraussetzung für jede Gesundheitspflege, für jede Schönheitstherapie, für jede erfolgversprechende Behandlung. Ein gesunder Stoffwechsel dient nicht nur dem Schutz gegen Krankheiten, sondern auch gegen Beschleunigung von Alterungsprozessen. Ohne gesunden Stoffwechsel ist jede Therapie infrage gestellt. Der Stoffwechseltest bietet somit die Gelegenheit, ein Kernproblem des Körpers über die Selbsthilfe für innere und äußere Schönheit und Gesundheitspflege anzugehen. Den Test und die Stoffwechselbehandlung kann nur ein vom Arbeitskreis eingewiesener und zugelassener Therapeut bei Übergewichtigen, Untergewichtigen, Alterungsgeplagten, Kranken oder Gesundheitsbewussten für Gesundheitsprophylaxe und Schönheitstherapie durchführen.

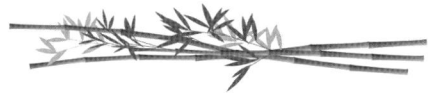

美容抗衰老
1.3 Schönheit kontra Alterung

Die Möglichkeiten der Schönheitspflege aus der Traditionellen Chinesischen Medizin und Naturheilkunde werden erweitert, ergänzt und vertieft durch Hightech-Elektromedizin. Die Einsatzgebiete sind Punkt- und Flächentherapie der Haut, alternativ durch LASER-Therapie für Hautflächentherapie und in beiden Fällen zur transcutanen Anwendung von Pharmako-Kosmetischen-Therapie gegen Hautfalten und Hauterschlaffung, Aufbau von Bindegewebe, Unterhautzellgewebe, Hautphysiologie usw.

Therapeuten, die keine Zulassung zur Ausübung der Heilkunde haben, die also auch nicht akupunktieren dürfen, können mithilfe Elektroimpuls eine Reiztherapie an Akupunkturpunkten durchführen. Im Abschnitt unter „Therapie" finden Sie die Hinweise zur Nadeltherapie und Gegenüberstellung der Möglichkeiten von Nadeltherapie im Vergleich zur Reiztherapie mit Fremdimpulsen.

Aus Sicht der vorher genannten Hinweise muss dem Schönheitspatienten der Grundsatz fundierter Schönheitspflege häufiger klargemacht werden:
Erstens, dass im Sinne grundlegender Kosmetik immer sich ergänzende Therapien kombiniert werden sollten, und zwar
    a) pflegende Hautbehandlung aus Sicht herkömmlicher Kosmetik und
    b) interne Therapie gegen Alterungserscheinungen.
Zweitens, dass medizinische und dermatologische, ganzkörperliche und kosmetische Gesundheitspflege im Sinne innerer Kosmetik mehr erfordert, als nur Haut- und Körperperipherie zu

behandeln und deswegen medizinische Betreuung und kosmetische Schönheitspflege verbunden werden sollten. Die Patienten werden dies verstehen, weil Regeneration und natürliche Abbauprozesse Bestandteil des Biorhythmus sind und beide sich die Waage halten müssen. Alle Körperzellen, mit Ausnahme von Hirn- sowie Herzzellen erneuern sich entsprechend ihrer Lebenszeit. Hautzellen erneuern sich alle 19 Tage. Zigarettenrauch, Nebenwirkungen von Medikamenten, falsche Ernährung, Stress, chronische Erkrankungen, Schadstoffeinflüsse aus der Umwelt und klimatische Faktoren wie übermäßiges Sonnenlicht können die Lebenszeit von Körperzellen, ebenfalls Lebensdauer des Menschen verkürzen, Regenerationsprozesse stören und Alterungsprozesse beschleunigen.

Leberzellen, in denen sich jede Sekunde 180 Ribosomen erneuern, erledigen 222 Tage lang ihre Arbeit, um dann ihren Nachfolgern Platz zu machen. Hirnzellen, Nervenzellen und Herzzellen arbeiten lebenslang. Damit sie leistungsfähig bleiben, empfiehlt sich natürlich besonders hier regenerative Therapie einschließlich Qigong. Rote Blutkörperchen sterben nach 120 Tagen und müssen gleichlaufend ersetzt werden. Die DNA mit 2 Metern Länge in jeder der 100 Billionen Zellen des Körpers, die Schäden beseitigt und damit Alterungsprozessen entgegenwirkt, kann man sinngemäß mit Essenz und Qi gleichsetzen. Sie werden beide durch die hier genannten Therapien aktiviert.

Die 2 – 2, 5 Quadratmeter der Haut sind funktioneller Baustein der Gesamtheit „Körper". Gesamtheit „Körper" ergibt sich aus allen seinen Bausteinen. Eine Störung im Detail erzeugt im kinetischen Sinne dieser dynamischen Ordnung zwangsläufig auch eine Störung der Gesamtheit des Verbundsystems Körper. Demnach gibt es keine inselförmige Störung der Haut. Immer wird die Disharmonie eines Bauteils sich reaktiv in allen anderen Bauteilen fortsetzen. Allein schon aus diesem Grunde ist die medizinische Gesundheitspflege für die Schönheitstherapie unerlässlich. Deswegen ist der Hautzustand – nicht nur aus physiologischer, sondern auch aus psychologischer Sicht und letztlich kybernetisch im Sinne der Psychoneuroimmunologie – von der Lebensführung, der Bewusstseinsebene und der Funktion aller inneren, äußeren Bauelemente von Kopf bis Fuß abhängig.

Durch die Bedingtheit des Innen für das Außen, des Individuums für die Gesellschaft, des Körpers für das Umfeld, des Mikrokosmos für den Makrokosmos und umgekehrt, schafft eine Hauttherapie zusammen mit psychoneuroimmunologisch, medizinisch ausgerichteter Betreuung erst die Grundlage für die innere Ordnung des Körpers als Homöostase in der Grundregulation nach Pischinger. Es ist aus diesem Grunde ganz besonders wichtig, sich die Bedeutung der Grundregulation (oder auch Grundsystem nach Pischinger genannt), zusätzlich des Bindegewebes, klarzumachen.

Man muss wissen, wie viele kybernetisch aktive Organ- und Körperfunktionen des Menschen im Bindegewebe miteinander verschaltet und im ebenfalls kybernetisch aktiver Grundregulation eingebunden sind, die alle ganz besonders zur Haut und zu Alterungsprozessen eine Beziehung haben. Darum sind das Grundsystem oder Grundregulation und Bindegewebe für Schönheitstherapeuten von allerhöchstem Interesse.

Später komme ich im Abschnitt „Therapie" nochmals zu diesem Kapitel zurück, um anhand Grundsystem und Bindegewebe als größtem Körperorgan mit anteilig 30% Gewichtsanteil an Körpermasse die Wirkung von Akupunktur, Elektroreiz- und Lasertherapie zu erklären.

Grundlagen

Über das Grundsystem Bindegewebe werden physiologische Hintergründe zur Schönheit und zur Korrelation zwischen zeitabhängigen Ordnungszuständen und Selbstorganisation des Körpers erklärbar. Sie stehen in Abhängigkeit von Zellkommunikation, Zufuhr von Energie, Wertstoffen, Entschlackung und elektromagnetischer Zellkommunikation. Daher kann es auch keine Krankheit, keine Strukturprobleme geben, ohne dass dieser Kreislauf nicht tangiert würde. Jede Schönheitstherapie muss eine medizinische Betreuung einschließen, damit die Behandlung von Grundregulation und Bindegewebe grundlegend aus medizinischer Sicht mit einbezogen werden kann.

Das Bindegewebe spielt für Plastizität des Gewebes und Straffheit der Haut eine wichtige Rolle. Ohne das Grundsystem Bindegewebe wäre Leben, Gesundheit, Therapie, Krankheitsvorbeugung, innere Ordnung, Profil, Ausstrahlung und Schönheitstherapie nicht möglich, denn beide sind Schauplatz innerer Ordnung als Grundlage für innere sowie äußere Schönheit. Das faserige Bindegewebe enthält Bindegewebszellen, sog. Interzellularsubstanz. Von Körperzellen gebildete Stoffe werden im Zwischenzellraum ausgeschieden. Diese Stoffe dienen dem Gewebsaufbau und bilden netzartige, kollagene, elastische Fasern. Diese Fasern fügen sich zur geformten Interzellularsubstanz zusammen. Teils bleiben die Stoffe strukturlos und bilden so formlose Interzellularsubstanz als Grund- oder Kittsubstanz. Formlose Interzellularsubstanz ist Binde-, Einschlussmittel für Fasern. Formlose und geformte Interzellularsubstanz treten immer gemeinsam auf.

Bindegewebe...

a) findet sich als Füllgewebe in organfreien Räumen.
b) findet sich als Hüllgewebe in Organkapseln.
c) findet sich als Leitgewebe organischer Blut-, und Lymphgefäße sowie Nerven
d) findet sich als Gerüstgewebe der Organe über interstitielles, faseriges Bindegewebe mit geringem polysacharidem Bindegewebsschleim.
e) findet sich als kollagenoses Bindegewebe mit zugfesten Fasern und formlosem Raumgitter im Bindegewebe selbst und eingelagerten Pigmenten, Bindegewebs- und Gewebszellen, Blutwanderzellen, antikörperbildenden Plamsazellen.
f) bildet straffen Faserfilz für Membrane, z.B. in serösen Häuten, wie z.B. „Rippenfell".
g) bildet parallelfaserige Stränge für Sehnen, Ligamente, Faszien.
h) formt netzartige, faserige Gebilde wie z.B. in Gefäßen, an Bauchwand oder im Dünndarm mit der Forderung, permeabel sein zu müssen.
i) formt biegungselastisches, netzartiges Bindegewebe im Knochenmark und im lymphatischen Gewebe.
j) formt elastisches Bindegewebe, lokalisiert in zugelastischen Fibrillen wie z.B. in Gefäßen.
k) formt faserarmes, gallertartiges, netzartiges, zelliges Bindegewebe innerhalb, außerhalb der Organe. Es steht synergistisch in ständiger Wechselwirkung mit Blutkapillaren und vegetativem Nervensystem. Es ist primäres Regulationszentrum für Organellen, für Milieu und damit für innere Ordnung.
l) formt embryonales Bindegewebe, Mesencham, mit sternförmigem, eiweißhaltigem

Raumgitter bildenden Zellen. Es ist Muttergewebe allen anderem Bindegewebes, ebenso des Blutes, der Blut- und Lymphgefäße, des Fett-, Knorpel- und Knochengewebes. Wichtig für die Grundsubstanz des embryonalen Bindegewebes sind in gallerte kollagener Fasern eingebundene Mucopolysacharide in Hyaluronsäure.

m) formt superperitoneales Bindegewebe im Beckenbindegewebe.

Ich glaube, dass allein diese Erklärung schon klar macht, worauf innere Schönheit eigentlich aufbaut und welches sich bedingende, sich ergänzende, gegenregulierende Komplementsystem (das „Grundsystem und Bindegewebe") eigentlich ist.

Nun gilt es noch einige Rückschlüsse für die Schönheitstherapie daraus zu ziehen.
Wir haben:

a) Die regulationsmedizinische Humeralpathologie nach Hippokrates, die antike ägyptische Medizin, nach der die Ursache für Krankheiten abgeleitet wurde und wird, auch für Alterserscheinungen, Schwinden der Schönheit und fehlerhafte Zusammensetzung der Körpersäfte. Hierzu sagte der Wiener Pathologe Carl v. Rockitansky (1804 - 1878), dass für ihn die Ursache der Krankheit im Blut, im Bereich der Endstrombahn im Bindegewebe läge, in der Schlacken entsorgt und mithilfe einer Transitstrecke des Bindegewebes zwischen Organ und Gefäß nach außen über Blut und Lymphe abgeleitet werden.

b) Auch Eppinger verweist 1949 darauf, dass man Kranheitsursachen immer wieder im Bereich Blut-Kapillarwand-Gewebszelle-Lymphbahn suchen muss.

c) Die kausal-analytische Zellularpathologie nach Virchow (1821-1902) sah die Ursache für Krankheit, bzw. Alterungsprozesse (Schwinden der Schönheit) nach seiner Zellenlehre dagegen in der Störung der Zelle des „Zellenstaates Organismus".

d) Nach dem französischen Mediziner Lumière (1927) entstanden Krankheiten etc. durch eine Stoffwechselstörung, die durch den ganzen Körper beeinflussende Maßnahmen zu heilen sei. Damit wären wir bei unserem Stoffwechseltest.

e) Den entscheidenden Schritt, Humoral- und Zellularpathologie als sich gegenseitig bedingend in einem System zusammenzuführen, tat der Wiener Ordinarius für Histologie und Embryologie Alfred Pischinger (1898 – 1983). Für Pischinger war der morphologische Zellbegriff nur eine Abstraktion, die biologisch gesehen erst über das Lebensmilieu der Zelle erklär- und fassbar wurde. Ohne Lebensmilieu gibt es keine Morphologie, d.h. Bau und Gestalt wird durch Lebensmilieu zur Lebendigkeit einer reaktiven Zelle.

Hier gelten auf das Lebensmilieu bezogen folgende Grundsätze:

a) Eine Zelle muß sich mit umgebendem Milieu austauschen können. Hierfür sind Regulation biochemischer, biophysikalischer Eigenschaften, Informationsaustausch, onkotischer Druck, ph- und rh-Werte, Molekülgrößen, Zellmembranspannung, 17 ltr. als ausreichender extrazelluläre, 28 Liter intrazellulärer Flüssigkeit wichtig. Flüssigkeiten müssen dynamisch ständig in Bewegung gehalten werden dank hydrostatischem Kapillardruck, wasseranziehender Kraft der Kolloide, Austausch mit Gewebewasser, Passage der Körperblutmenge durch permeables Kapillarsystem für Ver- und Entsorgung, Harmonisierung der Säure-Basen-Werte, Optimierung von Blut-Sauerstoff, Herz-, Kreislaufleistung, Atmung, Ernährung, Trinkmenge, Körperbewegung Redoxwerte für Elektronenaufnahme, -abgabe.

b) Somit ist nicht die Zelle kleinster, gemeinsamer, funktioneller Nenner des Organismus, sondern Zelle zusammen mit umgebendem, versorgendem, entsorgendem Milieu als Verbund mit physiko-biochemischen Eigenschaften wie Molekülgröße, -ladung, onkotischem Druck, Säure-Basen-Wert, Redox-Gradient rh, ausreichend extrazellulär, intrazellulär dynamisch bewegter Flüssigkeit, Gefäßpermeabilität, Zellkommunikation über elektromagnetische Impulse, Gleichklang zwischen neurovegetativem und Flüssigkeitsaustausch, Bewusstsein, Wahrnehmung, also hohe endoexogene Vernetzung von Milieu- und Systemfaktoren der ECM als extrazelluläre Matrix, Umweltreizen. Strukturkomponenten der Extrazellulären Matrix (ECM) sind hauptsächlich PG als Proteoglykane (Zuckerbindung an Eiweiß). Sie werden von Mesenchym-zellen gebildet und solche Mesenchymzellen entstehen schon in der dritten Entwicklungswoche des Ungeborenen. GAG sind Glykoaminoglykane (Zuckeraminosäurebindung), Strukturglykoproteine wie Kollagen, Elastin sowie Vernetzungsglykoproteine und kleinmolekulare Stoffe als Wasser, Hormone, Eiweiß, Nervenbotenstoffe.

Es ist wichtig zu wissen und es sind notwendige Konsequenzen im Sinne angestrebter, erfolgreicher Therapie zu ziehen, dass Bindegewebe der „Müllplatz des Körpers" ist, auf dem dann alle Altlasten, Schlacken, Gifte, Umweltschadstoffe, unverträgliche Bestandteile von Medikamenten oder alle anderen Toxine abgelagert werden, wenn natürliche Ventile des Körpers wie Lunge, Niere, Leber, Darm, Haut sie nicht aus dem Körper ausleiten können. Daher sollte immer Bindegewebe entgiftet werden, um Chancen für Behandlungserfolge zu eröffnen. Das gilt gleichbedeutend selbstverständlich auch für die Schönheitstherapie.

Daher sollte entsprechend eine Optimierung der Grundregulation nach Pischinger des Blut- und Säftehaushaltes, des Zentralen und Peripheren Nervensystems, der Zellfunktion, des Säure-Basenhaushaltes, des Energiehaushaltes, Stoffwechsels, der Körpertemperatur als Komponenten innerer Ordnung erfolgen. Grundaussage der Grundregulation nach Pischinger ist doch, dass der kleinste gemeinsame funktionelle Nenner des Körpers nicht die Zelle ist. Daher muss eine medizinische Begleittherapie erfolgen, damit die kosmetische Schönheitspflege mehr Chancen hat und am Ende Patient und Therapeut/in zufrieden sind.

Man sollte nicht nur selbstbewusst den Leuten sein Gesicht zeigen, sondern in sich selbst auch bejahen können, wie man aussieht. Man sollte umgekehrt so selbst-, bzw. „eigenbewusst" sein und nach ehrlicher Überzeugung so aussehen, wie man sich in sich selbst empfindet. Das ist Gleichklang gemäß Psychoneuroimmunologie. Dies weist wieder darauf hin, dass man von innen nach außen und umgekehrt lebt, seinen Silberstreif am Lebenshorizont eigenständig setzt und letztlich sich selbst gegenüber eine ehrliche, vertrauensvolle Gelassenheit bewahren muss, um nach außen hin Zellregeneration zu aktivieren und zu vitalisieren, damit man schöner aussehen kann. Dies wird sicherlich jedem klar, wenn man versucht, sich das Unglaubliche klarzumachen, dass in jeder der 100 Billionen Zellen des Organismus in jeder Sekunde 100.000 chemische Prozesse ablaufen, dass in jeder Sekunde 50 Millionen Zellen sterben und 50 Millionen Zellen neu gebildet werden, dass dort 90% des Sauerstoffs verbraucht wird, den wir einatmen und in den 5 – 7 Tagen lebenden Mitochondrien mit 1 Millionstel Millimeter Durchmesser unser Kraftgenerator in den Zellen zu finden ist.

Das Qi folgt, wenn das Herz leer ist oder anders gesagt, das Geistes-Shen zum Herzen hin folgt dem Qi. Auch Schönheit erwächst aus Geistes-Shen des Herzens und Schönheit in uns, von Frieden und Liebe getragen, kann erst mit Shen wachsen, muss erst in uns selbst möglich sein, bevor er uns aus dem Umfeld erreichen kann. Nur aus Gelassenheit und Zulassen, aus Herzensfrieden, Herzensliebe heraus erwächst reife Schönheit, die uns selbst zum Botschafter von Frieden und Liebe nach außen hin macht. Das wieder sorgt wechselseitig für freien Fluss des Qis und öffnet uns kosmischem SHEN als Quelle für Geistes-Shen in uns. So schaffen wir Gleichklang zwischen Yin und Yang, eröffnen für Wei-Qi den Weg zum und im Hautbereich. Der Kreislauf zur Schönheit schließt sich, genau wie Schönheit nicht Besitz, sondern immer zum Verströmen ist.

Und dies sind einige praktische Beispiele:
Die Haut wird hellrot, wenn man sich schämt, dunkelrot vor Wut, blaurot, wenn einem das Blut in „den Adern steckenbleibt" oder blass vor Schreck. Uns werden Haare zu Berge stehen. Wut macht cholerisch und „zerstört" die Leber, aber Nächstenliebe baut sie auf. Blässe zeigt die Schwäche des Yang, Angst greift die Niere an, Loslassen stärkt sie und fördert Mut, Ideenbildung ist als der Niere zugeordnet. Trauer zerstreut das Qi aus der Lunge, Furcht schafft Chaos im Herzen und blockiert Intellekt und Intelligenz, weil sie das Shen bzw. das Bewusstsein verwirrt.
TAO ist das All-Eine, vom Begriff her dem „Schöpfer" oder „Gott" gleichzusetzen. Aus ihm erwächst kosmisches SHEN als kosmische Kraft, aus dem Yin und Yang entspringen. Das kosmische SHEN ergänzt das leere Herzens-Shen. Es wandelt sich zum Jing-Shen als Geist und wird zum Shen-Qi als Lebensgeist im Körper. Jing-Shen erzeugt Gesichtsfarbe, gibt dem Augen-BLICK und der Stimme Kraft. Das Jing aus dem Jing-Shen ist die in der Niere als Essenz gespeicherte, aus dem Qi als aktivierende Kraft für die Körperfunktionen, im ganzen Körper sich verteilend, entsteht und das durch Nahrungs-Qi und Atem-Qi ergänzt wird.

Wenn man sich dies als Vorstellung der Chinesen vergegenwärtigt, zeigt sich, dass Schönheit anders zu betrachten ist, als wir es im Alltag tun. Deshalb wird auch deutlich, dass Schönheitstherapie viel eingehender, gründlicher und umfassender sein muss, als es bei uns herkömmlich handwerklich geschieht. Schönheit aus chinesischer Sicht des Shen ist erst einmal geistig, die Haut wird neben ihrer Funktion als lebenswichtiges Ausscheidungsorgan (gleich den anderen Organen Niere, Darm und Lunge) zusätzlich spirituell und metaphysisch betrachtet. Laut Traditioneller Chinesischer Medizin widerspiegeln sich zudem Lungenfunktion mit Bezug zu Kupfer, Mangan, Fluor und Hautbeschaffenheit, da beide gleichermaßen auch Ausscheidungsorgane sind. Die Haut ist darüber hinaus ein Abwehrorgan und kinetisches Reaktionsorgan innerhalb des Abwehrsystems. Zudem ist die Haut ein Atmungsorgan. Sie nimmt wie die Lunge Sauerstoff auf. Sie scheidet Kohlendioxid, sowie Schlacken und Giftstoffe aus. Die Haut ist die „äußere Lunge".

Als bedeutendes Sinnes- und Ausdrucksorgan verdeutlicht sie Alter, Gesundheit, Fitness und Befindlichkeit. Sie stellt sich dynamisch anpassend wechselnden Anforderungen aus dem Umfeld, ist Kontakt-, Berührungs-, Empfindungsorgan sowie Schutz- und Grenzschicht. Die Haut ist weiterhin Bindeglied zwischen Körperinnerem und dem Äußeren, zwischen Selbst und Reizen aus dem sozialen Umfeld. Die „Sprache" der Haut ist eine Antwort auf Reizimpulse aus dem Umfeld und dem Selbst. Wahrnehmung und Bewusstsein werden durch Sonnenaktivität sensibilisiert. Studien belegen, das Erdmagnetismus unsere Gesundheit beeinflusst. Hierüber gibt es wissenschaftliche Studien.

Viele Sprichwörter greifen dies ebenfalls auf: „Das ging mir unter die Haut", „ Eine gute Haut sein", „Da muss man sich harte Haut anschaffen, um nicht mit Haut und Haaren unterzugehen", „Dem ziehe ich das Fell ab", „Mit Haut und Haaren verlieren". So ist „Haut" neuroimmunophysiologisch als Spiegelbild erklärt. Man versteht auf diese Weise auch, warum sie entsprechend der Seelenlage mit Hautrötung bei Erregung, mit Blässe bei Scham oder Schreck reagiert. Patienten reagieren autoaggressiv bei Widerspruch zu sich selbst. Die Haut spannt, wenn man gegenüber Partnern oder zur Problematik im Umfeld einen Widerwillen hat. Verletzte Seele, betroffener Geist, Belastungen des Körpers provozieren Hautleiden, Hautalterung, Schönheitsmakel. Der Akteur außen oder innen macht die Haut zum „Re-Akteur", sie reagiert.

Ich habe das Fachbuch „The Jingluo Phenomenon" des chinesischen Arztes Li Dingzhong mit 140 Beispielen von Hautpathologien auf dem Meridianverlauf fotografisch dokumentiert. Nach Behandlung des inneren Leidens ausschließlich mit Hilfe der TCM und Klärung der psychischen Probleme verschwanden diese. Es zeigt, dass Akupunktur und Kräutertherapie Körperstörungen erfolgreich behandeln konnten. Symptome bei Hautpathologien zeigen teigige Veränderungen bei Aufquellungen bei minimalen Entzündungs- oder Reizzuständen, Lymphstasen im Unterhautbereich. Rauchen, Alkohol, Stress, Umwelttoxine und Diätsünden verändern die Hautphysiologie negativ und provozieren neben Veränderungen im Körper ebenso Hautveränderungen. Sie fördern auch Alterungsprozesse.

Für das Abwehrsystem ist die Haut „der lange Daumen" nach außen hin. Reize des Immunsystems setzen reaktiv Zeichen auf der Haut. Die Hautabstrahlung beeinflusst den Wärmehaushalt, steuert den Feuchtigkeits- und Säure-Basen-Spiegel sowie die Lebensgemeinschaft der Mikroorganismen auf der Hautoberfläche. Damit ist die Haut wichtiger Regulator der Homöostase, des vegetativen Nervensystems, der peripheren Durchblutung und leistet somit einen entscheidenden Beitrag zur inneren Ordnung.

Die Mikrozirkulation, der Hormonstatus, die Funktion des vegetativen Nervensystems, die Haut und die inneren Organe stehen alle miteinander in Verbindung. Die Haut spiegelt mit reaktiv sichtbaren Zeichen körperliche Störungen in Hautveränderungen wider, die genau auf dem Meridianverlauf des betroffenen inneren Organs liegen. Die Haut wird rot oder blass, spannt sich, wird feucht oder kalt. Die Härchen stellen sich auf, Ameisenkribbeln entsteht, ein Schauer läuft über die Haut, dies alles zeigt sich als Hautphänomene!

Es kommt hier zu Störungen im Sechserschritt:

1. Reaktionen der Mikrozirkulation,
2. Wechselschritte des vegetativen Nervensystems,
3. Reaktionen des Hormonsystems,
4. Anpassung des Abwehrsystems,
5. Wechselschritte des Stoffwechsels,
6. Entwicklung innerer Krankheiten mit gestörter Diffusion des Bindegewebes, mangelnder Sauerstoffversorgung, Ansäuerung oder Acidose im Bindegewebe. Dadurch kommt es zu unterschiedlichen pathophysiologischen Veränderungen.

Auffällig ist, wie sehr die vorher erwähnten Hautphänomene (1 – 6) mit den Aussagen von Pischingers Grundregulation übereinstimmen. Dieses Beispiel zeigt, warum es wichtig ist, zusätzlich zur Kosmetik eine medizinische Betreuung einzusetzen.
Zum Verständnis sollen auch folgende Kurzhinweise einen Beitrag leisten:
Glykierung beinhaltet pathophysiologischen Wasseraustritt aus dem Gewebe. Dieser Wasseraustritt führt zur Verhärtung gemäß TCM und ebenfalls zur Alterung des Gewebes. Das wäre einer Yin-Charakteristik vergleichbar.

Mikroentzündungen, z. B. durch Stasen und Qi-Blockaden im Unterhautzellgewebe verursachen negative Hautspannungen mit Veränderung der Hautfärbung. Mikroentzündungen entwickeln sich zwar, um strukturelle Gewebsveränderungen zu heilen, bedingen aber leider gleichzeitig auch die Beschleunigung von Alterungsprozessen, indem sie die Wertstoff- oder Nährstoffzufuhr stören und die Entschlackung blockieren. Acidose ist die Folge. Inneres Milieu, Vitalisierung, Regeneration und Schönheitsstruktur werden gestört.

Freie Radikale sind hochreaktive Moleküle, Atome charakterisiert durch ungepaarte Elektroden. Dadurch sind sie nicht mehr neutral, stattdessen aggressiv bindungsfreudig und ständig bestrebt, sich mit anderem Element als Molekül, Atom zu verbinden, um dem Partner ein Elektron zu „rauben" und mit dem „geraubten Elektron " eigene Neutralität wieder herzustellen. Solch räuberische, Freie Radikale nennt man auch „Sauerstoff-Radikale" oder abgekürzt „ROS" für „Reaktive Sauerstoffspezies". Ein großes Problem ergibt sich, weil durch solch Elektronenraub „Berautes Partnerelement" ungepaartes Elektron zurückbehält, Neutralität verliert und sozusagen über Kettenreaktion sich weitere Freie Radikale bzw. ROS bilden.

Freie Radikale oder ROS sind Risikofaktoren für Allgemeinbefinden, Krankheit, biologische Alterungsprozesse und Schönheit,

1. weil sie Zellteilung, Erbgut über Chromosomen schädigen, über Zellmutationen Bildung entarteter bis hin zu krankhafter Zellen provozieren können.
2. weil sie Apoptosisrate fördern. Apoptosis ist ständiges Abstoßen von Zellen aus dem Gewebe, nachfolgende Selbstzerstörung und Vernichtung der Zelltrümmer durch Fresszellen. Sie dient zwar auch der Selektion gestörter Zellen und damit der Selbsterhaltung des Körpers, wird aber im Übermaß für Organismus schädlich.

3. weil sie Zellrezeptoren der Zellmembran schädigen und dadurch gleichermaßen
   a) Zufuhr von Zellnährstoffen in die Zelle hinein,
   b) den Zellstoffwechsel,
   c) die Zellatmung,
   d) die Zellkommunikation über Verminderung des interzellulären Informationsaustausches,
   e) die innere Ordnung der Zelle stören.
4. weil sie Multienzymsysteme der Atmungskette im Zitronensäurezyklus und damit über Adenotriphosphat den Energie-, den Wärmehaushalt stören.
5. weil sie Zytochrome blockieren. Zytochrome speichern Photonen als Lichtquanten des Sonnenlichtes aus Obst, Gemüse und schleusen sie als Lichtenergie in die Zellen hinein. Alle Stoffwechselprozesse des großen Körperstoffwechsels und des „kleinen Zellstoffwechsels" sowie weiterer Zell- und Körperfunktionen wie z.B. die der Mitochondrien als aktive Zellorganelle mit hohem Sauerstoffanteil, Mikronährstoffen Energiegewinnung betreiben. Mitochondrien verbrauchen 90% des eingeatmeten Sauerstoffs. Mitochondrien sind Energiegeneratoren des Körpers. Alle Zellfunktionen einschließlich aller Stoffwechselschritte des Körpers brauchen neben Mikronährstoffen, Lichtquanten elektromagnetische Impulse für Prozessschritte. Alle drei, Lichtquanten, Photonen, elektromagnetische Impulse kann man im übertragenen Sinne auch als Qi oder gemäß Herrn Prof. Popp gleichbedeutend mit Biophotonen bezeichnen.
6. weil sie über Schädigung der Mitochondrien Insulinresistenz auslösen und damit Diabetes als Zuckerkrankheit fördern.
7. weil sie Zellbausteine, wie z.B. Lipide im Zellplasma stören. Hierdurch wird über Insulinresistenz ebenfalls Altersdiabetis provoziert. Zusätzlich werden Phospholipide der Zellmembran irritiert und dadurch Zellstabilität und Zellfunktion.
8. sie über Stoffwechselstörung aggressives Alterspigment Lipofuszin aufbauen. Lipofuszin fördert biologischen Alterungsprozess, mindert Mitochondrienfunktion und damit Aufbau von Zell- bzw. Körperenergie.
9. weil sie Körperabwehr, körperliches und mentales Leistungsvermögen schwächen.
10. weil sie Körper- und Zellstoffwechsel, emotionale Grundstimmung stören.
11. weil sie Körperfunktionen, damit Innere Ordnung und Gesundheit, die innere, sowie äußere Schönheit, emotionale und psychosomatische Grundstimmung, Leistungsfähigkeit reduzieren, dafür Krankheitsrisiko und Alterungsprozesse fördern.

Warum aber entstehen dann überhaupt im Körper Freie Radikale, als Risikofaktor gegen den Körper selbst, nachdem doch in der Natur der Grundsatz gilt, nichts Sinnloses zuzulassen? Die Antwort darauf ist so spannend, wie eine Kriminalgeschichte.

Bildungsstätte für ROS sind Mitochondrien. In jeder der 100 Billionen Körperzellen sind bis zu 1500 Mitochondrien entlang der Multitubuli der Zelle lokalisiert. In jedem Mitochondrion laufen pro Sekunde 100.000, von Lichtquanten gesteuerte, biochemische Prozess schritte.
Mitochondrien sind Motor, Kraftgenerator, Wärmequelle des Organismus. Sie sind entsprechend ihrer funktionellen Leistung Stütze oder bei Schwäche Risikofaktor für Gesundheit, Alterungsprozess, Schönheit, Lebensqualität, Persönlichkeit, reduzierend für Profil, Ausstrahlung, Allgemein-

zustand, gutes Aussehen. Doch nicht nur das. Zwischen Mitochondrienfunktion und Aussagen der TCM findet sich eine bemerkenswerte Übereinstimmung. Man denke nur an die Verbindung von Qi und Blut, Charakteristik von Yin und Yang. Überträgt man sie sinnbildlich auf Parameter der Zellphysiologie, auf energetisch, interzelluläre Kommunikation, auf Zellmetabolismus, Zellfunktion, Zellordnung ist das stimmig. Mitochondrien sind Organellen unserer Zellen, von 2 Membranen umhüllt. Sie enthalten eigene DNS und vermehren sich durch Teilung.

Als Motor, Wärmequelle des Körpers brauchen sie „Treibstoff". Treibstoff fordert ihre eigenes biologisches System. Den Treibstoff für sich selbst müssen Mitochondrien in sich, für sich selbst herstellen. Dafür brauchen sie Zufuhr von Glucose, Fettsäure, Aminosäuren, Sauerstoff, Photonen als Lichtquanten mit elektromagnetischer Potenz. Die Aufrechterehaltung des Zellmilieus benötigt intrazelluläres, elektrisches Potential von 75 – 90 mV. Übrigens, dieses elektromagnetische Potential bewegen Sie mit dem Nadelstich der Akupunktur, mit Reiztherapie über Elektro- oder Laserstimulation.

Aus allem leiten sich verständlicherweise Ernährung und Körperbewegung als zwei wichtige Voraussetzungen ab. Der Mensch „ist, was er isst und isst, was er ist", „ Träger Kopf - Faule Füße" sagt der Volksmund. Vollwertige, biodynamische Kost ist reich an Biophotonen, elektromagnetischen Impulsen. Körperliche, geistige, seelische Aktivität fördert Kreativität und körperliches Leistungsvermögen, Stoffwechsel und Zellmetabolismus, leitet Toxine aus, reguliert Säure-Basen-Haushalt, Aktivität des Flüssigkeitshaushaltes und Herz-Kreislaufvermögens.

Dieser „Treibstoff", den die Mitochondrien aus allen oben beschriebenen Elementen für sich herstellen, ist das Adenosindiphosphat (ADP).

Für Energieaufbau, Wärmeproduktion im Körper, Phosphatstoffwechsel und Adenosintriphosphat (ATP) -Aufbau als „Treibstoff" sowie Körperenergetik sind auch alle Enzyme in Atmungsketten für Zitronensäurezyklus der Mitochondrien enthalten.

Bei der Herstellung des „Treibstoffs" aus Glukose, Aminosäuren, Fettsäuren, Sauerstoff werden 90% des eingeatmeten Sauerstoffs verbraucht. Bei Oxidation, d.h. Reaktion eines Stoffes mit Sauerstoff entstehen als Endprodukt Wasser mit Abgabe von Elektronen. Aus dem restlichem Sauerstoff entstehen Reaktionsprodukte als Oxide bzw. Freie Radikale. Das N-Oxid-Gas als Reaktionsprodukt und Kampfgas des Abwehrsystems ist solch ein giftiges Freies Radikal.
Dies ist erst mal logisch nicht zu begreifen, wenn ein wichtiges Kampfgas der Körperabwehr gegen Parasiten, Toxine, Schlacken, entartete Zellen des Körpers der Körper selbst als Freies Radikal gegen sich selbst gerichtet herstellt.
Um alle Zusammenhänge verstehen zu können, muss man einen wichtigen Grundsatz kennen, damit Widersinnigkeit als Nützliches für Zelle, innere sowie äußere Ordnung und damit für Schönheit verständlich wird. Die innere Ordnung des Körpers wird von zwei Disziplinen bestimmt, von Oxidation und Reduktion.
Die Oxidation ist Reaktion eines Stoffes mit Sauerstoff unter Abgabe von Elektronen an Reaktionsprodukt. Vergleichsweise auf Mitochondrien übertragen, geht es um Verstoffwechselung von Glukose, Aminosäuren, Fettsäuren mit Sauerstoff. Dabei werden 90% des eingeatmeten

Sauerstoffs herkömmlich und wie oben beschrieben verbraucht. 10% des Sauerstoff werden unter Oxidation als Freie Radikale in weißen Blutkörperchen gebunden und hierüber im Körper verteilt. Als Beispiel haben wir hier das Freie Radikal N-Oxid-Gas als Kampfgas der Körperabwehr. Im übertragenen Sinne ist dies letztlich wieder Ausdruck der Polarisation als Lebensprinzip und beinhaltet nach Hermetischen Gesetzen immer 2 Gegensätze, die sich erst in Gesamtheit verbunden als Nützliches zeigen, das Sie als Einzelnes nicht zu bringen vermögen. Danach sind 2 Gegensätze auf gleicher Ebene dennoch gleichwertig und vereinen sich darüber zur lebensnützlichen Gesamtheit. Leben heißt also Kettenreaktion zwischen Oxidation mit Sauerstoffverbrauch und Elektronenabgabe und Reduktion mit Elektronenaufnahme und Abgabe von Wasserstoff-Ionen. Denken Sie hier an die Freien Radikalen mit der Charakteristik des fehlenden Elektrons, das sich ausgleichen will, indem es sich ein Elektron holt. Erst dann ist Neutralität gegeben, die wir der meditativen Mitte sinnbildlich gleichstellen können. Alles strebt zu Mitte, zur Schönheit, zur Ganzheit. Sie ergeben beide zusammen mit Redoxpotential in Millivolt spirituell die Mittigkeit über notwendige Zellspannung. Das öffnet das Tor zu Beginn neuer Oxidation als Ausdruck dynamischer Lebendigkeit zurück. Reduktion ist in diesem Sinne Anwendung zur Mittigkeit indem Antioxidantien wie Gluthadion und Vitamin C Feindliche ROS neutralisieren. Daher wird am Beispiel des NO-Gases als giftiges Freies Radikal stellvertretend für alle anderen ROS oder Freien Radikale verständlich, dass zu dem wichtigen N-Oxid-Gas als Freies, giftiges Radikal und Kampfgas des Abwehrsystems erklärt, warum Gegenspieler Antioxidans dazu kommen muss, damit als Schlussergebnis Nützliches für Gesundheit, gegen Alterungsprozess, für mehr Schönheit dabei herauskommen kann.

Nur am Rande sei hier auch im Interesse von Schönheit, Gesundheit, Krankheitsrisiko vermerkt, dass sich jeder vorstellen kann, warum alle Schadstoffe von Umwelt bis Nahrung, Kosmetika bis Arzneimittel, Elektrosmog bis Informationsflut über Stressmomente im Sinne Psychoneuroimmunologie Mitrochondrienfunktion und damit Körperfunktionen, Körpererscheinungen, sprich Mimik, Gestik, Haltung, Bewegungsrhythmik blockieren müssen. Es sind daher Freizeitgestaltung, Lebensqualität, gesellschaftliches Umfeld, Interessensgebiete, medizinische Begleitbehandlung als Gesundheitspflege, Schönheitstherapie genauso wichtig wie Entgiftungsmöglichkeiten über gesundes Wasser und Elektrolyt-Detox-Fußbad laut diesem Praxisbuch. Hinweise hierzu finden Sie im Schlagwortverzeichnis.

Das Zusammenwirken von Wachstum, Reproduktion, diverser Funktionen zur Sicherung der Stabilität des Körpers über Stoffwechsel, als auch über natürliche physiologische Prozesse bauen ebenfalls Freie Radikale auf.

Übersäuerung, klimatische Einflüsse wie übermäßiges Sonnenlicht, Gewitterfronten, Extremwetterlagen, Suchtdrogen einschließlich Rauchen, Alkohol, Kaffee, dazu Nitrate, Umweltschadstoffe in Luft, Wasser, Nahrung, unzuträgliche Kosmetika, Pflegemittel für Körperhygiene, Nebenwirkungen von Medikamenten, Mahlzeiten aus Großküchen, Fertignahrung mit Geschmackskorrigenzien, Schönungs-, Konservierungsstoffe, Elektrosmog sind ROS-Spender.

Zuviel Freie Radikale und zu wenige Antioxidantien als Gegenspieler geben Freien Radikalen unkontrolliert den Vortritt. Dann zerstören sie. Hierzu zählt, wie oben ausführlich beschrieben, das Freie Radikal des giftigen NO-Stickoxid-Kampfgases aus Selbstproduktion des Körpers. Zu wenige Freie Radikale lassen dagegen den Parasiten, Toxinen den Vortritt, da ROS fehlen um Schädlinge anzugreifen. Feindliches und Kontrollierendes müsse sich somit im Sinne eines ausgewogenen Wechselspiels gegenseitig kontrollieren, regulieren.

Das habe ich oben am Beispiel von Oxidation und Reduktion, Redoxpotential als Lebensgrundlage erklärt. Es ist ähnlich dem lebensnotwendigen, positiven Stress, um zerstörenden Dysstress zu kompensieren, Schönheit, Gesundheit zu erhalten. Lerne aus dem einen und leite daraus den Ausgleich gegen das andere.

Der Sportler braucht gleichermaßen das harte Training, um Anpassungsfähigkeit, Belastbarkeit und letztlich daraus die Motivation zu neue Ebenen, Zielen, Perspektiven erreichen.
Untätigkeit hat laut Hirnforschung schon nach 14 Tagen Abbau von Nervenschaltstellen im Hirn zur Folge, Hirnjogging baut sie von Teenagern bis Senioren wieder auf. Nordik Walking schafft nach Sportmedizin wieder Leistung bis Durchaltevermögen des Körpers von Hirn bis Fuß, Belastbarkeit der Muskeln, Reaktionsvermögen und Herz-Kreislauffunktion. Die Naturheilkunde nutzt gleichermaßen Reiztherapie wie Mistelinjektionen, Überwärmungsbäder, Nadelstiche in Akupunktur, Massage, um Abwehrkräfte zu mobilisieren.

Jeder emotionale, psychovegetative, körperliche Stress beschert uns ROS, ebenso akute und chronische Erkrankung, mangelnde Trinkmenge, mangelndes Atemvolumen, mangelnde Körperbewegung, Entspannungstechniken zu nutzen, Lebensziele und Lebensgewohnheiten, Lebenseinstellungen, Verhaltensmuster sind zu überprüfen.

Eine weitere praxiserprobte, erfolgversprechende Möglichkeit bei längerfristigem Einsatz ROS zu neutralisieren, gleichzeitig Körperfunktionen zu vitalisieren, Schönheit zu pflegen, zusätzlich noch Allgemeinbefinden, Leistungsfähigkeit zu verbessern, Krankheitsrisiko vorzubeugen, Befindensstörungen und Krankheitssymptome zu therapieren, besteht in Anwendung von aktiven Negativen Luftionen (NI). (Aktivierung aller Luftbestandteile – also Aktivierung von 21% Sauerstoff, 78% Stickstoff und 1% Nebenstoffe/Gase – Im Jahre 1998 gab es den Medizinnobelpreis dafür, dass belegt wurde, dass der Stickstoff in der Luft eines der wichtigsten Transportmoleküle für den Sauerstoff darstellt). Unter "Therapie" beschreibe ich die Anwendungstechnik dazu.
Die artech-energybox ion 45 gibt konstant 5 Mio aktive NI/ Kubikzentimeter über Luftstrom ab, die über die Atemwege dem Körper zugeführt werden können. Artech-energybox ion 45 ist ein mobiles, kleines Koffergerät, sodass eine Behandlung mit aktiven Luftionen auch in der Haustherapie möglich ist.

Der hohe Ausstoß aktiver NI wurde durch die spezielle Technik und vor allem durch Materialien möglich, die ionenverträglich sind. Wäre dies nicht der Fall, könnte man im Gerät NI erzeugen, ohne dass sie sich in ausgestoßenem Luftstrom wiederfänden, da sie durch Materialien der Zuflussleitung in Bruchteilen von Sekunden neutralisiert wurden.
Jeder hat den Wert negativer Luftionen an sich erfahren. Es gibt gutes Wetter mit hohem Anteil atmosphärischen NI. Man fühlt sich gut darin. Es gibt schlechtes Wetter mit geringem

Anteil aktiver NI. Positiven Ionen stehen Ihnen gegenüber und man fühlt sich schlecht darin. Wohnräume sind oft bedrückend und Stubensitzer bekommen fahle, faltige Haut. Man sehnt sich nach frischer Luft, um „durchatmen" und sich erfrischen zu können. In Wohnräumen hat man oft einen niedrigen Anteil von 80 NI/Kubikzentimeter, in sauberer atmosphärischer Freiluft einen merklich höheren. Immer zuhause zu sitzen, macht alt. Frischluftbäder sind Bestandteil der Naturheilkunde und auch Freizeitspaß, um sich darin wohl zufühlen.

Ich danke hier der Firma Artmann Vertriebs GmbH sowie der Firma Frank Wedlich, Medizintechnik, aus Bremen für die fachliche Unterstützung zu diesem Kapitel und bin dankbar für die praktische Erfahrung in Schönheitstherapie und Betreuung Kranker mit dem mobilen Koffergerät. Die Anschrift der Firma Franz Wedlich, Medizintechnik finden Sie im Anschriftenverzeichnis am Ende des Buches.

Das artech-energybox ion 45 -Koffergerät zur Therapie mit aktiven negativen Luftionen ist ein zugelassenes Medizinprodukt Klasse IIa 93/42 EWG CE 0482 und der Hersteller Artmann Vertriebs Gmbh ist unter DIN EN ISO 13485:2003 zertifiziert.

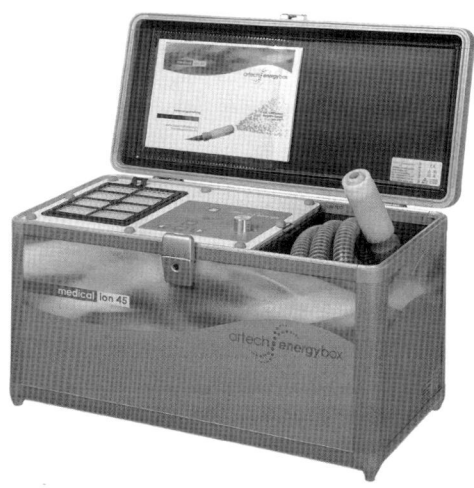

Abb. 1: artech energybox

Es waren allein diese medizinische Zulassung und Rückschlüsse aus dem Studium wissenschaftlicher Unterlagen, die mir erstmal die Möglichkeiten zur Therapie mit aktiven negativen Ionen eröffneten und mich dann zweitens das Gerät einsetzen ließen, um praktische Erfahrungen selbst sammeln zu können. Zuverlässigkeit und Therapieeffizienz wurden vor Zertifizierung durch Prüfung der Methode aufgrund klinischer, wissenschaftlicher Grundlage garantiert. Ich war übrigens noch überrascht, dass es überhaupt soviel Forschungsberichte über Anwendung von NI gab, wie z.B. von den Universitäten in Jerusalem, Israel, Brasilien, Rumänien, Deutschland, Italien, USA, England, Finnland, Russland, Klinik für Allergologie in Polen.

Ionen sind je nach Wetterlage in unterschiedlichen Anteilen und Konzentration von 2000 – 3000 Ionen pro Kubikmeter atmosphärischer Luft enthalten. Wundern Sie sich bitte nicht, wenn Sie diese Daten mit dem Ausstoß des artech-energybox-Gerätes von konstant 5 Mio aktiven Negativ-Ionen/Kubikzentimeter vergleichen. Diese Daten stimmen in der Tat. Jedes Ion ist 1 Millionstel Millimeter groß und entspräche von der Größe her einem Tennisball im Wasserinhalt des Mittelmeeres.

Lebenswichtige Ionen entstehen auf natürlichem Wege über energetische Strahlung, bei dem sich ein Elektron einem Element anlagert. Eventuelle Schädlichkeit solcher Strahlung kann hier vom Grundsatz her nicht diskutiert werden und muss einer Erörterung an anderer Stelle überlassen bleiben. Entstehung von NI ist der Fall bei

a) ultraviolettem Licht der Sonne (Sonnenlicht heilt, sofern nicht überdosiert angewendet und Risikofaktor für Krankheit und selbst für Hautkrebs wird).
b) kosmischer Strahlung.
c) atmosphärischer Effekt in Grünanlagen, Parks, Wäldern, die im übrigen auch für Qigongübungen empfohlen sind.
d) terristischer elektromagnetischer Erdstrahlung.
e) natürlicher, gering dosierter Radioaktivität des Erdbodens oder aus Radioaktivität von Baumaterielien wie Stahlbauteilen, Fliesen oder anderweitig aus natürlicher Radioaktivität reiner Luft, des Wassers.
f) Gasentladung der Atmosphäre.
g) elektrischen Feldern aus Umfeld oder im Hausbereich.
h) offener Flamme.
i) Zerstäuben von Wasser (an Wasserfällen lebt es sich gesunder!).

Unter Einwirkung der energetischen Strahlung lagert sich ein Elektron an ein neutrales Molekül an und bildet ein für uns gesundheitlich und damit für Schönheit wichtiges luftgetragenes negatives Ion.

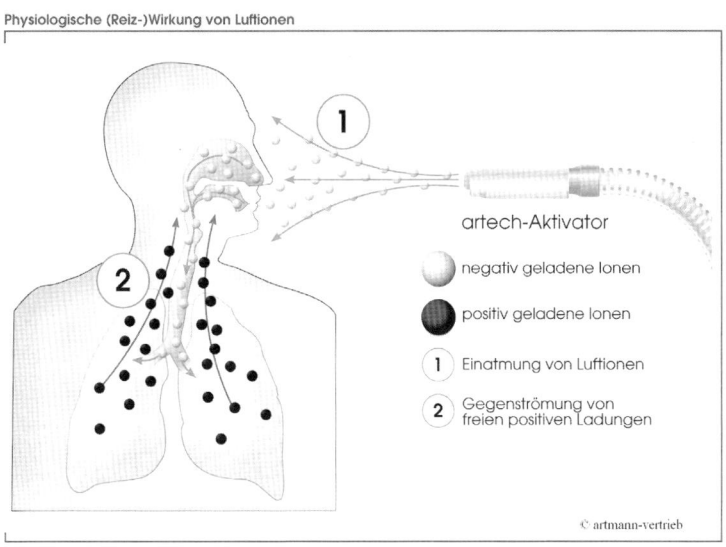

Abb. 2: Physiologische (Reiz-)Wirkung von Luftionen

Ein Ion ist nun Ansatzpunkt für weitere Ionen, sodass sich je nach Anzahl der Cluster kleine, mittlere, große Ionen bilden können.

Die elektrische Beweglichkeit oder auch Geschwindigkeit der Ionen, um ein elektrisches Feld zu passieren, beträgt 1, 4 m/Quadratmeter/Vs. Dem stehen oft Feldstärken von 100V/Quadratmeter durch statische Aufladung gegenüber, z.B. von

- a) elektrostatischen Fußböden,
- b) synthetischen Tapeten,
- c) EDV-Anlagen, besonders an EDV-Bildschirmen mit verständlichen destruktiven, Rückwirkungen auf den Körper,
- d) Einflüssen von Elektrosmog aus Geräten, Freileitungen, Hausleitungen über Funk und Mobiltelefonen.

Ebenso ergeben sich deutliche Befindensstörungen, wenn die normale Ionen-Konzentration von 2000 – 3000 Ionen pro Kubikmeter in Haus- oder Arbeitsräumen übersteigt. Dem stehen oft schlecht gelüftete Räume aus Kunst- bzw. Baustoffen, ausgestattet mit Luftfilterung, Klimaanlage, Luftleitungen durch Rohrsysteme, gegenüber. Durch elektrische Felder, generiert durch Stromleitungen, sinkt der Anteil der negativen Ionen auf 80 ab. Zum Schönbleiben, zur Gesunderhaltung reicht das nicht.

Auch sind alle Umweltsünden der Teufel der Ionenkonzentration. Ob mental über Medien-, Lärm-, Licht- sowie Info-Stress oder durch Schadstoffe vom Lebensumfeld her. Eine Störung des Wohlbefindens ist ebenfalls daraus ableitbar, weil nach wissenschaftlichen Studien ein direkter Zusammenhang zwischen Ionenkonzentration, Zivilisationskrankheiten, Umweltkrankheiten gegeben ist.

Umgekehrt verbessert sich das Wohlbefinden und damit der Gesundheitsstatus und insbesondere die Schönheit bei einem hohen Gehalt an aktiven NI. Man kann im übertragenen Sinne hier das aktive NI dem Qi oder den Biophotonen des Prof. Popp gleichsetzen. Dieser Vergleich ist schlüssig, weil nach meinen Erfahrungen aktive negative Ionen einen kosmetischen, vitalisierenden und liftenden Hauteffekt haben und zusätzlich transcutanen Transfer von pharmakosmetischen Wirkstoffen durch die Deckschicht der Haut ermöglichen. Ich habe hier Messungen mit dem Dekoder bzw. mit Messgeräten aus Elektro-Akupunktur gemacht. Vor der Behandlung des Patienten und nach der Schönheitstherapie fand eine bestätigende Rückmeldung über den Wirkstofftransfer statt.

Eine Langzeituntersuchung (Angaben aus der „Sammlung internationaler Forschungsberichte zum Thema Luft-Ionen-Atemtherapie") bestätigt, dass der Mangel an aktiven NI und Störung des luftelektrischen Milieus, Gesundheitsprobleme provozieren und umgekehrt bei einer Behandlung mit Luftionisation verbessert werden konnten.

Selbstverständlich gilt grundsätzlich auch für die zukünftige Anwendung: jeder Versuch, Krankheitsbefunde zu behandeln, sollte vorher klinisch abgeklärt werden. Eine Anwendung mit aktiven NI kann keine klinische oder ambulante Therapie ersetzen, sicher aber oft als Begleittherapie ergänzen. Eine längerfristige Anwendung der aktiven NI mit der artech-energybox ion 45 ist in folgenden Fällen empfehlenswert:

- Kopfschmerzen, Migräne
- Erbrechen, Unwohlsein, übermäßige bis schmerzhafte Magen-Darm-Funktion, Reizdarmsyndrom
- Sehschwäche, Bindehautentzündung
- Rezidivierende Reizbarkeit, sich wiederholende Stressreaktionen, psychosomatische Leiden wie Ängste, Depressionen, Schlaflosigkeit, Spannungszuständen auf allen drei Ebenen, Zittern
- Venenentzündung, Lymphstasen, Ödembildung
- Atemwegserkrankungen, wie Bronchialspasmen, Kongestion der Atemwege, Stirn-, Kieferhöhlenbelastung
- Funktionelle Schmerzerscheinungen unklarer klinischer Genese, Narbenschmerzen, Begleittherapie bei Rheumaschmerz, Schmerzreaktion unklarer Genese
- Häufiger Harndrang unklarer Genese
- Schnarchen
- Allergien, insbesonders Heufieber
- Schwindel, Herzschmerzen, Herzklopfen unklarer Genese
- Schweißausbruch, Frösteln
- Serotonin-Reiz- oder 5HT- bzw. Hydroxytryptopham-Syndrom
- Onkologiebereich

Durch spektrofluormetrische Untersuchungen wurde folgendes festgestellt: Aktive NI senken zu hohen Serotoninspiegel durch eine sehr tiefgreifende, vegetativ gefäßsteuernde, hormonelle Wirkung der aktiven NI auf Hirnregionen, wie Mittelhirn, Thalamus, Hypothalamus, Hypophyse, Kleinhirn, Großhirn, Gehirnstoffwechsel, des weiteren auf Schilddrüse, Körpersstoffwechsel und Zellstoffwechsel. Weitere Auswirkungen auf Verhaltensweisen sind Nervenfunktion und vor allem auf Mittelhirn mit Steuerung von Schlaffunktion, Stimmungsbewertung, Essgewohnheiten, Psychoneurose, Anpassungsvermögen an Stress und für bessere Wettertoleranz.

Die Zellenergie, Aufnahme und Körperverteilung von Eisen (für Sauerstoffbindung nach anthroposophischer Medizin auch für Einleitung von Sauerstoff, Ausleitung von Kohlendioxin zuständig), Sauerstoffreduktion und damit Neutralisierung der ROS, wurden verbessert.
Die Senkung des biogenen Amins Serotonin über aktive NI mit Luftinsufflation zeigte, dass bei Darstellung der Hirnströme, sich der Alpha-Rhythmus zum Hinterkopf und zur Stirn hin erweiterte, die Amplitude sich um 20% erhöhte, beide Hirnhälften sich harmonisierten, Munterkeit und Arbeitsleistung verbesserten und Irritationsmuster des Serotonis vollständig beseitigt wurden.

In Serotonin-Irritation zeigen sich wegen Erhöhung der Blutviskosität Gefäßverengungen im Blut- und Lymphkreislauf, im Gewebe allergische Erscheinungen und eine Verminderung der Blutzirkulation.

Bei zu hohem Serotoninspiegel ziehen sich die glatten Muskeln, Eingeweide, Hohlorgane wie Magen und Darm schmerzhaft zusammen. Es treten Luftnot und Atembeschwerden und Hautjucken auf. Die Freisetzung des Gewebshormon Melatonin aus Zirbeldrüse wird gestört. Es hat Einfluss auf die Hautfarbe, wirkt hemmend auf die Gonaden, regulierend auf Serotonin und rückwirkend wieder auf die Zirbeldrüse ein. Die Zirbeldrüse hat Einfluss auf den zirkadianen 24-Stunden-Rhythmus. Hierin eingeschlossen ist die Rhythmizität des Schlaf-Wach-Wechsels in Abhängigkeit von geophysikalischen Hell-Dunkel-Umweltfaktoren als Zeitgeberwirkung mit Wendepunkten um 3 Uhr und 15 Uhr. Vormittags erfolgt ein Aufwärmeffekt, abends ein Entwärmungseffekt, gleichlaufend mit Wachheit und Schläfrigkeit.

Funktionen aller Hormondrüsen werden durch zuviel Serotonin gestört. Bronchialspasmen bis Asthma, Minderung der Sauerstoffresorption zeigen sich. Jeder kann sich vorstellen, dass bei diesen Syndromen der Allgemeinzustand leidet, peripher die Haut als Widerspiegel des Körpers ein schlechtes Allgemeinbild zeigt und damit, ohne Frage, die Schönheit leidet. Sicher stellt sich hier u.U. die Frage in einem Praxisbuch über Schönheit, warum die artech-energy-box ion 45, mit allen Möglichkeiten zur Krankheitsbehandlung, dem zu beeinflussenden Wirkungskreis vorgestellt wurde. Ich wollte erst mal klarmachen, da aktive NI eine Möglichkeit gibt, gegen Freie Radikale vorzugehen, die mit Hauptursache für Alterungsprozesse und gegen Schönheit sind. Damit dies verständlich wird, musste ich auch angeben, in welchen Körperbereichen aktive NI wirksam werden, sozusagen als Rückmeldung dazu sollte über Aufzählung der Möglichkeiten zur Krankheitsbehandlung und Verbesserung des Allgemeinzustandes Erfahrungen aus der Praxis hier als Exempel dienen. Eine längerfristige Behandlung mit aktiven NI kann viele dieser Körperprobleme erfahrungsgemäß bessern.

Für Beratung aufgrund meiner praktischen Erfahrungen und dies auch für Hinweise auf Möglichkeiten der Anwendung von aktiven NI im Hausgebrauch, verweise ich auf meine Anschrift bzw. auf die Firma Frank Wedlich.

Durch Behandlung mit aktiven NI erfolgt schon nach kurzer Zeit

- a) eine Senkung des Serotoninspiegels,
- b) eine Anreicherung der Erythrozyten und des Körpers mit Sauerstoff.
- c) Es ändert sich der Elekrolythaushalt mit Blutdrucksenkung, da Blutmineralisation, Verbesserung der Blutviskosität und Blutfließfähigkeit, erhöhter Sauerstoffgehalt des Blutes dreierlei bewirken:
    1. Angleichung des Natriumgehalts des Blutes mit der Folge der Blutdrucksenkung
    2. Es wird mehr Sauerstoff im Blut gebunden, dadurch kann zur Sauerstoffversorgung des Körpers weniger Blut bei gleicher Sauerstoffversorgung in kürzerer Zeiteinheit durch das Gefäß fließen.
    3. Aus Punkt 2 folgt Senkung der Herzschlagfolge mit weiterer Normalisierung des Blutes und des vegetativen Tonus.

Aus diesen Effekten dank aktiver NI

1. ist ein positiv regulierender Einfluss auf ROS möglich.
2. Durch Anreicherung des Blutes mit Sauerstoff und Regulation von Kreislauf sowie Herzschlagvolumen und verbesserter Fließgeschwindigkeit des Blutes erfolgt ein positiver Einfluss auf Alterserscheinungen.
3. Bessere Blutzirkulation bringt besseren Hirnsauerstoffspiegel. Dies kann die körperliche und geistige Leistungsfähigkeit verbessern.
4. Liftingeffekt, Hautstraffung zeigten sich bei Langzeitanwendungen. Dadurch ist eine aktive NI-Begleittherapie in der Schönheitsbehandlung empfehlenswert.
5. Die aktive NI-Therapie und -Nachkontrolle führt nach meiner Erfahrung durch eine EAP- und Bioresonanzmessung zu besserem, transcutanem Wirkstofftransfer durch die Wirkstoffe von Kosmetika für Hautpflege und Faltenkorrektur.
6. Aktive NI-Therapie ergänzt sehr gut Therapien der TCM, Therapieverbund vertieft, erweitert und intensiviert die Schönheitspflege.
7. Aktive NI-Therapie ist eine medizinische Begleittherapie.
8. Die positive Wirksamkeit der Therapie mit aktiven NI konnte neben Bioresonanzmessungen und Stoffwechselmessungen der Atemluft, auch über die Vergleichkontrolle vor und nach Anwendung der aktiven NI mit AMSAT-Geräten nachgewiesen werden.

Aus Freien Radikalen und Negativen Ionen lässt sich ableiten, dass erstens Schönheitstherapie ohne medizinische Betreuung zur Kosmetik nicht möglich ist und zweitens, dass die Methoden aus Kosmetik und TCM und Naturheilkunde, allen Aspekten grundlegender Schönheitsbehandlung entsprechen. Dies entspricht auch dem, was die Chinesen und Hippokrates früher schon lehrten. Gesundheit und Schönheit des Menschen hängen vom Zustand der Harmonie in sich selbst ab. Körper, Seele und Geist des „Selbst" beeinflussen sich gegenseitig und Qi, das dem Geist oder dem Shen folgt, ist nötig, um wiederum Körper und Seele zu bewegen.

Forschungen in China haben gezeigt, dass beim Qi-Mangelsyndrom das Ubichinon Q10 als Elektronen übertragende Komponente in den Mitochondrien reduziert ist. Es ist erstaunlich, dass Chinesen intuitiv schon erfassten, was heute die moderne Medizin gemäß Forschung nachweist. Bei einer Qi-Schwäche ist die reduzierte Abstrahlung von Biophotonen, die dem Qi vergleichbar ist, messtechnisch erfassbar. Hier zeigt sich wieder, dass das Qi durch die Behandlungsmethoden der TCM aktiviert, gleichzeitig Q10 der Atmungskette über Präparate wieder zugeführt werden kann. Die alternative Medizin und kooperierend mit wissenschaftlicher Medizin bietet mehr Möglichkeiten zum Behandlungserfolg, als je die Anwendung einer einzelnen Disziplin bringen kann. Sinnbildlich kann man das auch auf die Schönheitstherapie übertragen.

Diese Aussage lässt sich auch nachvollziehen, wenn man sie aus Sicht der Elementarphysik betrachtet. Ein energetisch stark geladenes Elektron, das man begrifflich mit aktivem Qi gleichsetzen kann, hat eine komplexe Form. Ein schwach geladenes Elektron ist kugelförmig. Elementarteilchen, wie Elektronen, nehmen keinen definierten Ort an und bestimmen damit die Stabilität der Materie. Mit anderen Worten gleicht dies der Aussage der TCM: Qi ist allgegenwärtig, Qi muss aktiv fließen können, um Stabilität oder Gesundheit und im übertragenen Sinne auch Schönheit gewährleisten zu können. Allgegenwärtiges, substanzloses Qi folgt dem allgegenwärtigen, grenzenlosen Geist und man kann, wie beim Qigong, Yoga oder Meditieren, die Energie durch Lenken fließen lassen.

Das ist für „Schönheit" ein wichtiger Hinweis, denn ich werde nachfolgend zeigen, welch wichtige Rolle Ubichinon Q10 und parallel laufend aktives Qi in der Behandlung gegen Alterungserscheinungen spielen und damit gleichbedeutend für die Vitalität der Haut und ebenso die innere Schönheit ist.

Ubichinon Q10 neutralisiert nicht nur die Freien Radikale und aktiviert damit die Mitochondrien als Energiegenerator. Q10 aktiviert auch den Zellstoffwechsel. Der Stoffwechsel bedarf elektromagnetischer Steuerung, wie z. B. aus biovitaler Kost mit Sonnenlichtspeicherung ableitbar. Mangels elektromagnetischer Energie oder Photonen als Lichtquanten kann der Stoffwechsel nicht funktionieren. Damit sind Vitalität, Lebenskraft und Körperfunktionen eingeschränkt. Dies können Sie genauer im Kapitel über Stoffwechseltest und Blutkristallanalyse nachvollziehen. Vergessen wir auch nicht, dass sich eine am Körper angelegte oder durch Nadelstiche bei der Akupunktur provozierte elektromagnetische Zellspannung reaktiv in allen anderen Kapazitäten des Körpers fortsetzt.

Alles ist mit allem verbunden und somit stimmt die Aussage, dass der Mikrokosmos mit dem Makrokosmos verbunden ist. Denn nach den Hermetischen Gesetzen entspricht das All oder Tao der Geist (sprich Shen) und der Kosmos mit allen Elementen, dem, was das Shen im Herzen entsprechen würde.

Ubichinon Q10 aktiviert zusätzlich den Informationsaustausch zwischen den Zellen. Es öffnet Andockstellen im Körper für Vitamin E als Antioxidans. Es ist Hilfsmittel für Nerven- und Muskelfunktion. Weiterhin ist Q10 Bestandteil der bioenergetischen Unterstützung des zentralen Nervensystems und ebenso des Herzmuskels. Beides ist wichtig für Schönheitstherapie. Wer Bewegungsaktivität und Kreislauf über die Stärkung des Herzmuskels verbessert und die Hirnfunktion sowie die Nervenfunktion dank Q10 aktivieren kann, dazu Stimmung und Informationsaustausch für die Zellkommunikation stabilisiert, mindert Alterungsprozesse, aktiviert Schönheit und Leistungsvermögen.

Um freie Radikale neutralisieren zu können, braucht man einen „Choreographen". Damit dieser arbeiten kann, braucht er Ausstrahlungskraft über wichtige Vitalstoffe. Damit kann er das „Ballett" einstimmen. Die Vitalstoffe für den Choreographen sind Enzyme, Wasser, fettgebundene Vitamine und Spurenelemente in Verbindung mit Ubichinon Q10. Vitalkost ist eines der Elemente, die für Ausgleich sorgen und dies zeigt wiederum, wie wichtig der Stoffwechseltest ist. Des Weiteren empfehlen sich zum Ubichinon Q10 zusätzlich noch:

Vitamin B3, um enzymatisch den Stoffwechsel anzuregen, damit die Energiebildung über Mitochondrien aktiv bleibt und um Nervenzellen zu schützen und freie Radikale zu neutralisieren.

Die Gabe von Vitamin C mit Langzeitfreigabe dient als Antioxidans und der Überlebensstrategie der Zellen.

Vitamin C

- fördert die Bildung von Kollagen, Bindegewebe, Gefäßschutz und Grundsubstanz,
- aktiviert das Abwehrsystem,
- aktiviert die Hirn- sowie die Entgiftungsfunktionen und die Neurotransmitter,
- schützt die Nervenfunktionen.

Selen ist ein bedeutendes Spurenelement. Es schützt vor schädigendem Wasserstoffperoxyd, Lipid-, Steroid- und DNS-Peroxid. Es optimiert die Schilddrüsenfunktion, die Prostatafunktion und die Spermienbildung.

Zink ist an 200 lebenswichtigen Reaktionen beteiligt, wie z. B. der Enzymbildung, und dient als Katalysator. Zink ist wichtig für Hirnfunktionen und besonders für Hautfunktionen. Zink hilft Insulin zu strukturieren, es dient der Diabetesprophylaxe, der Zuckerverwertung und der Keimdrüsenfunktion.

Chrom ist wegen seines positiven Einflusses auf gesundes Körpergewicht anzuraten. Es reguliert Gluthadionsynthese, Fettstoffwechsel und Zuckerstoffwechsel.

Mangan reguliert Gluthadion als Antioxidans.

Spirulina aus Süßwasser- und Meeresalgen liefert wertvolles pflanzliches Eiweiß, Kohlehydrate, Vitamine, Spurenelemente, Mineralstoffe und pflanzliches Jod.

Die **Macapflanzenwurzel** mit Bioenergetik und Lichtkräften, in 5000 m Höhe in den Anden Perus gewachsen, ist reich an Proteinen, den Vitaminen B1, B2, B3, B12, C, D und E, Eisen, Zink, Magnesium, Calcium, Phosphor und Spurenelementen. Sie stärkt die Abwehrkräfte und das Hormonsystem, wirkt stimmungsaufhellend, aphrodisierend, neutralisiert Stress, freie Radikale und mindert das Krebsrisiko.

Phospholipide verbessern die Hirnfunktion durch Aktivierung der Signalübertragung.

Traubenkernextrakte gelten als „Jungbrunnen", weil sie Freie Radikale neutralisieren, das Bindegewebe elastisch halten, die Hirnfunktion verbessern, weil ihre Wirkstoffe die Blut-Hirn-Schranke überwinden, das Herz schützen und die Fließeigenschaft des Blutes verbessern. Generell speichert Blattgrün bzw. Chlorophyll aus Pflanzen, Früchten Sonnenlicht als Photonen. Photonen sind Lichtquanten. Lichtquanten kann man wiederum mit dem uns umgebenden Qi gleichsetzen, weil es Grundregel des Qis ist, dass Qi in uns und überall und in jedem sowie allem um uns herum ist. Zellen benötigen Lichtquanten zur Aufrechterhaltung der Zellsymbiose, des Zellstoffwechsels, der Energiegewinnung über Mitochondrien, der Zellatmung, der ordnungsgemäßen Zellteilung. Daher sind Präparate mit lichtspeichernden Naturstoffen wichtig zur Stabilisierung der Zellsymbiose. Optimum in Zellsymbiose ist wichtig für innere Ordnung als Gesundheit. Innere Ordnung und Gesundheit sind Voraussetzung, um Schönheit zu erhalten.

Curcuma aus fernöstlicher Fauna ist als intensiver Photonenspeicher bekannt. Pharmakologisch regulieren Wirkstoffe von Curcuma Gallenfunktion, Uterus, Blutdruck, Zentrales Nervensystem. Curcuma hat Antibiotikaeffekt. Nach der TCM aktiviert Curcuma Blut und Blutbewegung, Qi, löst Spannung, Schmerz, indem es „Wind als Begriff für Hastigkeit, Unstetigkeit" ausleitet.

Chronische Krankheiten sind auf Störung der Abwehrkräfte und im übertragenen Sinne auch auf Störung der Zellsymbiose mit Zellatmung, Zellteilung, Zellfunktion und Energieaufbau zurückzuführen. Sie sind Auslöser für Alterungserkrankungen, gleichbedeutend mit Beeinträchtigung der Schönheit. Wer mehr zu diesem Bereich wissen will, lese das Buch von Herrn Dr. Heinrich Kremer „Die stille Revolution der Krebs- und Aidsmedizin", Ehlers-Verlag oder von Herrn Ralf Meyer, " Die Wahrheit über Krebs und Alterserkrankungen".

Damit ist auch über diese wissenschaftliche Aussagen bewiesen, dass der natürliche, biologische Alterungsprozess einhergeht mit der Minderung der Zell- und Körperfunktion. Aus Sicht der TCM bedeutet dies Minderung der Lebenskraft, der Essenz, des Qis. Parallel zum geminderten Gesamt-Qi des Körpers sinkt das im Unterhautzellgewebe zirkulierende Wei-Qi oder Abwehr-Qi. Gesunde Lebensweise, Qigong sind hier wichtig, um dem gegenzusteuern. Ich empfehle hier besonders das Finger-Qigong, weil es überall, ohne Aufsehen zu erregen, praktiziert werden kann.

Umgekehrt sinkt Ubichinon Q10 durch ungesunde Lebensweise und Minderung des Qi-Potentials, Krankheit, Umweltschadstoffe, Bewegungsmangel, Diät-Sünden, biologische Alterung, Überzahl an Freien Radikalen und gleichermaßen durch reduzierte Qi-Quantität und Qi-Qualität. Es ist wichtig, dies alles wegen der Hautvitalität zu beachten, denn mit weniger Qi reduzieren sich auch Körper- und Hautvitalität. Ich kann deshalb nur jedem zu täglichem Qigong raten.

Mit reduziertem Qi sinkt nicht nur Ubichinon als wichtiger Wertstoff in den Mitochondrien, sondern auch Zellkommunikation und der Gehalt an Sauerstoff. Die Mitochondrien werden dadurch über Freie Radikale noch leichter angreifbar. Sie können auf diese Weise geschwächt und geschädigt werden. Der Transfer von Wirkstoffen durch die Zellmembran wird vermindert, die Rezeptoren der Zellmembran sind als Andockstelle für Wirkstoffe von außen blockiert. Dies wiederum mindert bzw. stört die Zellneubildung, den Energieaufbau und die Energiespeicherung im Körper, was wiederum Alterungsprozesse fördert. Zudem steigt das Risiko, dass sich kranke Zellen bis hin zu entarteten oder krebsbelasteten Zellen bilden.

Wissenschaftliche Studien haben daher bewiesen, dass die Gabe von Ubichinon zur Verminderung von Alterungsprozessen empfehlenswert ist, um Versorgungslücken auszugleichen und die Mitochondrien zu vitalisieren. Es empfiehlt sich auch immer die Verordnung von Antioxidantien, wie Gluthadionperoxidase als handelsübliches Präparat in Apotheken und das Angebot von Nahrungsergänzungsmitteln, Katalase und Superoxid-Dismutase zur Reduzierung biologischer Alterung. Auch natürliche Feuchtigkeitsspender der Haut wie Kollagen, Elastin und Hyaluronsäure sind durch den Alterungsprozess vermindert, mit der Konsequenz trockener Haut und dem Risiko, dass die Zellneubildung blockiert, die Zellerneuerung geschädigt oder vorzeitiger Zellzerfall provoziert wird.

Durch moderne Kost werden diese Risikofaktoren gefördert. In der Vollwertkost haben aufbereitete, kurzkettige Kohlehydrate, Fabrik- und Großküchenkost als Bestandteil moderner Kost keinen Platz, da diese die Homöostase schädigen und die Haut unter Umständen ledrig werden lassen können. Nahrungsmittel sollten nicht lediglich „Nähr"-mittel sein, sondern „Lebens"-mittel und sich durch eine hohe Vielfalt und Vitalstoffwertigkeit auszeichnen. Dann werden Lebensmittel zum Heilmittel, die mehr bewirken, als nur zu nähren. Durch übermäßige Eiweißmast und den Gebrauch tierischer Fette in der modernen Kost wird zuviel Arachidonsäure als natürliche Fettsäure gebildet. Arachidonsäure gilt als Entzündungsmediator durch enzymatischen Umbau und sollte auch im Interesse der Haut mit entzündungshemmenden Omega-3-Fettsäuren, Lein-, Raps-, Oliven- und Hanföl sowie Frischfisch neutralisiert werden. Hier wird der Dreiheit des Körpers Rechnung getragen.

Die Aussagen Rudolf Steiners und der anthroposophischen Medizin zur Dreiheit machen begreiflich, warum Schönheitstherapie alle drei Ebenen des Geistes, der Seele und des Körpers in Diagnose und Therapie einbeziehen muss. Gerade hierüber ergibt sich der Bezug zu den Grundlagen Traditioneller Chinesischer Medizin, da sich sinnbildlich ein Vergleich ziehen lässt mit Shen, Qi, Yin und Yang sowie den Wandlungsphasen. Auch der Hinweis darauf, dass Wirkstoffpotenzen aus Anthroposophie oder Homöopathie wertvolle Begleitmittel sind, war für die Empfehlungen dieses Buches hinsichtlich Schüßler-Präparaten und Metallpotenzen hilfreich. Dankbar war ich auch für die Anhaltspunkte aus der Anthroposophie dahingehend, dass die Bedeutung des Stoffwechsels herausgestellt wurde, womit die Verweise auf die Stoffwechseltests unterstrichen werden.

Aus all diesen Gründen stelle ich diese Aspekte aus der anthroposophischen Medizin im Vergleich zur Chinesischen Medizin kurz heraus. Wenn man in der Anthroposophie Gesundheit und im übertragenen Sinne auch Schönheit als Gleichgewicht polarer Kräftewirkungen ansieht, bietet sich der Vergleich mit Yin und Yang als sich ergänzende, polare Kräfte im Ordnungssystem der Chinesischen Medizin an. Diese sollen sich „lebens-rhythmisch" im Gleichgewicht eines dynamischen Wechselspiels befinden. Gesundheit entspricht dem Gleichgewicht, in dem sich Yin und Yang, polarisch im dynamischen Wechselspiel, mit stets unterschiedlichen Anteilen zueinander sich zum Ganzen hin, ergänzen. Dies habe ich an anderer Stelle bildnerisch als Yin-Yang-Monade verdeutlicht. Gesundheit, Selbstheilungskräfte und Schönheit – wieder als Dreiheit – müssen einen Ausgleich schaffen zwischen der Sinnes-/Nervenfunktion und deren Abbild im Körperlichen (ihrer Substanzwerdung) reflektieren, was sich letztlich im Ganzen als körperliche Dreiheit und auch im Stoffwechsel, in Wärmebildung und Bewegung als Niederschrift wiederfindet. Es gibt eine zweite Ebene der Dreiheit, die sich als deren Realisierung über Funktion verdeutlicht. Ein Körper wird real, indem er sich bewegt. Dem gegenüber steht der Geist als Ursprung, der die Bewegung selbst ist, sie sinnvoll koordiniert und als Ursprung zielgerichtet gestaltet. Gleichzeitig ist dieses Beispiel ein Sinnbild für Schönheit, indem wieder Geist (als Schöpfer) und Idee da sind und in der Bewegung sich die Realisierung der Lebendigkeit und Ausstrahlung zeigt.

So hat die Dreiheit bodenhaftige Funktion, unten als Grundlage, auf dem Yin aufbauend und sich noch oben hin über Yang realisiend. Von der Quelle als Substanz zum Oberen als Geist (SHEN, Tao) und umgekehrt als ewiger Zeit-Raum-Fluss, in dem sich Schönheit einbindet. Das Eine kann ohne das Andere nicht Wirklichkeit werden. Darin gilt es jedoch die Mittels-Ordnung zwischen beiden zu finden, als Rhythmus zwischen diesen beiden Polen. Sonst wäre darin Chaos und Zerstörung, wie ja auch Yin-Yang eine dynamische, sich ergänzende Einheit ist. Das ist Lebendigkeit. Ohne freilassenden, modellierbaren Rhythmus gibt es kein Leben. Der Rhythmus inmitten der funktionellen Dreiheiten erzeugt Harmonie zwischen den Sinnen in der obersten Rangstufe und des Stofflichen in der untersten Ebene. Rhythmus als verbindendes Element in der mittleren Ebene zwischen den Sinnen und der Stofflichkeit ist die Grundlage der Lebendigkeit und Ordnung in der Schönheit. Zu ordnen und die Mitte zu finden, dazu dienen Qigong, Taijchi, Yoga, Meditation. Diese setzen ebenfalls im Rhythmischen an, indem das Rhythmische des Lebendigen zur Mitte und Mitte zur Leere geführt werden soll. Dieser Rhythmus des Körpers ist meistens im Verhältnis 1:4 des Pendelschlages von Ruhe zu Bewegung gegeben. So verlaufen Nervenaktionen in 1/100 bis 1/1000 Sekunden, Aktivitäten des Flimmerepithels bei Schleimhäuten und Hirnfunktionen in 1/10 Sekunden. Ein Herzschlag braucht 1 Sekunde, 4–5 Herzschläge sollten einem Atemzug oder 72 Herzschläge, 18 Atemzügen entsprechen. Der Atem/Puls-Quotient sollte im Tiefschlaf, in meditativer Ruhephase und im Sprint im Verhältnis 4:1 verbleiben.

Auch in der Peristaltik des Magens zur Peristaltik des Zwölffingerdarmes (Duodenums) findet sich das Verhältnis 1: 4. Die Rhythmusanalyse bewertet Blutdruck, Atmung und Herzschlag als Widerspiegelung der vegetativen Nervenfunktion, des Hormonspiegels und der Emotionen und leitet daraus Diagnosen ab.

Wir leben im Zeitrhythmus von Tag und Nacht, siebengeteilter Woche, 12 Monaten im Jahr, in Siebenjahresrhythmen als Phasen von der Pubertät bis zum Greis, und sind diesem bestimmten Rhythmen unterworfen. Auch dies mag zeigen, wie der Mensch in den irdischen kosmischen Rhythmus eingebunden ist, denn im platonischen Weltenjahr als Zyklus, in dem unser Sonnensystem in 25920 Jahren den Zodiak durchläuft, macht der Mensch 25920 Atemzüge in 24 Stunden. All dies ist eine Form der Ordnung, die spirituell, mental, geometrisch, mathematisch Bestandteil der Schönheit ist.

Im Folgenden werden die drei Funktionssysteme nach Aussagen von Rudolf Steiner in Kurzform dargestellt, die auch als Teil der Weltenordnung Bestandteil von Gesundheit und Schönheit sind.

Oberer Funktionskreis
- Funktionskreis Nerven-Sinne
- Sinneswahrnehmung
- Bewusstsein und Hauptsache
- Darstellung
- Abbauprozesse
- Shen vergleichbar
- Kopf steuert Stoffwechsel

Rudolf Steiner

Mittlerer Funktionskreis
- Funktionskreis Rhythmus
- Bezug zur papillaren oberen Dermis, Hornschicht, Alterung
- Harmonisierung zwischen Sinnen und Stoffwechsel
- Kosmisches und Herzens-Shen, Denken/Geist, Fühlen/Seele, Wollen/Leib als Dreigliederung sind ihm als Steuerer zugeordnet
- Qi vergleichbar
- Rhythmus ordnet Stoffwechsel

Unterer Funktionskreis
- Funktionskreis Stoffwechsel, Bewegung
- Bezug Subkutis als untere Dermis
- Aufbau, Substanzierung Substanzwerdung, Keimung und Regeneration
- Yin vergleichbar
- Wärmebildung
- Stoffwechsel steuert Grundsystem und damit den Kopf

Abb. 3: Rudolf Steiners Funktionskreis

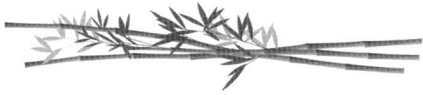

美容的艺术性
1.4 Schönheit: KosmAethologie

Die Haut fügt sich im Verbund mit vielen „Bau-Teilen" zur dynamischen, kinetischen Ganzheit als „Körper" zusammen. Sie steht als psychoneuroimmunologisch aktiver Mittler zwischen dem Körperinnerem mit Organen, Segmenten und der Außenseite des Körpers als größtes Sinnesorgan. Sie ist als Sinnesorgan auch die bedeutende Grenzschicht, weiterhin ein „sprechendes" Bauteil über Gesundheit oder Krankheit, auch „Zeigefinger" für die Identität eines Wesens.

Die Haut hat somit einen großen Aufgabenbereich. Sie drückt sich in einer hochinteressanten Organsprache aus, die zu lesen und zu verstehen eine immer wieder neue Herausforderung ist. Damit ergibt sich allein schon aus der Sicht auf den Körperverbund heraus, dass sie neben angemessener Tagespflege, gründlicher Gesundheitspflege, sorgfältiger Schönheitstherapie von endogen bis exogen und in der Pathologie umfassender medizinischer Betreuung bedarf. Dies unterstreicht auch, warum die Kosmetik schnell ihre Grenzen bei der Behandlung von Alterserscheinungen erreichen muss und eine dermatologische, internistische und medizinische Begleittherapie erfordert. Die medizinische Begleittherapie wiederum muss Abbild des inneren Ordnungssystems bzw. der Homöostase nach Pischinger, bzw. der Psychoneuroimmunologie sein.

Man muss bei der Bekämpfung von Alterserscheinungen und bei der Schönheitstherapie den Blick über die Grenzen hinaus finden, um breitgefächerter Möglichkeiten realisieren und die Verwirklichung von mehr Zielen erreichen zu können, für neue Wege in Therapie und Diagnose. Deswegen empfehle ich, moderne Medizin, Traditionelle Medizin, Naturheilkunde und Hightech zusammen zu nutzen.

Aus dem Taoismus, als Mutter der Chinesischen Medizin, aus dem Buddhismus und aus dem Konfuzianismus halte ich jene Aussagen für hilfreich, die sich lebensphilosophisch zur Schönheit äußern. Beim Lesen solcher Hinweise ist Schönheit als mehr zu begreifen, als der Zustand, den man genießt. Es ist etwas, das über die Arbeit am Patienten hinaus fordert, auf ganz anderer Ebene auf Qualität, Quantität, Tiefe und Wirkungsdauer. Und das ist mehr Aufmerksamkeit auf innere Schönheit, als auf äußere Schönheit zu legen.

Das ist auch der Grund, warum ich mir über die Berufsbezeichnung des Kosmetikers Gedanken gemacht habe und heute der Meinung bin, dass man Berufsbezeichnung in Würdigung der Aufgabenstellung für die Schönheit doch weiterfassen sollte. Der Begriff KosmAethologe für Therapeuten, KosmAethologie für das Fachgebiet, würde meines Erachtens mehr über Aufgaben- und Verantwortungsbereich, Zielsetzung, Qualifikation und fachlichen Hintergrund aussagen.

In der von mir vorgeschlagenen Berufsbezeichnung ist sinnbildlich das aus dem Altgriechischen stammende Wort „Kosmos" einbezogen als Synonym für „Weltall, Ordnung, Schmuck". Zusätzlich sind aus dem Griechischen inhaltlich „kosmetikos" für „zum Schmücken gehörig", „Holos" im Wortteil „hol" als „Ganzheit, vollständig" sowie „logos" als „die Fähigkeit zur Vernunft und zum Denken" über den Teil „loge" mit einbezogen. KosmAethologie als Berufsbezeichnung enthält mit „Aet" als Bezug zur „Aesthetik" aus dem Griechischen für „die Kunst, das Schöne zur Wirklichkeit werden zu lassen" einen sinnbildlich sehr wichtigen Hinweis. Damit erklärt sich KosmAethologie als „Kunst mit der Zielsetzung, im Schmücken das hierarchisch Schöne nach kosmologischen Grundsätzen in Ganzheit Wirklichkeit werden zu lassen". Nicht nur, weil die Wortstämme der KosmAethologie alle aus dem Griechischen sich ableiten lassen, habe ich in diesem Buch den Begriff für das griechische Wort für „Schönheit" mit aufgenommen, sondern auch, weil Aphrodite in der griechischen Mythologie die Göttin der Schönheit und der Liebe war.

Auf diese Weise stellen die Bezeichnungen KosmAethologie und KosmAethologe heraus, dass es in der Schönheitstherapie um mehr als die Ausübung einer Schönheitstechnik geht, um mehr als lediglich reine Fachkenntnisse. KosmAethologie ist Kunst und fordert somit nicht nur fachlich Kundige, sondern Künstler, die sich aus Herz und Seele berufen und verantwortlich und sich kreativ von immer neuen Aufgabe herausgefordert fühlen. Trotzdem bleiben sie aber irdisch bodenständig und schweben nicht in den Sphären - behalten aber den „Blick für den Silberstreif am Horizont und verfügen über die Reife und das Wissen, die Behandlung auf allen drei Ebenen des

Körpers zum Wohle des Patienten umsetzen, die sie transzendent, mythologisch aus siebenfacher anthroposophischer Sicht zu betrachten und umzusetzen wissen. (Unter Metalltherapie wird unter dem Stichwort „Sieben als Heilige Zahl" dies noch näher erläutert.)

KosmAethologie soll folgendermaßen sinnbildlich begriffen werden:

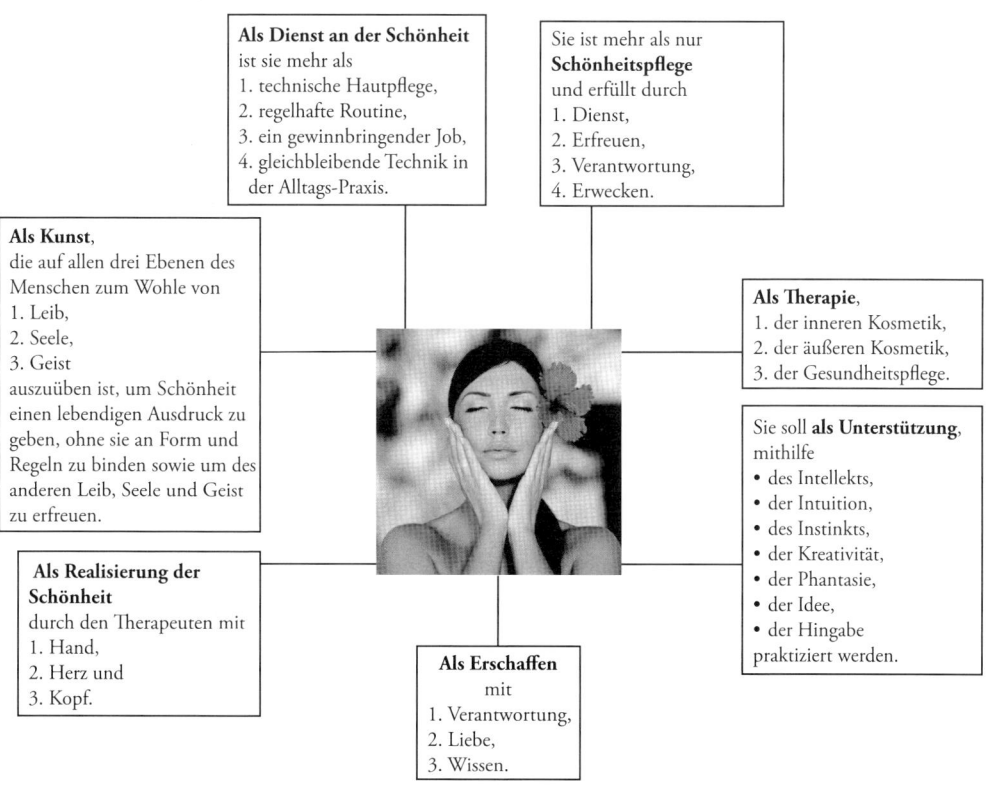

Als Dienst an der Schönheit
ist sie mehr als
1. technische Hautpflege,
2. regelhafte Routine,
3. ein gewinnbringender Job,
4. gleichbleibende Technik in der Alltags-Praxis.

Sie ist mehr als nur
Schönheitspflege
und erfüllt durch
1. Dienst,
2. Erfreuen,
3. Verantwortung,
4. Erwecken.

Als Kunst,
die auf allen drei Ebenen des Menschen zum Wohle von
1. Leib,
2. Seele,
3. Geist
auszuüben ist, um Schönheit einen lebendigen Ausdruck zu geben, ohne sie an Form und Regeln zu binden sowie um des anderen Leib, Seele und Geist zu erfreuen.

Als Therapie,
1. der inneren Kosmetik,
2. der äußeren Kosmetik,
3. der Gesundheitspflege.

Sie soll **als Unterstützung**,
mithilfe
• des Intellekts,
• der Intuition,
• des Instinkts,
• der Kreativität,
• der Phantasie,
• der Idee,
• der Hingabe
praktiziert werden.

Als Realisierung der Schönheit
durch den Therapeuten mit
1. Hand,
2. Herz und
3. Kopf.

Als Erschaffen
mit
1. Verantwortung,
2. Liebe,
3. Wissen.

Abb. 4: KosmÄethologie

Über die Wortstämme in dem Begriff KosmAethologie sollte sich jeder Therapeut verdeutlichen, dass die Verpflichtung, Bestes zu erreichen, nie endet, und dass bloße Verantwortung, an technischen Merkmalen gemessen, nicht ausreicht. Auch dürfen eigene Normen nie der Endpunkt sein, sondern sie müssen immer eine Herausforderung zu anderen Ebenen hin bleiben, denen man sich stets neu zu stellen und daran zu reifen hat. Schönheit als Aufgabe kann nie ein Ziel leiben, sondern ist immer Antrieb zu neuen Perspektiven und Visionen, sie wächst in einen stets größeren Rahmen hinein. Wer KosmAethologie so ausübt, muss sich die Grundlagen zur Schönheit und zur Therapie selbstkritisch immer wieder neu erarbeiten. Je mehr man sich dem Ideal der Schönheit widmet, desto mehr Verantwortung, Kontrolle der Emotionen, Wahrnehmung, Anteilnahme, Achtsamkeit sind gefordert.

Mitzuhelfen und Anleitung zu geben, wie man Techniken in Kunst umsetzt, ist Ziel dieses Praxisbuches. Deswegen mag dies ein anspruchvolles Buch sein, das dem nicht gefällt, der schnell nur Rezepte und Techniken sammeln und sich der Verantwortung sowie der Verpflichtung, an der Aufgabe zu wachsen, nicht stellen möchte. Die lebensphilosophischen, spirituellen, kulturellen und kosmologischen Hintergründe finden sich natürlich im Taoismus als der Mutter der Traditionellen Chinesischen Medizin. Wer sich weiter in die Grundlagen einarbeiten will, findet in fernöstlicher Religion, deren Lebensphilosophie, ebenso in heimischer Philosophie, im Christentum und in der westlichen Kultur zusätzliche Aussagen dazu. Für Facelifting Chinesisch, abgeleitet aus Traditioneller Chinesischer Medizin und historisch traditioneller Schönheitspflege Chinas sowie aus Naturheilkunde und Hightech, gelten diese Grundlagen gleichermaßen.

Die Erläuterung der KosmAethologie verdeutlicht auch, dass die Behandlung die äußere und innere Kosmetik im Therapieverbund benötigt, um eine Ganzheit in der Schönheitspflege vertreten zu können. Jeder Therapeut muss sich deshalb entscheiden, auf welcher Ebene er arbeiten will, in der Kosmetik oder der KosmAethologie.

Machen wir uns daraus ableitend auch klar, was die Chinesen aus ihrem lebensphilosophischen, historischen, kulturellen, medizinischen Rückblick unter Schönheit einst verstanden und selbst heute im wirtschaftlich, politisch aufblühendem China weitestgehend noch verstehen. Im modernen China „boomt" es, dass gerade deswegen jeder Einzelne Schönheit erreichen will, nachdem der Kommunismus als Massenbewegung einst „die Blauen Ameisen" und den Uniformismus mit Gleichklang ohne Schönheit schuf. Jetzt aber ist das Reich werden, nahezu „unbegrenzte" persönliche Freiheit und damit auch, den Lebensstil eigener Art zu pflegen, erlaubt.

Zufällig fielen mir aus chinesischen Medienbeiträgen vor kurzem einige Daten dazu auf. Sie beziehen sich vordergründig zwar auf großes chirurgisches Liften. Doch muss man sich vor Augen halten, dass die „Große Schönheitstherapie" immer der „Kleinen Schönheitspflege" folgt und man deswegen von der „Großen" auf die „Kleine" rückschließen kann. Das „Kleine Liften" oder individuelle „Selbst- bzw. Fremd-Schönheitspflege" mit Methoden aus der Chinesischen Traditionellen Medizin finden auch heute noch viel Beachtung in allen Sozialschichten. Auch durch Studien von mir und meiner chinesischen Frau, mithilfe von Verwandten und Bekannten aus verschiedenen Institutionen der Schönheitsbranche Chinas, fanden wir dies bestätigt. Ich bin natürlich auch sehr glücklich darüber, dass es dank meiner chinesischen Frau, die zudem noch als Ärztin in der TCM fachkundig ist, weder Sprachbarrieren für mich gab noch Mentalitätsschranken. Denn es ist so, dass die meisten Chinesen Ausländern nicht alles verraten, was sie Landsleuten offenbaren. Trotzdem war für uns, dank unserer Kenntnisse und Beziehungen z.B. der Weg zum Meister für Finger-Qigong in China offen, der, nur der chinesischen Sprache mächtig, bisher keinem Ausländer sein Wissen anvertraute. Es ging darum, sein kostbares Wissen nur jemandem weiterzugeben, dem er vertrauen konnte und der die entsprechenden Fähigkeiten hatte, dieses Wissen auch zu empfangen und dem er vor allem auch von der Mentalität her nahe stand.

Das Geschäft mit der Schönheit in China wächst schnell und stürmisch, so Li Dongtian, Chinas bekanntester Maskenbildner, Schönheitskünstler, Promi-Stylist, Berater der Kosmetik-,

Mode-, Film- und Schönheitsindustrie, gefragter Meister im Umgang mit Gesichtern, Friseur, Haar- und Persönlichkeitsstylist, Besitzer von Schönheitsstudios in zahlreichen chinesischen Städten, sowie Lehrer für Make-up-Berater.

Nach seinen Worten geht in China der Trend weg vom Einheitslook aus Maos Zeiten. Heute geht es den Chinesen darum, Persönlichkeit mit Schönheitshilfen, Charakter, starkem Ausdruck zu zeigen. Man möchte dies besonders vom Gesicht her verdeutlichen, sich durch einen persönlichen Stil von der Masse abheben und nach außen hin Erfolg durch eine persönliche, oft gewagte Note, zu verdeutlichen. Schon in der modischen Kleidung beginnt die Persönlichkeitsnote. Schrille Farben, einschließlich gelber, roter oder blauer Haare sind heute keine Seltenheit mehr in China. In der Schönheitsbranche wird sehr viel Geld verdient. Man bezahlt viel für Schönheitsluxus jeder Couleur. Überhaupt wird die chinesische Schönheit in Zukunft in der Welt eine immer größere Rolle spielen, wie übrigens auch die koreanische.

Im Jahr 2006 gab es in China nach offizieller, doch mit Sicherheit sehr lückenhafter Statistik, 1, 6 Mio. Schönheitssalons, die auch klassische Methoden zusätzlich zur modernen Kosmetik und zu den modernen Behandlungsverfahren anwendeten. 3800 in- und ausländische Kosmetikhersteller drücken ihre Produkte in den Markt. Yue-Sai als chinesische Kosmetik-Luxusmarke wird schon weltweit erfolgreich vertrieben. Der invasive Schönheitsmarkt, einschließlich der Schönheitschirurgie, boomt ebenso. Das Beispiel von Michael Gabriel, Schönheitschirurg aus San Diego/USA, zeigt es eindeutig: Er gab seine Schönheitsklinik in San Diego auf. Mit der Investition von 1 Mio. US-Dollar eröffnete er eine neue Schönheitsklinik auf Pekings Prachtboulevard Chang An Avenue. Schon nach drei Monaten hatte er die Kosten wieder hereingewirtschaftet. Nach zwölf Monaten hatte er den Umsatz verdoppelt. Die Kliniken für plastische Chirurgie in China setzten nach Statistik 3 Mrd. Dollar im Jahr um, so der Hinweis im Sonderheft China Nr. 1/2007 der Wirtschaftswoche vom 1.10.2007. Die Schönheitsbranche insgesamt, mit Kosmetikherstellern, Make-up-Studios und Frisörsalons, hatten einen Umsatz von mehr als 20 Mrd. Dollar.

Im Vergleich zu Deutschland mit 11,4 Mrd. Dollar ist diese Summe im Hinblick auf Größe und Bevölkerungsvolumen Chinas gering, verspricht aber für die Zukunft noch großes, zu erschließendes Potential, eben allein schon aus Sicht des viel größeren Bevölkerungspotentials und stetig wachsenden Wohlstandes. Bis im Jahr 2010 dürfte die geschätzte Umsatzgrenze bei 40 Mrd. Dollar liegen. 2004 ließen rund eine Millionen Chinesen chirurgisches Facelifting über sich ergehen. Chinesen lassen sich vor allem die Augen vergrößern, die Nase erhöhen und die Konturen ihres Gesichts schärfen, weil ihre Gesichter flacher als westliche und nach Meinung der Chinesen unschön sind. Markante Gesichter mit großer Nase und großen Augen gelten in China als schön. Ausländer heißen deswegen auch „Langnasen".

2002 lag Anteil der Männer, die im Shanghaier Renmin-Krankenhaus Schönheitstherapien unterschiedlicher Art in Anspruch nahmen, bei 6%. 2005 waren es dagegen schon 22%.
2002 ließen sich in Gesamt-Shanghai 28.122 Kunden aus Schönheitsgründen operieren. Heute ist es um ein Vielfaches höher, mit ständig steigender Tendenz, wie auch das Beispiel des Schönheitschirurgen Gabriel zeigte, der von San Diego nach Peking zog und dort innerhalb

kürzester Zeit seinen Umsatz verdoppelte. Bei einer Umfrage im Jahre 2005 unter den Bürgern Chinas wurde nach ihren Wunschvorstellungen gefragt. Es wollten 2,28% der Befragten zum Star aufsteigen, 7,35% einen reichen Lebenspartner heiraten und 20,8% schöner werden. 63,2% der Befragten bestätigten, auch heute noch klassische Fremd- oder Eigentherapien einschließlich Mitteln der Traditionellen Chinesischen Medizin zu nutzen, um ihre Schönheit zu erhalten. Ernährung als Schönheitsmittel war bei der Meinungsforschung mit abgefragt worden und wurde ebenfalls als ein Mittel genannt, um schön bleiben zu können.

Im Jahr 1979 war ich in China und erlebte noch mit, wie Verurteilte auf Militär-LKWs durch die Stadt zum Erschießen gefahren wurden, die teilweise öffentlich waren. 1982 und 1983 war ich zum Studium an der Hochschule für TCM in Nanking. Damals durften wir den Lehrern nicht einmal einen Kugelschreiber schenken oder mit ihnen zum Essen gehen. Ich setzte 1983 und 1985/86 mein Studium und die Hospitation in Kliniken fort, fuhr mit der Eisenbahn bzw. der Transsibirischen Eisenbahn von Hannover nach Nanking. Ich erlebte noch das ursprüngliche China, weil ich mit der Bahn von Hongkong nach Nanking, durch China und die Mongolei reiste, mein eigenes Fahrrad in Nanking hatte, mit Chinesen heimlich Gottesdienste besuchte. Ich bereiste dann wieder 2001 mit meiner Frau ohne Sprachbarrieren große Teile Chinas, besuchte meine umfangreiche Verwandtschaft bis tief in die Wüste Gobi hinein, lebte mit Nomaden. Das Wiedersehen mit dem neuen China im Jahr 2001 war atemberaubend im Vergleich zu dem, was ich 1979 erlebt hatte.

Ich lernte China auf diese Weise von innen und auf vielen anderen Ebenen des Alltags kennen, von damals bis heute, und von der Schule bis hin zur jetzigen Schönheitsbranche in Fabriken, Studios, Praxen sowie in weiteren Ausbildungen an Schulen mit Schönheitstherapie. Ich sah meine Lehrer wieder und erlebte sie zusammen mit meiner Frau, die aus Shanghai stammt, jetzt als Mensch und hautnah. Dieses Buch ist somit eine Widerspiegelung all dessen aus Theorie und Praxis. Stellen wir nun dem modernen Schönheitstrend Rotchinas nachfolgend, den klassischen aus der Vergangenheit gegenüber.

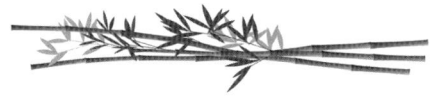

美容世界今昔
1.5 Schönheit gestern und heute

„Der Weg durchdringt alles:
Er kann allzeit benutzt werden,
Doch ist er niemals vollständig"

Laotse, Tao Te King

In diesen Worten von Laotse liegt eigentlich sinnbildlich der Schlüssel dieses Kapitels. Bei der Schönheit ging es den Chinesen nie um das Detail, wie das Antlitz oder das Individuum, sondern immer um den Menschen in seinem Umfeld und als Wesen in der Gemeinschaft. Es ging ihnen nicht um das Ego, sondern im Sinne der konfuzianischen Philosophie um Verantwortung gegenüber dem Gemeinwesen und im taoistischen Sinne um Menschen, die in Beziehung zur Natur standen. Aus diesem lebensphilosophischen Hintergrund heraus, ist auch Schönheit aus vieler Sicht als Medium zu erklären. Sie kann nicht egozentrisch nach außen hin vereinnahmend sein, sondern steht in Übereinstimmung mit der Gemeinschaft und mit der Natur. Sie ist kosmologisch, metaphysisch, kulturell, religiös, historisch bildend, verbindend, offenbarend und formend zu betrachten. Gemeinschaft hieß nicht, seinen Körper als Mittelpunkt gegenüber anderen herauszustellen und die Harmonie zwischen Seele, Geist, kosmischem SHEN aus dem Tao zum eigenen Shen hin ergänzend zu missachten. Der Gleichklang in der Dreiheit, in Körper-Seele-Geist, und zusätzlich die Einbindung der Person ins Umfeld sowie in die Gemeinschaft waren wichtig. Das eigene Gesicht gegenüber den Gesichtern anderer war mit Zurückhaltung zu wahren. Dazu waren immer die Haltung der Eintracht untereinander, der Harmonie mit dem lebensphilosophischen Hintergrund, des Achtens von Kosmos, Tradition, Religion und Kultur einzunehmen. Unterschiedliche Gesellschaftsgruppen hatten unterschiedliche Schönheitsregeln. Schönheit hatte somit nicht nur einen persönlichen, gruppenhaften, sondern auch einen über Gruppen und Stämme hinweg sozialen, symbolischen, traditionellen und kulturellen Aspekt. Damit war dem Prinzip der Ganzheit Rechnung getragen. Ganzheit hieß, sich als Individuum im Hintergrund zu halten, nicht sich betonend in den Vordergrund zu stellen und anderen das Gesicht zu nehmen, sondern ein Teil eines Ganzen neben den anderen zu bleiben und darin dennoch Eigenständigkeit zu wahren.

Es konnte daher auch nicht symptomatisch um auffällige, vorherrschend dekorative Betonung von Haut, Antlitz, Haarschmuck, Fingernägeln und Kleidung gehen. Nicht das Einzelne war wichtig, sondern die Details und alles Dazugehörige mussten sich ins harmonische Gesamtbild einfügen. Es ging also auch hier um die Synthese und nicht um die Analyse. Die spirituelle Einheit des Mikrokosmos „Körper" mit dem Makrokosmos als All und nicht beschreibbares Tao, Sinnbild der Schöpfung, bildete die Gesamtheit. Dies alles zeigt, in welch großem Zusammenhang Schönheit historisch aus Sicht der Chinesen zu begreifen ist.
Die Beachtung von Natur- und Lebensgesetzen gaben der Schönheit den Rahmen. Im übertragenen Sinne haben wir zum Beispiel gleichsinnige Grundlagen im Feng-Shui. Danach können auch nicht beliebig Farben gewählt, Richtungen bestimmt, Rangfolgen festgelegt werden, weil

diese mit den Naturgesetzen und dem Ordnungssystem übereinstimmen müssen. Die Raumordnung hat den Grundsätzen der Harmonie, der Energetik des Raumes, des Alls mit seinen spirituellen Aspekten zu entsprechen.

Aus all diesem ergeben sich die Grundlagen für die Schönheit, so dass man letztlich in Verantwortlichkeit gegenüber diesem allen sich als Therapeut und Patient einbinden muss. Man kommt hierbei zurück auf die Normen klassischer Grundgesetze wie dem „Goldenen Schnitt", spirituellen Aspekten wie Sonnenstand, Himmelsrichtungen, Hermetische Gesetze und wissenschaftlich auf Aussagen der Psychoneuroimmunologie und Quantenmechanik. Dies ruft in Erinnerung, dass auch für die Chinesische Medizin, für Schönheit, Diät, Feng-Shui, für Therapie und Diagnose immer die gleichen Grundsätze gelten. Die Hermetischen Gesetze seien hier schon allein deswegen nicht vergessen, da sie ebenfalls die Gesamtheit zwischen Mikrokosmos Mensch und dem Gegenpol Makrokosmos des Alls, das Shen in uns zur Synthese mit dem kosmischen SHEN herausstellen. Das All ist geistig, alles kosmische SHEN und somit auch das Irdische und zusätzlich das irdische sowie persönliche Shen als Gegenpart sind geistig. Somit ist alles mit allem, jeder mit jedem verbunden, die Störung im Detail betrifft die Gesamtheit. Schönheit ist somit etwas Geistiges und man versteht die Einstellung der Chinesen, dass Schönheit in Harmonie stehen muss, weil sie im Verbund mit allem steht. Das Innere und das Obere ist gleich dem Äußeren und Unteren nach dem Gesetz der Entsprechung. Es ging um die spirituelle, metaphysische Verbindung zwischen Erde, Kosmos und den Menschen als Zwischenglied und um Schönheit. Daraus leitet sich wieder die Ganzheit aus dem Verbund der Gegensätze im Ordnungssystem ab. Gleichsam kann Schönheit nur sein, wenn sie den Grundzügen dieser Ordnung aus der Gesamtheit entspricht, kann Schönheitstherapie nur erfolgreich sein, wenn sie Harmonie und Symmetrie aus lebendiger, dynamischer Ordnung heraus erreicht, wenn Harmonie und Gesamtheit verstanden werden.
Deswegen sind so gesehen auch invasive Schönheitskorrekturen mit sehr großem Vorbehalt zu betrachten, da sie nur Symptome korrigieren.

Das jeweilige Abbild des Körpers in Haltung, Mimik, Gestik, Verhalten, Sprache und Gesichtsausdruck sind Projektionen innerer Schönheit und da fragt es sich, wie invasive Schönheitsmontage am „Standbild" über Skalpell, per Spritze bis Fettabsaugen dem Ausdruck des Inneren gerecht werden soll. Die zwei Quadratmeter Haut des Menschen sind Spiegelbild der Seele, des Geistes, sie ist das Firmament für die Körpersprache. Individualität zeigt sich über das persönliche Wechselspiel je nach unterschiedlichem Umweltreiz mit dynamisch differenzierter Lebensführung aus Erfahrung und mit Selbstreflexion. Das ist die Ganzheit als Kreislauf, der zu sich selbst zurückkehrt, und der die Schönheit nach seiner Synthese gelassen zulässt.

Für die Schönheit schufen die Chinesen Grundregeln, die sie zu beachten hatten. Reife Schönheit schloss Würde ein, Achtsamkeit, Anteilnahme für sich selbst und anderen gegenüber, Höflichkeit und Unterordnung, wenn der gesellschaftlich höhere Sozialstatus des Gegenüber es erforderte. Trotzdem galt Selbstachtung, auch wenn es sich zu beugen galt. Sie forderte, stets beweglich, pflichterfüllt und fleißig zu sein, Verantwortung wahrzunehmen, Achtung zu bewahren, im Einklang mit Gesellschaft, Makrokosmos und Allprinzip zu stehen, sich zum Tao oder dem Schöpfer oder Gott hin zu öffnen. Das war die Basis reifer Schönheit.

Die Harmonie zwischen Körper, Seele und Geist in Stille im Einklang mit dem Tao ließ Qi fließen, dem kosmischem SHEN zum Shen des Körpers folgend, es zu ergänzen. Das hieß im Verbund mit der Schöpfung, mit dem Tao zu stehen, im Einklang zu leben und Ehrfurcht vor den Naturgesetzen, der Tradition, vor Religion und Kultur zu haben. Das bedeutete auch, sein Leben nach Naturgesetzen zu leben, aus den Kräften des Tao über das Shen das harmonische Wechselspiel von Yin und Yang zu ermöglichen und ein freies Fließen des Qi daraus in sich lebendig zu halten. Dies war reife Schönheit, die sich kraftvoll offenbarte. Körperliche Schönheit „atmet" eine eigene Natur, Konstitution und Persönlichkeit. Diese „Natur" ergibt sich aus ererbter Essenz, dem Erb-Qi oder „Vor-Himmels-Qi", fügt sich zu dem Nahrungs- und Atem-Qi als „Nach-Himmels-Qi" zum Körper-Qi. Das „erworbene Qi" bzw. Nach-Himmels-Qi erwirbt der Körper von außen über Nahrung, Getränke, Atemluft, Eindrücke und Erfahrungen und es ergänzt das „Vor-Himmels-Qi" von Mutter und Vater. Beide fügen sich zum Gesamt-Qi. Und beide sind für Gestaltung der Schönheit von grundlegender Bedeutung, da sie Lebenskraft mit Profil, Ausdruck und Ausstrahlung nach außen hin, von innen her sichtbar machen.

Für gesundes Qi sind natürliche, vollwertige Nahrung, aufbauende Freizeitgestaltung, achtungsvolle Umgangsformen, sorgfältige Gesundheitspflege, Aufmerksamkeit, Anteilnahme, Interessen, Sozialkontakte, verantwortungsvolle Ausbildung, Beachtung gesellschaftlicher Umgangsformen, Pflege der Tradition, Haltung, Profil, Ausstrahlung, Kultur, Geisteswissen, Einkehr und Aktivierung lebendiger Körperenergie notwendig. Dies kann über Qigong, Meditation, Öffnung in Stille zum kosmischen SHEN durch Herz-Shen, Lenken des Qis, Stärkung der Kräfte in Gelassenheit und Zulassen zum Schönsein erfolgen, aber auch durch das Zulassen des Älterwerdens, der Lebensverlängerung durch Zeitbewusstsein.

Im alten China erhielten Frauen keine Ausbildung. Nur Töchter begüterter Familien wurden in Privatschulen unterrichtet und zwar in Musik, Kalligraphie, Lyrik, Malen, Chinesisch, Schach, Schreib- und Sprachkultur, gutem Benehmen, Qigong, der Kunst, sich nach historischen und kulturellen Vorgaben zu kleiden, die Haartracht danach herzurichten und in dekorativer Kosmetik. Das war Geistespflege, Hinwendung zum Tao, um mit kosmischem SHEN das körperliche Shen zu stärken.

Verantwortung zu tragen ist immer verbunden mit Auseinandersetzung, mit dem Ausrichten der Kommunikation zum Umfeld hin. Dies ist stets eine geistige Aufgabe, in der das eigene Selbst einen Standpunkt zu beziehen hat, ohne dem anderen sein Gesicht zu nehmen. Einen Standpunkt zu beziehen ist Stress und bringt Verkrampfung, ist die Quelle für Zorn, der Qi, das Wei-Qi im Hautbereich, blockiert und der Schönheit nicht dienlich ist. Daher waren für die Chinesen nicht nur die Beachtung der Gesellschaftsregeln, des guten Benehmens im konfuzianischen und taoistischen Sinne Verpflichtung. Sie waren Referenz für Gemeinschaft und Lebensgrundlagen. Dazu gehörte ebenso die Achtung vor Älteren und vor Personen höheren Ranges, eigene Interessen standen gegenüber den Interessen der Gemeinschaft zurück.

Das Beachten der Lehren des Konfuzius und des Laotse, letztlich auch des Buddhismus sowie die Pflege kultureller Interessen als Persönlichkeits- und Gesellschaftspflege lieferten nicht nur Grundlagen für die Schönheit, sondern waren auch Ausdruck des Gemeinsinns. Geistige Interessen zu pflegen, Kalligraphie zu nutzen, Bescheidenheit, Respekt, sich aus sich selbst heraus weiterzubilden, Geschmack, Pflege von Astronomie, Esskultur, Umgang mit Leben und Tod, die Kunst der Lebensrhythmik, Lebensregeln, das Beachten von Jahreszeiten und Naturgesetzen, Gesundheitspflege und die Fähigkeit, Lebenskraft über Qigong und Taiji zu stützen, waren für die Chinesen Aspekte, die zur Lebensführung gehörten und gleichzeitig auch der „erste Schritt als Beginn der Reise" zu Persönlichkeit, Gesundheit, Schönheit und Bildung. Schönheit forderte Einsatz auf allen drei Ebenen von Leib, Seele und Geist. Darin ist immer innerer Frieden, Fähigkeit zur Anteilnahme und Achtsamkeit, Liebe zu sich selbst und zu anderen, Demut gegenüber der Schöpfung eingeschlossen, ohne die es für die Chinesen Schönheit nicht geben kann. Darüber hinaus war bekannt, dass Schönheit nicht über den äußeren Eindruck zu beurteilen, sondern nur über alle drei Ebenen einer Person ablesbar war. Daher waren Benehmen, Profil, Ausstrahlung, Haltung und die Kunst geistiger Fähigkeiten darin eingeschlossen. Somit war für Schönheit nicht das Äußere, sondern vorwiegend das Innere wichtig. Hierfür genügte nicht lediglich kundiges Handeln des Therapeuten. Der Patient selbst muss, wie der Therapeut, der Kunst in Schönheit auf allen drei Ebenen fähig sein.

Die Schönheit der Gottesmutter oder sinnbildlich anderer Heiliger jedweder Religion sind Vorbilder des Schönen, wie es aus Geistigkeit, Seelenfrieden, hingebungsvoll künstlerisch vermittelt wurde. So gesehen werden Sie dies sinnbildlich auf Beziehungsmuster übertragen können. Sich dem Tao zu nähern ist in Stille oder Meditation möglich, Yin und Yang findet man in Phänomen in uns selbst. Sie sind im Umfeld zu erkennen. Das nicht sicht-, fühl- und messbare Qi wird spürbar an Reaktionen, wie Wärme, Kribbeln o. ä., doch geschieht dies nur als Reaktion, aber niemals als messbares, sichtbares, fassbares Phänomen. Den Gleichklang in der dynamischen Wechselbeziehung zwischen Yin und Yang, die Wechselspiele der Energie zwischen den Organen der Fünf Elemente der Wandlungsphasen machen das physiologisches Miteinander für die innere Schönheit verständlich.

Das All, das Einzige, das alles Erschaffende im kosmischen, harmonischen Wechselspiel des Yin und Yang fordert rücklaufend wieder den Einklang des Irdischen mit dem Tao, denn wo das All-Eine als Quelle versiegt, können die Geschöpfe sich daraus nicht mehr entfalten, können die Kinder des Tao, des Yin und Yang, des Qi, dem das Shen aus dem kosmischen SHEN heraus folgt nicht mehr in Harmonie sein. Wo diese Harmonie gestört ist, vermag auch Schönheit nicht mehr zu sein. Deswegen muss das Herz frei sein und darf nicht eng sein, nicht schmerzen, damit das Qi fließen und ihm das Shen folgen kann.

Gleichzeitig macht dies deutlich, dass Menschen auch mit sich selbst im Einklang stehen müssen, um im Einklang mit der Gemeinschaft stehen zu können, wie die Gemeinschaft wieder nur prosperieren kann, wenn der Einzelne sie trägt. Das All-Schöne ist das Ein-Schöne. Alles steht gemäß den Hermetischen Gesetzen miteinander in Verbindung, wie nach der Chaoslehre auch der Flügelschlag eines Falters im Amazonas das Unwetter in einem fernen Kontinent auslösen kann. Daher ist das Samenkorn des Friedens im Einzelnen die Saat des Friedens für alle. Dies bringt Frieden, Glücklichsein, Liebe, Gesundheit, innere Schönheit und damit äußere Schönheit für die Menschen zurück.

Die Stille und das Tao sind im Kern die Einzelgrößen innerhalb der Beziehungsmuster der Organe in den Wandlungsphasen als Verteilungsmuster und Fließrichtung der Energie. Wer nicht zur Einkehr fähig ist, hat nicht den Zufluss von Shen, kann das Qi nicht bewegen, und das Wechselspiel von Yin und Yang ist gestört. Diese Erkenntnisse sind Bestandteil des Stillen Qigong ohne Bewegung und des Taiji mit fließender Bewegung. Hierbei wird die Stille die Bewegung und die Bewegung ist in Stille. Das Lenken des Qis erfolgt ohne Willen und das Achten der Naturgesetze bedeutet ein Leben in Freiheit, bedeutet Rücksichtnahme auf andere Geschöpfe, das In-sich-Gehen führt dazu, sich im Du selbst zu finden.

Man muss die Organsprache laut den Wandlungsphasen über die Emotionen verstehen, deren Dynamiken, Charakteristika, ihren Bezug zu Farbe, Ton, Geschmack, Temperatur, deren Eigenschaften der Bewegungsmuster, Atemrhythmus, Körperfunktionen und Jahreszeiten. Dann versteht man Schönheit und was in der Schönheitstherapie beachtet werden sollte.

Deshalb nun abschließend zwei aufschlussreiche chinesische Sprichwörter:

„Das Gesicht lebt. Es stirbt mit dem Herzen."
„Besser hungere, aber immer wahre dein Gesicht."

Und zum Nachdenken zu allem folgen noch zwei Sprichworte von Augustinus und Mark Aurel:

„Gehe nicht nach außen sondern nach innen. Dort findest du die Wahrheit und dich selbst."

„Finde die Selbstherrlichkeit der Seele, indem du die Hilfe anderer entbehrst und zu eigener Kraft dich kehrst. Lerne mit eigener Kraft zu stehen und mit eigener Kraft zu gehen, ohne anderer Kraft zu nehmen."

Mark Twain kommentierte zu diesem Thema:

„Warum siehst du aus wie ein Briefumschlag ohne Briefmarke?"

– und ich füge hinzu: „ohne dem Rat von Mark Aurel und Augustinus zu folgen."
Und Harvey Fierstein meinte, auf Schönheit angesprochen:

„Erstens betrachte ich mich als Menschen und der kann hässlich, doch großartig und schön sein, das aber kommt erst an zweiter Stelle, weil Schönheit Hässlichkeit sein kann."

Dies gelassen ausgesprochen heißt, sich zum Abbild des Selbst zu bekennen und dies auch dann, wenn es ums Altern und um Hässlichkeit geht.

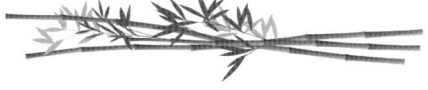

美是身心健康的写照
1.6 Schönheit und Psychosomatik

Ernährung ist ein Abbild der Psychosomatik. Darum gilt es bei Schönheit immer nachzudenken, gemäß dem Leitspruch :„Der Mensch ist, was er isst und isst, was er ist." Salutogenese, die Kunst des Lachens, hat verschiedene etymologische Wurzeln. Das lateinische „salus, salutis" heißt „Gesund, Unverletztheit, Genese, Wohlsein", „salutare" heißt „grüßen". Im Griechischen findet sich Gelotologie als „Kunst des Lachens" mit Bezug zu Salutogenese. Doch „salus" steht im Griechischen für „Entstehen". Das französische „salut" bedeutet „das Wohl, Seelenheil". „Genesis" aus dem Griechischen steht für „Schöpfung". Salutogenese verheißt sinnbildlich somit „Schöpfung der Gesamtheit aller gesundheitsfördernden, erhaltenden, verschönernden Faktoren". „Salü" ist die Begrüßungsformel in der Schweiz, mit der man im übertragenen Sinne Gäste mit obiger Aussage willkommen heißt. Somit könnte man mit „Salut" im transzendentalen Sinne der oben genannten Übersetzungen auch die Schönheit willkommen heißen.

Salutogenese steht damit für anteilnehmende, kontrollierte Freude als positive Organsprache des Herzens im Sinne der Wandlungsphasen. Nach Herzenslust essen, das Essen war zum Herzerwärmen! Der kontrollierten Freude fähig zu sein, dient innerer Schönheit. Dafür ist das Shen des Herzens erforderlich. Damit ergibt sich ein Vergleich zur Psychoneuroimmunologie, die seelische, geistige und körperliche Zusammenhänge als Grundlage der Körperfunktionen und der Schönheit erklärt. Darin sind Zangfu als Ausdruck der TCM für Arbeitsorgane, Speicherorgane des Körpers, die auch als Yin/Yang-Organe des Fünf Elemente-Systems bezeichnet werden. So ist die Leber ein Zang-Organ, die Galle ein Fu-Organ. Sie finden hierzu unter „Wandlungsphasen, Fünf-Elementen-System" noch nähere Hinweise.

Hierauf kann man über Qigong, Meditation, Akupunktur, Meridianmassage und Akupressur geeigneter Punkte auf zugeordneten Meridianen Einfluss nehmen. Damit steht man ganzkörperlich im Stoffwechsel mit der Abwehrkraft, den Emotionen, der Durchblutung, der Zellleistung und der Vitalität des Körpers.

Gleichermaßen reguliert Meridian-Qi in den über Körperoberfläche und vor allem über das Gesichtsfeld verlaufenden Meridianen Zellfunktion, Zellregeneration, Durchblutung, vegetative Grundspannung im Gesichtsbereich, bestimmt mit vegetativer Grundspannung die Mimik, steuert über Verhaltensmuster die Gestik und Körpersprache. In den Kapiteln über Ismakogie, Elektrolyse-Bad und Meridiansingen werden Sie über diese Zusammenhänge noch mehr erfahren. Aus allem ist ablesbar, warum hierüber Hautregeneration, Hautvitalität, Hautstraffung, Faltenregulation, Wohlbefinden, Aussehen des Menschen, Schönheit daraus ableitbar sind. Wo kein Qi fließt, wird sich keine Lebendigkeit zeigen. Die Gesichtskonturen werden verändert, wenn schwammiges Gewebe, Falten, schlaffe Haut oder Schwellungen durch subakute Entzündungen im lymphatischen Grundgewebe die Gewebskonsistenz im Gesichtsbereich beeinflussen. Hier kann man durch Qi-Aktivierung strukturieren und das Bindegewebe mittels Kollagen und Elastin stärken. Der Hautstoffwechsel muss aufgebaut werden. Dann strafft sich auch die Haut durch die Verstärkung der Hautspannung. Yin-Schwäche führt zu chronischen, degenerativen, austrocknenden Veränderungen und leistet Alterungsprozessen Vorschub. Hautfeuchtigkeit wird bei Yin-Schwäche abgebaut. Die Struktur schwindet, weil Yin für Materie steht. Die Haut wird starr, weil Makrophagen und Lymphozyten Gewebstrümmer verzehren, die mangels Feuchtigkeit nicht abtransportiert werden können. Autoaggressive Prozesse folgen.

Hautaffektive Yin-Yang-Störungen ergeben sich sehr oft aus einem gestörten Stoffwechsel heraus. Eine Untersuchung mit dem Stoffwechseltest kann hier Auskunft über Ursache und Ausmaß geben. Der Stoffwechseltest ist auch empfehlenswert, weil er die TCM-Diagnose wissenschaftlich absichert. Er zeigt aus dem Blutbild, wo man therapeutisch ansetzen muss, um Gesundheit und Schönheit zu unterstützen und ergänzt damit auch die TCM-Diagnose.
Bioaktive Lebensmittel energetisieren durch elektromagnetische vitalisierende Potenz, regenerieren, aktivieren Zellpotential, schaffen Lebenskraft und Vitalkräfte, verbessern die Hautplastizität. Normale Nahrungsmittel substituieren nur. Doch ihnen fehlt das elektromagnetische Potential als lebensvitalisierende, energetische Kraft. Sie erhalten zwar die Lebensfähigkeit, aber übermitteln nicht die bioaktive Lebendigkeit für die Lebenskraft dank ihres elektromagnetischen Potentials, wie die biovitalen Lebensmittel es tun.

Man kann zwar Nahrungsmittel als Industrieprodukte (als Fertignahrung) herstellen. Sie kann aber niemals bioaktiven Lebensmitteln mit elektromagnetischer Vitalkraft entsprechen. Vitalstoffe entstehen aus Lichtnahrung durch gespeichertes Sonnenlicht. Vitalnahrung enthält durch Lichtspeicherung eine hohe Photonenspeicherung als Qi-Äquivalent, wie ich unter in den Hinweisen über Freie Radikale schon verdeutlichte. Sie erzeugt Zellaktivierung, die mit einem industriellen Cutterprodukt (maschinelles Misch-, Manipulationsverfahren) niemals erreichbar ist. Statt Zellfunktion zu aktivieren, wird sie Zellstoffwechsel stören.

Die Vitalkraft entspricht messtechnisch erfassbarer Photonenabstrahlung, wobei die Photonen mit Qi gleichgesetzt werden können. Die Photonenabstrahlung industriell gefertigter Nahrungsmitteln ist deutlich geringer als die von natürlichen Lebensmitteln. Ich verweise hierzu an dieser Stelle auf die Literatur von Herrn Prof. F. A. Popp, der interessante Ergebnisse seiner Forschungen vorstellt. Daher hieß es schon im Altertum: „Lasst Lebensmittel eure Nahrung sein, weil dann eure Nahrung eure Medizin wird." Diesen Grundsatz beachteten die Chinesen bisher. Sie verarbeiteten nur Frischware, die sie bis zu dreimal am Tag von Freiluft-Straßenmärkten holten. Selbst Fisch und Schlachthuhn kauften sie nur lebend. Solange sie das taten, waren sie schlank. Heute hat sich das geändert. Es gibt vom Hamburger bis hin zur Fertignahrung alles und wird von vielen verzehrt. Parallel dazu nahmen nicht nur Zivilisationskrankheiten, sondern auch Übergewicht und leider auch das Problem mit Schönheit in China mehr und mehr zu.

Nahrungsmittel sind stofflich unter der Yin-Charakteristik, energetisch unter der Yang-Spezifität zu betrachten. Darauf gehe ich später noch ein. Sie werden umgesetzt im aufbauenden Yang-Anabol-Stoffwechsel und finden sich über die Wertstoffe im abbauenden Yin-Katabol-Stoffwechsel wieder.
Reduktion ist das Zurückbringen zur Normalform unter Sauerstoffabspaltung und Wasserstoffaufnahme, als Oxidation mit Redoxreaktion unter Abgabe von Elektronen. Es ist das Zu-

rückführen des Metalloxids in die Metallform. Auch hieraus wird verständlich, warum ich die Metalltherapie mit Metallpotenzen mit in „Schönheit" aufgenommen habe. Sie finden Angaben hierzu im Kapitel über Metalle als Begleitmittel gemäß Schlagwortverzeichnis.

Stoffwechsel liefert durch Nahrungsaufschluss die Wertstoffe für zellulären Energieaufbau. Man findet über gestörten Säure-Basen-Haushalt die Acidose oder überdurchschnittliche Ansäuerung des Körpers, schwerpunktmäßig deponiert im Bindegewebe. Damit ist das gesamte Milieu des Körpers von Enzymbildung, Sauerstoffanreicherung, bis hin zur Durchblutung, zum vegetativen Nervensystem, Zellstoffwechsel gestört. Zusätzlich entstehen Krankheitsrisiken sowie Störfaktoren für die Schönheit. Kurzum, weil man „sauer" wird.

Die Haut ist gereizt, empfindlich, gerötet. Lang bestehende Alkalose, Basenflut, wird die Haut austrocknen. Lebendigkeit fordert einen Pendelschlag zwischen Basenflut und Acidose aus dem rechnerisch, im Interesse von Wertstoffzufuhr, Entschlackung und innerer Ordnung, jedoch der goldene Mittelweg, der Ausgleich zwischen beiden sich ergeben muss. Deswegen gilt auch heute noch die alte Regel: Der Mensch ist, was er isst, aber er isst auch, was er von seiner Einstellung und vom Kopf her ist.

Jeder sollte intuitiv eine gesunde vollwertige, bescheidene Nahrung zur richtigen Tageszeit in angemessener Form zu sich nehmen, die einen gesunden Säure-Basen-Haushalt und damit eine innere Ordnung über die physiologische Säure-Basen-Flut schafft. Schließlich ist die Ernährung nicht nur die grundlegende Therapie zur Schönheitsbehandlung. Sie fordert auch Esskultur, „weil das Schlimmste an der Gegenwart die Zukunft ist".
Ich verweise hier auf entsprechende Fachliteratur, da es den Rahmen dieses Buches sprengen würde, hierauf erschöpfend einzugehen. Aber ich möche auch auf die Möglichkeit, sich durch den Stoffwechseltest ein persönlich geeignetes Nährstoffprogramm zur Stoffwechselgesundung erstellen zu lassen hinweisen, denn „man kann zwar weiter gegen den Strom schwimmen, aber nie gegen die Stromrechnung" – und genauso ist es auch mit der Gesundheit, und damit letztlich der Schönheit.

Es geht nicht ohne Theorie.
Doch selten ist sie Weg zur Therapie?

Marc Roda

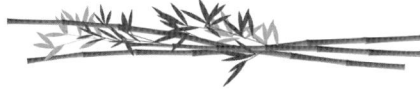

美容治疗相辅相助
1.7 Schönheit: Therapien kombinieren – optimieren

Medizinisch tätigen Therapeuten mangelt es oft an kosmetischem Fachwissen. Da kann man nur mit Goethe den Hintergrund anreißen, „dass manches Übel vor der Heiterkeit flüchtet".

Der Mediziner wird vor der Schönheitstherapie aus seiner Sicht erst einmal eine Diagnose stellen, ganz nach dem Motto, dass man alt ist, wenn man seine Schönheit nicht mehr durch den TÜV bringt. Das mag sinnbildlich auf das Auto übertragen stimmen. Doch der Mensch ist ein denkendes, reflexibles Lebewesen mit Bewusstsein, da können keine normierten Schemen Gültigkeit haben. Er wird hierbei Gesundheit vor Krankheit, Soll- vor Ist-Zustand, Erwartung des Patienten vor Realisierbarem, Biologisches Alter vor Lebensalter, Physiologie vor Pathologie und Indikation vor Prophylaxe betrachten.

Nach Diagnose und Ausschluss eines Krankheitsbefundes wird man aus medizinischer Sicht über passende Therapien entscheiden, die nicht individuell sind, sondern sich an statistischem Lehrbuchwissen ausrichten und darüber, ob die Wunschziele des Patienten sich Normwerten annähern können. Hier ist es seitens des Patienten manchmal als letzte Methode besser, sich zu entschuldigen, um das letzte Wort zu haben.

Der Therapeut orthodoxer Medizin wird auch noch andere Schwerpunkte setzen, als TCM-Anwender, Naturheilbehandler und ganz bestimmt als Kosmetiker. Therapeuten und Kosmetiker haben somit unterschiedliche Behandlungsansätze.

Hinzu kommt, dass Kosmetiker am Patienten andere Charakteristika sehen, als Mediziner, obwohl beide dasselbe beim Patienten erreichen wollen. Sie wollen Alterungserscheinungen behandeln, Hautregeneration, Hautvitalität und einen besseren Allgemeinzustand erreichen. Der Kosmetiker wird den Schwerpunkt auf die Hautregeneration legen und sich weniger medizinisch auf Gerontologie, Geriatrie, Homöostase, Immunstatus, Säure-Basen-Haushalt, Psychoneuroimmunologie und das Verbundsystem der Wandlungsphasen ausrichten. Medizinisch dermatologische und gleichzeitig ganzheitlich naturheilkundliche Diagnose und Therapie sind KosmAethologen nicht erlaubt, da sie zur Ausübung der Heilkunde nicht befugt sind. Dafür haben KosmAethologen ein großes Fachwissen für kosmetische Behandlung, Pflege der Haut und Hautregeneration.

Demgegenüber sind Kenntnisse in kosmetischer Pflege nicht Schwerpunkt der Mediziner. Ärzte und Heilpraktiker dürfen dafür aber ganzheitliche und medizinische Diagnosen stellen, können die Hautpflege der KosmAethologen mit individuell notwendiger medizinischer Begleitbebehandlung unterstützen, da sie zur Ausübung der Heilkunde berechtigt sind. Somit kann beiden Berufsgruppen die Zusammenarbeit nur empfohlen sein, um die innere und äußere Schönheit des Patienten zu optimieren durch sich ergänzende Kooperation der beiden Seiten.

Diese ganzheitlichen Behandlungen sind zur Heilkunde zugelassenen Therapeuten möglich:

1. Unterspritzen der Falten mit nahezu nebenwirkungsfreien Hyaluronpräparaten, wie Restylane von der Firma Qmed. Hyaluronsäure ist körpereigener Wirkstoff
2. Unterspritzen mit Botoxpräparaten, was nur Ärzten gestattet ist und ganzheitlicher Therapeut aufgrund naturheilkundlicher Denkansätze nicht tun würde, da hier ein Neurotoxin verwendet wird, das Nebenwirkungen auslösen kann
3. Behandlung nach Grundsätzen der TCM
4. Schönheitschirurgie durch Ärzte
5. Regulation des (Stoffwechsels)
6. Behandlung des Säure-Basen-Haushaltes
7. Diagnose, Beurteilung nach klinischem Befund
8. Psychoneuroimmunologie zur Entgiftung und Entschlackung für die Stabilisierung der Grundsubstanz nach Pischinger und der inneren Ordnung, die Grundlage innerer Schönheit ist die Betrachtung seelisch körperlicher Zusammenhänge
9. Lymph-Drainage wird heute im Kosmetikstudio oder in der KosmAethologie-Praxis angewendet, hat aber den Charakter heilkundlicher Verrichtung und könnte zum Streitpunkt mit dem Gesetzgeber werden. Als Vergleich sei hier die Fußreflexzonentherapie genannt, die laut Gerichtsbeschluss eine heilkundliche Verrichtung und nur zugelassenen Therapeuten erlaubt ist.

Ohne Frage aber stehen der KosmAethologie durchaus Möglichkeiten offen, nach den Grundregeln der TCM faltenkorrektiv bis hin zur Organtherapie Erfolg versprechend zellregenerativ, energetisch effektiv und wirkstoffimplantiv mit Elektro- bzw. Photomedizin (Licht-, Farbtherapie) zu arbeiten. Dank des AmpliMed-Gerätes und der Laser-Therapie. Ich werde mich im Kapitel „Therapie" über Elektro-/Lasertherapie noch ausführlicher hierzu äußern. Nadeln und Spritzen sind ersetzbar. Licht- oder Stromimpulse haben eine Schlepperfunktion über Frequenzen bzw. Schwachlaser und leiten Wirkstoffe aus Kosmetika durch die Hautbarriere, über das Unterhautzellgewebe bis in die Zelle hinein. Sie haben liftenden, regenerativen, straffenden Effekt auf Haut und Bindegewebe. (Es gibt noch weitere Geräte, die über Ton und Druckluft Reiztherapie bewirken und Wirkstoffe transdermal einleiten können. Damit habe ich aber keine Erfahrungen. Ich verzichte deshalb darauf, sie hier im Buch vorzustellen.)

Auch Goethe wies damals mit nachfolgendem Zitat – noch unwissend über die äußere und innere Kosmetik – sinnbildlich auf die Problematik hin, dass Schönheit und Seelenverfassung sich einander gegenseitig bedingen: „Wenn Frauen die unbestrittene Schönheit durch Alterserscheinungen zweifelhaft und höchst peinlich wird, macht die Männer das leiseste Gefühle einer unzugänglichen Kraft ebenso unangenehm wie ängstlich. Reinige dich innen, verschöne dich außen." Oder Yin-Yang-polar moderner ausgedrückt mit Kuno Klaboschke: „Schöner als der Cyberspace ist ein hübsches Weiberface." Und im übertragenen Sinne als Schlussnote gilt es lateinisch hinzuzufügen: „Hac itur ad astra": „Auf diesem Weg geht es zu den Sternen."

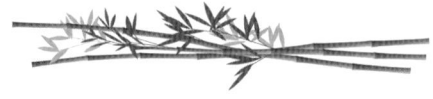

东西方的美容及保养
1.8 Schönheit: Pflege im Vergleich von Ost zu West

Über Kontinente, Kulturen, Nationen hinweg hatten alle Menschen Schönheitsideale und versuchten, diese zu erhalten. Schon archäologische Funde aus der Steinzeit und der Bronzezeit Vorderasiens (3000–1550 v. Chr.) lieferten Beweise dafür.

Niederschriften im Kosmetikon der Pharaonin Kleopatra aus ca. 30 v. Chr., ebenso der Königin Nofretete, Gattin des Pharaos Echnaton, im 14. Jh. v. Chr., enthielten Hinweise zur Schönheitspflege am Hofe der ägyptischen Pharaonen. Darin waren sowohl Rezepte über Schönheitsmittel zur Pflege als auch zur dekorativen Kosmetik angegeben. Weitere Schriften und Zeichnungen aus 3000 v. Chr. zeigen, dass die Ägypter Schminke aus Antimon und Ruß, ätherische Öle und zusätzlich natürliche Duftstoffe nutzten, um den Augenbrauenstrich in schwarzer Farbe, die Augen-Oberlider mit unterschiedlichen Farbdekorationen und die Unterlider dunkelgrün oder blau zu verzieren. Sie nutzten also damals schon dekorative Kosmetik. Ihnen war Haut- sowie Lippenschminke bekannt. Henna und Indigo halfen altägyptischen Frauen, Zehen- und Fingernägel sowie teilweise sogar die Haut zu färben.

In der Hochkultur der Ägypter legte man ebenso großen Wert auf systematische Haartracht, Schmuckformen und Körperbemalungen. Sie waren sogar dem damaligen Schönheitsideal entsprechend individuell noch der Körper- und Kopfform angepasst.

In Ausgrabungen in Ägypten fand man Töpfchen und Rezepte für Pasten, Salben, Öle, Puder, Duftmischungen und Essenzen. Sie sollen Honig, Rosenwasser, ätherische Öle und Olivenöl enthalten haben. Weihrauch, Duftwässer und Duftwachse waren bekannt. All dies zeigt aus der Kulturhistorie der Völker, dass je höher die Kultur, desto hochwertiger und nivellierter war die Schönheitskunst. Je primitiver die Völker, umso volkstümlicher, einfacher waren die Ansprüche, wenn es ums Verschönern ging.

Deswegen ist es darüber hinaus noch interessanter, zum Vergleich noch andere Ergebnisse aus archäologischen Funden verschiedener weiterer Länder, Kulturen und Völker aus unterschiedlichen Zeitepochen heranzuziehen, um die Erkenntnisse über Schönheitsideale und Schönheitspflege auszuwerten. Jede Epoche und unterschiedliche Kreise hatten im Zeitvergleich je eigene, unterschiedliche Schönheitsideale und dementsprechend andere Kosmetika. So gesehen sind auch die Bilder der griechischen Göttertochter Aphrodite ein Beleg, wenn man Haartracht, dekorative Kosmetik und Schmuck betrachtet. Sie sind der Körper- und Kopfform angepasst und damit Dokument der Schönheitsideale ihrer Epoche. Nimmt man die Schönheitsnormen der Venus als Göttin der Liebe und Schönheit zum Vergleich, zeigen sich wieder ganz andere Schönheitsmerkmale.

Die mythologisch und geistig geprägten Schönheitsideale der antiken Griechen und der Ägypter hatten jeweils im Vergleich zueinander unterschiedliche Schwerpunkte. Diese dann mit denen asiatischer Völker verglichen, zeigen wieder andere Schwerpunkte, als darin die Übereinstimmung zwischen körperlicher, religiöser, lebensphilosophischer und kosmischer Energie symbolisiert wurden. Bei den Griechen gehörte die Pflege musischer, kultureller und religiöser Elemente zur Lebenskunst und damit auch zur Körperpflege und Schönheit. Im Fernen Osten war es der Einklang mit den Naturkräften. Yoga, Qigong und Taijchi waren innere Techniken zur Aktivierung der Lebenskräfte für Gesundheit und Schönheit.

Wir im Westen nutzten dagegen Körperkraft, den Kampf, die Herausforderung, die Analyse, nicht die Synthese, wie das Autogene Training, die Kontemplation, um reifer und schöner zu werden, gesund zu bleiben, gut auszusehen, fit zu bleiben. Bewegungskunst, Sport, Gymnastik, Massagen, Kuren, Wandern und Wellness waren bei uns mehr gefragt. Kompressen, Packungen, Schwitzbäder, Wassertraining, Physiotherapie wurden grob quantitativ angewandt. Zur Kosmetik dienten Gesichtsmasken aus Brotkrumen. Milch unterstützte die kosmetische Schönheitspflege, ebenso Diätvorschriften. Die Pflege der Körperkraft und weniger die der Geisteskraft stand im Vordergrund.

Der griechische Priesterarzt Asklepios oder später auch Äskulab genannt, lieferte schon 100 v. Chr. ein Beispiel dafür, dass nicht nur pflegende, dekorative, sondern auch medizinische, rhythmische Bewegungskunst zu Melodien, Schauspiel, Prosa und Musik zur Kosmetik und begleitenden Gesundheitspflege notwendig waren. Asklepios war also zu jener Zeit schon dafür aufgeschlossen, was heute von mir als äußerer und innerer KosmAethologie beschrieben wird. Auch für ihn war äußere Schönheit immer nur Widerspiegelung innerer Schönheit aus Ordnung und Gleichklang des Körpers heraus. Deswegen forderte er auch zu seiner Zeit schon zusätzlich zur äußeren Kosmetik die Unterstützung durch medizinisch ausgerichtete innere Kosmetik, um Körper, Geist und Seele zu pflegen. Damit entsprach er vielem, was die Chinesen historisch und heute noch als Grundlagen erachten.

Runden wir die kosmAetologische oder historisch kosmetische Umschau aus ägyptischer, griechischer, vorder- und fernasiatischer Sicht noch mit ein paar weiteren geschichtlichen Skizzen aus Europa ab.

Historischer Überblick

bis 1700 v. Chr.	Aus der Steinzeit sind Körperbemalungen und Schmuck aus Stein und Muscheln durch archäologische Funde bekannt.
1700 bis 1200 v. Chr.	Funde aus der Bronzezeit zeigen Körperbemalungen mit Erd- und Naturfarben.
von 1600 v. Chr. bis 800 n. Chr.	Die Germanen verwendeten Lanolin zur Körperpflege.
1200 bis 800 v. Chr.	Schmuck aus Metallen tauchte erstmals auf.
500 v. Chr. bis 476 n. Chr.	In der Spätantike der Römerzeit wurden das Thermal-Badewesen für Körperpflege, die Gesundheitspflege und die Körperertüchtigung zur Schönheitspflege genutzt. Auch Massagen wurden hier verabreicht. Das war begleitende innere Kosmetik. Für die Kosmetik an sich gab es erstaunlicherweise einen breiten Raum. Mit Bimssteinschabungen stärkten und pflegten die Römer ihre Zähne. Kreide diente zur Aufhellung des Teints. Um lästige Körperbehaarung zu entfernen, nutzte man Zuckerwasser. Salben mit Wein und Tierextrakten dienten als Körperpflegemittel. Essen, Kampf und Tanz dienten körperlichem Wohlsein und körperlicher Ertüchtigung. Man fand im Grunde also auch hier schon Ansätze zu innerer und äußerer Kosmetik.
900 v. Chr. bis 1 200 n. Chr.	Hier stand vor allem die Haarkunst in den Ländern Europas im Vordergrund.
500 bis 1550 n. Chr.	5 zur Zeit des Früh-, Hoch- und Spätmittelalters sowie der Gotik wurde im gleichen Bad von Männern und Frauen die damals als gottlos bezeichnete Badekunst gepflegt. Kräuteranwendungen und Gesichtsdampfbäder wurden zur Schönheitspflege verabreicht.
1400 bis 1600	Die Perücke wurde zum Schönheitsmittel.
1600 bis 1789	Zur Zeit des Barock und Rokoko mied man aus Angst vor der Pest das Wasser zum Baden und Waschen. Dafür nutzte man Parfum, Reis- sowie Weizenpuder zum Schönsein des Gesichtes und zum Schön-Riechen des Körpers. Mangels Wasser für die Körperhygiene war es in Fürstenhäuser nicht gerade angenehm: Es „stank unerträglich dort zum Himmel" durch Körpergeruch und „offene Toiletten". Als Hautcreme nutzte man Walrat aus der Stirnhöhle des Pottwales. Das Korsett für die Körperform und die Haarkunst verschönten das Aussehen.
1790 bis 1815	In der Empire-Zeit war das Korsett wieder verbannt, das Bad dafür wieder frei und die bezaubernde Empire-Mode diente der Schönheit.
1815 bis 1848	Zur Zeit des Biedermeier kamen „biedere" Frisuren mit Korkenzieherlöckchen und Haarflechtkunst auf.
1826	Die erste Schönheitsoperation in New York.

1848 bis 1879	Das Korsett tauchte wieder auf. Starkes Make-up, überladene Frisuren, Haarfärbemittel, Parfüm und Gesichtscreme wurden modern. Wie weit war eben Beschriebenes und ist das folgend Geschilderte von der Schönheit und Ganzheit chinesischer Gesundheits- und Schönheitspflege doch entfernt!
20. Jahrhundert	Die Emanzipation der Kosmetik erfolgte, indem die Pharmakosmetik neue Wege zusätzlich zur herkömmlichen, konservativen Produktion von Schönheitsmittel aus Naturstoffen beging. Forschungen zur Physiologie, Pathologie und gleichermaßen für die Schönheit schufen neue Möglichkeiten in medizinischer und kosmetischer Therapie und Diagnose dank moderner Technik, Physik, Chemieund Pharmazie. Lippenstifte, Haarentfernungsmittel und Bleichcremes kamen auf den Markt und die Kosmetik als Hausgebrauch setzte sich in immer größerem Maße in ständig wachsenden Bevölkerungsschichten aller sozialen Gruppen durch. Moderne Pharmazie, Laboratorien und Fertigungsverfahren wurden Grundlage für immer mehr, immer bessere, immer preiswertere, immer umfassendere und von immer mehr Menschen verwendeten Schönheitscremes, Make-ups, wurden zu Grundlagen für Haarkunst und Modeartikel. Helena Rubinstein eröffnete den ersten Schönheitssalon im 20. Jahrhundert. Forschung und Wissenschaft sowie immer mehr und immer größere, marktpotentere Lieferfirmen bestimmten qualitativ, quantitativ und modeassoziiert den Kosmetikmarkt. Sie betreiben auf revolutionären Wegen intensive bis aggressive, werbepsychologisch geschickte Marktpflege für beeindruckende Möglichkeiten im Schönheitsbereich. Die Anti-Faltentherapie kam dank breitgefächertem Angebot der Pharmakosmetik auf einen neuen, immer stärker wachsenden Markt. Das vielfältige Angebot plastischer Chirurgie etablierte sich.

Zum historischen Rückblick von der Antike bis zur Neuzeit gehören auch die folgenden historischen Beispiele. Sie sind Geschichte, aus der Hand berühmter Zeitzeugen geschrieben, die damals schon die Notwendigkeit herausstellten, äußere mit innerer Kosmetik zu kombinieren.

Christoph Wilhelm Hufeland, 1762–1836, sah bei der Pflege der Schönheit die Notwendigkeit zusätzlicher ärztlicher Tätigkeit als gegeben an. Zur dekorativen als auch äußeren Schönheitspflege gehörte nach Hufeland unterstützend die medizinische Gesundheitspflege als innere Kosmetik. In Hufelands Buch „Makrobiotik oder die Kunst, das Leben zu verlängern" finden sich Hinweise zur Gesundheitspflege, für die Schönheit und die natürliche Hautpflege. Goethe, Schiller, Wieland und Herder zählten zu Hufelands Patienten.

Schon Ende des 19. Jahrhunderts zählte die Kosmetik zur Hauskultur, unterstützt von der damaligen Naturwissenschaft, mit dem Angebot neuer Wege zur Schönheitspflege mittels Kosmetika aus der Forschung und weiterhin der Elektromedizin, Wärmetherapie, Bestrahlung mit Licht oder Farben sowie Galvano- und Frequenztherapie. Schönheitspflege mit damals ungewöhnlichen Methoden gab es selbst am Kaiserhof Österreichs. Sissi, Gattin des Habsburger

Kaisers Franz Joseph, praktizierte auf sehr revolutionäre Weise Schönheitsverbunden mit Gesundheitspflege. Der Hof schüttelte den Kopf über die Kaiserin, als sie fastete, leicht bekleidet Bodengymnastik machte, kalte Wannenbäder nahm, Kosmetika aus Cognac plus Eidotter für die Haarpflege und Erdbeercreme für die Haut verwendete und zusätzlich den Fleischsaft frisch geschlachteter junger Kälber für die Schönheit und zur Körperstärkung trank. Von Bädern in Stutenmilch, Sekt oder Honiglösung, mit wohlriechenden Ölzusätzen, Luft- und Lichtbädern anderer Kulturen für Gesundheit und Schönheit ist ebenfalls in der Literatur die Rede.

In den Registern moderner Firmen und Apotheken stehen Rezepte uralter Kosmetik der Vorfahrenszeit. Sie bieten sich auch heute noch zur Verwendung an. Die Visionäre jener Zeit als Schöpfer dieser Rezepte halten die Kosmetikwelt bis heute in Atem, nicht die Erbsenzähler!

Das Beispiel im nächsten Kapitel zeigt, dass bis heute sowohl weltweit, als auch im wirtschaftlich boomenden, modernen China klassische Methoden alternativer Medizin und der darauf basierenden Schönheitspflege noch eine großen Rolle spielen. Doch lassen Sie uns nun zuerst einen weiten Bogen schlagen von den oben angegeben geschichtlichen Daten und Hinweisen hin zu China und seiner Geschichte der Kosmetik bis in die neueste Zeit.

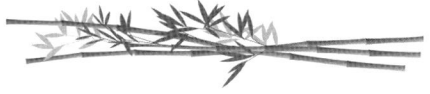

古代中医美容
1.9   Schönheitshistorie Chinas

Interessant war für mich für diese Thematik ein Artikel in der Zeitschrift „Für Sie". In ihm schildern Patientinnen im Alter zwischen 40 bis 60 Jahren ihre positiven Erfolgsberichte. Herr Dr. med. Bahr hatte sie mit Schönheitsakupunktur gegen Falten und Alterserscheinungen der Haut behandelt. Er kommentierte aus seinen langjährigen Erfahrungen heraus in dem Artikel die Möglichkeiten der Schönheitstherapie mit den Methoden Chinesischer Medizin.

Das Beispiel des Herrn Dr. Bahr steht damit für die Neuzeit, in der man Methoden Traditioneller Chinesischer Medizin anwendet für Schönheit, Hautregeneration, Altersbehandlung und zusätzlich als Therapie gegen Hauterkrankungen. Der große Erfahrungsschatz Chinesischer Medizin aus Jahrtausenden bietet sich doch förmlich dazu an, in der modernen Zeit für die Schönheitspflege nicht vergessen zu werden.

Was damals für die Schönheit der Vorfahren recht war und aus Erfahrung, Praxis und Beobachtung gewachsen ist, kann heute für den modernen Menschen nicht schlechter und wird vor allem gut verträglich sein. Der folgende Rückblick soll anregen, hierüber zur Nachahmung nachzudenken.

Schon aus der Zeit vor 3000 Jahren, nämlich 1066–771. v. Chr. während der Westlichen Zhou-

Dynastie, fand man Niederschriften zur Behandlung von Hauterkrankungen und zur Therapie gegen Alterserscheinungen. 136 verschiedene Heilkräuter, Tierbestandteile und Mineralien wurden beschrieben. In den Klassikern jener Zeit fanden sich auch Hinweise zu Diätvorschriften und Lebensphilosophie, um Lebensdauer, Gesundheit und Schönsein zu unterstützen.

Therapiehinweise für die Pflege der Haut und gegen das Altern sind auch im „Huangdi Neijing" niedergeschrieben, dem wohl bekanntestem, aus der Dynastie des ersten chinesischen Kaisers Shih Huang-di in der Qi-Zeit 221–202 v. Chr. stammenden Klassiker. In diesem Klassiker wird erstmalig das Wechselspiel zwischen Yin und Yang bei Betrachtung des physiologischen und pathologischen Abbildes des Menschen erörtert.

In den erst 1972 gefundenen drei Mahuangdui-Gräbern des Markgrafen von Dai, Li Cang, seiner Gemahlin und seines Sohnes aus dem 2. Jh. v. Chr. fand man Niederschriften auf Seidenpapier. Darauf waren Anweisungen zur Pflege der Lebenskraft, für Therapien gegen Krankheiten, gegen Altern, zur Pflege der Schönheit und Rezepturen für die Kräuteranwendung beschrieben. Man fand den Klassiker „Moxibustion und Akupunktur" aus der Dynastie der Drei Reiche, 220 bis 280 n. Chr. Therapiehinweise für Akupunktur und Moxibustion zur Schönheitspflege und Maßnahmen zur Schönheitstherapie konnte man darin nachlesen. Hier wurden besonders Angaben zur Behandlung des Gesichts und der Alterungserscheinungen gemacht. In der Tang-Dynastie, 618–907 n. Chr., lebte einer der bekanntesten Therapeuten Traditioneller Chinesischer Medizin namens Sun Si Mao. Er schrieb zwei Klassiker mit Unterweisungen für Gesundheit und Verjüngung.

Im Zhen Ju Jia Yi Jing als Klassiker von ca. 220 n. Chr. sind unterschiedliche, sich ergänzende Hinweise über Gesichts-Schönheitstherapie mittels Akupunktur, Moxa, Kräutertherapie, Diät und Anleitungen über Lebensführung angegeben. Sie werden im gleichen Werk durch die Angabe von speziellen Behandlungspunkten ergänzt. In den Klassikern der Ming-Dynastie, 1368–1644 n. Chr., wurden für die Faltentherapie und die Gesichtsbehandlung Therapievorschläge zur Verbesserung der Hautdurchblutung, Regeneration und Hautvitalität sowie zur Vorbeugung gegen Alterung gemacht. Diese wurden durch Angaben zu Akupunktur, Moxa, Schröpfen und Rezepte zur Kräutertherapie vervollständigt. Auch Ganz-Körper-Therapie, Diät zur Lebenspflege, Qigongübungen und Heilkräutertherapien wurden in den Klassikern beschrieben.

Alle klassischen Schönheitstherapien Chinas, alle Diagnostiken durch „Sehen, Fühlen, Hören, Riechen" waren somit aus Erkenntnissen des Prinzips „außen wie innen" ausgerichtet. Im Therapiespektrum waren deshalb Lebensphilosophie, Körperübungen, Schröpfen, Moxen, Akupunktur, Diät, Kräutertherapie, manuelle Behandlung sowie Wärme- und Wasseranwendungen enthalten und Angaben dazu wurden niedergeschrieben.

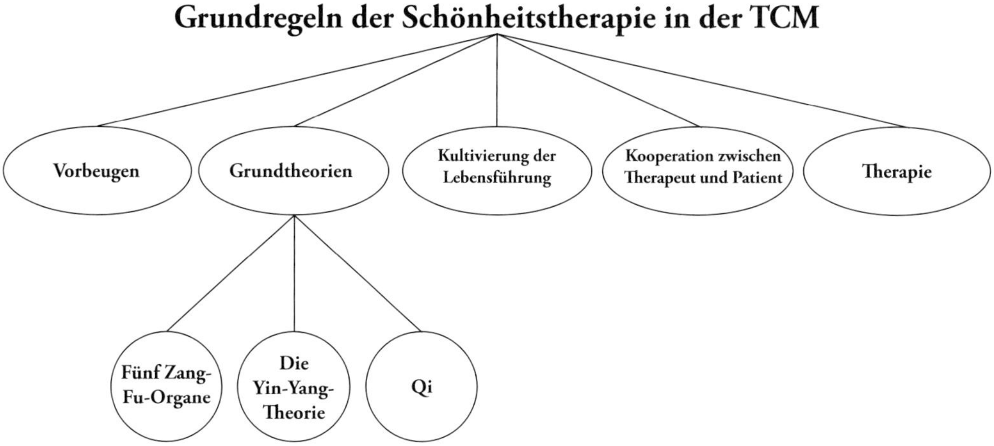

Grundregeln der Schönheitstherapie in der TCM

Abb. 5: Grundregeln der Schönheitstherapie in der TCM

Aus den traditionellen, klassischen Niederschriften kann man fünf Grundregeln der TCM zum Thema Schönheit ableiten:

1. Jede Therapie zur Lebensverlängerung wurde früher primär vorbeugend und erst sekundär restaurativ gegen Alterserscheinungen angewandt und über diese erst letztlich auf Schönheit ausgerichtet, weil Altern in China ein natürlicher Prozess war, den man zu akzeptieren hatte. Erst im Laufe der Geschichte änderte sich das. Nun folgten Therapien gegen Alterserscheinungen und damit auch für die Schönheit. Erst damit wurde Schönheitstherapie Teil der Chinesischen Medizin.
2. Die TCM-Grundtheorien sind:
   a) Fünf Zang-Fu-Organe mit zugeordneten Elementen (siehe das Kapitel über die Wandlungsphasen)
   b) Die Yin-Yang-Theorie (siehe hierzu nachfolgende Yin-Yang-Monade)
   c) Dem konstruktiven, physiologischen, schützenden das destruktive angreifende Qi (wie Wind, Feuchtigkeit, Trockenheit, Hitze, Kälte krankmachende Emotionen) gegenüberzustellen, das Qi des Blutes, der Flüssigkeiten und Meridiane in der TCM-Diagnose zu beachten sowie auch die Widrigkeiten bzw. die Zustands- oder Befindensform zu erfassen. Durch die Forschungen in China wurde Schönheitstherapie Teil der Medizin. Seit 1989 wurden das Wissen und die Ergebnisse im Institut für Schönheit zusammengefasst. Insofern darf man heute sagen, dass Schönheitstherapie nach TCM zum großen Teil wissenschaftlich im Rahmen der Forschungen über TCM bestätigt ist und dass seit 1994 an diversen Hochschulen die Ausbildung nach diesen Richtlinien erfolgt.
3. Schönheitstherapie war in der Vergangenheit in erster Linie Eigenhilfe des Patienten. Dazu gehörten die Kultivierung der Lebensführung gemäß des Taoismus und Konfuzianismus, die Erhaltung der Lebenskraft über Gesundheitsmaßnahmen von Qigong, besonders Finger-Qigong, bis hin zur Diät, über Gua Sha, Anwendung von Fingerdruck, einfachem Schröpfen bis Moxen als Hausgebrauch in Übereinstimmung mit der TCM. Erst in zweiter Linie wurde der Therapeut bemüht.

4. Bei der Behandlung war eine enge Kooperation zwischen Therapeut und Patient Voraussetzung.
5. Die Therapeutenleistung bestand zunächst in Massage und Kräutertherapie. Erst danach folgten Akupunktur, Moxen und Schröpfen in Übereinstimmung mit der TCM-Diagnose.

Gemäß der TCM ist Schönheit immer von einer guten Organfunktion abhängig. Diese bedarf wiederum ausgewogener, theoretisch und praktisch umgesetzter Lebensphilosophie und gesunder Lebensführung: Diese beinhaltete Ausstrahlung, Haltung, Benehmen, Wissen, Moral, Ethik, Sitten, Achten von Gebräuchen, Kultur, Toleranz, Kreativität, Phantasie, Harmonie und Ordnung. Die Achtung von alldem ist Widerspiegelung der inneren Qualität des Menschen. Sie gibt Haltung gemäß dem Shen und dem Bewusstsein, sie bewirkt Ausstrahlung und erzeugt Profil und daraus folgt dann die Schönheit! Dabei schafft nicht nur das Innere das Äußere, sondern das Äußere wirkt wieder formend auf das Innere zurück. Der Mensch schafft auf diese Weise seine eigene innere und abgeleitet daraus auch seine äußere Schönheit oder Hässlichkeit, eben seine Wirklichkeit. Am Ende steht immer die Wahrheit, nur steht man damit wiederum erst am Anfang.

Die Chinesen hatten deswegen auch klare Vorstellungen, was Gesundheitspflege, Therapie, Lebensregeln und Lebensführung sind und was sie für sie bedeuten. Auch war ihnen geläufig, welche Körpermaße und welche Verhaltensmaßregeln als Ausdruck von Proportion, von Harmonie angesehen wurden. Denn sie galten als die Grundlagen persönlicher Schönheit. Sie waren am Kaiserhof das Gesetz, nach dem Ehefrauen, Konkubinen und Bedienstete ausgesucht wurden. Nur wer diesen Maßen und Regeln entsprach, hatte am Kaiserhof eine Chance. Dort wurde die Schönheit nach den Grundregeln Chinesischer Medizin und den Grundsätzen taoistischer, konfuzianischer Lebensphilosophie gepflegt: „Schönheit" mit den oben beschriebenen Methoden gehörte am Kaiserhof auch dazu. Ich verdanke es besonders meinen Lehrern an der Hochschule für Chinesische Medizin in Nanking, dass ich mich hierin ausbilden konnte, und meiner Frau als Chinesin, die noch Altchinesisch lesen und schreiben kann, dass sie durch das Studium alter Chinesischer Klassiker mir als Autor dieses Buches viele mir sonst unbekannt gebliebene Hinweise vermittelte, durch die ich mein Wissen erweitern konnte.

Die Grundlagen Chinesischer Medizin sollte jeder Therapeut vom Ansatz her kennen, um Gesundheitsprobleme nach TCM diagnostizieren und erkennen zu können und Therapien daraus abzuleiten. Darin einzuschließen ist das Verständnis der Organfunktionen aus der energetischen, klassischen Sicht Chinesischer Medizin. Man sollte wissen, wie Organe kooperieren, im kinetisch sich bedingenden System energetisch von einander abhängen, sich gegenregulieren, einander kontrollieren, stärken. Man sollte das Energiekonzept der TCM, ebenso die Charakteristika von Yin/Yang, Essenz und Qi, die Zuordnungen von Organ und Geschmack, Temperatur, Farbe, Emotionen und die Elemente innerhalb der Fünf Wandlungsphasen kennen.

Ich erkläre stichwortartig die Grundlagen. Damit kann man „Schönheiten" in Grundzügen anwenden.

Weitergehende Hinweise muss man sich durch Ergänzungsliteratur, Kurse und Seminare erarbeiten, um tiefer in diese Therapie einsteigen zu können, getreu dem Zitat von Gadamer:

*Im Fremden das Eigene erkennen,
In ihm heimisch zu werden,
Ist Grundbewegung des Geistes,
Dessen Rückkehr zu sich selbst
Aus dem Anderssein erfolgt.*

Traditionelle Chinesische Medizin in Bezug zu den vielschichtigen, sich bedingenden, gegenregulierenden Elementen, zu Krankheit, Gesundheit und Schönheit gleichermaßen, klassifiziert nicht nach Detail oder Symptom, sie analysiert nicht, sondern bildet aus vielem die Synthese. Sie begreift nicht logisch, substantiell, detailliert und wissenschaftlich gemäß der westlichen Medizin, sondern erklärt das Einzelne im Verbund mit anderen Teilen aus Sicht der Gesamtheit. Die Störung jedes einzelnen Teils findet seine Fortsetzung in allen anderen Teilen des Ganzen. Damit ist der Mikrokosmos Mensch Teil seines Umfeldes und damit des Makrokosmos. Da alles auf Erden und im Kosmos geistiger Natur ist, wirkt auch jedes auf jedes andere ein und ist jedes Teil in jedem anderen Teil enthalten, gleich dem Hologramm, in dem alle Teile in einem Teil, sprich Hologramm, enthalten sind. So gesehen kann man dann auch die historischen Vorstellungen der Chinesen zur Schönheit als Phänomen verstehen. Deswegen kann auch jeder begreifen, warum Schönheitstherapie nach TCM so grundlegend und umfassend sowie als Synthese zu betrachten ist.

Die Traditionelle Chinesische Medizin ist als Behandlungssystem auf folgenden Grundlagen in Bezug auf das Thema „Schönheit" aufgebaut:

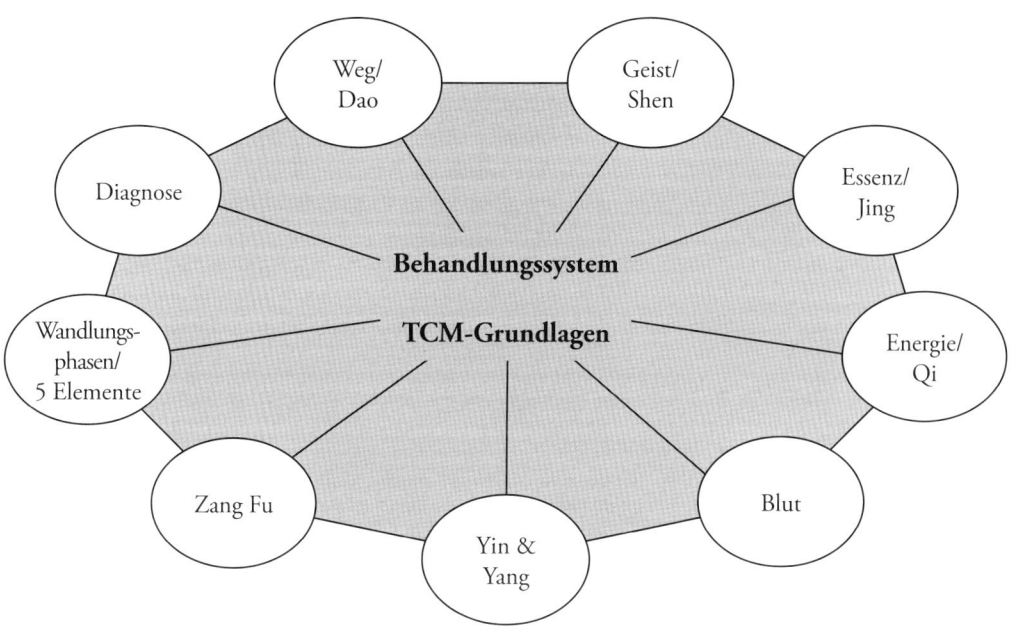

Abb. 6: Behandlungssystem, TCM-Grundlagen

1. Das Prinzip: „Eins-ist-Alles - und - Alles-ist-Eins", das Dao

Dao ist ursprüngliches, reines Qi als Atem vor der, in der und nach der Schöpfung, ist Mysterium der Mitte, des Ursprungs und der Evolution des Feinstofflichen, Beweger allen Qis, Schöpfer der 12 Ursprünglichkeiten – der Physiker Burkhardt Heim sprach entgegen der uns bekannten 4 Dimensionen ebenfalls von 12!, - Rückwandler alles Verströmten zur Einheit, Ursprung des Yin und Yang, das Tor zum Aus- und Eintreten, Geburt, Existenz, Leben, Nichtexistenz, Ewigkeit nach Tod, ist die nicht beschreibbare, darstellbare und erklärbare Ursprünglichkeit. Dao ist dem Schöpfer- bzw. Schöpfungprinzip gleichzusetzen, das schon vor Entstehung des Kosmos, des Himmels, der Erde als wortloses Eines, als Leere bestand. Darin liegt das Urprinzip „erhabener Schönheit" im geistigen Verbund mit allem anderen. Diese schöpferische Leere, jenseits aller Worte und Begriffe, jenseits des für uns Vorstellbaren, Erfassbaren, Benennbaren und jenseits allen Anfangs aller Dinge auch aus nicht Begreifbarem vor und jenseits Dao existierend und deshalb in Bild, Schrift, Ton nicht ausdrückbar, ist nur in der Leere, in der Stille, in der Meditation, im Stillen Qigong annäherbar, doch nie erreichbar. Je mehr man versucht, sich dem Dao zu nähern, je mehr wird man tiefe, reife Erkenntnis in sich wecken können, die man im Leben, im Schaffen und so auch in seiner Arbeit für Schönheit umsetzen kann.

Daher sagte Laotse:

Wenn Du Dao sagst, sprichst du nicht mehr vom Dao.

Im übertragenen Sinne gelten diese Prinzipien, von Allem zur Leere und kontemplativ zur Stille hin freimachen zu müssen, um be-„greifen-" zu können, gleichermaßen für die Schönheit. Schönheit kann man nur aus sich heraus er-„greifen". Sie ist sinnenhaft, physisch und rational allein nicht zu be-„greifen". Sie ist visionären, intuitiven Charakters. Sie ist geistiger und somit nicht primär visueller oder struktureller Natur. Sie ist „fassungslos und grenzenlos", weil Fassung, Rahmen, Norm und Grenzen die Schönheit, die aus Grenzenlosem erwächst und sich grenzenlos verströmen, sie erdrücken würden. Man muss loslassen und sich der Schönheit öffnen, um sie „grenzenlos" zu empfinden, so, wie die Chinesen sie sinnbildlich definieren. Man kann sinnenhaft mit ihr Kontakt aufnehmen. Sie muss jedoch mehr berühren, als nur mit dem „Augen-Blick". Sie muss seelisch, geistig be-„rühren". Erst dann wird man sie in sich emp-„finden" oder Schönheit er-„schaffen" können. Man wird sie auditiv, visuell, über die Sinne nur als Konstrukt wahrnehmen. Doch erst jenseits der Neurobiologie und der Hirnfunktion, erst über Wahrnehmung, Bewusstsein, Empfindung in der Tiefe, über Leiblichkeit als Zellfunktion und die Neurotransmitter hinaus kann sie für uns als Geschenk Wirklichkeit werden.

Ähnlich formulierte es Oscar Wilde:

„Schönheit ist eine höhere Form des Genius, deswegen braucht sie auch keine Erklärung".

Daher kann Schönheit auch nicht allein über Techniken erschaffen werden, weil Schönheit keine „Sache" und nichts lediglich „Hübsches" ist. So werden auch die klassischen Grundsätze der Chinesen für Schönheit verständlich, auf die ich in diesem Buchs bereits hingewiesen habe. Deswegen vermittelt „Schönheit" aus der Traditionellen Chinesischen Medizin, aus der

Lebensphilosophie des Taoismus heraus auch ganz andere Perspektiven für umfassende, tiefgreifende therapeutische Möglichkeiten, die sich nur über Arbeit der KosmAethologie umsetzen lassen. Schönheit dieser Qualität ist von invasiver Schönheitskorrektur per Skalpell und Spritze, und auch von hübscher Dekoration nicht erreichbar. Ja, diese architektonische Korrektur mit Messer oder Neurotoxin per Spritze, mit Pinsel, Stift und Schminke kann sogar traumatisch werden und das Persönlichkeitsbild der Betroffenen stören, weil sich viele mit dem eigenen Ebenbild nach dem Eingriff nicht mehr identifizieren können.

Dies zu wissen, ist wichtig für den Patienten. Der richtige Weg, die Eigenleistung des Körpers intuitiv und kreativ zu wecken, ist der natürliche, eigene Weg, weil er sich anbietet, ihm zu folgen, wann immer man kann. Das ist besser, als ihn von anderen wecken zu lassen. Denn wo blieben bei letzterem Vorgehen Qi, Yin/Yang und Shen?

2. Der Geist, das SHEN zum Shen, Grundlage der Transformation und Veränderung

SHEN und Shen stehen also aus der Sicht der geistigen Ebene in Verbindung. SHEN ergänzt, formt verfeinert das Herzens-Shen. Shen ist in Begrifflichkeit dem Bewusstsein, dem Körper-Geist oder dem Mentalen, der Wahrnehmung, vergleichbar. Herzens-Shen ist bestimmend für Feinstofflichkeit des Körpers, des Geistes, der Seele, als den drei Entitäten.
Daraus leitet sich eine sehr wichtige Grundregel für die Schönheit ab, die sich am besten über das Sprichwort des Volksmundes verstehen lässt, dass „am gebrochenen Herzen der Körper zerbricht und die Schönheit verfällt".
Shen, nicht nur als Träger der drei Entitäten Leib, Seele und Geist, ist auch Grundlage als Einheit für Farbe und Helligkeit, um hierüber die Gesetzmäßigkeiten des Lebens zu heben. Shen hält Lebenskraft und indiviuellen Lebensprozess durch Bewegen und Verfeinern deren Feinstofflichkeit am Laufen. Shen dringt in die Grobstofflichkeit aller Wesen sowie Dinge ein und wandelt Shen-Qi als geistiges zum Herzens-Qi, als funktionelles Organ-Qi, als deren Ausdruck zum Umfeld hin zur Gegenwärtigkeit um. Shen bewegt die Essenz von Yin als Symbol des Weiblichen und des Yang als Männliches. Sind oben genannte Formungsprozesse gestört, verliert Shen das SHEN. Darauf wird Herzens-Shen, Herzens-Geist irritiert. Dann verliert Shen Ergänzung aus SHEN - Zugang zum Geist des Tao.

Öffne die Stille das Herz, das Härteste wird besänftigt.
Aber verschließe es und erzwinge. Es wird zu Feuer verglühen
und verbrennen oder zu Eis erstarren. Und im Tau verloren zerfließen.

Tschuang-tse

Es verliert Unterstützung der Erde. Der Qi-Fluss und damit das Shen des Herzens sind blockiert, wie z.B. durch Stress mit Herzenge, Unruhe, Schlafstörung, psychomentalen vegetativen Störungen. Emotionen, Gesundheit, Schönheit sind irritiert. Der Gleichklang in Geist, Psyche, Emotion ist eine wichtige Voraussetzung für gesundes Herzens-Qi, weil Shen dem Qi folgt. Das Herz ist die Wurzel der Persönlichkeit. Es ist Zentrum für Spiritualität des Lebens. Im

Herzen treffen sich Blut und Qi. Funktionsstörungen in all diesen Bereichen, in seelischer Gelassenheit trennen Geist und „Gestalt" und damit ist die Schönheit beeinträchtigt. Für Gleichklang zwischen Geist und „Gestalt" sind dynamischer Ausgleich zwischen Yin-Yang als Gesetzmäßigkeit der Mondes und des Yang als Symbol des Männlichen, der Sonne. Shen eint Geist und Qi. SHEN und Shen folgen dem Qi.

Yin und Wasser und Yang mit Wärme finden sich im Zentrum der Niere, von Shen geführt. Ebenso ist Shen der Geist im Herzen für Wahrnehmung und Bewusstsein für alle drei Ebenen des Körpers. Shen als Geist wird lebendig in Stille, Einkehr in der sich in Anbetung Himmel, Erde dem Menschen öffnen. Es entspricht der Gesamtheit, Harmonie im Fluss des Qis. Wer immer die Pathologie des Herzens kennt, wird dies bestätigen. „Mir ist das Herz gebrochen", „es bekümmert mein Herz" als Sprichwörter des Volksmundes sagen dasselbe. Müde Augen, trauriger Blick sind Schwäche des Herzens, trockene Augen widerspiegeln Leberstörung.
Ich bin sicher, dass diese Aufzählung klarmacht, dass viele Hintergründe für die Schönheit maßgebend sind:

1. medizinische Begleitbehandlung
2. TCM auf all diese Hintergründe eingehend

Nachstehende Hinweise auf Akupunkturpunkte unterstreichen dies ebenfalls. Wichtig ist auch das Folgende:
Mir sind 13 Akupunkturpunkte bekannt, die in ihrem Namen den Wortstamm „Shen" enthalten. So findet man auf dem Herzmeridian zum Beispiel den Punkt Herz 7, „Shenmen". Die Übersetzung von Shenmen steht für: „Tor des Geistes". Der Punkt wird dann gestochen, wenn man mit dem Dao nicht mehr im Einklang steht, deswegen eine Unruhe spürt, schlaflos wird und letztlich vielleicht sogar deswegen Falten bekommen kann.
Wir haben die Punkte Shen Feng, Ni 23, Göttersiege, bei Bronchitis, Shen Cang, Ni 25, der Götter-Sprecher, bei Erbrechen und Shen Dao, Lg 10, Göttlicher Weg, bei Neurasthenie, um nur drei Beispiele zu nennen.
Es ist auffällig, dass alle Punktnamen mit „Shen" einen Bezug zum All-Einen, zur Schöpfungsebene haben.
Das „Dunkle, Weibliche" als Yin-Charakteristik öffnet sich der Quelle, vergleichbar einer Tür, und das Dunkle verbindet sich mit dem Hellen als Yang-Gegenpart. Hierin zeigt sich das Wechselspiel, als immer neu initiierter Austausch von Yin als Dunklem zum Hellen des Yang, die Rückkehr des Yang zum Yin, wie in der Yin-Yang-Monade verdeutlicht. Dementsprechend haben wir bei den Namenbezeichnungen auch viele Punkte mit „Yin" oder „Yang", wie Yang Bai, Gb 14, als „Zeittor" oder Yin Xi, He 6, als „Yin-Grenze".

3. Essenz/Jing, substantiell

Man unterscheidet drei Formen fluidischer Essenz/Jing:

a) Die **Vor-Himmels-Essenz**, wird von Spermien mit Erbgut des Vaters zur befruchteten, mütterlichen Eizelle mit Erbgut der Mutter hin übertragen, sodass der daraus erwachsende Embryo Erbgut beider Eltern erhält. Die wertvolle Vor-Himmels-Essenz lässt sich nach ihrem Verbrauch durch körperliche, seelische und geistige Belastung sowie durch Alterung nicht wieder ersetzen. Als Ergänzung der Vor-Himmels-Essenz und als Energie zur Abfederung der Verbrauchsenergie für Lebensprozesse dient die...

b) ... **Nach-Himmels-Essenz** aus Ernährung. Über deren Aufbereitung im Magen und in der Milz sowie aus der anschließenden Zuführung zur Lunge, wird sie mit der Atemenergie verbunden. So entsteht Zhen-Qi, das sich als „Lebenskraft" über die Meridiane im Körper verteilt. Daraus leitet sich Wei-Qi oder Abwehr-Qi im Unterhautzellgewebe ab.

c) Die **Nieren-Essenz** besteht aus Vor-Himmels-Essenz mit Erbgut der Eltern als Ursprung des Lebens. Sie wird von der Nach-Himmels-Essenz oder erworbenen Essenz aus Nahrung, Atem, Getränken ergänzt und wird in der Niere als Jing oder Essenz, sprich Lebenskraft gespeichert. Diese Essenz bestimmt Konstitution, Wachstum, Fortpflanzung, sexuelle Potenz, Empfängnis, Schwangerschaft und Entwicklung. Sie ist Grundlage für die Regeneration von Knochen, Hirnsubstanz, Haaren, Zähnen, Gewebe, Organen und letztlich für alle Grundlagen der Lebenstätigkeit der persönlichen Schönheit.

Zwischen dem Nieren-Yin, dem Nieren-Yang, der Nieren-Essenz und dem Nieren-Qi besteht ein ergänzender, sich bedingender Zusammenhang. Die Vitalität des Herz-Shen zeigt sich in Augenausdruck, Profil, Gesamtausdruck, in Jugendlichkeit, Sprachqualität, Gestik, Mimik und Ausstrahlung, denn nach den Wandlungsphasen wird Herz von Niere zur Norm hin kontrolliert. Über diese Kontrollfunktion erklärt sich der Zusammenhang zum Herz-Shen.

4. Das kosmisch und irdisch allgegenwärtige Qi (=Energie)

Qi hat folgende Aufgaben:

- **aktivieren**: Körperthermik zu aktivieren, zu verteilen.
- **schützen**, indem es Festigkeit oder Abwehrfunktionen vermittelt gibt (wie Abwehr Qi oder Wei-Qi im Unterhautzellbereich).
- **halten**, indem es Organgewebe und Haltebänder stärkt.
- **heben**, indem es nach oben gerichtete Funktionsketten aktiviert,
- **wandeln**, indem es Organfunktionen steuert, Körperflüssigkeiten bewegt, Initiale Prozesse weckt und zum Ziel führt
- **transportieren**, indem es Stoffwechselfunktionen steuert,
- **transformieren**, indem es biochemische Aktivitäten lenkt,
- **verändern**, indem es Körperprozesse wandelt wie Nerven-, Hormonfunktionen, mediale Rolle spielt für geistiges, emotionales, seelisches, körperliches Leistungsvermögen, für Mimik, Gestik, Schönheit.

- **formen**: formt Persönlichkeit als Träger des Geistes und Shen, Bewahrer des Shen, Wahrer der 3 Entitäten Leib-Seele-Geist, ausreichendes, geordneten Qis bewahrt vor Chaos, Unruhe, führt den Geist, führt zur Vergegenwärtigung. Nur Qi und Geist formen Persönlichkeit und ermöglichen alle Lebensformen und -prozesse.

Der Kreislauf :

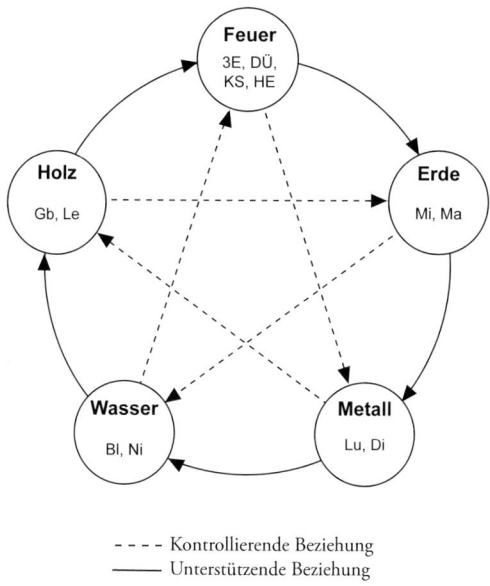

Abb. 7: Die Interaktion von Unterstützung und Kontrolle zwischen den Fünf Elementen

Entdichtete und dynamisierte Essenz aus der Niere wandelt sich zu Qi als Energie.
Die Milz transformiert Nahrung zu Nahrungs-Qi über den Magen und führt sie zur Lunge. Die Lunge mit Unterstützung des Herzens bildet daraus zusammen mit Atem-Qi das Nach-Himmels-Qi. Das Erbgut oder Vor-Himmels-Qi wird mit dem Nach-Himmels-Qi als Essenz in der Niere als einzigem Haus für Yin, dem Wasser und Yang, der Wärme gespeichert.

Qi als Energie ist vergleichbar der treibenden, steuernden, initierenden Kraft in uns. Es beinhaltet alle Lebensprozesse, vom Makrokosmos um uns herum bis Mikrokosmos in uns und in jedem anderen Organismus.
Qualitativ, quantitativ ausreichendes, frei fließendes Qi ist Grundlage aller irdischen, körperlichen Phänomene und damit der Gesundheit - stets von widrigem, krankmachendem Qi infrage gestellt. Das Körper-Qi ist das Zentrum des Widerstandes dagegen. Dazu zählt auch das Wei-Qi der Körperperipherie für die Hautvitalität, für das Erhalt und Erzeugen von Schönheit, Harmonie im Unterhautzellgewebe und für das Meridian-Qi sowie des Organ-Qis.
Belastungen, Krankheitsprozesse, zehrende Lebensprozesse, Stress, falsche Ernährung, unge-

sunde Lebensweise, unausgewogene Lebenseinstellung, emotionale Belastungen, Parasiten, Gifte, endogene Stauungen, Temperaturbelastungen, Trockenheit, Feuchte, übermäßige Kälte oder Wärme, störende physiologische Abläufe und Alterungsprozesse rauben körpereigenes Qi und stören Gesundheit und damit die Schönheit. Geballtes, ruhendes Qi gleicht manifestiertem Qi und ist sinnbildlich vergleichbar mit Substanz. Dies wäre die Essenz und von Natur aus Yin. Aktiviertes Qi wäre Yang als entflechtete und dynamisierte Essenz.

Es gibt verschiedene Formen des Qi. Abgesehen vom widrigen, exogenen, gleichermaßen endogenem angreifendem, krankmachendem Qi, wie z.B. übermäßiger Sonnenschein oder toxische Belastungen, emotionelle Turbulenzen oder endogen toxischen Belastungen durch Körpertoxine oder Parasiten, gibt es das Organ-Qi als spezifisches Zhen-Qi. Es ist für die Organfunktion, das auch für die Gewebe sowie für alle seelisch-geistigen Leistungen, zuständig. Außerdem gibt es das Meridian-Qi und das Abwehr-Qi, das auch als Wei-Qi bezeichnet wird. Es liegt im Bereich der Körpergrenzschicht, das die Körperabwehr ermöglicht und im Unterhautzellgewebe als Basis der Hautvitalität und Schönheit dient.

Das Yin-Yang-Gleichgewicht zu erreichen und parallellaufend Qi zu manipulieren, ist Grundlage des Qigongs oder der Methoden und Therapien, die in diesem Buch beschriebenen werden. Qi ist überall. Qi wirkt auf alles ein, vom Organ, dem Nervensystem, den Flüssigkeiten wie das Blut, vom Gewebe bis hin zu Knochen und Bindegewebe. Qi leitet das kosmische Geschehen, Wachstum und Alterung, die Organe, das Wetter und die Jahreszeiten. Die Organfunktionen bilden wieder die Grundlage für Qi-Neubildung. Der Mensch ohne Qi, könnte nicht leben. Das Qi hat aufsteigende oder absteigende bzw. lösende oder verfestigende, zentrale oder periphere, wärmende oder kühlende, belebende oder bremsende Eigenschaften. Wenn es vermindert ist, folgen Kälte, Schmerzen, Leistungsminderung. Fehlt es ganz, folgt Todeskälte, weil nur Qi Lebenswärme erzeugt. Das Leben endet und im Sterben verlässt das Qi den Körper. Aus allem Beschriebenen folgt, dass Qi-Regulation Schönheitstherapie per se ist.

5. Das Blut

Nach TCM ist Blut verdichtetes, materialisiertes Qi. Blut entsteht aus Nahrungs-Qi mithilfe der Milz als Transformator der Nahrung, der Lunge als Quelle des Zhen-Qi, Zhen-Qi verteilt das Blut und Blut muss Qi tragen, damit Qi sich im Körper verteilen kann. Das Herz ist Motor des Blutes, worüber Shen als Geistes-Qi zum geistigen Element im Qi als Beweger des Blutes das spirituelle Fluidum im Qis wird. Die Leber gibt Qi die Richtung. Die Milz hält das Blut im Gefäß. Nur mit dem Shen-Geistes-Qi, als Aktivitätsmedium im Blut, kann das Blut fließen. Ohne Blut kann sich wiederum das Qi nicht verteilen. Daher wird die Haut blass, wenn Qi bzw. Wei-Qi als Beweger fehlt.

6. Yin-und-Yang-Dynamiken

Yin-und-Yang-Dynamiken schaffen zyklisch polare Phasen und spiegeln sich in der Haut wieder.

Yin–Yang-Monade

Yin und Yang bilden zusammen die wichtigste, unverwechselbare, herausragendste Grundlage der Chinesischen Medizin, an der sich Pathologien, Physiologie, Funktionen, Zustände, Psyche, Körper, Bauteile, Organe, alle Therapien, Diagnosen, alle Vorgänge, Phänomene im Kosmos, auf der Erde und im Körper ableiten lassen. Im Wechselspiel der Polarität von Yin und Yang widerspiegeln sich alle Prozesse der Wandlungen des Seins, die Transformationen der Phänomene im Universum als Makrokosmos und im Menschen und auf der Erde als Mikrokosmos. Sowohl Yin als auch Yang haben spezifische Charakteristika, an denen sich alle Phänomene einschließlich der Schönheitswertung messen lassen.

Die Charakteristika von Yin und Yang:

Yin-Charakterisitika, Krankheitssymptome, Phänomenologie	Yang-Charakteristika, Krankheitssymptome, Phänomenologie
Winter	Sommer
Nacht, Mond, Dunkelheit, Schatten	Tag, Sonne, Licht, Helligkeit
Erde	Himmel
Introvertiert, kühl, faul kraftlos, zögernd, ambivalent gefühlsbetont, träge chronisch, phlegmatisch, emotional	extravertiert, hitzig, ausdauernd kraftvoll, schnell, entschlossen willensbetont, temperamentvoll akut, cholerisch, rational
ruhig, leise, Schweigen, einsilbig	aktiv, laute Stimme, schwatzhaft
flach	hoch
Raum	Zeit
Westen	Osten
Norden	Süden
materiell	immateriell
Verbrauch	Produktion
Raum, Substanz	Energie, Funktion
absteigend	aufsteigend
innen, unten	außen, oben
konzentrierend	schwellend
Wasser	Feuer
Kälte	Hitze
rechts	links
blass, violett, dick, unbeweglich	rot, gelb, dünn, beweglich

Diese Charakteristik zeigt Yang und Yin als Gegenspieler in dynamischem, zyklischem Wechselspiel, sich gegenüberstehend mit stets wechselnden Anteilen zueinander. Diese ergänzen sich im Fortgang fortwährend mit unterschiedlichen Anteilen immer zur Ganzheit. Im Maximum des einen Anteils verschwindet der andere und aus dem Wenigerwerden des einen entspringt im gleichen Moment der Beginn des anderen; er wird als Gegenspieler erneut geboren, wieder anwachsend zum Maximum. Im neuen Zyklus kehrt der andere Teil als Gegenspieler vom Maximum wieder zum Nichts zurück. Dieses harmonische, dynamische Wechselspiel ist Grundlage aller Lebensspiele und findet sich gleichermaßen in den Charakteristika von Gesundheit, Krankheit und Schönheitsdynamik wider. Aus der Störung dieses Wechselspiels entstehen Dissonanzen als Risikofaktor für Krankheiten in der Zuspitzung und der Lethargie, in der Schönheit kraftvoll strahlender Jugendlichkeit sowie in der Reife und dem Schwinden der Schönheit im Altern.

Ist zuviel Yin mit Feuchtigkeit da, entstehen Ödeme. Es bedarf ausreichender Wärme als Yang, um sie zu neutralisieren. Dasselbe gilt im umgekehrten Sinne. Zuviel Hitze im Yang-Überschuss benötigt Wasser zur Kühlung, um neutralisiert zu werden. Trockene Haut benötigt Feuchtigkeitscremes und gegensteuernde Organtherapie, um der Trockenheit zu begegnen. Beim Altern wird der Flüssigkeitsanteil des Körpers vermindert. Diätfehler und zuviel Sonnenlicht laugen den Körper aus. Die Haut wird trocken. Sie schrumpelt, wird faltig. Der biologische Alterungsprozess mindert die Essenz, das Qi und stört die Yin-Yang-Dynamik.

Es gilt also, den Patientenbefund gemäß der Yin- und Yang-Charakteristika einzuordnen und aus dem Befund den Rückschluss zur ausgleichenden Behandlung zu ziehen. Die trockene Yang-Haut braucht Yin-Feuchte, der überaktive Yang-Mensch die Gelassenheit, um die Hitzigkeit über Qigong und Meditation auszugleichen. Symptomatik: Yin- bzw. Yang-Mangel erzeugt Yang- bzw. Yin-Überschuss.

Wegen Yang-Mangel folgt Yin-Symptom	Wegen Yin-Mangel folgt Yang-Symptom	Wegen Yin-Überschuss, folgt Yang- Mangel	Wegen Yang-Überschuss folgt Yin-Mangel
Befunde besser	Befinden schlechter	Kraftlos, langsam; Befinden besser	Kraftvoll, schnell; Befinden besser
durch Druck, Wärme besser	durch Wärme, Druck schlechter	durch Wärme, Druck besser	durch Kälte, durch Druck, Wärme schlechter
klarer, reichlicher Urin	Wasserlassen vermindert	Urin reichlich klar	Urin gelb betont, spärlich
Zunge blass, weißlich belegt	Zunge rot, kaum belag	deutlicher Belag	kaum Belag
Puls langsam	Puls schnell, kraftvoll	Puls kraftlos, weich	Puls schnell, kräftig
weiches Gefäßvolumen			kräftiges Gefäßvolumen

Anhand dieser Gegenüberstellung der Yin-/Yang-Charakteristika wird auch der jeweilige Hauttyp deutlicher erkennbar. Danach muss sich dann wieder die Therapie ausrichten.

Die Haut selbst ist dem Yang zugeordnet, weil sie Peripherie und nicht Inneres ist. Jeder Stress als Yang schädigt die Haut. Stress wird erzeugt durch die Sonnenbank, übermäßiges Sonnenbaden, unpassende Kleidung, die zu Druck und Schwitzen Anlass gibt, mangelnde Hygiene, Umweltschadstoffe als aggressives Qi und angreifende Yangfaktoren.

Yang zum Yang bringt Übermaß an Yang und gleichermaßen auf Yin bezogen geltend. Auch die Menstruation, Psychostress, Schlafmangel, Endotoxine aus Medikamentennebenwirkungen sowie Folgen von Diätsünden greifen die Haut als Ausscheidungsorgan an. Somit bedarf die Haut als Yang der Pflege mit Yin-Charakteristika. Hierüber wird auch wieder klar, warum medizinisch-dermatologische Betreuung die herkömmliche Kosmetik ergänzen muss.

Qi findet sich allgegenwärtig von kosmisch bis irdisch, von physisch bis psychisch. In der folgenden Tabelle sind die Körpersymptomatiken bei Qi-Mangel oder -Überschuss dargestellt.

Qi-Mangel	Qi-Überschuss
Erschöpft durch Bewegung, Reaktion, Emotion; Befinden besser durch Wärme, Druck, Ruhe; Zunge rötlich bei Yin-Mangel oder Yang-Überschuss; blass bei Yang-Mangel oder Yin-Überschuss, beide mit wenig Belag; Puls feinvolumig, schnell bei Yin-Mangel, feinvolumig, langsam bei Yang-Mangel	Betonte, ungeordnete Bewegung, Reaktion, übersteuerte Emotion, Spannung bis Schmerz; Befinden schlechter durch Druck, Wärme; Urin spärlich; Zunge mit Belag; Puls mit vollem Volumen und kräftig

7. Das Zang-Fu-System

- als Arbeitsorgane = Fu
- als Yang-Hohl-Organ, Zang
- als Yin-Speicherorgan, Meridiane/Jing Luo

Die Organe unterscheiden sich nach Hohlorganen und Speicherorganen, dies wird als Zang-Fu bezeichnet. Hier wird nach Yang-Organen und Yin-Organen unterschieden. Jedem Zang-Organ (Milz, Leber, Niere, Lunge, Herz, Kreislauf-Sexus) sind Funktion, Element, Farbe, Geschmack und Körpersekrete zugeordnet. Organmaximalzeiten sind Zeitpunkte maximaler Organfunktion. Die dem Zang-Organ zugeordneten Fu-Organe sind zu untereinander in Beziehung gesetzt.

Fu-Organe sind Magen, Gallenblase, Blase, Dickdarm, Dünndarm, Dreifacher-Erwärmer, die gemäß Elementenangabe miteinander in Verbindung stehen.
Zang- und Fu-Organe sind Meridianen zugeordnet, die auf der Körperoberfläche verlaufen.

Dadurch ergibt sich zwischen Körperoberfläche und Körperinnerem über die Meridiane auch zu den inneren Organen ein Bezug. Dies verdeutlicht wiederum die Bedingtheit zwischen äußerer und innerer Schönheit.

Geschmacks- bzw. Temperaturangaben sind Charakteristika sind gemäß TCM zu verstehen und nicht mit sinnenhaftem Geschmacks- oder Temperaturempfinden zu verwechseln. Zwischen diesen und der Organfunktion besteht ein Zusammenhang nach TCM und durchaus auch nach westlicher Medizin und anthroposophischer Medizin, denn Charakteristika sind Ausdruck von Schwingungen. Sie sind deshalb diagnostisch zu werten, wie z. B. sich ein roter oder blasser Kopf durch eine Kreislauf-, bzw. Herzstörung erklären lässt. Eine Vorliebe für Bitteres stützt Herzfunktion, Körpersymptome mit Kennzeichen „rot" sind dem Herzen zuzurechnen. Der Volksmund sagt ja auch „das Herz ist verbittert". Bitter schmeckende Heilkräuter wie Convallaria oder Galgant sind wiederum hilfreich für das Herz. Gleichermaßen weisen so Symptome oder Kennzeichen auf das Organ hin oder geben Rückschluss zum Organstatus.

Organ-Maximalzeiten Organbezogene Charakteristika	Element als Hinweis auf Zusammenhang zwischen Mensch/Natur	Phänomenzuordnungen für Organe	Symptomencharakteristika je Organ	Organsprache Zang -/Yin-/Speicherorgane in ersten 5 und Fu-Organe in nachfolgend 6 Kästchen
Herz 11–13 Uhr Zang-Yin-Organ Hitze schadet	Feuer	Freude, Lachen, Hingebungsvoll sein	Schweiß, Sprache müde, Mimik gestört, Furcht stört, Sitz von Intellekt, Intelligenz	Geschmack: bitter Farbe: rot Sitz von Geist, Seele, Bewusstsein, Lebenseinstellung Steuert Schlaf, Traum Artikulation, Sprache, Mimik, Gestik Wachstumsphasen, Sommer, Entwicklung, Erblühen Beweger des Blutes
Kreislauf 19–21 Uhr Zang-Yin-Organ Hitze schadet	Feuer	Hingebungsvolle Freude	Zerstreuung von Hitze, Beruhigung rebellierenden Qis, Emotionen, hilft bei Schockzuständen	Verteidiger von Herz und Geist, steuert Sozialverhalten, zwischenmenschliche Beziehungen
Milz-Pankreas 9–11 Uhr Zang-Yin-Organ Feuchtigkeit schadet	Erde	Sorge, Grübeln	Speichelfluss, Muskeln, Bodenständigkeit, Aufgerichtetes Stehen, Leitet Instinkt, Selbstverdeulichung Wahrnehmung	Geschmack: süß Farbe: gelb Unerträglich: Nässe Zuständig für Transformation, Umsetzung der Nahrung, Blutreinigung, Gefäßabdichtung, Durchblutung Ernährt Lebensenergie, Blut, dient der Sinnfindung Formen, Stützen im Körper Dem Singen zugeordnet

Organ-Maximalzeiten Organbezogene Charakteristika	Element als Hinweis auf Zusammenhang zwischen Mensch/Natur	Phänomenzuordnungen für Organe	Symptomencharakteristika je Organ	Organsprache Zang-/Yin-/Speicherorgane in ersten 5 und Fu-Organe in nachfolgend 6 Kästchen
Lunge 3–5 Uhr Zang-Yin-Organ Kälte schadet	Metall	Trauer	Schleimausscheidung, Blutbelebung Sitz der Intuition	Geschmack: scharf Farbe: weiß Unverträglich: Kälte Reguliert Atmung, Rhythmik, Haut Formt Lebensenergie formt Zhen-Qi, MeridianQi Ordnung, Gerechtigkeit Zielverwirklichung Dankbarkeit Körperrhythmik
Niere 17–19 Uhr Zang-Yin-Organ Trockenheit schadet	Wasser	Angst	Harn Idee, Kreativität Wille und Loslassen, Spontanität Einziges Organ mit Yin und Yang	Geschmack: salzig Farbe: blau oder schwarz Unverträglich: Trockenheit Speichert Essenz, Lebensenergie, bewahrt Lebensvitalität Steuert Wachstum, Entwicklung, Haltung Alterungsprozess, Reifung, Sexualität, Knochen, Hirnfunktion, Lernsystem, Kognition, Urinausscheidung
Leber 1–3 Uhr Zang-Yin-Organ Wind schadet	Holz	Zorn, Wut	Tränen Sehnen Blutviskosität Nächstenliebe Sitz der individualität Ist ein Dynamisator	Geschmack: sauer Farbe: grün Unverträglichkeit: Wind Regelt Blutfluss und Verteilung der Lebenskraft, bestimmt Richtung Harmonisiert Emotionen durch Nächstenliebe Bestimmer des „Ego"
Galle 23–1 Uhr Fu-Yang-Organ Wut schadet	Holz	Zorn, Wut	Entscheiden	Kontrolliert Urteilskraft, Qi der Sehnen, Träume
Dünndarm 13–15 Uhr Fu-Yang-Organ Furcht schadet	Feuer	Freude	Schweiß	Trennt Reines vom Unreinen, unterstützt die Urteilskraft, trennt Flüssigkeiten, kontrolliert Empfangen und Umwandeln
Dreifacher-Erwärmer 21–23 Uhr Fu-Yang-Organ Hitze schadet	Feuer	Freude	Flüssigkeiten	Steuert Aufnehmen von Flüssigkeiten, Nahrung, Umwandeln zu Reinem und Unreinem, Verdauen des Unreinen, Bewegen des Qis

Organ-Maximal-zeiten Organbezogene Charakteristika	Element als Hinweis auf Zusammenhang zwischen Mensch/Natur	Phänomenzuordnungen für Organe	Symptomencharakteristika je Organ	Organsprache Zang -/Yin-/ Speicherorgane in ersten 5 und Fu-Organe in nachfolgend 6 Kästchen
Magen 7–9 Uhr Fu-Yang-Organ Sorge schadet	Erde	Sorge	Speichel	Kontrolliert Fermentieren, Reifen, Transport der Nahrung, Absteigen des Qis, ist Quelle der Flüssigkeiten
Dickdarm 5–7 Uhr Fu-Yang-Organ Trauer schadet	Metall	Trauer	Schleim	Transport des Unreinen vom Dünndarm zur Ausscheidung
Harnblase 15–17 Uhr Fu-Yang-Organ Angst schadet	Wasser	Angst	Urin	In Bezug zu Nieren-Yang Ausscheidung unreiner Flüssigkeiten aus Dünndarm, Einfluss auf Träume, Halten

8. Die Wandlungsphasen bzw. die Fünf Elemente

In Chinesische Medizin und gleichermaßen Schönheitstherapie sollte man die Fünf Wandlungsphasen, Wu/Xing oder Fünf Elemente genannt, gemäß der Bedeutung, die sie schon in der Han-Dynastie 206 v. Chr. bis 220 n. Chr. hatten, anzuwenden.

Wu heißt fünf, Xing steht für Prozess, Bewegung. Im 17. Jahrhundert sagte der Arzt Xu Dachun, dass zwei Patienten an der gleichen Krankheit leiden mögen, doch beide unterschiedlicher Behandlung nach Wandlungsphasen bedürften. Daher wird nach Wandlungsphasen nie ausschließlich die Krankheit, sondern immer die Ganzheit der Person in ihrer Umgebung unter Beachtung aller Phänomene und Teile beachtet und behandelt. Es gibt keine „Insel" im Körper, auf die oder den sich ein Leiden beschränkt. Alles leidet, wenn ein Teil erkrankt, und jedes Teil leidet, wenn das Umfeld krank ist. Da es bei der Schönheit ebenfalls um die Person geht und nicht um deren schöne Nase, die Mittelpunkt seiner Schönheit sein könnte, müssen sämtliche Behandlungsvorschläge der Gesamtschau der Fünf Wandlungsphasen gerecht werden, um dem System Rechnung zu tragen.

Die Fünf Elemente lauten:

1. Feuer, dem Herzen zugeordnet
2. Erde, der Milz zugeordnet
3. Metall, der Lunge zugeordnet
4. Wasser, der Niere zugeordnet
5. Holz, der Leber zugeordnet

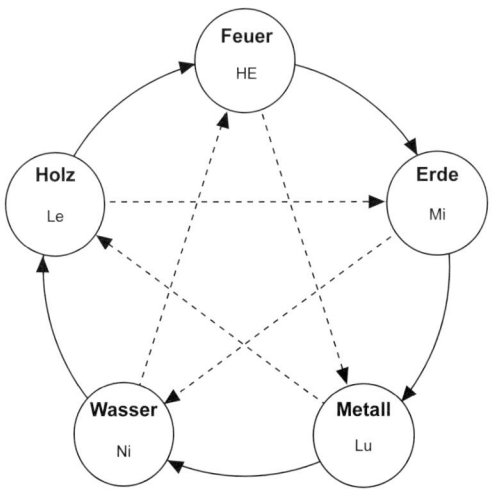

Abb. 8: Die Fünf-Elemente

Die Pfeile im Kreis zeigen die Fließrichtung der Energie vom vorlaufenden Organ als „Mutter" zum nachfolgenden Organ als „Kind" an. Die geradlinigen Pfeile zeigen an, welches Kontrollorgan welches Bezugsorgan kontrolliert. Kehrt sich die Fließrichtung um, stört im Kreisverlauf das „Kind" die „Mutter", also stört das Bezugsorgan das Kontrollorgan.

Die Fünf Elemente werden als passive, bewegungslose, fundamentale Substanzen bezeichnet, bei der

- jedes Element spezifisch,
- alle zusammen systemisch den Energiekreislauf versinnbildlichen und
- die dynamischen, systemischen Qualitäten der Natur,
- die untereinander abhängigen und sich gegenregulierenden Energien verdeutlichen.

Die Fünf Elemente oder gleichbedeutend Fünf Wandlungsphasen sind neben Yin und Yang sowie Qi die wichtigsten Grundlagen der TCM. Die Wandlungsphasen wurden erstmals 1000 v. Chr., also bereits in der Zhou-Dynastie, erwähnt.

Die Fünf Elemente Feuer, Erde, Metall, Wasser und Holz sind in gleicher Reihenfolge den fünf Zang-Yin-Organen Herz, Milz-Pankreas, Lunge, Niere und Leber zugeordnet.

Die sechs Fu-Yang-„Organe" Dünndarm, Magen, Dickdarm, Blase, Galle, Dreifacher-Erwärmer sind mit den fünf Zang-Yin-Organen verbunden. Zusätzlich ist der Dreifache-Erwärmer dem Herz-Kreislauf zugeordnet. Gleichzeitig sind spezifisch jedem Fu-Yin-Organ Emotionen, Funktionen, Geschmacks-, Temperaturcharakteristika zugeordnet.

Feuer/Herz erwärmt. Es verbrennt das Holz der Leber. Die Asche daraus mehrt die Erde/Milz, das Zentrum der Verarbeitung, der Transformation, des Aufnehmens und Abgebens. Asche verfestigt sich zu Erde. Daraus formt sich das Metall der Lunge. Metall bindet Wasser, wie z. B. Rost zeigt. Wasser ist der Niere zugeordnet. Wasser nährt das Holz der Leber, damit es wachsen kann. Deswegen ist das Grün das Symbol des Wachsens und ist der Leber zugeordnet. Holz wird wiederum vom Feuer des Herzens verbrannt. Damit beginnt Zyklus als nie endender Kreislauf wieder von neuem aus dem Feuer des Herzens, aus dem Shen, Bewusstsein, Geist heraus. In diesem Kreislauf erzeugt jedes Einzelne seine Folgen. Die Ursache wird zur Wirkung und der Ausgleich das Ergebnis der Ungleichheit zwischen sich Bedingendem, Ergänzendem, Polarem, sich Kontrollierendem, Gegenregulierendem. Es ist eine unentrinnbare, unvermeidbare Konsequenz als Naturrhythmus. Damit verdeutlicht dieser Kreislauf der Energie und Elemente sinnbildlich den Lebens- und kosmischen Seinsprozess aus Werden und Vergehen. Dem obliegt ebenso Schönheit. Schönheit und Schönheitstherapie werden so wiederum aus ganz anderer Dimension verständlich.

Wir brauchen Lebenswärme, um existieren zu können. Wärme auf der Grundlage von Geist, Energie, Bewusstsein wird Lebenskraft im Haus des Herzens mit Shen als dem Schrittmacher für das Qi. Ein „kaltes Herz" ist der Tod des Körpers, der Seele, des Geistes, der Schönheit. Wärme belebt. Der Stoffwechsel braucht sie. Ohne Wärme ist Transformation der Milz nicht möglich und Sorge als negative Milzemotion entsteht. Übermäßig viel Rohkost kühlt die Milz aus und blockiert sie. Die Wertstoffe aus der Milz verbinden sich mit dem Sauerstoff des Atems.
Wir haben den Kleinen Kreislauf zwischen Lunge und Herz sowie den Großen Kreislauf zwischen Herz und Körper. Beide werden durch den Rhythmus von Lunge und Herz bewegt. Und so begreift man auf die Schönheit bezogen, was es bedeuten kann, wenn einem „die Luft wegbleibt", oder wenn jemand „ein kaltes Herz" hat.

Blut passiert die Niere, die in sich wärmer ist, als ihr Umfeld. Blut gelangt zum Stoffwechselorgan der Leber, um Stoffwechselprozesse zu unterstützen oder dort gespeichert zu werden und Wärmepolster zu formen.

Die Fünf-Elemente-Lehre kann man auch in Übereinstimmung mit der westlichen Medizin nachvollziehen und daran erkennen, wie sich ein Problem an einem Organ in welcher Reihenfolge über andere Organe mit welchen Konsequenzen zu welcher Prognose fortsetzt und welche Folgen für die Schönheit sich daraus ergeben.

1. Nach westlicher Medizin wären Flüssigkeitsstau, Ödembildung in den Beinen und im ganzen Körper bei Nierenschwäche möglich.
2. Schleimbildung in den Bronchien kann bei Schwäche im Milz-Pankreas-Bereich erfolgen.
3. Die Lunge kontrolliert nach TCM die Haut, und daraus ergeben sich Konsequenzen für die Schönheit. So wird sie z. B. grau und verfallen bei Lungenleiden.
4. Die Schwächung der Lunge kann zum Lungenödem oder zum asthmatischen Syndrom führen. Es bilden sich reaktiv subkutane Lymphstasen.
5. Aus der Sicht der Wandlungsphasen kontrolliert die Niere das Herz. Wenn die Niere geschwächt wird bei Energierückfluss von der Niere zur Lunge hin, kann die Niere das Herz folglich nicht kontrollieren. Das Herz wird dann ebenfalls geschwächt. Das Herz-Lungen-Syndrom könnte als Folge daraus mit Konsequenzen für Schönheit und Lebensqualität entstehen.

6. Nierenschwäche erzeugt Augensäckchen als negatives Schönheitszeichen.
7. Niereninsuffizienz schwächt die Leber, weil die Leber der „Sohn" der „Mutter Niere" ist. Die „Mutter Niere" versorgt den „Sohn Leber" nicht ausreichend mit dem Wasser-Element. Weil der Niere „löschendes Wasser" fehlt, wird „Wärme zum Leberfeuer". Es schädigt die Schönheit. Hitzige Choleriker mit „feurigem Gesicht" kennt jeder. Das Leben macht zwar so manchen Strich durch die Rechnungen, aber selten durch unbezahlte, und Wut oder Zorn zahlen sich nicht aus. Sie bleiben „unbezahlte Rechnungen" und provozieren die bekannten Zornesfalten oberhalb der Nasenwurzel.
8. Eine Leberschwäche hat weiterfolgende Konsequenzen für das Herz von der „Mutter zum Sohn" und vom Herzen weitergehend auf alle Folgeorgane im Verbundsystem der Wandlungsphasen. „Eine Hand muss die andere waschen, damit es zu erwünschten Hygiene kommt.

Das Beispiel der Fünf Wandlungsphasen zeigt somit wieder einmal, warum es unerlässlich ist, innere und äußere Kosmetik sowie medizinische Begleittherapie für Schönheitsbehandlungen zu verbinden.

1 Energiefluss „Mutter" fließt	Herz, Kreislauf, Yin	Milz Yin	Lunge Yin	Niere Yin	Leber Yin
zu „Sohn"	Milz, Yin	Lunge Yin	Niere Yin	Leber Yin	Herz Yin
Verbund (1) Yin– zu Yang-Organ	Dünndarm Dreifacher-Erwärmer Yang	Magen Yang	Dickdarm Yang	Blase Yang	Gallenblase Yang
Es kontrolliert:	Herz die Lunge	Milz die Niere	Lunge die Leber	Niere das Herz	Leber die Milz
Zugeordnetes Element zu 1	Feuer	Erde	Metall	Wasser	Holz
Hemmender Energiefluss	von Lunge auf Herz	von Niere auf Milz	von Leber auf Lunge	von Herz auf Niere	von Milz auf Leber
Rücklaufend störender Energiefluss zu 1	vom Herzen zur Leber	von Milz zu Herz	von der Lunge zur Milz	von Niere zu Lunge	von Leber zur Niere

Beispiel: Der Energiefluss erfolgt laut Tabelle in der Spaltenfolge von links nach rechts, und somit vom Herzen über die Milz und nach rechts hin über die folgenden Zwischenorgane zum Herzen zurück. Dieser Rhythmus nach den Wandlungsphasen stimmt mit der Pathophysiologie überein. Fließt Blut bei der Herzdehnung in der Diastole aus dem Körper zum Herzen, durchläuft es anschließend den Kleinen Kreislauf vom Herz zur Lunge, zum Herzen zurück und in der Systole, bei Herzkontraktion, verteilt es sich wieder im Körper. Ist die Lunge durch Bronchitis, Emphysem oder Asthma gestört, beeinträchtigt sie über den geschwächten Kleinen Kreislauf das Herz. Daraus kann das Rechtsherzsyndrom mit Herzasthma entstehen. Haut, Lippen und Zunge sind dann durch Blutstau blaurot verfärbt.

9. Leitkriterien zur Diagnose

Verlässliche Diagnosen und Behandlungsverfahren gehören zur anspruchsvollen Schönheitstherapie. Darin können sich die Behandler immer wieder neu einarbeiten. Doch schon Grundlagentherapien sind wirkungsvoll und interessant für die Vorsorge und für die Behandlung der Hautvitalität sowie die Regeneration des Körpers.

Für das Facelifting erfolgen Zusatztherapien nach Diagnose und die Therapien selbst entsprechend den Grundlagen der TCM und klinischer Diagnostik.

Aufgrund des Patientenbefundes aus Hören, Sehen, Schmecken, Fühlen, Riechen und Befragen, entscheidet der Therapeut über die Therapien, um Yin, Yang und Qi in Qualität und Quantität zu harmonisieren.

Die Diagnose ermöglicht auch, Prognosen einzuschätzen, widriges, angreifendes Qi zu erkennen, Belastungen aus Lebensführung und Ernährungsverhalten, die Anamnese, toxische Belastungen sowie Angaben zum Hautstatus und über die Konstitution zu ermitteln. Diese Befunde ermöglichen es, die Therapien zu verfeinern, sich Gedanken über Vorsorge und Lebensführung zu machen.

Hierfür gilt es, Befunddaten zu klassifizieren:

a) Die Klassifikation nach Zang-Fu-, Yin- und Yang-Organ, eventuell fortführend nach acht Leitkriterien, lässt Rückschlüsse auf empfehlenswerte anspruchsvollere Therapien zu. Es würde zu umfangreich sein, diese hier zu erklären und bleibt Studium von Fachliteratur vorbehalten. Sie sind wohl für Krankheitstherapie aber für Schönheitstherapie nur bedingt von Wert. Dieses Buch ist ein Grundlagenwerk. Für Anwendung der Leitkriterien bedarf es weiterer Einführung.

b) Bei Yang-Dominanz ist Yin zu stärken bzw. Yang zu sedieren. Trockene Haut als Yang-Charakteristik benötigt Feuchtigkeit – ob über Heilkräuter, Medikamente, Cremes oder kühlende Bäder mit Yin-Charakteristik, bestimmt die Symptomatik. Die Kunst des Therapeuten besteht auch darin, TCM, innere Kosmetik sowie Kosmetika aus der Pharmakosmetik, die Pflege durch Fachkräfte der Kosmetik und medizinische Begleitbehandlung zu kombinieren. Feuchte Haut im Yin-Zustand braucht Kosmetika mit durchwärmendem Effekt oder eine Bädertherapie mit hautstraffenden Zusätzen.

c) Alternativ ist nach Zang-Fu-Status zu beurteilen, welches Organ gestört ist, welches zu tonisieren, welches zu sedieren ist. Leber-Überfunktion oder z. B. cholerische Menschen mit Leberfeuer können ausgeglichen werden, indem man Niere und Lunge stärkt, um das Element Wasser gegen das „Leber-Feuer" einzusetzen.

d) Hinsichtlich der Fünf-Elemente-Lehre ist der Energiefluss gemäß der „Mutter-Sohn-Regel" zu beurteilen. Ist z. B. das Regulationssystem mit Hemmung und Kontrolle gestört, muß gegenregulativ behandelt werden, wie ich es oben schon am Beispiel des Leberfeuers und der Lungenstärkung zeigte. Es sind Rückschlüsse aus Zuordnungen wie Emotionen und Farbe zu ziehen. Sintala-Qigong, Meridiansingen mit Einfluss auf die Pathologie und Physiologie nach den Fünf Wandlungsphasen sind hier, die Erfahrungen aus der Praxis nachvollziehend, angezeigt.

e) Die Symptome sind nach den acht Leitkriterien gemäß der TCM-Diagnose zu ermitteln. Ich verweise hier auf keine Klarstellung zu den Leitkriterien oben.

f) Kältegefühl und Schmerzen im Kreuz sind Hinweise auf eine Nieren-Yang-Schwäche. Neigt der Patient spontan zu unkontrollierten Gefühlsausbrüchen, deutet das auf das

Leber-Yang-Syndrom, auf Leberfeuer hin. Ist der Patient hitzig, unruhig, hat eine Schlafstörung, deutet das auf Herz-Yang-Überschuss, auf Herz-Feuer. Die Trockenheit der Haut kann eine Blutschwäche sein – oder liegt ein Mangel im Flüssigkeitssystem vor? Dies gilt es zu klären.

g) Der Qi-Status ist zu überprüfen. Dazu zählt auch die Klärung widrigen, angreifenden, körperschädigenden Qis. Fehlt Qi und damit Wei-Qi in der Körperperipherie, in der Hautvitalität? Gibt es Hinweise auf Qi-Überschuss? Wenn die Haut beim Kneifen länger die Quetschfalte hält, deutet das auf Qi-Mangel, Hautspannung, Hautschmerzen hingegen auf Qi-Stau hin. Hier ist Qi zu stärken. Ist die Haut gespannt, irritiert und leicht gerötet, handelt es sich um einen Qi-Überschuss. Hier ist Qi abzuleiten, die Haut sollte beruhigt werden.

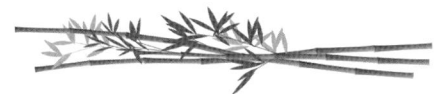

美容与表情肌的关系
1.10 Schönheit und mimische Muskeln

Die Plastizität der Gesichtsmuskeln wird u. a. bestimmt durch:

a) die Dynamik und Elastizität der mimischen Muskulatur,
b) das Unterhautzellgewebe, den Flüssigkeitshaushalt,
c) das Vegetativum, die Immunologie des Hormonstatus.

Das dynamische Wechselspiel mimischer Muskulatur über Entspannung und Anspannung zwischen dem jeweiligen Bezugsmuskel und seinem Antagonisten erstrebt eine gesunde Mittelspannung der Haut. Das ist physiologisch Hautelastizität, dann Anpassungsvermögen an klimatischen Belastungen und psychovegetative Anpassungsfähigkeit. Die Muskeln sind sehnig mit dem Knochenuntergrund und dem Unterhautzellgewebe verwachsen.

Falls beim Wechselspiel zwischen Bezugsmuskel und Antagonist psychovegetativ und kinetisch das Spannungsverhältnis zwischen beiden nicht ausgeglichen ist, weil ein Muskel in Dauerspannung und der Gegenspieler in Erschlaffung bleibt, führt dies zur Hautfaltung, zum Flüssigkeitsstau, zur Gewebsaufquellung oder -austrocknung. Die Plastizität von Haut und Gewebe ist dann gestört.

Meridiane, die diesen Bereich passieren, haben eine Verbindung zu Bezugsmuskel, Antagonist, Umfeld, Faltenregion, Haut und Gewebe. Der Meridian steht wieder mit den Zang-Fu-Organen, entsprechend der Wandlungsphasen, in Verbindung. Darauf muss die Behandlung über Lokal-, Fern- und Nahpunkte eingehen. Im Buch finden Sie ausreichend Therapiehinweise dazu.

Man kann Lokal-, Nah-, Fernpunkte und Punkte der „Mutter des Muskels" behandeln, um auf den Befallbereich und auf den „Sohn" des Antagonisten sowie über den Passage-Meridian auf das den Meridian kontrollierende Organ Einfluss zu nehmen, um zirkulierendes Qi aus seiner Blockierung zu lösen und den Befallbereich auszugleichen.

So stärkt man das Innere und harmonisiert das Äußere über die Haut und das Gewebe. Das ist ursächliche, ganzheitliche, systemische Schönheitstherapie. Studieren Sie hierfür die Therapieschemata, die ich hierzu angegeben habe.

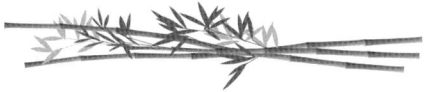

美容与经络的关系
1.11 Schönheit und Meridiane

Meridiane sind peripher verlaufende Energieleitbahnen, die auch Bereiche mit Faltenbildung, strukturellen, farblich sowie mikrobiotisch bedingten Hautveränderungen, mit Hauterschlaffung, Flüssigkeitsstasen im Unterhautzellgewebe durchlaufen. Meridiane stehen mit dem Bezugsorgan und den Reaktionszonen der Organe in Verbindung. So muss bei Hautveränderungen auch an solche Zusammenhänge gedacht werden. Deshalb werden Nah- und Fernpunkte gewählt, auch unter Beachtung der Mutter-Sohn-Regel, der Yin-Yang-Bezüge und des Kontrollsystems „kontrollierendes-kontrolliertes Organ" entsprechend der Wandlungsphasen.
Zum Beispiel steht der Gallenblasenmeridian mit der Gallenblase und dem Funktionskreis der Gallenblase gemäß TCM in Verbindung. Die Gallenblase als Yang-Organ ist der Leber als Yin-Organ aus Sicht des Innen-/Außen-Verhältnisses zugeordnet.
Nehmen wir die Nasolabialfalte noch als weiteres Beispiel. Sie steht mit Dickdarm- und Magenmeridian in Verbindung und muss entsprechend mit Nah- und Fernpunkten behandelt werden. Meridiansingen und Sintala-Qigong sind hier ebenfalls empfehlenswert.

Schönheit über Therapiegrundlage für Meridiane

Jeder Meridian ist Träger des Qi-Energiedurchflusses. Das Potential eines Meridians kann durch Messungen bestimmt werden und zeigt bei Störungen erhöhte oder reduzierte Messwerte an. Hiernach ist sedierende oder tonisierende Nadelungstechnik nötig. Ersatzweise können statt Nadelung tonisierende oder sedierende Licht-, Elektro-, Laserimpulse, Druckmassage, Wärmepunktur mit gleich gutem Behandlungseffekt eingesetzt werden. Ein schlaffer Muskel muss tonisiert, ein Muskel in Dauerspannung muss sediert werden.

Technik	Tonisieren	Sedieren
Nadelung	Nach Setzen der Nadel kräftige Hub-Dreh-Manipulation, nach Ziehen der Nadel Stichstelle mit Fingerkuppe kurzzeitig abdecken	Setzen der Nadel ohne Manipulation, nach Ziehen der Nadel Stichstelle nicht mit Fingerdruck abdecken
Lichtimpulse	Dauerimpuls	Intervallimpuls
Elektroimpulse	Dauerimpuls	Intervallimpuls
Druckmassage	Permanent kraftvolle Dreh-Druck-Massage mit Drehrichtung gemäß Fließrichtung des Meridians	Permanent sanfte Dreh-/Druck-Massage mit Drehrichtung entgegengesetzt der Fließrichtung des Meridians
Wärmepunktur	Punktdauererwärmung entsprechend Wärmetoleranz, nach kurzer Unterbrechung Wiederholung	Intermittierende Wärmeeinwirkung auf Punkt in Spatzenpicktechnik, so als würde der Spatz Futter aufpicken

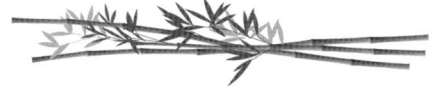

美容和有关脏器

1.12 Schönheit und Bezugsorgane

Bevor die Symptomatiken der Bezugsorgane beschrieben werden, erläutere ich vorab anhand der folgenden Tabelle, wie sich die verschiedenen Formen angreifenden Qis auf die Gesundheit und die Schönheit auswirken.

Diese Tabelle soll anleiten, sich über zwei Dinge Gedanken zu machen:
1. Die klimatischen Phänomene geben Hinweise auf therapiebedürftige, betroffen Organe. Kälte greif die Lunge an. Ist somit die Abneigung gegen Kälte als Symptom da, sollte man die Lunge stärken. Greift die Wärme an, wäre das „Feuerorgan" Herz betroffen. Ist es die Feuchtigkeit, müsste man an Milz denken.
2. Auf typische Symptome achten, die Rückschlüsse auf therapiebedürftige Organe zulassen, „schnellwechselnde, akute Symptome" deuten auf neues Phänomen, klarer Urin auf Nierenschwäche, stinkender Stuhl, trüber Urin, gelb belegte Zunge, Verlangen, Kaltes zu trinken auf zuviel innere Wärme, Störung im Magen-Darmbereich, Leber usw.

Wind als angreifendes Qi	Schneller, akuter Symptombeginn, Symptomveränderung bei Wechsel des Umfelds, Spasmen, Zittern, Neigung zum Jucken, vorherrschend mit Ansatz zur Körperoberfläche hin sowie die Haut betreffend, Verlangen nach Wärme, Spannung, Empfindlichkeit der Haut
Kälte als angreifendes Qi	Abneigung gegen Kälte, Verlangen nach Wärme, wässrige Sekrete, klarer Urin, Neigung zu Durchfällen und Flüssigkeitsstasen, Hypertonus der Muskeln, Trockenheit der Haut
Wärme als angreifendes Qi	Abneigung gegen Wärme, Verlangen nach Kühlung, Rötung der Haut, fadenziehender, zäher Auswurf, zäher Schleim, rote Zunge mit gelbem Belag, Verlangen nach kalten Getränken, Brennen der oft trockenen Haut, trüber Urin, stinkende Stühle, Rötung der Haut
Feuchtigkeit als angreifendes Qi	Schweregefühl, Spannungsgefühl, Müdigkeit, knackende Gelenke, Schwierigkeit sich zu strecken und beugen, mangelnder Appetit, lokale Zirkulationsstörung, Mikroödeme unter Haut, Neigung zu Ekzemen, wenig, oft brennender Urin, Spannung im Bauch, geringe Stuhlmenge, Druckgefühl am Herzen
Sommerwärme als angreifendes Qi	Unruhe, viel Durst, kein Schweiß, Schwäche, Unverträglichkeit der Haut gegenüber Sonnenlicht, kurzatmig, trockene Zunge, rauhe Lippen
Sommerhitze als angreifendes Qi	Trockenheit an Nasenflügeln, Mund, Zunge, rauhe Lippen, rauhe, trockene Haut

Jedes Organ hat aus Sicht des Energiekreislaufs und der Wandlungsphasen typische Symptome. Sie zu erkennen zeigt, welches Organ über welche Punkte zu therapieren ist. Man kann ein kontrollierendes Organ therapieren, um auf ein kontrolliertes Organ einzuwirken. Man also kann die „Mutter" therapieren, um auf den „Sohn" Einfluss zu nehmen, ganz nach dem chinesischen Sprichwort: „das Innere stärken, um das Äußere zu heilen". Dies ist sicher auch der Weg zur Schönheit. Die folgende Tabelle gibt Hinweise zu typischen Organsymptomen:

Symptome, die auf ein gestörtes Yin-Organ hinweisen und positive Eigenschaften bei Gesundheit des Organs:

Organ	Organspezifische Symptome, Eigenschaften Auf Störorgane im Hintergrund zur Schönheit hinweisend
Herz Ein gesundes Herz zeigt Belastbarket der Herz-Kreislaufsleistung, Kompensation von Stressbelastungen	Herzklopfen, Herzrasen, schlechtes Gedächtnis, Schlafstörungen, Bedrückung, Chaoshaltung; Unkontrolliert: Fröhlichkeit, Mimik, Gestik, Ausstrahlung, Profil, Sprachqualität; Braucht Meditation; Unkontrollierter Schreck und Stress verspannen Qi; reguliert Schönheit, ist Meister des Blutflusses, Haus des Geistes
Leber Ist die Leber gesund, hat man Durchhaltevermögen, gesunde Darmfunktion, ist schaffensfreudig	Depression, emotionale Unkontrolliertheit wie Cholerik, aufgebracht bei Widerspruch, Schmerzen im Brustkorbbereich, Regelstörungen, Schmerzen im Oberbauch, alles in die Hand nehmen, sofort entscheiden, regeln, planen, Wut, Zorn; Wut „erzeugt Feuer", blockiert Qi; Störung schickt Qi nach oben, bringt Hitzigkeit; Leber bewegt physiologisch das Qi; Selbstfindung, Persönlichkeit, gibt Schönheit Kraft; Nächstenliebe, besänftigt Wut, Zorn, Aggressivität
Lunge Eine gesunde Lunge zeigt wenig Infektanfälligkeit, gesunde Funktion des Atemsystems	Melancholie, Traurigkeit schädigen Lunge und Atmung liebt Ordnungsbedürfnis, Gerechtigkeit; Dankbarkeit stärkt Lunge; Lungenstörung zerstreut, verwirrt Qi Kontrolliert das Qi und den Atemweg von Nase bis Lunge; Ziele verwirklichen; gibt Sprache Lautkraft; Meister der Haut, der Rhythmik, Intuition, als Atem der Schönheit
Milz Die gesunde Milz zeigt gute Körperabwehr, gute Verdauung, gute Stoffwechselfunktion	Appetitmangel, dünner Stuhl, Katzenschlaf; Sorgen, Grübeln schädigen Milz, schwächen Qi und blockieren Qi als Gedankenträger; Milz hält Blut/Qi im Gefäß, quantifiziert Qi durch Nahrungs-Qi, kontrolliert Verdauung; Schwache Milz = Eindrücke am Zungenrand; Sinnfindung, steuert Selbstverdeutlichung, Bodenständigkeit
Niere Eine gesunde Niere zeigt sich in physiologischer Blasenentleerung, bernsteinbarbenem Urin, der nicht stinkt, belastbarem Kreuz	Schreckhaftigkeit, Angst, besonders im Freien, übervorsichtig, Neigung zu Rückenschmerzen; Braucht Loslassen, Ideenvielfalt; kontrolliert Blase, hält Herz und Leber in Norm und löscht deren Feuer; ideenhaft, kreativ, stärkt Kraft, Kreuz, Sexualität; Stärkt Zähne und Knochen, reguliert Alterung

Organ	Organspezifische Symptome, Eigenschaften Auf Störorgane im Hintergrund zur Schönheit hinweisend
Qi quantitativ gesundes zeigt sich in gegenteiligem Befund zu Nebenstehendem	Schwächung nach Stress, Schock Unkontrolliertes Sprechen, Kontaktschwierigkeiten, leicht ermüdet, leicht verstimmt, denkt viel, aber keine Kraft zur Realisierung bei Qi-Mangel
Blut Gesundes Blut zeigt sich in physiologischen Laborwerten	Schwaches Qi schwächt Blutdynamik, Blutmangel mindert Qi-Verteilung im Körper Blässe oder gelblicher Hauttouch, bleiche Lippen, Schwindel, Schlaflosigkeit, Einschlafen der Extremitäten, feiner oder schneller kraftloser Puls, heller Zungenkörper, Nachlassen aller Organ- und Körperfunktionen

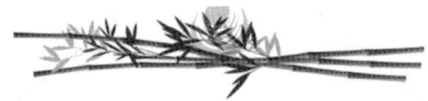

美容与脸谱学的关系
1.13 Schönheit und Antlitz

Wenn man sich die Zusammenhänge zwischen Falten und anderer Phänomenologie des Antlitzes mit dem Zeitfaktor sowie der Alterung verdeutlichen will, erkennt man, dass das Gesicht wie die Symphonie des inneren Klangkörpers ist, auf dem die Emotion wie auf einem Gong spielt: Wut erzeugt Verbissenheit und macht das Gesicht faltig. Jeder erschafft nach dem Notenspiel des Herzens und der Seele sein Antlitz. Gedanken, die sich auf ihm widerspiegeln, sind zwar „zollfrei", werden aber sichtbar und bereiten nichts anderes als Scherereien.

Deswegen ergeben sich folgende nicht zu verbergende Punkte:
1. Die Millionen Gesichter aller Menschen kann man in Gesichtstypen einteilen.
2. Gesicht – Psyche – Mimik, Gestik, Körperspiel kann man sinnbildlich mit Melodie, Rhythmus, Klang gleichsetzen. Die Haut ist das Echo daraus. Über positive Veränderungen des Gesichtsspiels kann man positive Stimmung, über positive Stimmung einen positiven Gesichtsausdruck schaffen.
3. Biochemie, Neurotransmitter, Hormone und autonomes Nervenspiel gleichen dem virtuellen Spiel des Dirigentenstabes des Dirigenten, der hier für die empfindsame Seele und den lebendigen Geist in diesem Konzert steht.
4. Man erkennt in der Körpersprache den belastbaren Kinetischen Regelkreis wieder, d.h. ein gesunder Regelkreis zeigt sich bei seitlich ausgestreckte Arm in ausgewogenem Spannungs-Entspannungverhältnis auf Gegendruck nach provokativer Frage nach unangenehmer Lebenssituation als belastbar.

5. Das Wechselspiel zwischen Mikrokosmos und Makrokosmos wird sichtbar. Dass es sich weltweit im Asiaten, im Schwarzen, in der Lederhaut des Seemanns und Bergbauern, in der zarten Haut des Künstlers oder in der altersfaltigen Haut des Greisen gleichermaßen findet, ist unverkennbar.
6. Gesichtsphänomene verraten Vergangenheit, Zukunft und vor allem das Jetzt.
7. Meridiane, Chakren und Akupunkturpunkte sind sinnbildlich gesprochen die Pflastersteine des Gesichts.
8. Die Bioenergetik spricht aus dem Gesicht, sei es über Ausstrahlung, Farbe, Gewebsspannung, Farbspiel und Porigkeit der Haut.
9. Faltenbildung ist das Echo aus Seelenbild, Geisteshaltung und Körpersprache zugleich.
10. Jedes Organ setzt Fußstapfen in ihm zugeordnete Reflexfelder des Gesichtes.

„Am Anfang war das Wort und am Schluss die Talkshow", sprach das Antlitz.

Falten und Gesichtsformen

Weltweit gibt es in jeder Rasse und Kultur verschiedene Kopf- und Gesichtsformen unterschiedlichster Persönlichkeiten mit faszinierenden, schönen bis grundhässlichen Gesichtsbildern. Der große Schädel vieler Chinesen unterscheidet sich zum Beispiel vom zierlichen Kopf der Menschen von den Philippinen. Menschen aus den Industrienationen haben andere Schädel als Menschen der Wildvölker. Der Gesichtsausdruck eines Arbeiters sieht anders aus als der eines Gelehrten. Das Antlitz des Pyknikers ich nicht zu verwechseln mit dem des Melancholikers oder Sanguinikers. An dieser Stelle sei auf die unterschiedlichen Gesichter gemäß der Antlitzdiagnostik für Schüsslersalze und der Chinesischen Antlitzdiagnostik verwiesen.

Der Volksmund wiederum spricht vom Mondgesicht, von der Schweinsschnauze, vom Affengesicht, vom langen Gesicht, Bleichgesicht, Sülzengesicht, dummen Gesicht. Darin entdeckt man Knopfaugen, Hasenaugen, Hakennasen, Bretter vor dem Kopf, abstehende oder Segelohren, Pferdegebisse, Schmollmund, breite Schnauze, jemand hat die Schnauze voll. Der eine ist verbissen, der andere lässt den Kopf hängen, kriegt den Mund nicht zu. Aus der Psychodontologie fällt der Entschlossene, der Überbiss auf, der immer seinen Willen durchsetzt. Der Oberkiefer steht für den Willen, der Unterkiefer für das Unterbewusstsein.

Wir haben den „Erd"-verbundenen als Erd- oder Milztyp nach der Fünf-Elemente-Lehre bzw. den Wandlungsphasen. Er ist bodenständig, introvertiert, er steht meist aufrecht, pflegt sozialgeprägte Partnerschaften, ist naturverbunden, praktisch veranlagt, liebt das Familiendasein, kommt dem Phlegmatiker gleich. Er neigt zum Grübeln, dazu, sich Sorgen zu machen. Störungen im Magen-Darmsystem sind ihm eigen. Er hat weiche Gesichtszüge, ist ein Helfertyp. Er braucht Mitgefühl und Anerkennung. Andernfalls glaubt er, in der Sozialgemeinschaft nicht angenommen zu werden, nicht leistungsfähig zu sein, nicht verstanden zu werden.

Wir haben den Feuermenschen, der nach Traditioneller Chinesischer Medizin dem Herzen, ayurvedisch dem 6. und 7. Chakra nahesteht. Feuer muss sich nach außen hin offenbaren, sich auseinandersetzen, geistig austauschen können. Er ist sensibel, leidet unter Furcht und Unruhe. Er „verbrennt sich selbst" von innen her durch Engagement und Schaffen, verausgabt sich leicht mit dem, was unkontrolliert Freude macht, während die Anteilnahme das Herz pflegt, das Antlitz harmonisiert. Feuermenschen neigen zu Störungen des zentralen und des autonomen Nervensystems.

Dies sind nur zwei Beispiele aus den Organbildern nach Traditioneller Chinesischer Medizin. Sie sollen repräsentativ sein für insgesamt fünf der Yin-Organe aus den Fünf Wandlungsphasen. Im Kapitel über Meridiansingen sind für sie fünf Singtexte angegeben, welche die Organsprache der Yin-Organe widerspiegeln und daher mithilfe der Melodie, die man sich selbst kreiert und singt, das Organ stärken. Diese zwei Beispiele verdeutlichen auch, dass jeder Mensch sich bis hin zum einzelnen Organ über Verhalten, Reaktion und Körperhaltung repräsentativ nach außen hin darstellt – und auch im größten Sinnesorgan der Haut und selbstverständlich darüber hinaus Schönheit oder eben Hässlichkeit erschaffen kann.

Für die Antlitzdiagnostik sind die Gesichtsformen interessant, die auf solche spezifischen Wesenscharakteristika hinweisen, wie sie oben erwähnt wurden. Bitte ziehen Sie auch hierzu Rückschlüsse zur Pathologie, indem Sie vom Meridian im Gesicht den Bezug zu zugeordneten Organen und Meridianen ziehen: Welcher Meridian dominiert hier laut Gesichtsfalten, welches Organ und welche Organsprache, und vor allem, welche Mutter-Sohn-Regel stehen hier dahinter?

Gesichtstypen nach Antlitzdiagnostik

Gesichtstyp	Charakterisierung
Quadratgesicht	Handelnd, entschlossen, Willens- und Machttyp, Prinzipienreiter, instinktiv
	Neigung zu Zornesfalten, muskuläre Engstellung im Augenhofgebiet, insgesamt grimmig entschlossenes Gesicht. Es gleicht dem Individualtyp Leber
Rechteckgesicht	Hochstehend. Nicht zu bremsender Idealismus, unbeirrbarer Glaube an eigenen Horizont. So leiten ihn gleiche Vorstellungen wie Quadratgesicht, nur dass hier anstelle von Macht der Idealismus steht. Neigung zu Anspannung im Wangenbereich zusammen mit Mundbereich und Mundwinkelfalten als Hinweis auf Milz, längslaufende Stirnfalten, Leberfeuer heizt Herzfeuer als Haus des Intellekts und der Intelligenz an

Gesichtstyp	Charakterisierung
Dreieckgesicht mit Spitze nach oben	Individualist mit kritischem Verstand und spitzer Zunge, konzentriert und vernunftbegabt Der spöttische Mund mit Faltenbildung im Mund-, Wangenbereich, Nasolabialfalte aufgrund Psychosomatik des Bauches Der Feuertyp
Rautengesicht auf der Spitze stehend	Selbstherrlich, eigenwillig, Diva, Leidenschaft, braucht Hochspannung, um sein zu können Falten im Mundbereich, Augenhofbereich Der Nierentyp, Niere als Haus des Willens
Trapezgesicht, Öffnung nach oben	Der unentschlossene Denker Stumpfes, eckiges Kinn fällt auf Neigung zu Stirnesfalten durch ewiges Überdenken Der erdverbundene Milztyp
Trapezgesicht, Öffnung nach unten	Dominant, diktatorisch, materiell, genusssüchtig, egozentrisch, Macht Mund- und Krähenfußfalten Dankbarkeit der Lunge kontrolliert nicht die Leber, Leberfeuer verbrennt positive Grundstimmung, „berechnende Nächstenliebe" der Leber
Kreisrundes Gesicht	Persönlichkeit, ehrgeizig, impulsiv Wangenfalten, Mundfalten Der Feuertyp, der alle mit Ideen begeistert
Ovales Gesicht	Charme, entgegenkommend, einfühlend, sozialorientiert Milz steuert die Niere Lachfalten, Krähenfußfalten

Aus der Geschichte der Faltentherapie entwickelte sich die Systematik nachstehender Gesichtsformen mit typischen Faltenbildungen und als Ausdruck des genetisch geprägten Verhaltenstyps. Diese Faltenbildungen entstehen durch ein Ungleichgewicht im Wechselspiel zwischen Bezugsmuskeln und Antagonisten. Therapeutisch werden hier Akupunkturpunkte verwendet, die mit dem Bezugsmuskel bzw. dem Antagonisten in Verbindung stehen.

Gesichtsformen nach Faltentheorie (Zeichnungen von Dr. Petra Gotthardt)

Herrschergesicht

Nase, Kinn, Backen, Kiefer knochig betont.
Blick herausfordernd geradeaus. Gewohnt, vorzuschreiben, sich durchzusetzen, zu beherrschen, angriffslustig, bereit wegzustoßen, was sich in den Weg stellt. Verspannungen und Stauchfalten prägen dieses Gesicht.

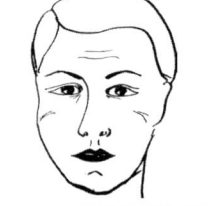

Mondgesicht

Rundes, geschmeidiges, fleischiges, teils pastöses, wie Wasser aalglattes „Mondgesicht". Menschen, die hintergründig lächelnd sich allem anpassen, aber nur an sich denken, als Partner nie verlässlich sind, überall ihre Nase hineinstecken. Sie sind Genießer, die Behäbigkeit lieben. Neigung zur Faltenbildung im Mundbereich, weil sie von innen her nicht loslassen können. Die halten sich für Clowns, zeigen es aber nicht, um andere einwickeln zu können.

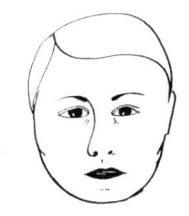

Pastillengesicht

Es gleicht einer Salmiakpastille, Länge dominiert gegenüber der Breite, betonte Wangenknochen, denken praktisch, haben starken Willen, verstehen, sich geschickt durchzusetzen. Sie gleichen dem Selfmademan, erledigen auch alles selbst, da nur sie und niemand anders „perfekt" genug ist, und nur sie in der Lage sind, für alles Verantwortung tragen zu können. Wenn sie nur wüssten, dass nur Dackel und Götter wissen, wie unwissend und machtlos und darin perfekt sie sind. Sie kneifen Augen, Stirnrunzeln durch kritischen Blick.

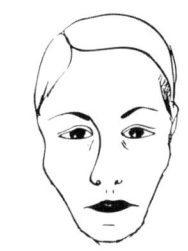

Quadratgesicht

Gesicht ist quadratisch, fleischig und Menschen eigen, die unbestechlich, stabil, aufrecht, selbstlos, zielstrebig wie Panzer sind, unter allen Umständen, selbst wenn für sie nachteilig, zu ihrer Meinung stehen. Sie lebten leichter, würden sie nur das fröhliche Chaos der traurigen Ordnung vorziehen.
Dennoch findet man hier auch Lachfalten.

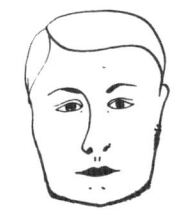

Stabgesicht

Hochstehendes Rechteckgesicht, durch Länge auffallend. Neurastheniker, leicht erschöpfbar, Bindegewebsschwäche, anlehnungsbedürftig, Helfertyp, der alles hinterfragt, Minderwertigkeitsgefühle, Sorge, Angstgefühle dominieren. Sie neigen generell zu unterschiedlichen Falten und Hauterschlaffung.

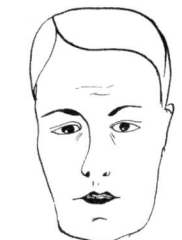

Kruggesicht

Breite Stirn, zum Kinn hin konisch auslaufend. Sie lassen nichts an sich herankommen, verstellen sich und überspielen eigene Reaktionen. Sie sind sehr empfindlich, kreativ, sensibel, intelligent, stolz, immer auf Haltung bedacht. Stauchfalten zwischen Mundwinkel und Wange, Stirnfalten.

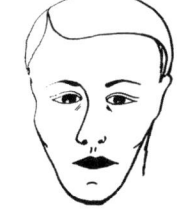

Konusgesicht

Breite Stirn als Geisteselement, prominente Backenknochen als Willenssymbol. Gesicht verjüngt sich zartgliedrig zum zugespitzten, ziselierten Kinn hin. Zarter und weniger knochig als Kruggesicht. Diese Menschen haben einen hellen Kopf, sind ehrgeizig, sensibel, schnell, intelligent. Sie möchten alles selber machen, sind aber körperlich nicht belastbar, erschöpfen sich schnell. Schlaffe Mund- und Wangenpartien fallen bei ihnen auf.

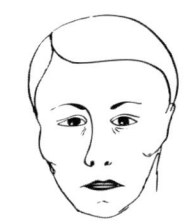

Erdgesicht

Wangenpartie ist breiter als Stirn. Wangen gleichen Hamsterbacken. Gesicht ist kantig, eckig. Diese Menschen sind boshaft, aggressiv, stur, undankbar, geborene Zyniker. Sie sind wissbegierig, immer darauf bedacht, mit Ohren und Augen zu „klauen". Sie haben Minderwertigkeitsgefühle, verzeihen niemandem, wenn er besser ist. Sie kneifen die Augen. Augenpartie und Mundpartie sind faltig, da grimmig, verkniffen. Könnte man sie doch nur zum Meridiansingen bringen!

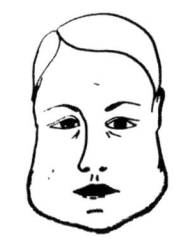

Baumgesicht

Es imponiert durch Länge, ist im Lot zwischen Stirn, Jochbein, Unterkieferwinkel. Breitflächiger als Stabgesicht. Diese Menschen stehen wie der Bambus, „wiegen" sich mit dem „Wind" und legen sich auf den Boden, stehen wieder gerade, wenn der Sturm verschwunden ist. Sie kämpfen, setzen sich durch, können nachgeben, ohne aufzugeben. Sie wollen nicht abhängig sein, zeigen deswegen Abstand, Kälte, Arroganz. Anderen zu danken fällt ihnen schwer, weil sie das in Abhängigkeit bringt. Sie „beißen" zu, deswegen gibt es Falten um den verbissenen Mund herum.

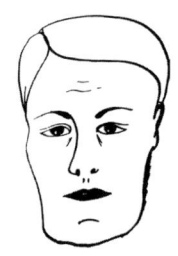

Wallgesicht

Fleischig, nicht bullig, imponiert durch Breite.
Persönlichkeitsbild: ungeduldig, impulsiv, Herausforderung liebend. Ordnung ist Schrecken, Unordnung ist Pflicht. Sie öffnen sich niemandem, lassen niemanden an sich heran.
Falten durch Aufquellungen sowie durch verkniffene Augen- und Mundpartie.

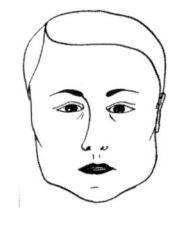

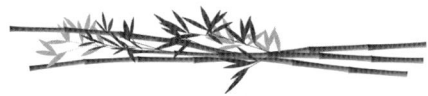

美容通过经络咏唱法
1.14 Schönheit durch Meridiansingen

Beitrag von Herrn Dr. Karl Adamek

Warum gehört zum Menschsein nicht nur das Sprechen, sondern auch das Singen – das einfache Singen, so wie jeder es kann, nicht etwa die hohe Kunst der Darbietung, die nur wenige anstreben?

Die Frage stellt sich, weil Singen die direkte Sprache der Seele ist und zur Natur des Menschen gehört. Das ist zu unserem Schaden aber leider weitgehend in Vergessenheit geraten. Die wenigsten lernen, diese Seelensprache zu sprechen. Wir stellen Ihnen hier Gründe und Wege vor, warum es sich lohnt und wie Sie diesen für viele noch versunkenen Kulturschatz heben, für persönliches Wohlergehen, zur Pflege innerer und äußerer Schönheit nutzen können.

Neuen wissenschaftlichen Erkenntnissen zufolge fördert Singen in bisher ungeahnter Weise sowohl psychische als auch körperliche und soziale Gesundheit. Das erzeugt Schönheit, die von innen strahlt. Singen, so wie es jedem von Natur aus zur Verfügung steht, wirkt als unübertroffenes Glückselixier und stärkt die Wandlungskräfte bei Leiderfahrungen. Ganz gleich, ob andere das als schön oder weniger schön bewerten, sogar dann, wenn Sie selbst glauben, dass Sie nicht „gut" singen können. Aufgrund dieses Wissens und in Verbindung mit Erkenntnissen der überlieferten Chinesischen Heilkunst entwickelten wir die Methode des Meridiansingens, schufen damit einen sinnenfreudigen Weg, wie Sie Ihre seelische und körperliche Gesundheit effektiv fördern können. Diese neue Methode konnten schon viele Menschen kennen lernen und eigenverantwortlich in ihrem Alltag erfolgreich nutzen. Auch deshalb, weil schon einige aufgeschlossene Ärzte, Psychologen und Kliniken damit die Nachhaltigkeit ihrer Arbeit fördern.

Uns Menschen zieht es zur Schönheit hin. Wer möchte nicht von anderen als schön und anziehend empfunden werden? Was tun wir deshalb nicht alles, um als schön wahrgenommen zu werden? Die Mode- und Kosmetikindustrie lebt von diesem verständlichen Bedürfnis.

Doch wer merkt nicht in seinem Leben, dass mit Mode und Schminke nur die Fassade geschmückt werden kann? Das kann auf den ersten Blick durchaus zu beachtlichen Ergebnissen führen, wenn man sich auf diese Weise hübsch macht. Das ist grundsätzlich etwas Erfreuliches, wogegen gar nichts einzuwenden ist. Sofern es das eigene Wesen noch erkennen lässt, kein Blendwerk ist, das so in der Regel Unglück produziert. Seelische, körperliche und soziale Gesundheit sind drei Quellen von Schönheit, die von innen kommt. Singen fördert alle drei.

Schöner Schein

Das Hübsche, Unschuldige, Naive, die glatte Oberfläche geht einher mit unserer Jugend, vergeht zwangsläufig mit den Jahren. Auch die beste Schminkkunst kann darüber nicht hinwegtäuschen. Es ist nur allzu verständlich, wenn man dieses natürliche Geschenk so lange wie möglich erhalten möchte. Doch die Grenzen dieser Möglichkeit sind unverkennbar.

Hübschheit darf immer hübsches Beiwerk sein. Wir dürfen sie genießen. Sie ist zu Anfang manchmal ein natürliches Geschenk unserer Jugend. Wir können uns auch später äußerlich hübsch machen. Das Schauen auf die Hübschheit sollte uns aber nicht vom ständigen Bemühen um unsere Schönheit ablenken, die letztlich von innen in die Welt strahlt. Denn auf diesem Weg können wir in allen Herausforderungen des Lebens glücklich werden und nicht nur die Freude der Weisheit, sondern auch die Weisheit aus Freude erlangen, die bestenfalls im Alter erblüht und vielleicht sogar eine Schönheit hervorbringt, vor der man sich im Stillen verneigt.

In Glücksmomenten erleben wir bei anderen und in uns selbst, wie wir in Schönheit erstrahlen. Doch die sind nicht beständig. Das Glück innerer Harmonie und Zufriedenheit erlangen wir nicht durch den Versuch der Aneinanderreihung von möglichst vielen Glücksmomenten. Die sind vergänglich und zeitlich etwas sehr Begrenztes. Das Leben besteht eben, so sehr wir uns das auch alle mit unserem Kinderherz anders wünschen, nicht nur aus Glücksmomenten. Das muss jeder im Laufe des Lebens erfahren und es fordert, daraus schöpferisch gestalten zu lernen. „Dies bringt reife Schönheit als „Wunder aus Wunden" Zusatz füge ich als Buchautor hinzu - Ende des Zitats. Wer Glücksmomenten hinterherjagt und nur diese als lebenswert betrachtet, wird daran scheitern. Er wird mit zunehmendem Alter nicht die Möglichkeit erreichen, schöner zu sein, sondern im Gegenteil zunehmend unansehnlicher werden, weil diese Art des Scheiterns eine Ausstrahlung der Unzufriedenheit hervorbringt. Sie entsteht aus tiefem Missverständnis darüber, was im Leben wirklich glücklich macht trotz allem unvermeidlichen Leid. Jeder Mensch ist auf einem einmaligen Weg, wird nicht fertig geboren, ist herausgefordert, in Auseinandersetzung mit dem Leben ganz Mensch zu werden. Leben heißt auch immer, mit negativen Erfahrungen zu lernen, konstruktiv damit umzugehen und Schönheit daraus reifen zu lassen.

Tiefer Herzenskontakt mit Menschen, den jeder ersehnt, ob er sich dessen bewusst ist oder nicht, kann nie bei Hübschheit, beim ersten Blick, bei der Fassade stehen bleiben. Ein erfülltes Leben hat immer auch mit liebenden Beziehungen zu anderen Menschen zu tun. Dabei kann eine ansehnliche Fassade durchaus erfreuen und ist grundsätzlich nicht hinderlich. Doch wenn es um das Wesentliche, die Liebe, die Kontaktfähigkeit, das Glück geht, ist der Blick hinter die Fassade unausweichlich notwendig. Denn es geht um die tieferen Dimensionen der Seele.

Darum, wie sehr wir schon auf dem Weg sind, den jeder zu gehen hat; wie sehr wir schon ganz Mensch geworden, ganz in unserem Menschsein im Spannungsfeld zwischen Freud und Leid erblüht sind und Früchte tragen; wie sehr wir gelernt haben, zu verzeihen und um Verzeihung zu bitten; wie sehr wir erkannt haben und danach handeln, dass es für unser Glück wichtiger ist, als von anderen geliebt zu werden, dass wir selbst lieben. Ersteres ergibt sich nämlich meistens ohne große Anstrengung aus letzterem. Dieses „über den eigenen Schatten Springen" ist die Kunst, aus „Wunden Wunder zu machen".(Anmerkung des Buchautors).

Es geht bei allem, was wir in diesem Beitrag behandeln, um das, was wir wahrhaft sind, um unser Sein. Hingegen das, was wir haben, was wir vielleicht für andere darstellen oder darstellen möchten, was wir besitzen oder besitzen können, ist im Reich der Seele unbedeutend. Wenn wir in der Seele in Harmonie sind, erstrahlt sie als Schönheit von innen in die Welt.

Wir möchten Ihnen einen freudvollen Weg zur Schönheit an die Hand geben, um Sie von innen heraus nach außen hin zum Blühen zu bringen. Schönheit schlummert, um es bildlich auszudrücken, wie ein Samenkorn in jedem Menschen und entfaltet sich bestenfalls im Laufe des Lebens bis zur Blüte, zur gereiften Frucht. Um in diesem Bild zu bleiben, ist das mit gärtnerischer Arbeit an sich selbst verbunden. Da muss umgegraben, beschnitten, kompostiert, müssen Steine aus dem Boden geholt, Unkraut gejätet, gedüngt werden. Ein so bestellter Garten wird mit den Jahren immer schöner.

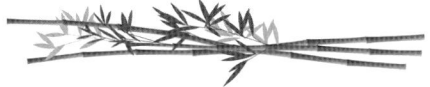

成熟的美
1.15 Schönheit durch Reifung

Originalbeitrag von Herrn Dr. Karl Adamek

Schönheit, wie wir sie hier verstehen, kommt aus der Tiefe der Seele. Schönheit ist im Gegensatz zu ihrer oberflächlichen Schwester Hübschheit unabhängig vom Alter. Selbst eine uralte Frau oder ein uralter Mann können von faszinierender Schönheit sein und niemand käme auf die Idee, sie hübsch zu nennen. Die Schönheit kann im Laufe des Lebensbogens durch eigenes Reifen am Leben wachsen. Hingegen vergeht Hübschheit unwiederbringlich mit der Jugend, auch wenn die Fassade vielleicht noch einige Zeit anderes vortäuscht, sofern man Fassaden immer mehr Lebenszeit widmet, die dann allerdings an anderer Stelle fehlt. Dann kommt darüber unweigerlich mit zunehmendem Alter die wachsende Not oder Angst, dass die Fassade bröckeln oder jemand hinter die Fassade schauen könnte. Denn das, was die Fassade vorspielt, steht in immer größerer Diskrepanz zu dem, was hinter der Fassade steckt. Und damit kommt auch die zunehmende Angst vor Nähe, die wir doch eigentlich so ersehnen. Denn in der Nähe kann die Fassade nicht mehr aufrechterhalten werden. Wir verhalten uns zunehmend distanziert, weil wir die Haltung nicht „halten" können, werden vor Geschäftigkeit innerlich einsam und unglücklich. So entfernen wir uns von dem, was wir als schön empfinden.

Schönheit kann mit fortschreitendem Alter zunehmen, wenn wir an der Entfaltung unseres ganzen Menschseins, das in uns angelegt ist, erfolgreich arbeiten. Deswegen rät der Taoismus als Mutter chinesischer Medizin auch, ab dem 40. Lebensjahr nicht mehr nach Besitztum zu trachten, sondern sich Geistigem zu öffnen (Anmerkung vom Autor). Wenn wir mit unvermeidlichen Herausforderungen, Schicksalsschlägen, mit negativen Gefühlen durch Verletzungen, Trauer, Liebeskummer, Streit und Schicksalsschlägen konstruktiv umgehen, vor die jeder einmal gestellt ist, werden aktiv negative Erfahrungen und Gefühle in positive Gestaltungskraft umgewandelt. Das bedeutet, auf diese Weise Charakter, Perspektiven und Lebenseinstellung zu formen. Die Art und Weise, wie wir aufgrund all dessen auf uns selbst, auf Menschen und Welt schauen, ist die wesentliche Quelle von Schönheit, die von innen strahlt.

Diese Schönheit müssen wir uns im Laufe des Lebens durch eigene Arbeit an uns selbst, die niemand anders uns abnehmen kann, erwerben, sogar dann, wenn wir selbst in Kindheit und Jugend damit leben mussten, nie hübsch zu sein. Für Schönheit aber können wir etwas tun.

Eine Volksweisheit sagt: „Ab dreißig kann man etwas für sein Gesicht, auch wenn man andere dafür bezahlt." Und im Ergebnis ist es dann so, wie Peter Siliie formulierte: „Halb so schlimm ist dann schon doppelt so gut."

Kein Problem ist nutzlos, das uns durch das Leben zugespielt wird. Oder andersherum: Alle Probleme bekommen einen Sinn, wenn wir sie annehmen und sie reflektiv umwandeln. Wenn wir sie sinnbildlich zu Dünger verarbeiten, dann werden sie zum Wachsen und Gedeihen der Samenkörner unserer Schönheit von innen führen.

> *„Und im Lebensgarten sing´ ich leis´ und laut:*
> *Jeder Mist ist Dünger, grad so, wie man ihn schaut."*

Und als Autor füge ich hinzu: Das Leid kann ein Lehrer sein, wenn ich die Lehre daraus zulasse, die mich stärker und reifer werden lässt, wenn ich ihm lausche. Doch Leid wird zu Last und Druck, und zu Gegendruck, wenn ich nicht begreife – und es wird mich würgen, bis ich endlich lerne und begreife oder erwürgt werde.

Folgender Auszug aus dem Liedvers zum Herzmeridian-Mantra zeigt, welche Haltung es ist, die nach seelischer Reifung die Schönheit hervorbringt.

> *„Liebe, Frieden sollen sein*
> *Ziel und Weg mir allein,*
> *Wunden werden dann*
> *Wunder – irgendwann."*

Aus den Wunden werden Wunder, wenn wir lernen zu verzeihen und zu wandeln. Wir sind immer wieder herausgefordert, negative Erfahrungen zu verarbeiten, sie in positive Lebensenergie umzuwandeln, „und dies lebenslang immer wieder neu zu lernen, weil Wut oder gleichartig Zorn Menschen weltweit als eine der zwölf Grundstimmungen angeboren sind" (H. Höting).

Schönheit von innen baut vor allem auf psychische Kräfte auf, die wir entfaltet haben. Daher müssen wir Fehler zu Erfahrungen machen, die reflektiv zu Rückschlüssen und Konsequenzen führen. Wer diese Qualität entwickelt hat, den machen negative Erfahrungen nicht unglücklich, der ist relativ unabhängig von äußeren Ereignissen und relativ beständig in den Stürmen des Lebens. Der hat eine hohe Glücksfähigkeit, die ausstrahlt. Eine wesentliche Quelle unseres Glücklichseinkönnens und damit unserer Schönheit von innen liegt darin verborgen, den tieferen Sinn des Lebens in ständigem Lernen und Reifen durch alle Wechselfälle hindurch zu erkennen und anzunehmen. Wir sollten das begreifen, was der Buddhismus sagt, nämlich, dass

Unwissenheit zu Fehlen leitet. Jedem Fehler folgt eine Rechnung, die zu begleichen ist. Wer das nicht tut, dem folgt die Strafe daraus, und darin sieht jeder hässlich aus. (Hans Höting)

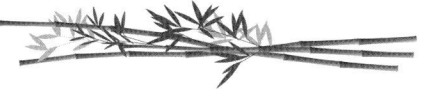

乐观造就美
1.16 Schönheit durch Heiterkeit

Originalbeitrag von Herrn Dr. Karl Adamek

Jeder, der durch alles gewandelte Leid hindurch und mit aller Dankbarkeit für die freudvollen Augenblicke des Lebens Mensch geworden ist, strahlt natürliche Schönheit aus und wirkt anziehend auf andere Menschen. Das ist natürlich auch harte Arbeit an sich selbst. Aber sie macht uns schön von innen heraus. Denn dabei entwickelt sich Liebe zu uns selbst und damit auch das Fundament für Liebe zu den Mitmenschen und allem Leben. Aus dieser Arbeit erwächst letztlich eine humorvolle Lebenshaltung, Heiterkeit und seelisches Gleichgewicht trotz alledem. Und was strahlt schöner als ein Lächeln, das in diesen Qualitäten wurzelt? All das – und daraus Schönheit – können wir nur durch die ehrliche Auseinandersetzung mit dem eigenen Leben gewinnen.

Hermann Hesse schrieb: „Heiterkeit ist weder Tändelei, noch Selbstgefälligkeit, sie ist höchste Erkenntnis und Liebe, ist Bejahen aller Wirklichkeit, Wachsein am Rand aller Tiefen und Abgründe. Sie ist Geheimnis des Schönen und die eigentliche Substanz jeder Kunst."

Vor allem aber ist Heiterkeit Lebenskunst. Singen als Selbstbegegnung, so wie wir es hier vorstellen, fördert unsere Heiterkeit. Denn es aktiviert alle Sinne, führt uns durch die Sinne zur Erfahrung von Sinn. Unsere Ausstrahlung, unsere Schönheit hängen natürlich und entscheidend davon ab, wie wir in der Lage sind, das Leben trotz allem in vollen Zügen zu genießen, innezuhalten, zu erspüren, hinzulauschen, hinzuschmecken, zu riechen, zu ertasten, was dann unser Äußeres prägt. Und es ist wichtig, wie sehr wir bereit sind, uns immer wieder voll Lust ins Leben zu werfen, die Unausweichlichkeit von Werden und Vergehen aller Dinge und auch unseres eigenen Lebens mit Humor zu beantworten.

Wenn wir diesen Weg zu uns selbst nicht gehen, dann werden wir zwangsläufig auf den zweiten Blick unansehnlich, selbst wenn wir uns mit Kosmetik noch so hübsch machen. Die Herausforderungen des Lebens auf eine gute Weise seelisch zu verarbeiten, das kann einem tatsächlich niemand abnehmen. Wenn wir diese Aufgabe nicht bewältigen, dann reduzieren wir unser Leben nur auf einen kleinen Teil unserer Möglichkeiten und verpassen dadurch Entscheidendes. Wir entwickeln dann entsprechende beengte Verhaltenszüge. Es spiegelt sich unausweichlich in unseren Augen, den Gesichtszügen, auf der Haut, in unserem Stimmklang, in Gestik, Mimik, Haltung, Bewegungen, an unserem Gang und so weiter, wie weit wir in unserer „Menschwerdung" gekommen sind, wie weit wir das in uns angelegte Potenzial entfaltet haben und ob wir mit uns im Reinen, ob wir stimmig, ob wir mit uns identisch sind. In dem Maße, wie ein Mensch sein Menschsein voll entfaltet, strahlt seine einmalige Schönheit.

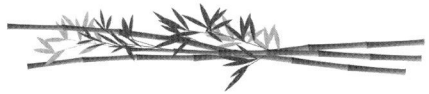

对人生的满足与感激——美的奠基
1.17 Schönheit durch Teilen und Dankbarkeit

Originalbeitrag von Herrn Dr. Karl Adamek

In der Organsprache nach den Wandlungsphasen der TCM ist „Teilen" hier vergleichbar den positiven Emotionen „Hingabe" der Leber und „Dankbarkeit" der Lunge.

Weil Dankbarkeit auch das Herz freimacht und von negativen Herzensemotionen wie Neid, Besessenheit, Furcht und so auch von Stress befreit, bewahrt dies die lebenserhaltende Rhythmik, die sich im Herzschlag und im Atemrhythmus offenbart. Ausgerechnet die Atempause ist stets dazu da, um tief Luft zu holen. Diese Zusammenhänge sind von besonderer Bedeutung, um den besonderen Wert des Meridiansingen und die folgenden Hinweise dazu zu verstehen. Denn auch zum Singen braucht man diese Rhythmik und im Sintala-Qigong als innere, ruhende Rhythmik.
Wenn wir anderen von unserem Glück abgeben, gestalten wir ein gelingendes Leben. Denn Abgeben können gehört zur Quelle immer neuen Glückes dazu. Glücksmomente vergehen. Sie allein sind noch kein Glück. Man hat sie nie ein für allemal. Geteiltes Glück ist doppeltes Glück und kehrt zu uns zurück, breitet sich aus. Diese Glücksfähigkeit geht mit der Schönheit von innen einher.

Glücksfähigkeit – und hier heißt es für den Autor: „Sorgst du selbst für die Lösung und die Glückseligkeit oder bist das Problem für sie" – hat auch entscheidend etwas mit der Fähigkeit zur Empfindung von Dankbarkeit zu tun. Die Fähigkeit zur Dankbarkeit ist ein Geheimnis, das jeder selbst für sich entschlüsseln muss. Sie ist eine Lebenshaltung, die nicht von Anfang an da ist. Wir müssen sie uns erwerben. Dankbarkeit wächst, wenn wir zu unserem Leben mit all seinen Licht- und Schattenseiten ohne Wenn und Aber Ja sagen lernen; wenn wir der freudige Gärtner unseres Lebensgartens sind mit all seinen Steinen, allem Unkraut; wenn wir immer wieder die Rosen zum Blühen bringen und uns von ihrer Schönheit im Herzen berühren lassen, auch wenn die Dornen uns immer wieder stechen. In einer Volksweisheit heißt es:

> *„Ich bin nicht dankbar, weil ich glücklich heiter bin,*
> *sondern ich bin heiter glücklich, weil ich dankbar bin."*

Ja, als Autor meine ich, „im Prinzip sind wir ja alle heiter, weil wir glücklich sind, gäbe es nur nicht unglückliche Prinzipienreiter".

Der Weg des Singens allgemein und des Meridiansingens im Besonderen, den wir im Folgenden vorstellen, führt zur Entfaltung der Lebensfreude und Vitalität, der Glücksfähigkeit und der Bereitschaft, das Leben immer wieder aktiv und selbstverantwortlich in die Hand zu nehmen und die Früchte zu teilen, und schließlich der Liebesfähigkeit. Er kann helfen, in allem Sinn zu entdecken und so immer wieder Stimmigkeit, emotionale Ausgeglichenheit und innere Harmonie herzustellen. Er kann wirkungsvoll dazu beitragen, dass das Leben in diesem Sinne immer wieder gelingt, dass aus den Wunden Wunder geboren werden und die Schönheit von innen heraus strahlt, bei jedem auf einmalige Weise als Mitgefühl und liebevolle Güte, als Wahrhaftigkeit und Liebe zum und Friede im Leben, als Tatkraft und Schaffensfreude, als Heiterkeit und Humor aus den Augen und dem ganzen Sein. Das ist Reife, aus der Schönheit Wirklichkeit werden kann.

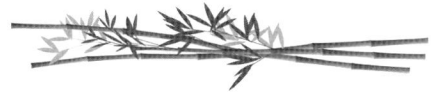

歌唱：有益于心灵建康

1.18 Schönheit, seelische Gesundheit und Singen

Originalbeitrag von Herrn Dr. Karl Adamek

Der singende Mensch bewältigt sein Leben leichter und erlebt es glücklicher. Das ist heute auch wissenschaftlich belegt. Denn der Mensch ist ein musikalisches Wesen. Die Entfaltung seiner Musikalität, zuerst seines Singens, fördert die Fähigkeiten zu einem erfüllten Leben in aller Freude und in allem Leid.

Singen, so wie es jeder kann, ist eine optimale Art und Weise, eigenverantwortlich etwas für die eigene seelische und körperliche Gesundheit und damit für seine Schönheit im zuvor beschriebenen Sinne zu tun. Das zeigen auch die neuesten wissenschaftlichen Erkenntnisse.

Durch Singen verwirklicht der Mensch auf ursprünglichste Weise sein musikalisches Wesen. Er braucht, wenn er sein ganzes Potenzial entfalten will, das Singen für sein fühlendes Sein gleichermaßen, wie er die Sprache für sein denkendes Sein benötigt. Das Singen ist für gesunde Menschwerdung, gesundes Menschsein in psychischen, physischen, sozialen und spirituellen Aspekten unersetzlich. Und aus jedem, der sein Menschsein entfaltet hat, strahlt sein Wesen in natürlicher Schönheit. Anleitungen zur Praxis des Meridiansingens sind unter „THERAPIE" zu finden.

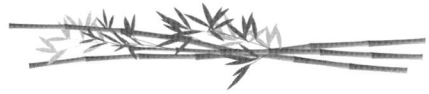

美容的科学实据
1.19 Schönheit - wissenschaftliche Fakten

Originalbeitrag von Herrn Dr. Karl Adamek

Der menschliche Organismus kann auch unter dem Gesichtspunkt seiner Existenz als ein komplexes Schwingungssystem bis hinunter auf die subatomare Ebene begriffen werden. Leben kann auch als ein geordnetes System von Schwingungen beschrieben werden, die nicht beliebig sind, sondern zu einer musikalischen Ordnung streben, d. h. die Klangstrukturen entsprechen. Sie streben zur Schönheit. Die Qualität der Ordnung der verschiedenen Schwingungssysteme im Körper, das heißt ihr Entsprechungsgrad mit musikalischen Ordnungsstrukturen, bestimmt neuesten Erkenntnissen zufolge die Gesundheit des Organismus. Durch Singen synchronisiert der Mensch unbewusst die verschiedenen Schwingungssysteme des Körpers und optimiert so die Funktionsfähigkeit des Ganzen. Unter systemtheoretischer Perspektive kann Singen als Autopoesis oder Selbstschöpfung begriffen werden. Vor diesem Hintergrund sind die folgenden Fakten, die wir aus der empirischen Forschung über die Auswirkungen des Singens vorstellen, gut erklärlich.

Menschen, die viel singen, sind im statistischen Durchschnitt psychisch und physisch gesünder als Menschen, die nicht singen. Singen fördert unter anderem das Immunsystem durch vermehrte Ausschüttung von Immunglobulin A. Viele gesundheitsfördernde Botenstoffe werden beim Singen im Gehirn ausgeschüttet, vor allem ein ganzer Cocktail von Glückshormonen, die natürlich besonders der Hintergrund für Schönheit, Mimik, Gestik, Haltung, Ausstrahlungskraft und Persönlichkeit sind. Singen kann dabei vor allem helfen, negative Gefühle allgemein und die damit einhergehenden Gedanken besonders auch bei Depression, Trauer, Angst und Aggressionen in positive Gefühle, Gedanken und konstruktive Tatkraft umzuwandeln. Es fördert verschiedene Hirnfunktionen und aktiviert den Erkenntnissen zufolge die Funktion der neuronalen Motivationssysteme. Allem Anschein nach wird durch Singen auch die Funktion der Spiegelneuronen gefördert, die entscheidend für das Lernen und die Fähigkeit zum Mitgefühl sind. Aber es werden auch Hormone ausgeschüttet, die friedlich stimmen und die Fähigkeit zu sozialer Bindung hervorbringen.
Entsprechend sind Menschen, die viel singen, im statistischen Durchschnitt lebenszufriedener, ausgeglichener und friedlicher als Menschen, die nicht singen.

Bei Menschen, die viel singen, sind im statistischen Durchschnitt die Sozialfähigkeiten, die sozialen Bindungsfähigkeiten und die Lernfähigkeit besser entwickelt. Das gilt vor allem auch für die Empathiefähigkeit. Sie verhalten sich stärker sozial verantwortlich, hilfsbereiter und mitmenschlicher. Auch sind viel singende Kinder im Vergleich zu wenig singenden Kindern in ihrer körperlichen und psychischen Entwicklung allgemein und speziell in ihrer Konzentrationsfähigkeit und Sprachentwicklung besser. Sie werden von Gutachtern eher als regelschultauglich eingestuft.

Wir hätten in Deutschland, den Befunden zufolge, die PISA-Problematik nicht, wenn alle Kinder von früh an jeden Tag ca. 45 Minuten über den Tag verteilt singen würden, wie das im PISA-Musterland Finnland (noch) normal ist. Singen ist allem Anschein nach für die Entwicklung des Fühlen-Könnens so wichtig wie die Sprache für die Entwicklung des Denken-Könnens. Singen kann, und das ist empirisch belegt, kurzfristig die psychische und die physische Leistungsfähigkeit fördern.

Einfügung des Autors: In kirchlichen Medien las ich, dass in einem Kloster das Singen bei der morgendlichen Andacht aufgegeben wurde. Dies behinderte nicht nur die Einkehr in der Andacht. Zusätzlich zeigten sich unter den Mönchen immer mehr vegetative und emotionale Störungen, die sich auf die Gesundheit, das Sozialverhalten der Mönche untereinander und auf die Klosterarbeit negativ auswirkten. Erst als man das Singen wieder einführte, verschwanden all diese negativen Folgeerscheinungen.

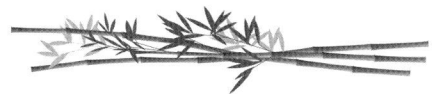

中医及经络咏唱法
1.20 Schönheit - Meridiansingen und TCM

Originalbeitrag von Herrn Dr. Karl Adamek

Das Meridiansingen ist das Kernstück der Sintala-Methode. Meridiansingen wurde vor allem inspiriert durch die kreative Begegnung von ethnischem, psychologischem, musiktherapeutischem und psychosomatischem Wissen der westlichen Kultur auf der einen Seite und dem Wissen der überlieferten chinesischen Heilkunst sowie seinen geistigen Wurzeln, dem Taoismus, dem Konfuzianismus und dem Buddhismus auf der anderen Seite. Es entstand als eine künstlerische Verarbeitung verschiedener Wissensimpulse und kann so auch ausschließlich aus der Wissenschaft abgeleitete Heilverfahren durch die systematische Einbeziehung der Intuition und der Musik zur Aktivierung der Selbstheilungskräfte kreativ ergänzen. Das spannende Werk des deutschen Pioniers der chinesischen Heilkunst, Hans Höting, das er zu den überlieferten sogenannten „Sechs Heilenden Lauten" schrieb, zu der es auch eine MC mit Lauten gibt, die den Meridianen zugeordnet sind und welche die Gesundheit fördern, gab einen wichtigen Anstoß. Es entstand der Wunsch, in vergleichbarer Zuordnung schöne, singbare Musik zu schaffen, bei der man aufgrund ihrer Schönheit Freude empfindet und dadurch ein natürliches Verlangen entsteht, sie zu praktizieren und damit auch Grundlagen zur Schönheit zu schaffen. Bei dieser Zielstellung gingen wir von der Erfahrung aus, dass Schönheit und Sinnenfreude die besten Voraussetzungen dafür schaffen, dass Gesundheitspraktiken auch tatsächlich einen selbstverständlichen Platz im Alltag der Menschen finden.

Wir sind uns bewusst, dass vieles verloren ging, was in der überlieferten chinesischen Heilkunst grundlegend war und ausschließlich von Meister zu Schüler weitergegeben werden konnte, weil es um die Schulung der Geisteshaltung und der heilerischen Intuition ging. Bei der Begegnung mit der überlieferten chinesischen Heilkunst finden sich zahlreiche wertvolle Hinweise über die Zusammenhänge von psychischen Themen und physischer Gesundheit. Vieles ist mit psychosomatischen Erkenntnissen der westlichen Wissenschaft durchaus kompatibel.

Die von uns herausdestillierten Zuordnungen der psychischen Themen zu den Meridianen sind in dieser Spezifik nicht direkt in den Quellen zu finden. Sie sind aus diesen Quellen inspiriert worden, werden in den verschiedenen Linien der überlieferten chinesischen Heilkunst unterschiedlich beschrieben, haben jedoch die gleiche Tendenz.

Krankheit wird in der chinesischen Tradition auch als ein Stau von Lebensenergie, dem Qi, in den Energiebahnen bzw. Meridianen erkannt. Die gestaute Energie muss bei der Behandlung wieder in den Fluss gebracht werden. Auch die Gefühlsebene ist ein Bereich, der bildlich gesprochen fließen muss. Beim kranken Menschen ist „das Herz voll", sind die Gefühle gestaut. Gefühle „bedrücken", fließen nicht. Sie werden darüber zur krankmachenden „inneren Widrigkeit" laut TCM und schädigen so auch die Schönheit. Beim gesunden Menschen müssen sich die Gefühle wandeln können. Es kommt jedoch vor, dass auch hier der gesunde Fluss ins Stocken kommt. Ein Festsitzen in bestimmten Gefühlen kann den Lebensvollzug stören und so pathogen wirken. Durch Singen kann der Mensch seinen ins Stocken geratenen Gefühlsfluss wieder ins Fließen bringen.

Die Idee und der praktische Beginn, heilsame Gesänge zu den psychischen Themen der Meridiane zu schaffen und damit die psychische und physische Gesundheit positiv zu beeinflussen, liegen fast zwanzig Jahre zurück. Seither ist sie an der alltäglichen Praxis der singenden Arbeit mit Menschen gereift. Der Dank gilt den Tausenden Patienten und Seminarteilnehmern während dieser Zeit, welche die Ausreifung des Konzeptes überhaupt erst begründet und möglich gemacht haben. In der überlieferten chinesischen Heilkunst liegt ein über Jahrtausende bewährtes Wissen, das zum Staunen einlädt. Diese Heilkunst unterscheidet kurz gesagt zwölf als Meridiane bezeichnete Energiebahnen bzw. Energiesysteme des Körpers, die im Wesentlichen den Körperorganen und dem Modell der Wandlungsphasen zugeordnet sind. Manches, was dabei vor Jahren noch als Unsinn galt, weil es mit den damaligen Geräten noch nicht gemessen werden konnte, wird heute schrittweise auch durch Messungen bestätigt.

Die Komplexität der Verfahren, aufgrund ihrer Verwobenheit mit der Intuition, entzieht sich weitgehend den begrenzten Möglichkeiten der wissenschaftlichen Messung und Erklärung. Am Ende sind dennoch erstaunliche Heilerfolge dieser speziellen Therapien zu verzeichnen. Über die Stimulation bestimmter Meridianpunkte, zum Beispiel durch die Akupunktur, kann der Organismus regulierend beeinflusst werden. Gesundheit wird als Ausgeglichenheit der Energieflüsse verstanden. Es gibt zwischen dem Zuviel und dem Zuwenig die gesunde Mitte. Auch Singen konnte als eine zur Mitte hin ausgleichende Maßnahme empirisch nachgewiesen werden.

Die überlieferte chinesische Heilkunst kann unseres Erachtens eine Quelle der Inspiration gerade für die psychosomatische Medizin sein. Im Besonderen auch deshalb, weil sie wirkungsvolle Konzepte der Prävention im Sinne eines gesunden Alltagsverhaltens entwickelt hat. Es ist zu vermuten, dass aus der ernsthaften Begegnung beider weiterhin ein immenser Entwicklungsschub für unser Gesundheitswesen erwachsen wird. Des Weiteren war für die Entwicklung des Meridiansingens inspirierend, dass die paarig zusammengehörenden zwölf Meridiane zwölf verschiedenen psychischen Themenbereichen zugeordnet werden. Bestimmte psychische Probleme werden vereinfacht gesagt als eine wesentliche Ursache für bestimmte körperliche Krankheiten verstanden.

Wir fanden bei der Begegnung mit dem Qigong, das als integraler Bestandteil der überlieferten chinesischen Medizin zu betrachten ist, die Auffassung, dass die Vorstellungskraft, die Ji genannt wird, die Lebensenergie, die Qi genannt wird, bewegt. Das heißt auch, dass schlechte Vorstellungen Krankheiten verursachen können und gute Vorstellungen Gesundheit. Ji ist der Milz zugeordnet und bei den „Sechs Heilenden Lauten" aktiviert der rezitierte Milzlaut die Milz.

Beim Meridiansingen und seiner wiederholenden mantrischen Form werden durch die Verankerung positiver Vorstellungsinhalte über die Texte beim Singenden neuronale Neuverknüpfungen zwischen Fühlen und Denken initiiert, die gesundheitlich positiv wirksam sind. Des Weiteren wurde das Wissen über den Ausgleich der Energieflüsse in den einzelnen Meridianen durch gezielte Übungen, basierend auf den Lehren des Qigong, zu einem neuen Bewegungssystem weiterentwickelt, bei dessen Ausübung man auch gleichzeitig singen kann.

Musik und Bewegung helfen, kognitive Prozesse im Gehirn besser zu organisieren. Das haben Psychologen der Ohio-State-Universität anhand einer Studie mit 33 Herzpatienten im Rehabilitationsprogramm bewiesen. Alle Patienten waren durch koronare Gefäßerkrankungen in ihren kognitiven Fähigkeiten nachweislich negativ beeinflusst. Vor und nach den Bewegungsübungen hatten sie je einen Test in Sprachflüssigkeit zu absolvieren.

Die Studien brachten ein sehr überzeugendes Ergebnis. Alle Teilnehmer fühlten sich nach dem Körpertraining mental und körperlich besser. Mit Musikbegleitung waren nicht nur der körperliche und der mentale Befund, sondern vor allem zusätzlich die Stimmung besser. Was gäbe es Besseres, als auch die Schönheit so zu wecken? Die Untersuchung von Professor Charles Emery zeigte, dass die Kombination mit Musik und vor allem Mitsingen kognitive Prozesse überdurchschnittlich bessert, das Gehirn sich dadurch leichter organisieren kann.

Dies bestätigte auch der emeritierte Sportmediziner Prof. Wildor Hollmann von der Sporthochschule Köln. Nach seinen Angaben verbessert sich durch körperliche Aktivität die Anzahl der „Spine-Synapsen" als Verbindungskabel zwischen den Nervenzellen. Dadurch besserten sich Denk- und Gedächtnisfunktionen mehr als in Kontrollgruppen. Bei Aktivitäten wie Mitsingen und Musikbegleitung war dies noch auffallender.

Das alte Wissen, das uns vor zwanzig Jahren zu der Idee von heilsamen Liedern zu den Meridianen inspiriert hat, wird heute von den neuesten neurobiologischen Erkenntnissen über den Einfluss des weitgefasst verstandenen Denkens auf die Gesundheit bestätigt. In der neuen Fachrichtung der Psychoneuroimmunologie widmet man sich unter anderem auch diesen Zusammenhängen. Und mit Psychoneuroimmunologie stehen wir wieder mitten in dem Komplex, in dem sich äußere und innere Schönheit einander bedingend begegnen. Hinweise zur Praxis des Meridiansingens finden Sie unter „Therapie".

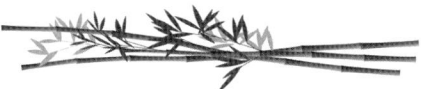

实践与运用
2. Teil: Schönheit in der Praxis

美容诊断的基础理论
2.1 Schönheit - diagnostische Grundlagen

Nach den Grundsätzen Chinesischer Medizin sollte der Patientenbefund auch hinsichtlich Schönheit, Lebensführung, Lebenseinstellung, Zielvorstellung, Diät und Trinkmenge erhoben und die entsprechende Therapie festgelegt werden.

1. Nach einer medizinischen Untersuchung erfolgt die Festlegung aller medizinischen Begleitbehandlungen und zwar nach Haut- und Allgemeinzustand sowie dem Stand der Alterungsprozesse. Die Kosten für die Behandlung sind dem Patienten anzugeben.
2. Wo notwendig, erfolgt das Festlegen des Hauttyps für Kosmetika, die Verordnung von Präparaten und Hausverordnungen nach Grundlagen der TCM und daraus ableitend die Therapie.
3. Alle Behandlungsverfahren, Kosten, auch für den Fall unentschuldigten Fernbleibens, Zahlungsbedingungen, Prognosen, Techniken, Risiken und die Häufigkeit der Behandlungen sind dem Patienten zweifelsfrei offenzulegen und zu begründen, denn zwischen Therapeut und Patient dürfen weder Unklarheiten noch Zweifel verbleiben. Der Patient muss zu allen Punkten auf einem Formblatt unterschriftlich bestätigen, dass er alle Hinweise verstanden hat und damit einverstanden ist.
4. Die Anzahl der Sitzungen, Behandlungsdaten, die Behandlungsdauer je Einzelsitzung, Wiederholungsrhythmus, Zeitdauer je Sitzung mit Angabe der Therapien je Sitzung und Gründe dafür sind einverständlich zwischen Therapeut und Patient zu klären und die Zustimmung des Patienten dazu ist in Schriftform einzuholen.
5. Der Patient sollte seine Behandlungsvorstellungen offenlegen und diese müssen vom Therapeuten einverständlich kommentiert und eventuell berichtigt werden.
6. Die Entscheidung und das Einverständnis des Patienten zur Behandlung, zum Behandlungsumfang mit Zeitdauer, zur Zahl der Einzelsitzungen und der Zeitplan für alle Behandlungssitzungen einschließlich Kosten, Zahlungsmodus, Kosten mit Begründung im Falle unentschuldigten Fernbleibens müssen schriftlich festgehalten und von Therapeut und Patient einverständlich gegengezeichnet werden.
7. Der Patient erhält eine Kopie aller unterzeichneten und gegengezeichneten Dokument mit allen Punkten, die vor der Behandlung besprochen wurden, einschließlich des Datenblatts für die Behandlungstermine.
8. Fotodokumentation

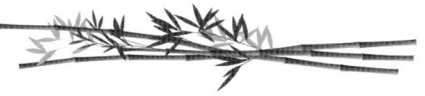

美容以针灸穴确诊
2.2 Schönheit und Akupunkturpunkt-Diagnostik

Vergleichweise wie in der Homöopathie, wo Gleiches dem Gleichen zu entsprechen hat, müssen die Akupunkturpunkte gemäß TCM ebenfalls nach Patientenbefund und Symptomcharakteristik ausgewählt werden.

Hierzu müssen Zungenbild, Pulscharakteristik, Befund der Haut als Yang-Organ, Sprache, Atemcharakteristik, Körperhaltung, Augensprache, Mimik, Gestik und Lebensumfeld diagnostisch erfasst und in Übereinstimmung mit der Punktcharakteristik gebracht werden. Dies gilt genauso für Kräuter.

Widriges oder krankmachendes Qi bzw. Qualität und Quantität des funktionellen Qis sind zu ermitteln. Übermäßige Lichtbäder durch die Sonnenbank oder Sonnenlicht, unpassende Kleidung, Mangel an Körperhygiene, schlechte Schlafqualität, Umweltschadstoffe, Probleme in der Sozialgemeinschaft und im Beruf, Klima wie Kälte, Feuchtigkeit, Trockenheit und Wind, Medikamentennebenwirkungen, psychosomatischer und emotionaler Stress sind Beispiele widrigen Qis. Überfluss oder Leere an Qi, Blockaden des Qi, Störung des Qi-Flusses, auf welcher Ebene, in welche Richtung auch immer, sind andere Möglichkeiten, wie Qi schaden kann.

Weitere Fragen sind: Ist die Haut trocken oder feucht nach Tastbefund und gemäß TCM-Diagnose? Die Befunde müssen individuell abgeklärt und Therapien daraus abgeleitet werden, weil Traditionelle Chinesische Medizin immer Ursachentherapie ist und keine Symptomkosmetik betreibt.

Akupunkturpunkte bestimmen sich nach:

1. der Phänomenologie Chinesischer Medizin, der Lokalisation, Organbezüge nach Meridianen, Behandlungspunkte auf diesen und deren Bezugsarealen
2. nach Punktindikation laut Lehrbuch, hierzu sind weitere Facheinweisungen erforderlich. Für die Anfangstherapie kann man Hinweise aus diesem Buch mit Lokalpunkten und Fernpunkten verwenden (siehe Schlagwortverzeichnis „Meridiane").
3. nach Meridianen, die indizierte Befallregion oder Bereiche in der Nähe passieren,
4. nach zu verwendenden Nah- und Fernpunkten, Hinweise finden Sie unter Schlagwortverzeichnis.
5. nach Zuordnung zu Muskeln/Antagonisten, Befallregion,
6. nach therapeutischer Erfahrung.

Danach wird die Behandlungsart bestimmt:

1. Manueller oder Nadelstich-Punktreiz, sedierend oder tonisierend.
2. Punkttherapie mit Moxa-Yang-Wärmepunktur, tonisierend oder sedierend, Hinweise hierzu unter „Moxen". Bei Verwendung dieser Therapie bedarf es weiterer Facheinweisung, die durch mein Praxisbuch „Moxatherapie" abgerundet werden kann.
3. Lokal-Punktreiz mit Farb-, Licht-, Laser-, Elektroimpulsen alternativ zur Akupunkturnadel.

Hinweise zum Punktreiz über technische Impulse alternativ zur Nadelakupunktur finden Sie im Buch unter Akupunktur (siehe Schlagwortverzeichnis).

Man unterscheidet die Haut nach folgenden Charakteristiken:

Hauttypisierung

Yin-Typus	Yang-Typus
Feuchte, plastische Haut	Trockene, faltenbildende Haut
Fettige Haut	Trockene Haut
Dicke Haut	Dünne Haut
Kalte Haut	Warme Haut
Helle Haut	Dunkle Haut
Glatte, plastische, elastinreiche Haut, Kollagen ausreichend	Verschiebbare, unelastische, kollagenreduzierte Haut
Wunden feucht, heilen schlecht	Wunden heilen schorfig ab
Geringer, kalter Schweiß	Starker, heftiger temperierter Schweiß
Glänzende Haut	Stumpfe Haut
Vergrößerte Poren	Kleine Poren
Eingesunkene Porenöffnung	Grießkörner, Fettpfropfen
Fettige und widerstandsfähige Haut	Trockene und sensible Haut
Unreine Haut	Trockene, empfindsame Haut
Jugendlicher Hauttyp	Vorzeitige Alterung
Mitesser, Akne, helle Pickel, gelbes Sekret	Trockene, rötliche Pickel, rissige Haut
Narbenbildung	Geplatzte Äderchen
Runzeln	Ekzeme rötlichen Einschlags
Hängefalten, Plastizitätsverlust	Schuppige, pigmentierte, faltige Haut
Aufgequollene Haut	Substanzlose, trockene Haut

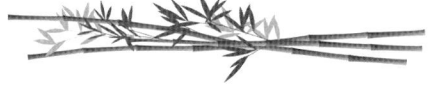

色彩与性情爱好的关系
2.3 Schönheit: Farbdiagnose zur Persönlichkeit

Eine Farbdiagnose gibt Auskunft über die Persönlichkeit des Patienten. Farbsymbole verweisen auf die Organe der Wandlungsphasen, so z. B. die Farbe Rot auf das Herz. Sie charakterisieren aber auch die Diagnose: Rot verweist auf Fülle, Hitze. So ist unter Beachtung des Farbsymbols individuelle Schönheitsbehandlung möglich. Pulsdiagnose, Zungenbefund, Antlitzdiagnose und Handdiagnose runden dieses Bild ab.

Das Farb-Persönlichkeitsbild zeigt auch den Hintergrund zu Alterserscheinungen, Verhaltensformen, Krankheitsbelastungen, zum Sozialverhalten, Partnerschaftsverhalten, zur Lebenseinstellung, zu Mimik, Gestik und Faltenbildung. Diese Hinweise bilden die Grundlage für eine noch individuellere Schönheitstherapie und Gesundheitspflege und bieten die Möglichkeit der Vorbeugung.

Man fordert den Patienten auf, sich im Geiste detailliert Anliegen oder Ziele zu vergegenwärtigen. Dadurch entsteht über das Unterbewusstsein eine Verbindung zwischen dem Suchen nach dem Notwendigen und dem Gesuchten als Hilfsmittel für das Anliegen. Wünsche, Farben und Zahlen versinnbildlichen Energie, die sich in Schwingungen umsetzt. Polare Schwingungen ergänzen oder stören sich. Deshalb wählt das Ordnungssystem des Körpers „das Ordentliche" zweier Möglichkeiten aus Farb- oder Zahlsymbolen, die sich dann als Therapie mit dem Körperbefund symmetrisch ergänzen. Daher kann man aus einer Zahl, einer Farbe auf das Persönlichkeitsbild, den Gesundheitsstatus, die Anamnese und die Prognose rückschließen. Der Therapeut weiß auch, ähnlich dem bekannten Lüscher-Test, welchen Patienten, mit welchen Zielvorstellungen und welchen Befundvoraussetzungen er vor sich hat, was dieser erwartet, welche Therapie und Schönheitspflege mit welchen Wunschvorstellungen zusammenpasst. Der Psychologe M. L. Lüscher, hat ein projektiertes Testverfahren mit Farbtafeln entwickelt, aus der sympathische und unsympathische Farben zur Beurteilung der Affektivität und Rückschluss auf Grundstimmungen, Verhaltensweisen Persönlichkeit auszuwählen sind.

Die erste Farbe oder Zahl widerspiegelt die geistige, die zweite die seelische, die dritte die körperliche Ebene des befragten Patienten. Auch geht aus dem Test hervor, ob der Patient primär Wert auf Quantität und „äußere Schönheit, den Schein" oder auf „Qualität der inneren Schönheit" legt, die mehr ist, als sie scheint.

Das Ego verlangt dominante „äußere" Schönheit. Sie muss dominieren, um sich selbst zu belohnen, zu erfreuen, mit ihrer Schönheit die Persönlichkeit auf ein kosmetisches Niveau zu bringen, um sich selbst auf die eigens gesetzte Ebene herausstellen zu können. Hier ist zu beachten, dass das Ego der Farbe „unterliegt". Die Farbe zwingt sich auf, weil sie die Person betont, während der Introvertierte die Farbe mit Geschmack und Niveau aussucht, weil sie nicht betonen, sondern nur das Gesamtbild abrunden soll. Dies klassifiziert wieder den Unterschied zwischen Schönsein und Hübschsein, zwischen Organ und Yin/Yang. Rot z. B. stünde für „Herz", „aktiv", „Geist", „Bewusstheit".

Wenn betontes Schönsein vor niveauvollem Gepflegtsein steht, dekorative, dezente Kosmetik nicht aufdringlich, sondern geschmackvoll, harmonisch, von Prinzipien bestimmt sein soll, kommt sie der klassischen Vorstellung der Chinesen von Schönheit aus Geschichte und Tradition sehr nahe. Nachstehend ein Überblick zu den Farben und ihren Bedeutungen für Kosmetik und Diagnostik.

Farbe	Farbsymbolik
Schwarz	Gefühl, dass im Leben manches unterdrückt oder nicht wahrgenommen wurde, nicht entfaltet werden konnte, auf vieles verzichtet, zwanghaft vieles gemieden werden musste Unterdrückte Kraft, Wut, abgeblockte Entfaltung, verhinderter Selbstausdruck. Ausdruck der Endlichkeit, Unerfüllbarkeit
Weiß	Steht für alles, was vermieden wird, um Reinheit zu wahren Vermeiden des bestimmenden Vaterprinzips, Betonung des umsorgenden Weiblichen, der Leere gegenüberstehend, Symbol mangelnder Einheit, des Vergessenen
Pink	Liebe, in Bewegung aus sich heraus zum Du strömend, oder wird von anderen in Bewegung gehalten, sucht eine nicht existierende Anlaufstelle oder „never-come-feedback" der/des Geliebten
Gold	Persönlichkeitstyp, der sich „Königlich" zeigt, auf Unabhängigkeit, Souverinität, frei von persönlichen Absichten zu sein bedacht ist, aber auf Perzeption, Vorstellung bedacht ist, Macht über andere zu haben, personifiziert durch Sonnenhaftes, Lichthaftes
Rot	Kampf um Sicherheit, um Vorteile, Macht, Anerkennung, Symbol für Selbstzweck über Egoismus bis Angriff, jede Anerkennung anderer mahnt Rot zur Vorsicht, zum Abstand, Sinnbild der Unruhe, mangelnde Ordnung
Orange, Rottyp	Sucht Schlüssel für Nahrung, Sexualität, für Ausdruck, gedankliche Beschäftigung Möchte eigene Wirkung, Energie, Leistung spüren Möchte allem Druck entfliehen gerät leicht in Erregung, lässt sich leicht provozieren
Orange, Gelbtyp	Psychologisch: Betonung auf Stimulation Selbstgefühl: lebhaft, spielt das Mustergültige Verhalten: Aktivität, um zu deligieren
Gelb, betont	Symbol für Verstand, Macht, Kontrolle, Freiheit, Selbstdefinition
Hellgelb	Psychologisch: Der auf spirituelle, mentale und körperliche, grenzenlose Weite Bedachte, bedacht darauf, sich auszudehnen Selbstgefühl: heiter, sanguinisch, andere ansteckend Verhalten: Veränderung, alle Regeln weise brechen Möchte sich von Belastungen befreien Möchte allem Druck entfliehen Möchte Konflikte meiden Möchte bestehende Situation ändern
Grün	Ausdruck für Beziehung, Wachstum, Liebe, Phantasie, Kreativität Schöpfung, Erneuerung, Freiheit, Aufstreben, Dynamik, Handeln

Blau, betont	Psychologisch: auf Stille, Einkehr Bedachte, introvertiert, in sich gehend, Selbstgefühl: Zufriedenheit
	Verhalten und Bedürfnis: Ruhe
	Befriedigung durch Entspannung
	In Unbeherrschtheit, Neigung zur Selbstverwöhnung, wie z. B. über Alkohol, Festessen, sich „etwas gönnen"
	Empfangen, Hinauslassen, Hunger, Sehnsucht nach Erkenntnis, Einkehr
Blaugrün	Psychologisch: Kontraktion, auf das Wesentliche zusammenziehen, Fliehkraft und Flucht zum Kern der Erkenntnis zu bringen
	Selbstgefühl: Ernst, keine Zeit oder Mühe vergeuden
	Verhalten: Aktivität
	Anspruch auf Respekt, Kompetenz
	Ist eigenwillig, immer dabei, sich zu verteidigen
	Immer auf eigener Meinung als Gegensatz zu anderen bedacht Muster der Zuverlässigkeit
	Strenge Prinzipien, denen man stets zu folgen hat
Indigo	Charakteristik: Spiritualität, auch mit dem Ziel, andere damit zu beeinflussen, Besserwisserei, „Über-den-Dingen-stehend", will dieses anderen vorleben
Violett	Streben nach Einheit, Bewusstsein, Entfaltung, Vergeistigung
Silber	Kühle mit Distanz, Abstand bringt Unabhängigkeit, man teilt sich anderen mit, um Achtung zu zollen, aber mit dem Ziel, etwas für sich zu bekommen, Mondrhythmen unterlegen, das Weibliche
Braun	Sehnsucht nach Häuslichkeit, Bodenständigkeit, Sinn für Familie als Heimstatt, Wohlfühlen in Gesellschaft mit Innigkeit, Heimat, Sinn für Acker, Samen, aufrecht Stehen, Haltung bewahren
Unentschlossen	Erste Möglichkeit der Unentschlossenheit:
	Patient hat keine Meinung und ersetzt sie durch diplomatisches Nichtsagen, verträgt keinen aufdringlichen Rat, der Rat muss so sein, dass er das Gefühl hat, selbst die Entscheidung getroffen zu haben.
	Zweite Möglichkeit der Unentschlossenheit:
	Persönlichkeit „versteckt" sich, spielt anderen Theater vor, weil niemand hinter die Fassade schauen darf. Therapeut zeigen sie, wo versteckte aber unbewusste Begabungen, Schwerpunkte liegen. Dennoch ist Patienten alles nicht gut genug. Sie warten entschlussunfähig stets auf nächste Chance, die sie immer für besser als die gegenwärtige halten.

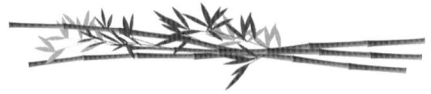

美容与治疗
2.4 Schönheit und Therapie

Viele der genannten Behandlungsmethoden und Diagnosen dieses Buches sind Bestandteil gründlicher, anspruchsvoller Schönheitstherapie, die anzuwenden ein bestimmtes Niveau an Fachwissen voraussetzt.

Wenn Therapeuten gemäß ihres Kenntnisstandes mit einfacher Grundlagentherapie gegen herkömmliche Alterserscheinungen antreten müssen, haben sie jedoch durch die Grundtherapien die Möglichkeit, sich mithilfe dieses Praxisbuches Schritt für Schritt weiter einzuarbeiten, um so immer mehr Behandlungsmöglichkeiten anwenden zu können. Die Grundlagentherapien dienen der Vorbeugung gegen und zur Behandlung herkömmlicher Alterungserscheinungen. Sie ermöglichen die Pflege der Hautvitalität und die Aufbaubehandlungen – letztere mithilfe der im Buch genannten Akupunkturvorschläge einschließlich Begleittherapien, der Anwendung von Diagnostik und Behandlungsverfahren aus Naturheilkunde bis Hightech. Jedem Therapeuten aus Medizin und Kosmetik mit Anfangskenntnissen bis hin zum erfahrenen Therapeuten stehen damit diese Möglichkeiten des „Facelifting Chinesisch" zur Verfügung. Ebenso können Laien viele in diesem Buch vorhanden Behandlungsmöglichkeiten und Schönheitstipps – aus der Nähe bis aus Fernost – nutzen.

An dieser Stelle seien zunächst die Schwerpunkte der unterschiedlichen Behandlungssysteme herausgestellt.

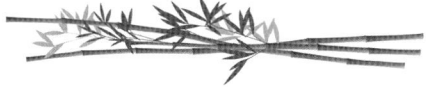

去皱纹 —— 远近穴的确定与运用
2.5 Schönheit und Grundlagen für Nah-, Fernpunkte, Falten

Die 1. und 2. Grundtherapie geht von der Falte als Ausgangspunkt aus und bestimmt zur Behandlung Nah- und Fernpunkte, die zur Behandlung
- der Haut- und Zellregeneration, des Zell-Metabolismus,
- der Regulation des vegetativen Nervensystems,
- der Durchblutung,
- der Funktion innerer Organe,
- der Gegenregulation (insbesonders zu Falten gegen Alterungsprozesse)

dienen. Dies steht im Gegensatz zur 3. Grundtherapie, die sich des körperlich-seelischen Grundmusters annimmt. Die 3. Grundtherapie ist auf den psychosomatischen Hintergrund zur Schönheitstherapie ausgerichtet, gemäß dem Grundsatz, dass jede Form der Schönheit Ausdruck der Persönlichkeit ist.

Hautzustand, Bezugsmuskel/Antagonist, Organe nach Passagemeridianen im Befallbereich der

Haut, Hautplastizität, Persönlichkeitsbild aus Sicht der Wandlungsphasen, Vitalität, Lebensalter, Lebenseinstellung, körperlicher Allgemeinzustand und das Geschlecht des Patienten sind zu berücksichtigen, wenn man die Dreiheit des Menschen, also Leib, Seele/Geist und Lebensumfeld mit einbezieht. Daher ist es schon sinnvoll, perspektivisch Techniken verschiedener Behandlungsverfahren zu kombinieren.

Die Akupunktur verwendet im Grundsatz Nah- oder Lokalpunkte im Kopf- und Gesichtsbereich. Dazu wählt man Fernpunkte an unterschiedlichen peripher ausgerichteten Stellen des Körpers. Nahpunkte im Gesichtsbereich stehen mit der mimischen Muskulatur in Verbindung, wie z. B. der Punkt 1 des Magenmeridians mit dem Augenringmuskel. Falten und Alterungserscheinungen mit Bezug zu Organen zeigen sich an den gleichen Stellen des Gesichtes. Bezug zum Organ ist über im Befallbereich verlaufenden Meridian gegeben.
Der Meridian mit seinem Bezugsorgan verbindet den Gesichtsbereich mit dem Fernbereich in der Körperperipherie. Deswegen empfiehlt sich die Verwendung von Nahpunkten zusammen mit Fernpunkten. (Die Hinweise in den nachfolgenden Tabellen geben hierzu nähere Auskunft.) So verbindet der Blasenmeridian den Augeninnenhöhlenbereich in Zornesfaltennähe mit der kleinen Zehe.
Einige Meridiane stehen mit Gesichtsbereichen in Verbindung, in denen sich typische Falten bilden. Die Nasolabialfalte ist ein gutes Beispiel hierfür. Sie steht mit Dickdarm- und Magenmeridian in Zusammenhang. Daher ergibt sich auch eine Punktindikation aus Sicht der Symptomcharakteristik und der Symptomatik zweier Bezugsorgane nach TCM hinsichtlich der Behandlung von Nah- und Fernpunkten.
Nadelungen an Nah- oder Fernpunkten bei Alterserscheinungen regulieren nicht nur den Energiefluss im Meridian. Sie therapieren gleichzeitig Hautsymptome und reaktiv auch den Befund des zugeordneten Bezugsorgans.
Die hier in der Tabelle genannten Punkte ergeben sich aus der Kenntnis dieser Bezüge und aus Praxiserfahrungen heraus. Wenn auch Therapeuten die Möglichkeit zu eigenen Behandlungsschemata haben, die mit Grundregeln der TCM vereinbar sein müssen, hat sich doch in der Praxis ergeben, dass die Punkte laut Tabelle aus der Erfahrung der Praxis heraus am häufigsten verwendet werden.
Vor jeder Therapie steht die Diagnose. Sie muss klären:

1. Wo sind Falten, wo sind Alterserscheinungen in Haut und Unterhautzellgewebe erkennbar?
2. Welche Fernpunkte ergänzen welche Nahpunkte?
3. Welche Meridiane durchlaufen direkt oder angrenzend den Befallbereich des Gesichtes?
4. Welche Bezugsorgane nach Meridian, Mutter-Sohn-Regel und Wandlungsphasen sind behandlungsbedürftig?
5. Wo zeigen sich Hauterschlaffungen, Hautspannungen, Auffälligkeiten an der Hautoberfläche, in der Struktur des Unterhautzellgewebes, Durchblutungsstörungen, Flüssigkeitsstaus? Dies erfordert manchmal die Betrachtung mit der Heine-Doppel-Lupenbrille.
6. Sind Akupunkturpunkte zu sedieren oder zu tonisieren?
7. Sind Alternativmethoden anwendbar wie Licht-, Elektroimpulse, Moxen, Saugwellenmassage?

Zwei Behandlungen pro Woche sind empfehlenswert. Bitte für die Punktlokalisation das

"Cun"-Maß des Patienten beachten! 1 cun = 10 Fen, das entspricht 1 Daumenbreite, 3 cun entsprechen 4 Qf = Querfingerbreiten.

Die Punkte laut Tabelle geben die Meridiane an, die direkt oder indirekt über Kopplungsmeridiane zu typischen Befallbereichen bzw. zu Begleitsymptomen Bezug haben und mit Nah- und Fernpunkten behandelt werden können.

Wegen unterschiedlicher Nomenklaturen sind die Punkte in den Lehrbüchern unterschiedlich bezeichnet. Die Hinweise in der nachstehenden Tabelle verweisen darauf.

Meridian	Punkte	Lokalisation
Konzeptionsgefäß	KG4 Guanyuan	1 Querhand unterhalb Bauchnabel
	KG 20 Hua Gai	1 cun unterhalb oberen Endes des Brustbeins
Lenkergefäß	LG 22 Xinhui	2 cun hinter Mitte vorderem Haaransatz
	LG 24 Shenting	0,5 cun hinter Mitte vorderem Haaransatz
	LG 25 Suliao	Auf der Nasenspitze
	LG 26 Shuigou	Unter der Nase, im oberen Drittel des Philtrums
Nierenmeridian	Ni 3 Taixi	In Vertiefung zwischen medialer Knöchelspitze und Achillessehne
	Ni 5 Shuiquan	1 cun kaudal Vertiefung zwischen medialer Knöchelspitze und Achillessehne, 1 cun kaudal Ni 3
	Ni 6 Zhaohai	1 cun unterhalb und hinter medialer Knöchelspitze
	Ni 10 Yin Gu	Ende medialer Kniegelenksquerfalte bei gebeugtem Knie
Blasenmeridian	Bl 2 Zanzhu	Mediales Ende Augenbraue
	Bl 18 Ganshu	1,5 cun lateral 9. Brustwirbel
	Bl 23 Shen Yu	1,5 cun lateral 3. Lendenwirbel
	Bl 54 Wheizong	Mittelpunkt Kniegelenksquerfalte
	Bl 60 Kunlun	Mittelpunkt zwischen lateralem Knöchel und Achillessehne
	Bl 62 Shenmai	5 Fen unterhalb lateralem Knöchel
Milz-Pankreas-Meridian	MP 3 Taibai	Distal Großzehengelenk
	MP 4 Gongsun	Fußinnenseite, unterhalb 1. Mittelfußknochen
	MP 6 Sanyinjao	3 cun oberhalb medialem Knöchel Hinterkante Tibia
	MP 9 Yinglingquan	Bei gebeugtem Knie unterhalb Schienbeinköpfchen

Meridian	Punkte	Lokalisation
Magenmeridian	Mg 25 Touwei (auch als Mg 8 bezeichnet)	Im Stirn-/ Schläfenwinkel, 4,5 cun lateral Körpermittellinie
	Mg 2 Xiaguan (auch als Mg 7 bezeichnet)	Unterhalb Arcus Zygomaticus
	Mg 3 Jiache (auch als Mg bezeichnet)	Bei fest zusammengebissenem Kiefer auf höchster Stelle des Musculus masseter
	Mg 5 Sibai (auch als Mg 2 bezeichnet)	Unterhalb Pupille in Foramen infraorbitale
	Mg 6 Ju Liao (auch als Mg 3 bezeichnet)	Schnittpunkt Falllinie durch Pupille mit Horizontallinie unterhalb Nasenflügel
	Mg 7 Dicang (auch als Mg 4 bezeichnet)	Endpunkt des Mundwinkels
	Mg 8 Daying (auch als Mg 5 bezeichnet)	Bei aufgeblähter Wange am ventralen Rand des Musculus masseter
	Mg 36 Zusanli	3 cun unterhalb Kniescheibe, 1 cun neben Schienbeinkante
	Mg 44 Neiting	Zwischen 2. und 3. Zehe, 5 Fen hinter Schwimmhaut
Lebermeridian	Le 3 Taichong Le 4 Zhoung Feng	Winkel zwischen 1. und 2. Mittelfußknochens 1 cun vor medialem Knöchel zwischen großer und 2. Zehe
	Le 13 Zhang Men	Unterhalb Ende 11. Rippe
Gallenblasenmeridian	Gb 14 Yangbai	1 cun oberhalb Augenbrauenmitte
	Gb 34 Yanglingquan	Vor, unterhalb Wadenbeinköpfchen bei gebeugtem Knie in Grube
	Gb 41 Zulingqui	Zwischen Annäherungsstelle des 4. und 5. Mittelfußknöchels
Herzmeridian	He 8 Shaofu	Aufsatzpunkt der Fingerkuppe des gebeugten 5. Fingers auf Handinnenfläche
Dünndarmmeridian	Dü 6 Yanglao	Vertiefung Handgelenksquerfalte, proximal, radial Proc. styloideus ulnae

Meridian	Punkte	Lokalisation
	Dü 18 Quanliao	Unterhalb lateralem Augenwinkel unterhalb Jochbeinbogen
Lungenmeridian	Lu 7 Liquie	1,5 cun oberhalb Handgelenksquerfalte zwischen Sehne und lateraler Radiuskante
Dickdarmmeridian	Di 4 Hegu	An höchster Stelle des Muskelwulstes unter Zeigefinger
	Di 11 Quchi	Ende äußerer Ellenbogenfalte bei gebeugtem Arm
	Di 20 Yingxian	5 Fen seitlich Nasenflügelmitte
Kreislaufmeridian	KS 6 Neiguan	2,5 cun oberhalb Handbeugefalte
Dreifacher-Erwärmer-Meridian	DE 5 Waiguan	2 cun oberhalb Mitte Handgelenkstreckfalte
	DE 6 Zhigou	1 cun oberhalb De 5
	DE 17 Yifeng	Dorsal, kaudal Ohrknöchelspitze
	DE 21 Ermen	In Vertiefung zwischen Tragus und Processus condylaris am Ohrrand
	DE 23 Sizhukong	Laterales Ende der Augenbraue in Vertiefung
Extrapunkt	Pam 3 Yintang	In der Mitte zwischen beiden Augenbrauen
Extrapunkt	Pam 9 Taiyang	Schläfenmitte in fühlbarer Grube

Befallbereiche

1. Stirnbereich	
Blasenmeridian	Bl 2 Zanzhu Am Ende innerer Augenbraue
Magenmeridian	Mg 1 Touwei 0,5 cm hinter Haaransatz an Stirnmitte, 4,5 cun seitlich
Gallenblasenmeridian	Gb 14 Yangbai 1 Fingerbreite über Augenbrauenmitte
Extrapunkt	Pam 2 E Zhoung Zeige- plus Mittelfingerbreite über Mittelpunkt zwischen beiden Augenbrauen Pam 5 Tou Guang Bei Geradeausblick oberhalb Pupille am oberen Augenbrauenrand Pam 6 Yu Yao Bei Geradeausblick oberhalb Pupille in Augenbrauenmitte Bl 62 Shenmai 5 Fen distal des äußeren Knöchels

Fernpunkte:	
Blasenmeridian	Gb 34 Yanglingquan Vor und hinter Fibulaköpfchen bei gebeugtem Knie
Gallenblasenmeridian	Mg 36 Zusanli 3 cun unterhalb Kniescheibe, 1 cun seitlich Schienbeinkante
Magenmeridian	Mg 44 Neiting Fußrücken zwischen 2. und 3. Zehe, 5 Fen hinter Interdigitalfalte
2. Nasenbereich	
Lenkergefäß	LG 25 Suliao Nasenspitze
Dickdarmmeridian	DI 20 Yingxian 5 Fen seitlich Mittelpunkt der Nasenspitze in Nasolabialfalte
Magenmeridian	Mg 6 Juliao Schnittpunkt der Senkrechten durch Pupille bei Geradeausblick und Horizontallinie unterhalb Nasenflügelunterkante
Extra-Punkt	NP 12 Pitung In Vertiefung beidseitig Nase, unterhalb Nasenbein
Fernpunkte:	
Dickdarmmeridian	Di 4 Hegu Bei angdrücktem Daumen auf der höchsten Stelle des Muskels
Lungenmeridian	Lu 7 Liquie Legt man Daumen, Zeigefinger gespreizt an Grundgelenk zusammen, liegt Lu 7 an Radiusseite zwischen Sehnen an Zeigefingerspitze
Magenmeridian	Mg 44 Neiting Fußrücken zwischen 2. und 3. Zehe, 5 Fen hinter Interdigitalfalte
3. Wangenbereich	
Dünndarmmeridian	Dü 18 Quanliao Senkrecht äußeren Augenwinkels am Unterrand des Jochbeins
Magenmeridian	Mg 5 Sibai 5 Fen seitlich Mundwinkel
Fernpunkte:	
Dünndarmmeridian	Dü 6 Yanglao Im Handgelenkspalt auf der Höhe des Ulnarköpfchens
Herzmeridian	He 8 Shaofu An 5. Fingerkuppe des gekrümmten Fingers in Handfläche
Magenmeridian	Mg 44 Neiting Fußrücken zwischen 2. und 3. Zehe, 5 Fen hinter Interdigitalfalte

4. Mundbereich	
Konzeptionsgefäß	KG 24 Cheng Jiang Oberhalb Kinn, Mitte Mentolabialfalte nicht Mundwinkel, mittig LG 26 Rhen zong/Shuigou Etwas oberhalb Philtrummitte
Lenkergefäß	LG 25 Suliao In Mitte des Oberlippenrandes
Magenmeridian	Mg 6 Juliao Schnittpunkt zwischen Senkrechte durch Pupille und Horizontallinie unterhalb Nasenflügel
Fernpunkte:	
Magenmeridian	Mg 36 Zulanli 1 Querhand unterhalb Kniescheibenkante, 1 Daumenbreitene neben Schienbeinkante
Milz-Pankreas-Meridian	Mg 44 Neiting Zwischen 2. und 3. Zehe 5 Fen oberhalb Interdigitalfurche
Magenmeridian	MP 6 Sayinjao 3 cun oberhalb medialem Fußinnenknöchel Unterkieferbereich
5. Unterkieferbereich	
Magenmeridian	Mg 3 Jiache 1 cun vor und oberhalb Unterkieferwinkel Mg 8 Daying 1, 5 cun vor Unterkieferwinkel
Fernpunkt:	
Lebermeridian	Le 3 Taichong In Vertiefung zwischen 2. und 3. Mittelfußknochen
6. Ohr/Frontalbereich	
Dreifacher-Erwärmer-Meridian	DE 5 Waiguan 2 cun oberhalb Handgelenkstreckfalte Handrücken DE 6 Zigou 1 cun oberhalb DE 5 DE 21 Sizhukong Am Außenende der Augenbraue DE 23 Ermen Am Ohrrand in Höhe Einschnitt oberhalb Ohrläppchen
Fernpunkte:	
Magenmeridian	Mg 2 Xiaguan Bei geschlossenem Mund in Vertiefung oberhalb Kiefergelenk Mg 36 Zusanli 3 cun unterhalb Kniescheibe, 1 cun neben Scheinbeinkante

7. Hauptpigmentierung durch Schwächung von Leber und Niere	
Lebermeridian	Le 3 Taichong 3 cun oberhalb Interdigitalfalte zwischen 2., 3. Zehe Le 8 Ququan An medialer Seite, Ende der Kniegelenksfalte
Nierenmeridian	Ni 6 Zhaohai 1 cun unterhalb mittlerem Fußknöchel
Blasenmeridian	Bl 18 Ganyu 1, 5 cun seitlich des 9. Brustwirbels Bl 23 Shenshu Zwischen 2., 3. Lendenwirbel sowie 1, 5 cun lateral
Handakupunktur	Hand 6 Quian Dou Dian Daumenseite des proximalen Zeigefingergelenks
8. Stauung im Unterhautzellgewebe, Schlüsselpunkte	
Lenkergefäß	LG 23 Shangxing 1 cun cranial Mitte Haaransatz
Milz-Pankreas-Meridian	MP 6 Sanyinjao 3 cun oberhalb inneren Fußknöchelspitze
Magenmeridian	Mg 44 Neiting Zwischen 2. und 3. Zehe, 5 Fen oberhalb Interdigitalfurche
Handakupunktur	Hand 6 Quian Tou Dian Daumenseite des proximalen Zeigefingergelenks
9. Faltenbildung, Schlüsselpunkt	
Magenmeridian	Mg 36 Zusanli 3 cun unterhalb Kniescheibenunterkante, 1 cun seitlich der Schienbeinspitze
Lebermeridian	Le 3 Taichong 3 cun oberhalb Interdigitalfurche zwischen 2., 3. Zehe
10. Erschlaffung der Haut	
Magenmeridian	Mg 36 Zusanli 3 cun unterhalb Kniescheibenunterkante, 1 cun seitlich Schienbeinspitze
Milz-Pankreas-Meridian	MP 6 Sanyinjao 3 cun oberhalb innerem Fußknöchels, hintere Schienbeinkante
Lebermeridian	Le 3 Taichong 3 cun oberhalb Interdigitalfurche, zwischen 2., 3. Mittelfußknochen
Handpunkt	Hand 5 Qian Dian daumenseitig am Zeigefingergrundgelenk, an Grenze von weißem zu rotem Fleisch
Nierenmeridian	Ni 6 Zhao Hai 1 cun unterhalb der Spitze des inneren Fußknöchels

11. Hautvitalisierung, Schlüsselpunkte	
Lebermeridian	Le 3 Taichong Zwischen 2., 3. Zehe, 3 cun oberhalb Interdigitalfalte
Milz-Pankreas-Meridian	MP 3 Taiba Fußinnenseite an Grenze zwischen rotem und weißem Fleisch, vor Kopf des 1. Mittelfußknochens
Nierenmeridian	Ni 3 Taixi Mittelpunkt zwischen medialer Knöchelspitze und Achillessehne

12. Akne, rote Pickel
= gelbliches, zähes Sekret als Hinweis = Lungenhitze

Dickdarmmeridian	Di 4 Hegu Bei angedrücktem Daumen auf der höchsten Stelle des Muskels am Rand des Mittelhandknochens
Lungenmeridian	Lu 7 Liquie Daumen, Zeigefinger gespreizt ineinander verschränken. Am Ende des Zeigefingers unterhalb Daumen zwischen Sehnen auf Radius Lu 11 Shao Shang Radial vom Daumen, 1 Fen vom Nagelwinkel

13. Akne, Schleimbezug mit Pusteln serösen Inhalts

Magenmeridian	Mg 44 Neiting Zwischen 2., 3. Zehe 5 Fen proximal von Interdigitalfalte
Milz-Pankreas-Meridian	MP 9 Yinglingquan Bei gebeugtem Knie, an Knieinnenseite am Rand des Schienbeinkopfes in tastbarer Vertiefung

14. Störung Chongmai
mit Störung von Blut und Qi, Erschlaffung der Haut und Schwäche des Konzeptionsgefäßes, der Kontrolle des Qis, der Qi-Schwäche, der Schwäche Fortpflanzungssystem als Meer des „YIN" das Hitze löscht sowie Angst und Nierenschwäche klärt, als Schwäche von Bauchnabel bis zum Fuß.

Milz-Pankreas-Meridian	MP 4 Gongsun Fußinnenseite, Basis des 1. Mittelfußknochens an Grenze des roten Fleisches MP 6 Sanyinjao 3 cun oberhalb des höchsten Punktes des medialen Knöchels an der Hinterkante des Schienbeines
Kardinalpunkt aus Konzeptionsgefäß	KG 4 Guanyuan 3 cun unterhalb Nabel
Nierenmeridian	Ni 5 Shuiquan 1 cun kaudal Mittelpunkt zwischen medialer Knöchelspitze und Achillessehne

15. Augensäcke, Schwellung ableiten/Augenleiden, Schwäche ausleiten Qi aktivieren, Faltenbildung

Lenkergefäß	LG 20 Baihui Schädeldachmitte in fühlbarer Grube, 5 cun hinter vorderem Haaransatz
Magenmeridian	Mg 36 Zusanli 3 cun unterhalb Kniescheibe, 1 cun neben Schienbeinkante
Blasenmeridian	Bl 62 Shenmai 5 Fen unterhalb äußeren Knochens in tastbarer Grube
Gallenblasenmeridian	Gb 41 Zulinqui In Annäherungsstelle des 4. und 5. Mittelfußknochens in Mulde
Dreifacher-Erwärmer-Meridian	DE 23 Sizhukong Am lateralen Ende der Augenbrauen

16. Bindegewebe im Gesicht stärken

Blasenmeridian	Bl 2 Zhanzhu Inneres Ende der Augenbrauen
Magenmeridian	Mg 5 Dicang Neben äußerem Mundwinkel
Dickdarmmeridian	Di 20 Yingxian 5 Fen seitlich des Nasenflügels in Nasolabialfalte
Dreifacher-Erwärmer-Meridian	DE 23 Sizhukong Am lateralen Ende der Augenbrauen

Fernpunkte:

Konzeptionsgefäß	KG 4 Guanyuan 3 cun unterhalb Nabel
Lebermeridian	Le 3 Taichong in Vertiefung zwischen 1., 2. Mittelfußknochens

17. Regeneration stärken

Kreislaufmeridian	KS 6 Neiguan 2, 5 cun proximal von Mitte Handgelenksbeugefalte zwischen Sehnensträngen
Blasenmeridian	Bl 62 Shenmai 5 Fen distal vom Unterrand des äußeren Knöchels

18. Autonomes Nervensystem stärken

Lebermeridian	Le 3 Taichong In Vertiefung zwischen 2., 3. Mittelfußknochens 3 cun oberhalb Interdigitalfalte Le 4 Zhong Feng 1 cun vor medialem Knöchel zwischen Sehnen

Schönheits-Grundlagentherapie:
Auswahl nach Meridian-Indikation, Symptom-Charakteristik

Meridian	Aufgabenstellung	Bezugspunkte
Konzeptionsgefäß	Fasst Yin-Energie zusammen Alle Gefäßpunkte haben Anti-Aging-Effekt, regulierenden Einfluss auf Gewicht, weibliche Brust	KG 4 reguliert Schwächezustände, Alterserscheinungen, chronische Erkrankungen KG 6 empfiehlt sich bei Behandlung von Schwellungen im Gesicht, Alterserscheinungen, Haarausfall, Körperverfassung KG 12 therapiert Verdauungsschwäche, Körperverfassung, Alterungserscheinungen, Schwellungen im Augen-, Gesichtsbereich KG 24 reguliert Falten im Mundbereich, Schwellungen des Gesichts
Lenkergefäß	Fasst Yang-Energie zusammen Reguliert Hirnfunktion, Hitzesyndrome, Beschwerden im Lendenwirbel-, Nacken-, Kopfbereich, innere Organe, wichtig für Schönheitsbehandlung im Gesicht	LG 4 Mangelnde Hautstraffung, Schwellung im Gesichtsbereich LG 10 therapiert „Hitze", „Wind" im Gewebe nach TCM LG 14 klärt „Hitze", löst Altersflecken
Dickdarmmeridian	Toxinausleitung Gewichtskontrolle Wichtig für Schönheitstherapie am gesamten Körper und speziell des Gesichtes	Di 4 Faltenbildung, mangelnde Hautstraffung, Erschlaffung der Haut, im Augenbereich, Spannung der mimischen Muskulatur Di 9, 10 Aktivierung von Qi, Blut im Gesichtsbereich, Ausleitung von Hitze Di 11 Schwellung im Augenhöhlenbereich, mangelnde Frische im Gesicht, Therapie von Altersflecken
Magenmeridian	Wichtiger Meridian für Antlitztherapie, Körpergewicht, Ausstrahlung, Hautdurchblutung, Altersflecken, gegen Falten, Hauterschlaffung, Augensäcke	Mg 1 Falten im Augenhofbereich, Augensäcke, Augenränder Mg 2 Faltenbildung im Augenhofbereich, Augensäcke, Augenhöfe Mg 3 Faltenbildung im Augenhofbereich, mangelnde Hautstraffung, Altersflecken Mg 6 Erschlaffung Kinn-, Nackenbereich, Altersflecken Mg 7 siehe Mg 6 Mg 8 Stirnfalten, Schlaffheit Augenoberlid Mg 36 verfallenes Aussehen, Hauterschlaffung, Faltenbildung durch Schwäche des Qi

Schönheit in der Praxis

Milz-Pankreas-Meridian	Mangel an Qi bedingt Mangel an Schönsein, Schleimbildung, Spannung der Haut Mangelnde Ausstrahlung, raue Haut, Gewichtskontrolle, fördert Hautregeneration	MP 6 Altersflecken, (Milz) mangelnde Ausstrahlung, MP 9 Schwellung im Gesicht, speziell Augenhofbereich, Übergewicht durch Schleim MP 10 Altersflecken, verfallenes Aussehen, Augenhöfe
Blasenmeridian	Wasserausscheidung, Beschwerden im Meridianverlauf, beruhigt den Geist und führt Gesichtsbereich Qi und Blut zu; Shu-Punkte sind für die Therapie sehr wichtig, Gewichtsregulation, Körperverfassung, Wahrnehmung	Bl 1 Shen stärken, unterstützt Schönheit Bl 2 Faltenbildung, Schwellung Bl 12 Hautsensibilität Bl 13 trockene, sensible Haut Bl 17 Falten durch Hauttrockenheit, Altersflecken Bl 18 ölige Haut, Altersflecken Bl 20 trockene Haut, verfallenes, gealtertes Gesicht Bl 21 mangelnde Festigkeit mimischer Muskeln Bl 22 Schwellung, Sensibilität im Gesicht Bl 23 trockene, verfallene Haut, Augenhöfe, frühe Alterung Bl 43 verfallenes Aussehen, Hauterschlaffung Bl 60 Altersflecken
Nierenmeridian	Steuert Regeneration, Wassermetabolismus, Knochenregeneration, Hirnfunktion Faltenbildung, Augenhöfe durch frühe Alterung bei Nierenschwäche	Ni 1 Schwellung im Gesicht Ni 13 verfallenes Aussehen, trockene Haut, Altersflecken Lebermeridian Leber steuert Blut und Emotionen, bei Schwäche verfällt Gesichtsausdruck, Altersflecken, trockene Haut, Haltung fehlt, Dynamik Le 2 Altersflecken, schlaffer Gesamteindruck Le 3 Falten, Altersflecken
Gallenblasenmeridian	Sorgt für Qi- und Blutzufluss zum Gesicht	Gb 1 Augenfalten Gb 14 schlaffes Oberlid, Stirnfalten Gb 20 trockene, sensible Haut Gb 31 sensible Haut Gb 44 verfallenes Gesicht

Punkte zur Yin- und Yang-Regulation:
Punkte nach Patientenbefund, Haut-, Antlitz- und Lokalbefund

Punkt, Yin vermehrend	Lokalisation (=L) Indikation (=I)	Punkt, Yang vermehrend	Lokalisation, Indikation
MP 6 Sanyinjao	L: 3 Daumenbreiten oberhalb innerem Knöchel, Hinterrand Schienbein I: Tonisiert Milz, Magen, Niere, harmonisiert Leber, beruhigt Geist, stärkt, kühlt Blut	LG 14 Dazhui	L: Zwischen 7. Hals-/1. Brustwirbel I: Unglücklichsein, Desorientiertheit, Steifheit der Haltung stärkt Nähr-Qi, stärkt Herz-Yang, Hirn, Milz, Lunge, beruhigt Geist
KG 4 Guan Yuan	L: 3 Daumenbreiten lotrecht unterhalb Nabel I: stärkt Niere, Qi, Essenz, Milz, Yang, beruhigt, starker Geist, führt Wanderseele	LG 20 Bai Hui	L: Schnittpunkt Verbindungslinie zwischen Ohrmuschelspitze und Medianlinie des Kopfes I: Steifheit des Kopfes Abneigung gegen Wind, Kälte
KG 6 Qi Hai	L: 1, 5 Daumenbreiten lotrecht unterhalb Nabel I: stärkt Qi, Yang, bewahrt vor Yang-Kollaps, stärkt Bewusstsein und Qi bei Erschöpfung	LG 26 Rhen zong	L: Philtrummitte I: Stärkt Bewusstsein, Geist, öffnet Sinne, verbessert Durchatmen, dämpft unmotiviertes Lachen
Ni 1 Yongquan	L: Fußsohle zwischen 2. und 3. Zehe in Vertiefung, bei Zehenkrümmung I: Beruhigt Geist, leitet Fülle vom Kopf ab, stärkt Yin, senkt aufsteigendes Leber-Yang, beruhigt Geist, löst Ängstlichkeit	Di 4 Hegu	L: Bei adduziertem Daumen auf höchster Stelle des Muskelbauches I: Reguliert Gesicht, Augen, Nase, Mund, reguliert Yang, leitet Wind-Hitze ab, stärkt Lunge und Wei-Qi, normalisiert Aufsteigen von Yang, Absteigen von Yin

Le 3 Taichong	L: Fußrücken zwischen 2. und 3. Mittelfußknochen I: Klärt den Kopf, die Augen, löst innere Spannung, verteilt Leber-Qi und aufsteigendes Leber-Yang, beruhigt Geist bei Angespanntsein, Enttäuschung	KS 6 Neiguan	L: 2, 5 Daumenbreiten oberhalb Handgelenksquerfalte zwischen beiden Sehnen, handflächenseitig I: Reguliert Herz, beruhigt Geist, stärkt Brustkorb, Magen, bewegt Qi und Blut, stärkt Entscheidungskraft, löst Ängste

Schönheit, Nah- und Fernpunkte, Bezug zu mimischen Muskeln

Die erste Grundtherapie laut nachfolgender Tabelle mit Akupunktur- sowie Extrapunkten ist auf die Behandlung der Bezugsorgane nach Meridianen sowie nach Symptomen laut Befallbereich und auf Yin-Yang-Charakterisitik ausgerichtet.

Die Stärkung innerer Organe, Berücksichtigung der Yin-Yang-Charakteristik und innerer Schönheit setzt Körperbefund voraus, damit man auf äußere Symptome, Yin-Yang-Charakterisitk eingehen und äußere Schönheit erreichen kann.

Die Behandlung von Alterungserscheinungen, Falten, Hauterschlaffung, mangelnder Hautregeneration erfordert die Grundvoraussetzung guten Allgemeinbefindens. Da die erste Grundtherapie hierauf ausgerichtet ist, bietet sie sich ebenfalls zur Begleitbehandlung bei medizinischer Regenerationsbehandlung und Vorsorge an.

Die zweite Grundtherapie stellt statt Bezugsorgan nach Meridian, Symptom hier die Faltenlokalisation in den Mittelpunkt und geht dann von ihnen aus. Sie behandelt erfahrungsgemäß ebenso mit auf Falten bezogene Nah- und ergänzende Fernpunkte. Diese Punkte werden bei der Therapie von Allgemeinsymptomen und der Bezugsorgane mit einbezogen. Dieses oft praktizierte Behandlungssystem wird auch intervallmäßig als Zwischentherapie dann eingesetzt, wenn der allgemeine Zustand von Haut und Unterhaut durch Alterungsprozesse zu Wünschen Anlass gibt bzw. auch als Begleittherapie bei medizinischer ganzheitlicher Regenerationstherapie, weil sie nach den Richtlinien der Wandlungsphasen ausgerichtet ist.

Ausgangsregion und Behandlungpunkte

Falten	Punkt	Faltenlage
Jupiterfalte	KG 4 Guanyuan 3 cun unterhalb Bauchnabel KG 23 Lian Quan In Vertiefung kranial des Adamsapfels, wo sich Unterkinn winklig gegen Hals absetzt Mg 9 Ren Ying Seitlich Adamsapfel, seitlich des Ms. Sternocleido mastoideus Le 3 Taichong In Vertiefung zwischen Mittelfußknochen 1., 2. Zeh	Querfalte unterhalb Unterlippe
Schmunzelfalte	Pam 17 San Xiao Mitte Nasolabialfalte Mg 3 Juliao In manchen Lehrbüchern auch als Mg 6 bezeichnet; Schnittpunkt Senkrechte durch Pupille und Horizontale unterhalb Nasenflügel Mg 36 Zusanli 3 cun unterhalb Kniescheibe, 1 cun seitlich Schienbeinkante MP 6 Sanyinjao 3 cun oberhalb innerem Knöchel, am Schienbeinrand	Von Nasenwinkel zum Mundwinkel absteigend, auch Nasolabialfalte genannt
Lachfalte	Mg 2 Sibai Senkrechte durch Pupille im Foramen infraorbitale Mg 3 JuliaoSenkrechte durch Pupille, Schnittpunkt mit Horizontale unterhalb Nasenflügel Mg 36 Zusanli 3 cun unterhalb Knie-scheibenrand, 1 cun seitlich Schienbeinkante Di 20 Ying Xian 5 Fen seitlich Mitte Nasenflügel in Nasolabialfalte MP 6 Sanyinjao 3 cun oberhalb medialem Knöchel an Schienbeinkante	Stauchfalte im Wangenbereich, lateral der Nasolabialfalte
Schmollfalte	Mg 4 Dicang Seitlich Mundwinkel KG 24 Chenjiang Mitte Mentolabialfurche oberhalb Kinn LG 26 Shuigou oder Rhenzong Etwas über Philtrummitte	Fältelung im Oberlippenbereich, durch „Grinsen" entstehend

Falten	Punkt	Faltenlage
Diagonalfalte	Dü 18 Quanliao Senkrecht unter äußerem Augenwinkel, im Schnittpunkt mit Jochbeinunterkante Di 20 Yingxian 5 Fen seitlich Mitte Nasenflügel in Nasolabialfalte Mg 3 Jiache 1 cun vor und kopfwärts vom Kieferwinkel	Vom inneren Augenwinkel zum Unterkieferwinkel absteigend, durch „Grinsen" entstehend
Sichelfalte	Dü 18 Quanliao Siehe Diagonalfalte Mg 3 Jiache 1 cun kopfwärts und vor Kieferwinkel Mg 8 Da Ying Vor Kieferwinkel und 5 Fen vor Mg 3 Jiache	Fältelung lateral Jochbeinbogen
Krähenfußfalte	Extrapunkt Taiyang Schläfenmitte in Grube DE 21 Si Zhu Kong Am lateralen Rand der Augenbraue Gb 1 Tong Zi Liao 5 Fen lateral des äußeren Augenhöhlenwinkels DE 5 Waiguan 2 cun kranial Handgelenksquerfalte Arminnenseite	Fältelung lateral äußerem Augenwinkel
Apisfalte Sammelbegriff für Fältelung im Augensackbereich	Extrapunkt Pam 8 Quihu Beim Blick geradeaus am Pupillenrand unterhalb Pupille, am Augenhöhlenrand Mg 5 Sibai Schnittpunkt Senkrechte durch Pupille und Horizontale unterhalb Nasenflügel Mg 4 Cheng Qi Am unteren Augenhöhlenrand Senkrecht unter Pupille Mg 36 Zusanli 3 cun unter Kniescheibenkante, 1 cun seitlich der Schienbeinkante	Augensäcke
Kalium carb.-Falte Sammelbegriff für Fältelung im Bereich Schwellung Augenoberlids	Extrapunkt N 8 Shangming Unterhalb oberem Orbitalrand unter Augenbrauenmitte Extrapunkt Yuyao Augenbrauenmitte DE 23 Sizhukong Am lateralen Rand der Augenbrauen	Aufquellung des Augen-Oberlides

Falten	Punkt	Faltenlage
Unwillens- oder Zornes- falte	Pam 2 E Zhong Stirnmitte, Abstand Längsdurchmesser Augenhöhle über Yintang (s. u.) Pam 3 Yintang Mitte zwischen beiden Augenbrauen Pam 5. Tou Guang Oberhalb Pupille, am oberen Augenbrauenrand Bl 2 Zanzhu Inneres Augenbrauenende He 7 Shenmen Ulnarseitig an distaler Handgelenksfurche Ni 3 Zhao Hai 1 cun kaudal höchster Stelle des inneren Knöchels	Glabellafalte zwischen den Augenbrauen
Denkerfalte	Gb 14 Yangbai 1 cun oberhalb Augenbrauenmitte LG 9 Zhiyang Unter Dornfortsatz des 7. Brustwirbels LG 10 Lingtai Unter Dornfortsatz 6. Brustwirbels LG 22 Xinhui 2 cun hinter Mitte vorderem Haaransatz LG 23 Shangxing 1 cun hinter Mitte Haaransatzlinie	Stirnfalten
Truthahnfalte	Handpunkt 6 Qian Dou Duian Daumenseitig proximales Zeigefingergelenk LG 20 Baihui Schädelmitte, 5 cun hinter vorderem Haaransatz KG 6 Qi Hai 1, 5 cun unterhalb Nabel Mg 36 3 cun unterhalb Kniescheibe, 1 cun neben Schienbeinkante MP 6 Sanyinjiao 3 cun oberhalb innerem Knöchel an Schienbeinhinterkante KG 23 Lian Quan Mitte Unterkante Zungenbeinkörper, wo Unterkinngegend sich winklig gegen übrigen Hals absetzt	Hängefalten durch Hauterschlaffung unterhalb Unterkiefer

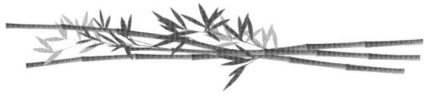

Schönheit in der Praxis

针灸与身心健康
2.6 Schönheit, Akupunktur und Psychosomatik

Die dritte Grundtherapie (DGS) harmonisiert Grundstimmungen, prägt den Gesichtsausdruck, wie z. B. die Redensart „du siehst sauer aus" und eine negative Grundstimmung widerspiegelt. DGS hilft, auf andere emotional andere Perspektiven auszurichten und andere Schwerpunkte zu setzen. Sie harmonisiert psychosomatische Grundstimmungen, die zum Schönsein passen über indizierte Akupunkturpunkte und Chakrentherapie.

Wenn der Geist die Seele trägt, entsteht das wesentlich Schöne, das sich im sinnlichen „Dasein stellt Seelenflug heraus", schrieb schon der Philosoph Hegel.

Geist, Seele und Körper sind in dynamischem Einklang zu halten. Nur das „öffnet" die Schönheit, weil es Kreativität, Phantasie und Lebensfreude erwachsen lässt. Das gibt der Schönheitspflege eine Chance. Sie schafft nach Grundregeln aus Qigong und über Akupunktur die Grundstimmung für Schönheit: „Ruhe in Bewegung halten und doch Bewegung in Ruhe zulassen".

Man mag bezweifeln, dass „Nadelstiche" und „Technoreize" über Akupunkturpunkte dies vermögen. Doch die Forschungen von Helen Mayberg, Professorin für Psychiatrie und Neurologie an der Emory Universität, Atlanta/USA geben dennoch Veranlassung, zumindest einmal darüber nachzudenken. Laut einem Bericht in der Zeitschrift Geist und Gehirn, Nr. 7/8, 2007 unter „Strom an, Schwermut aus", gelang es ihr, mit elektromagnetischen Impulsen am Schädel Depressionen über den Knotenpunkt Area 25 im Hirnbereich dauerhaft zu heilen.

Denk- und Handlungsimpulse provozieren Signale im Frontalhirn und im limbischen System als Gefühlszentrale. Im Knotenpunkt A 25 werden diese Signale gemischt. Der Area 25 feuert heiß bei Schwermut. Dadurch wird die Frontalhirnfunktion blockiert, wie bildgebende Untersuchungen zeigten. Elektromagnetische Impulse löschen dieses Feuern.

Auch bei Trauernden zeigte sich nach den Neurowissenschaftlern LeDoux Universität New York, und McEwen, Rockefeller Universität, New York, das gleiche Feuern im Hirnbereich. Durch Stromimpulse konnte das Area 25-Feuern sediert werden.

Dieser Knotenpunkt Area 25 liegt im Schnittpunkt der Verbindungslinie zwischen Pam 9 Tai Yang auf linker und rechter Schläfe sowie der Längslinie zwischen Akupunkturpunkt Pam 3 Yin Tang stirnseitig und Pam 1 Si Shen Cong am Hinterkopf. Zufall oder Notwendigkeit, fragt man sich, dass sich hier über Area 25 ein Bezug zu den seit Alters her in der TCM bekannten Pam-Punkten für die Behandlung psychovegetativer Störungen ergibt.

Des Weiteren sollte man auch nicht ausschließen, dass über psychovegetativ effektive Akupunktur bzw. heilendes Qigong auch Genmanipulation möglich gemacht werden kann, die ja nach wissenschaftlicher Aussage wirklich möglich ist. Dies könnte auch innerer und äußerer Schönheit dienlich sein. Nach neuesten Forschungen ist Gen-Prägung nicht deterministisch und somit nicht lebenslang ganz starr. Das Gen-Prinzip ist vielmehr flexibel, kommunikativ und passt sich aktuellen Lebenssituation, persönlichen Erfahrungen, äußeren Signalen und sicher auch Qigong- und Akupunkturreizen an.

Dies geht auf molekulare Prozesse zurück. Nicht das Genom allein erzeugt die Prägung, sondern über die Molekularbiologie das Gen und Lebenserfahrungen zusammen.

Das Gen ist nicht autonom, sondern nur die Klaviatur, auf der die Lebenserfahrung spielt. So beschert das Gen 5-HTT je nach Kurzform oder Langform entweder Ängstlichkeit oder Gleichmut. Beide prägen Schönheit auf ihre eigene Art. Die Lebenserfahrung prägt das Genprinzip und dieses in Richtung Ängstlichkeit oder Gleichmut. Jedem sind Fälle im Leben bekannt, wo Menschen von einem zum anderen Seelenzustand wechselten. Damit entscheidet das Gen-Prinzip, ob wir mit dem einen oder dem anderem im Verhalten umgehen müssen. Da Ängstlichkeit und Gelassenheit auf je unterschiedliche Art die äußere Erscheinung schaffen, prägt das Gen-Prinzip auch darüber die Schönheit oder Hässlichkeit. Bewusstsein und Lebensmotive entsprechen der geistigen Einstellung. Beide können gegenregulierend eingreifen. Aus diesem Wissen moderner Forschung heraus entstand aus der Molekulargenetik die molekulargenetische Psychologie, so die Zeitschrift Gehirn und Geist 9/2007. Gleichsam haben mit ihren therapeutischen Ansätzen sicher auch Qigong, Meditation, Moxa, Taichi und Akupunktur über Qi-Aktivierung und Yin/Yang-Regulation Einwirkung auf die Molekulargenetik.

Punkte zur Behandlung der Schwermut

Punkte	Lage	Wirkung
Bl 15 Xinshu	Unter 5. **B**rust**w**irbel**d**orn (BWD), 1, 5 cun neben 5. Brustwirbeldorn	Sedieren des „Leberfeuers" mit „Wasser" der „Niere" und Harmonisierung hitzigen, unkontrollierten Verhaltens, beruhigt Ängstlichkeit, Schreckhaftigkeit, Weinen, Kummer, reguliert Desorientiertheit, Schlaflosigkeit
Bl 18 Ganshu	Unter 9. BWD, 1, 5 cun neben 9. BWD	Wie Bl 15 und reguliert Zorn
Bl 20 Pishu	Unter 11. BWD, 1, 5 cun neben BWD	Wie Bl 15, besonders wenn Kopfdruck besteht
Bl 21 Weishu	Unter 12. BWD, 1, 5 cun neben 12. BWD	Wie Bl 20, reguliert zusätzlich Traurigkeit unterm Herzen, Milzschwäche mit Appetitmangel, mangelnde Umsetzung von Nahrungsbestandteilen
Di 4 Hegu	Bei adduziertem Daumen auf höchstem Punkt des Muskelbauchs	Kombinieren mit Le 3 Taichong, um Qi fließen zu lassen, Deviation normaler Gesichtszüge, Schwellung des Gesichtes, Störung der Sprachkompetenz, klärt Lungen-Meridian, befreit Hautbereich von Qi-Blockaden, vor allem im Gesichtsbereich, befreit von Albernheit, Depressionen, Schrecken

Punkte	Lage	Wirkung
Gb 20 Fenchi	Unterrand Schädelknochen unterhalb Ohrknöchel, dorsal Ansatz des Musculus trapezius	Lebersedierung, reguliert Leber-Feuer, klärt „Windigkeit", klärt das Yang
Gb 34 Yanglingchuan	Vor, unterhalb Wadenbeinköpfchen in Grube bei gebeugtem Knie	Besänftigt Leberfeuer, entspannt die Muskeln, reguliert Transportfunktion der Milz sowie Qi, sediert gegen Empfindlichkeit, Schreck, Furcht vor Menschen He 7 Shenmen Handgelenksfalte, ellenseitiger Sehnenrand, beruhigt den Geist, bessert Schlafqualität und schlechtes Gedächtnis, zwanghaftes Lachen, Desorientiertheit, Zustand nach Beleidigung, Traurigkeit, Furcht, Schrecken
KG 17 Tanzhong	Auf Brustbeinmitte in Höhe Brustwarzen	Hauptpunkt zur Regulierung des Qi, Klärung des Bewusstseins, löst Blutstau im Gesicht, Völle der Lunge
KS 6 Neiguan	2, 5 cun proximal von Handgelenksquerfalte zwischen beiden Sehnen	Engegefühl der Brust, Herzflattern, Übelkeit, beruhigt Herz, Geist, reguliert Gedächtnisstörungen, schützt vor Herzproblemen, löst Sprachstörung aus Angst
Le 3 Taichong	In Vertiefung zwischen 2. und 3. Mittelfußknochen, 3 cun hinter Schwimmhaut	Löst Qi-Blockaden und Störung durch Schlaflosigkeit, Herzunruhe, Abmagerung, schlechtes Sehen, Kopfschmerz
Le 14 Quimen	Im 6. Intercostalraum, 6 Daumenbreiten unterhalb Brustwarze	Besänftigt Leberfeuer, kräftigt das Blut, löst Konflikte, Frustrationen, Ärger, Druck im Brustkorb, Menstruationsbeschwerden
MP 6 Sanyinjao	3 Daumenbreiten oberhalb innerem Fußknöchel	Milz und Magen stärken, Schweregefühl des Körpers, Sexualstörung der Männer, Infertilität, beruhigt den Geist, stärkt das Blut, unterstützt Blutbildung, Nährstoffverteilung, stützt Lebensfeuer, leitet „Schlacken" aus
Mg 36 Zusanli	3 Daumenbreiten unterhalb äußerem Knieauge, 1 Daumenbreiten seitlich Schienbein	Mit MP 6 kombinieren, um Milz und Magen zu stärken, leitet „Feuer" aus, tonisiert Qi und Blut, aktiviert alle Leitbahnen, belebt Yang und Geist und stärkt Bewusstsein, entlastet von Flüssigkeitsstasen, Angst, Furcht, Manien, Traurigkeit, zwanghaftem Lachen, klärt den „Bauch" und stärkt den „Geist des Bauches"

Extrapunkte zu Melancholie und Depression

Punkte	Lage	Wirkung
Extrapunkt Tai Yang	Zentrum der Schläfe in tastbarer Vertiefung	Kopfschmerz, Migräne, Verbissenheit, Augenerkrankung, macht Leitbahnen frei
Extrapunkt Yin Tang	Mittig zwischen den Augenbrauen	Stirnkopfschmerzen, Schwindel, Krämpfe, Augenerkrankungen, behinderte Nasenatmung, reguliert Schreck, Schwindel, Agitiertheit, Ruhelosigkeit
Extrapunkt Si Shen Cong	4 Nebenpunkte zu LG 19, jeweils 1 cun vor, hinter, links, rechts von LG 19 Bai Hui, Stichrichtung zum LG 19 hin	Psychovegetative Störung, schlechtes Gedächtnis, Schwindel, Depression

Harmonisierung psychovegetativer Organsprache

Punkte	Lage	Wirkung
Bl 15 Xin Yu	1,5 Daumenbreiten neben 5. Brustwirbeldorn	Unruhe, Herzklopfen, schwaches Gedächtnis, Weinen, Kummer, Schlaflosigkeit, übermäßiges Träumen, Neurasthenie
Bl 20 Pishu	1,5 Daumenbreiten neben 11. Brustwirbel	Störung im Magen, Leberfeuer stört Milz und Darm, Appetitlosigkeit, Kraftlosigkeit, Milzschwäche
Bl 21 Weishu	1,5 Daumenbreiten neben 12. Brustwirbeldorn	Störung in Magen, Milz und Leber, Asthenie mit Schwäche der Nahrungsaufnahme
Bl 42 Hun Men	Neben 9. Brustwirbeldorn, 3 Daumenbreiten daneben	Störung in Leber, Magen, Herz, tonisiert die Lunge, Haus der Körperseele, Energiebindung
Bl 44 Yi She	Neben 11. Brustwirbeldorn, 3 Daumenbreiten daneben	Freier Fluss der Atemwege
Bl 47 Zhi Shi	Neben 2. Lendenwirbeldorn, 3 Daumenbreiten daneben	Erschwerte Nahrungsaufnahme, psychologische, emotionale Störung
Bl 49 Zhi Bian	Neben 4. Sakralwirbel, 3 Daumenbreiten daneben	Klärt die Mitte, Milz, Magen
Bl 52 Fu Xi	3 Daumenbreiten oberhalb Kniekehlenmitte	Blasenbeschwerden, klärt Potenz, Ordnung im Bauch

Punkte	Lage	Wirkung
Gb 13 Ben Shen	Vom seitlichen Augenwinkel eine halbe Daumenbreitene hinter Haargrenze	Nackensteife, gegen Wahn, Schreck, Schmerz
KS 6 Neiguan	3 Daumenbreiten von Handgelenksfurche zwischen Sehnen	Unruhe, Hysterie, Herzschmerz, Manie, Schlaflosigkeit, Besorgnis, Schrecken, Traurigkeit, schlechtes Gedächtnis
MP 6 Sanyinjao	3 Daumenbreiten oberhalb innerem Knöchel	Tonisiert Milz, Magen, harmonisiert Leber, Niere, Meridiane, stärkt Blut, Geist
LG 12 Tao Dao	Unter 1. Brustwirbel	Verspannung im oberen Rückenbereich, Verwirrtheit, löst Hitze im Körper, harmonisiert Gehen, beruhigt Tobende, Geistersehen, Wut
LG 20 Qian Ding	1,5 Daumenbreiten hinter höchstem Scheitelpunkt LG 19 Baihui	Löst Agitiertheit, Bedrücktheit, Hitzegefühl, Mangel an mentaler Vitalität, Desorientiertheit, Traurigkeit, Gesichtsschwellung
LG 24 Shu Liao	Nasenspitze	Depression, zwanghaftes Singen oder Entkleiden, Bewusstseinsverlust, starrende Augen, Agitiertheit
LG 26 Dui Duan	Philtrumspitze, Oberlippenoberrand	Klärt Bewusstsein, klärt den Geist, richtet Wirbelsäule auf, unmotiviertes Lachen, Weinen

Harmonisierung der Hirnhemisphären, Klären von Problemsituationen

Die folgende Technik setze ich zur Harmonisierung beider Hemisphären ein. Lebenserfahrung, Wahrnehmung, Rückschlüsse, Konsequenzen aus Reaktion und Reflexion darüber erzeugen Gewohnheiten und setzen sich um zu Verhaltensmustern.

Die Dominanz einer Hemisphäre gegenüber der anderen wirkt sich störend aus. Die Harmonisierung beider Hemisphären ist daher für das Wohlergehen auf allen drei Ebenen des Menschen wichtig. Dies ist mitbestimmend für Mimik, Gesichtsprache, Ausstrahlung, Haltung, Gestik, Lebenseinstellung und damit ohne Frage auch für die Schönheit.

Im Gehirn des Gesunden tauschen die Hirnhälften u. a. mit Hilfe des Corpus Callosum Informationen untereinander aus. Auf diesen Informationstransfer kann man mithilfe Punkte aus obiger Tabelle für Yin-Yang-Regulation harmonisierend Einfluss nehmen.

Geradeaus zu blicken und etwas mit Worten zu beschreiben, unterliegt der Initiative der linken Hemisphäre. Am suchenden, unsicheren Seitenblick mit fahrigen Extremitäten, an der Neigung zum faltig angespannten Gesicht, ist die rechte Gehirnseite beteiligt. Jeder unserer Blicke folgt immer der inneren psychomentalen Steuerung durch das Gehirn.

Unsere Welt ändert sich vom Grundsatz her nicht. Nur kann man ihr „linkshemisphärisch" rational und logisch begegnen oder „rechtshemispärisch" emotional, um sich darüber auf gleicher Ebene aus der Welt ein soziales Feedback zurückzuholen, auf das man wieder dem Pendelschlag folgend, reagiert.

So ergibt sich ein bestimmtes Wechselspiel. Die Welt hat nur die Realität für uns, wie wir sie zu sehen und empfinden in der Lage sind. Auf die innere Einstellung und die mit ihr korrespondierende Mimik, Faltenbildung und Gesichtsausdruck, Einfluss zu nehmen, ermöglicht diese Technik aus dem NLP (Neuro-Linguales-Programmieren), was besonderer Einweisung bedarf, ebenso wie die Techniken aus der TCM. Das Behandlungskonzept bahnt den Weg zu positiver Selbstkritik und zur Möglichkeit, Lebenseinstellungen zu ändern und mit dem Umfeld anders umzugehen.

Übung zur Regulation der Heminsphären:

Ich veranlasse den Patienten, sich Folgendes wirklichkeitsnah vorzustellen:
1. eine bedrückende, problematische Lebenssituation intuitiv, phantasievoll aber ehrlich und unbeschönigt sich zu vergegenwärtigen und sie real zu durchleben oder
2. eine bevorstehende oder
3. eine imaginäre Problemsituation (IP)

Die Person muss sie in jeder Weise wirklich hautnah, imaginär mit intuitiv empfundener Lautstärke und Bedrohung mehrdimensional, farbig erleben, während man als Therapeut
    a) gleichzeitig indizierte Akupunkturpunkte beklopft
    b) oder der Patient es mit bereits genadelten Akupunkturpunkten nachvollzieht
    c) oder der Therapeut alternativ mit einem Stimulationsgerät die Punkte stimuliert.

Die Wirkung wird noch intensiviert, wenn man sie mit beliebiger, dezenter Dufttherapie verstärkt.

Nach Abschluss der Punktbehandlung soll der Patient noch ca. 5 Minuten entspannt liegen bleiben, in „neutraler Haltung" und mit „leerem Kopf". Es ist wichtig, den Patienten sanft mit leisem Rezitieren aus der Entspannung zurückzuholen:

> *„Lieb' und Frieden sind in mir,*
> *Lieb und Frieden schenk ich dir,*
> *Lieb' und Frieden schenk doch mir,*
> *denn Lieb' und Frieden allzeit in dir.*
> *Wir schenken Lieb' und Frieden unsrer Welt*
> *weil Lieb' und Frieden nur sie erhält.*
> *Ich werde still sein, schweigen nun*
> *in Leere, Licht, Liebe friedlich ruhn*
> *so soll mir jeder Tag nun ganz allein*
> *auf der Liebe Ziel gerichtet sein."*
>
> *Hans Höting*

Dissoziationen sind laut Medizin Störungen von geordenetem Zusammenwirken in Muskeln, Organteilen oder Empfindungen. In der Psychologie sind Dissoziationen krankhafter Zerfall zusammengehöriger Denk-, Handlungs-, Verhaltensabläufe, z. B. von Gedächtnisstörungen oder um die TCM mit einzubeziehen, auch Störungen der Emotionen, wie sie in den Wandlungsphasen beschrieben werden. All das entzieht sich damit der Kontrolle.

In der NLP versteht man Dissoziation noch in anderer Weise. Bei den Dissozationen, wie unter Medizin und Psychologie beschrieben, kommt es neurovegetativ zur Irritation des Muskelspiels. Wenn die Muskelspiele energetisch über neurolinguale, neurolymphatische Triggerpunkte reguliert werden, erreicht man auch wieder psycho-neuroimmunologisch einen Ausgleich der unter Psychologie, Medizin beschriebenen Dissoziationsmuster. Rückgreifend auf Schönheit bezogen harmonisiert man, richtet psychosomatisch Haltung des Menschen auf, harmonisiert Gestik sowie Minenspiel, um Aussehen, Ansehen, Persönlichkeitsbild „zu verschönen". Äußeres zeigt Inneres, Inneres reguliert Äußeres und triggert sich in Bezugspunkten. Ziel der Dissoziation von IPs ist ein Gleiches, Dissoziationsmuster erst aufzubauen, sie bewusst zu machen, damit man sich vom Erlebnis und dem Selbstbild daraus löst. Während dieses Verfahrens ist der Beobachtende fiktiv selbst der Beobachtete – also derjenige, der dort das Leiden nachvollzieht und begleitend Spannungen sowie Triggerpunkte in sich löst. Ganzheit oder die Mitte liegt hier und ist zur gleichen Zeit identisch mit demjenigen, der dies alles beobachtet. Letztlich kommt man auch daraus, wie beim NLP wieder in die Harmonierung des Muskelspiels und mit dem Ergenis vor allem zur Vertiefung sowie Reifung der Schönheit hinein. Im übertragenen Sinne finden sich auch darin Grundlagen der Immakogie mit Wirkung vom Fußspiel zur mimischen Muskellatur und Abbild des Mienenspiels hin.

Er muss sich als Reflektierender in die Rolle des Betroffenen hineinversetzen, sich selbst als Person in der Rolle vergegenwärtigen. Gleichzeitig erlebt er sich als Beobachtender und Beobachteter zugleich. Wie nimmt man sich aus der Distanz als Leidender wahr, wenn man als dieselbe Person gleichzeitig Beobachtender ist?

Eine Mehrfach-Dissoziation, indem man in Breite, Tiefe geht über Zeitdauer hinweg, ist nötig, weil das Beobachten einer traumahaften Situation aus der eigenen Perspektive im Betroffenen starke „in-Person-Emotionen" auslöst. Dann gilt es positive Ressourcen zu finden und zu verankern. Es geht darum, sich mitempfindend, deutlich, figurativ, hautnah die eigenen Stärken und Fähigkeiten, inneren Bilder, Hingabe, Liebe ausstrahlend, Wahrheit und Vergebung zu vergegenwärtigen, diese in sich gegen vorhandene Widerstände aufzubauen, indem man traumatische Bilder aus unterschiedlicher Perspektive als Beobachtender aus der figurativen Ferne betrachtet. Die Eindrücke müssen verankert werden. Und Ankern bedeutet, dass man diese positiven Ressourcen an bestimmten Körperstellen verankert, wo sie dann jederzeit durch Berühren dieser Stelle emotional wieder abgerufen und neu nachempfinden werden können.

Man kann zum Verankern z. B. Daumen und Zeigefinger zusammendrücken, während man die Szene figuriert, oder aber die Handfläche auf die Herzregion legen.

Diese Gedankenbilder mit den Ressourcen sind wiederholt auch außerhalb der Behandlung zu visualisieren. Die Behandlung baut Blockaden und Verhärtungen ab, harmonisiert Qi, Yin und Yang, baut Schönheit auf.

Die IP soll auch bildberisch fiktiv und im Zeitverlauf rückwärts bildnerisch verlaufend und bis zur Dramatik des traumatischen Erlebnisses nacherlebt werden. Dann fährt man wieder zu den positiven Ressourcen zurück.

Punkte sind mit Nadeln oder durch Beklopfen in der Reihenfolge, wie in der folgenden Tabelle angegeben, zu behandeln:

Akupunktur-punkt	Punktbe-zeichnung Chinesisch	Lokalisation
Gallenblase 1	Tongziliao	0, 5 cun lateral des äußeren Augenwinkels
Magen 1	Chengqi	Unter Pupillenmitte, Unterkante des Infraorbitalrandes
Dünndarm 8	Xiaohai	In Mulde zwischen Spitze des äußeren Ellenbogenknöchels am Armgelenk und Ellenbogenspitze
Lenkergefäß 26	Rhenzong	Oberhalb Oberlippe auf der Mittellinie im Bereich der Verbindung zwischen oberem und unterem Drittel des Philtrums
Konzeptionsgefäß 24	Chengjiang	Oberhalb Kinn in einer Mulde in Falte, kaudal Unterlippe
Lenkergefäß 20	Baihui	Auf Vertex auf Mittellinie in einer Mulde auf Verbindungslinie zwischen Ohrmuschelspitzen
Extrapunkt	Yintang	Auf Mittelpunkt der Verbindungslinie zwischen inneren Enden der Augenbrauen
Gallenblase 25	Jingmen	Am kaudalen Rand der 12. Rippe
Niere 27	Shufu	Von Mitte und Unterkante des Schlüsselbeins nach außen verlaufend
Leber 14	Qimen	Im 6. Zwischenrippenraum 4 cun lateral der Mittellinie
Milz-Pankreas 21	Dabao	Von Mitte der Achselhöhle senkrecht im 6. Zwischenrippenraum
Lunge 11	Shaoshang	Zeigefinger-Daumenstreckseite, Kreuzungspunkt der Nagelsenkrechten mit Linie an Nagelbasis
Dickdarm 1	Shangyang	Im dorsalen Bereich des Zeigefingers an Nagelbasis, daumenseitig am Schnittpunkt Nagelseiten-, Unterlinie
Kreislauf-Sexus KS 9	Zhongchong	Im Zentrum der Mittelfingerkuppe
Dünndarm 3	Houxi	An ulnarer Handkante in Mulde proximal des 5. Metakarpalköpfchens
Dreifacher Erwärmer 6	Zhigou	In Vertiefung zwischen Elle und Speiche 3 cun proximal Handgelenksstreckseite

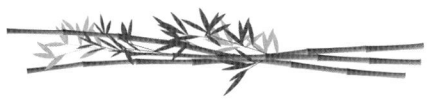

中医与现代电子技术
2.7 Schönheit: Die Verbindung von TCM und Hightech

Herrn Knop sei herzlich gedankt für seine Unterstützung bei der Ausarbeitung dieses Beitrags.

„Schönheitspflege" und medizinische Gesundheitspflege auf allen drei Ebenen sowie Kosmetik müssen zusammenwirken, um individueller Schönheit Ausdruck geben zu können. Zu Schminke und Puder ästhetisch dekorativer Kosmetik müssen Trockenbürsten, vitalkost- und ballastreiche Ernährung, die nötige Trinkmenge, positive, anteilnehmende, weder eine dominant dynamische noch eine egozentrische, jedoch sinnvolle, konstruktive Lebenseinstellung, ausreichende Körperbewegung, Entschlackung, Entgiftung und bioaktive Körperhygiene hinzukommen.

Die Haut ist nicht nur Grenzschicht. Sie ist auch größtes Sinnesorgan, die besonders unter dem Aspekt der Psychoneuroimmunologie, der Grundregulation nach Pischinger zu betrachten ist, und deswegen medizinisch zu beachten und ihr angemessen pflegend zu begegnen ist. Unterschiedliche Menschen brauchen zwar alle Hygiene und Pflege, aber unterschiedlicher Art. Dies zeigt sich schon, wenn man sich die unterschiedlichen Konstitutionen, Herkünfte, Rassen, unterschiedlichen Haarfarben, unterschiedlichen Arten von Knochenbau, Gewebsanteilen, unterschiedliche Hauttypen sowie Hautfarben mit unterschiedlicher Alterung und Neigung zur Faltenbildung vergegenwärtigt.

Dunkelhaarige Menschen vertragen z. B. mehr Sonne und haben relativ zu Menschen anderer Haarfarbe weniger Risiko zur Faltenbildung. Ich habe bereits deutlich gemacht, dass die Haut eine Barriere ist. Sie kann von außen aufgetragene Wirkstoffe aus Medikamenten oder Kosmetika nur sehr begrenzt aufnehmen, speichern, in die Tiefe, in Richtung Bindegewebe und Keimschicht weiterleiten. Nur die Haarkanälchen, die Schweißporen der Haut bieten dazu einen begrenzten Durchtritt durch die Hornschicht, oder man nutzt Hightech-Verfahren, die ich in diesem Praxisbuch vorstelle, um die Wirkstoffe durch die Deckschicht hindurch einzuschleusen.

Es ist wichtig, hier noch einmal zu rekapitulieren, dass in diesem Buch Behandlungen und Diagnostik aus der Traditionellen Chinesischen Medizin und der Naturheilkunde abgeleitet sind. Trotzdem stellt sich hier nicht die Frage, ob Hightech-Geräte zur Ergänzung naturheilkundlicher Schönheitstherapie oder als medizinische Begleittherapie einen Platz haben. Mein Hinweis, dass Hightech es möglich macht, Wirkstoffe durch die Hautbarriere einzuschleusen, beantwortet die Frage bereits im Vorfeld. Naturheilkunde und Hightech schließen sich folglich nicht aus, sondern ergänzen sich auf positive Weise.

Halten wir zunächst noch einmal fest: Es mag von Vorteil gewesen sein, über die Kosmetik anzustreben, Hautfunktionen durch bessere periphere Durchblutung zu optimieren. „Pflegen durch Hegen" war ja vordergründig das Ziel der Kosmetika. Dadurch wurden die Tore zu Eigenimpulsen, zur Regeneration geöffnet. Nährstoffe wurden mit verstärkter Flüssigkeitsumwälzung reichlicher zugeführt, Schlackenstoffe und Toxine ausgleitet. Wenn aber der Stoffwechsel und insbesondere die Körperzellen und das umgebende Milieu gestört werden, die Zellen und das Interstitium mit „Müll" verstopft blieben, waren intensivere Durchblutung und angeregte Lymphzirkulation nicht ausreichend. Zur Durchblutung müssen nämlich andere Grundfunktionen hinzukommen, um eine Symbiose zu erreichen. Beispielsweise waren zusätzlich Funktionen des vegetativen Abwehrsystems, Hormonfunktion und Immunregulation nötig. Fehlte es an Kooperation zwischen diesen, blieb die Grundregulation nach Pischinger als Mittelpunkt innerer Ordnung blockiert, da sie „vermüllt" war.

Es reicht also nicht, nur Venen und Lymphgefäße abgleitete Schlacken und Toxine abzutransportieren. Der eigentliche „Müll" aus der Zelle und zusätzlich die im Milieu verklebten Stoffwechselschlacken müssen ausgeleitet werden. In Blutzellen eingedrungene Toxine (die z. B. die roten Blutkörperchen zur Geldrollenbildung und zur mangelnden Elastizität, mangelnden Funktion innerhalb der Körperbiochemie und zur mangelnden Sauerstoffbindung zwingen) erhöhen die Blutviskosität, mindern die Regeneration und fördern vorzeitige Alterung, gerade wenn man die Konsequenzen im Hinblick auf das Grundsystem nach Pischinger betrachtet. Toxine müssen im Interesse der Homöostase aus der Tiefe des Körpers, aus der Zelle herausgelöst und dank Lymphe und Blut über die Ausscheidungsorgane ausgeleitet werden, im Interesse des Grundsystems und der inneren Schönheit. Hier hat sich die Detox-Elektrolysetherapie hervorragend bewährt, wenn auch Säure-Basen-Behandlung, Vitalstoff-Ernährung, Bewegung und Atmung weiterhin im Vordergrund stehen.

Säure-Basen-Haushalt, Elektrolyte, Mineralisierung, Neurotransmitter, Hormone und vegetative Steuerung sind, vordergründig betrachtet, steuernd hieran beteiligt, und zusammen regeln sie die innere Ordnung über das Grundsystem des Körpers bzw. die Grundregulation nach Pischinger.

Herkömmliche Reiztherapien wirken lediglich humoral im Zellumfeld, über den Flüssigkeitsspiegel im extrazellulären Raum. Reiztherapien dieser Art leiten damit nur aus dem Zwischenzellraum und leider nicht aus der Zelle heraus ab. Zellen und Mesenchym wurden aus dem Kern heraus nicht ausreichend entgiftet, folglich auch Muskelzellen, Sehnenbereiche und Schleimhaut nicht. Da die Haut zudem ein „Blocker" ist, wie ich schon beschrieben habe, können auch Wirkstoffe aus Kosmetika, Reiztherapie und physikalische Maßnahmen lediglich die Durchblutung und Lymphzirkulation fördern. Wirkstoffe durchdringen die stapelförmige Hornschicht kaum, verbleiben fast nur an der Oberfläche, ohne in der Keimschicht regenerativ zu wirken. Die Haut ist praktisch undurchlässig und der beste Wille, sich morgens die Hände einzucremen, damit die Haut jugendlich frisch bleibt, nutzt gar nichts, weil die Wirkstoffe nicht tief genug in die Haut hinein gelangen.

Vor allem die oberste Hautschicht als Epidermis oder Stratum corneum ist eine Barriere. Deren Hornschicht ist zwischen 3 bis 30 ym dick. Sie schuppt sich oben ständig ab, während von der unteren zur obersten Schicht ständig neue Hornzellen nachwachsen und sich von alt zu neu in 28 Tagen völlig erneuern. Die Hornschicht der Epidermis besteht aus abgestorbenen Zellen, den Korneozyten. Sie sind mit Kreatin gefüllt und liegen stapelweise, lamellenförmig geschichtet, und werden von Lipid-Doppelschichten verklebt. Diese Lipide stoßen Wasser ab und nehmen auch kein Wasser auf.

Auch fetthaltige Substanzen können nur mühsam in diese oberste Schicht eindringen. Nur in die Haarfollikel und die Schweißdrüsen können kleine Mengen der Wirkstoffe eindringen. Doch um die Haut regenerieren zu können, müssen die Wirksubstanzen, wie z. B. Radikalenfänger, die Dermis passieren können und somit wesentlich tiefere Strukturen erreichen. Erst dann sind sie in der Lage, Bindegewebe und Keimschicht zu erneuern. Ein sichtbarer kosmetischer Effekt ist so erreichbar. Dazu müssen alte Strukturmoleküle abgebaut, beseitigt und durch junge Strukturmoleküle mit eingelagertem Kollagen, Elastin, Hyaluronsäure (HS) erneuert werden. Ich erinnere an die HS-Injektionen: Hier nutzt man Hightech-Geräte, um die Epidermis auszutricksen und kurzzeitig durchlässig zu machen. Dazu gilt es, die Deckschicht zu überlisten, um einen hohen Wirkstofftransfer transdermal in tiefe Schichten zu leiten. Zusätzlich hat die Haut einen Depoteffekt und speichert dann diese Wirkstoffe. Hierzu sind AmpliMed-Geräte für Elektrotherapie mit verschiedenen Frequenzen oder alternativ mit Laser der Lasergeräte, Ton-, Farb- oder Luftdruckreize geeignet. Ohne Farb-, Ton-, Licht-, Elektroreize wäre Leben nicht möglich und Zell- sowie zellulärer Informationsaustausch erfolgt ebenso über Impulse. Dadurch erzielen AmpliMed und Vitalaser Synergieeffekte, verbessern Durchblutung, Lymphzirkulation, Sauerstoff-Nährstoffversorgung und Membrantransfer für Entschlackung und Wertstoffzufuhr zu den Zellen, für Kollagen- und Elastinsynthese. Die Muskulatur wird entspannt, das Bindegewebe aktiviert.

Im Umkehrschluss wird die Hautkonsistenz die Antwort geben. Die Haut ist so alt, wie die Qualität des Bindegewebes in der Tiefe ist. Man ist umso „älter", je länger der hochgezogene Hautbalg als positive Quetschfalte eigenständig verbleibt. Diese Quetschfalte ist so Widerspiegelung des unelastischen, gealterten Bindegewebes. Sind Bindegewebe und Zellen „sauber", homöostatisch aktiv und plastisch, ist die Haut dem gesunden und jugendlichen Zustand nahe. Sie fühlt sich sanft, geschmeidig, elastisch an. Der Turgor ist in Ordnung. Gesunde Hautspannung mindert das Risiko zur Hauterschlaffung. Gleichermaßen wird das Risiko für Falten, Fettpolster und Aufschwemmung reduziert. Das Bindegewebe im Unterhautzellbereich enthält Kollagen und Elastizin als Grundlage zu seiner Elastizität. Und das wird durch Hightech verbessert.

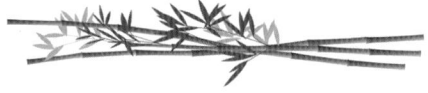

美容通过手术及注射法
2.8 Schönheit durch Messer und Nadel (invasiv)

Facelifting Chinesisch bietet zwei Möglichkeiten:
1. Sie kann Alterungserscheinungen ganzkörperlich und ursächlich reaktiv mit Organtherapie erfolgreich behandeln.
2. Sie kann Alterungserscheinungen im Antlitz, aber nur bis zu einer bestimmten Größenordnung behandeln; Charakteristika von Qi, Blut, Yin und Yang müssen diagnostisch ermittelt, Eigenregulation, Regeneration und Vitalität ausgeglichen werden.

Sind die Alterungserscheinungen überdurchschnittlich, ist die Hauterschlaffung zu ausgeprägt, sind die Falten zu groß, Alterungssymptome zu gravierend, müssen andere Wege beschritten werden. Invasive Hauttherapien herkömmlicher Medizin sind zu Hilfe zu nehmen. Es führt nicht zum Erfolg, hier noch die Trickkiste der Kosmetik zu versuchen, die Haut „zuzuschmieren", zu manipulieren, Cremes aufzutragen, Kosmetika anzuwenden. Symptome zu kaschieren, funktioniert nicht. Schönheitschirurgen mit Skalpell können die Haut „invasiv kosmetiketieren".

Folgende Hinweise habe ich dem Artikel „Operation Schönheit" in der Zeitschrift Focus 33/2007 entnommen: 31% der 21- bis 50-Jährigen, 30% der „50plus" wären zumindest der Aussage nach bereit, sich durch das Messer verschönern zu lassen. Diesem Trend folgend hat sich die Zahl der Schönheitschirurgen von 372 im Jahr 1998 auf 655 im Jahr 2006 erhöht. Neben 15.000 Botox-Faltenkorrekturen im Jahr 2004 haben 700.000 Schönheitswillige bis Ende 2007 invasive Eingriffe über sich ergehen lassen. 17.000 ließen sich chirurgisch stirnliften und faceliften. Gerade das Faltenliften scheint begehrt zu sein, denn Schönheitschirurgen verzeichneten hier eine Steigerung von über 60%.

Auch wenn man der chirurgischen Korrektur sehr skeptisch gegenüberstehen muss, weil Symptome und nicht Ursachen kuriert werden, außerdem das Gesichtsbild immer Persönlichkeitsspiegel ist und chirurgische Korrektur das psychovegetative mimische Muster im Gesichtsspiel nicht verändern kann. Trotzdem versteht man, wenn sich jemand seine Hamsterbacken mit hängenden Mundwinkeln, den Truthahnhals, die das Blickfeld beengenden Hängelider korrigieren lässt. Die Korrektur muss allerdings vom Perfektionsideal frei bleiben. Dieser Wunsch ist pragmatisch, weil sich Ältere vom Grundsatz her mit ihrem Altersbild abfinden sollten. Wenn jedoch Jüngere erst nach einer Korrektur „erleichtert und befriedigt" sind, und vorher „Ansehen-bringt-Erfolg"-Frust hatten, ein schönes „Standbild" brauchen, um glücklich zu werden, und sie ihre Wunschvorstellungen plastisch über die Gesichtskorrektur umsetzen wollen, sind das Probleme mit der Identität. Und die Korrektur muss sogar zusätzlich Probleme mit der Persönlichkeit erzeugen. Und psychologisch noch mehr unvereinbar ist es, wenn Jüngere dem Chirurgen das Foto ihres Stars vorlegen, um sich nach dessen Ebenbild formen zu lassen. Doch auch das gehört zum negativen Umfeld invasiver Gesichtsplastik.

Prof. Dr. H. U. Steinau, vom Klinikum der Ruhr-Universität Bochum, machte als ehemaliger Präsident der Deutschen Gesellschaft für Chirurgie nach einer Untersuchung im Bereich plastische Chirurgie eine ernüchternde Feststellung: 1998 bis 2002 gab es in der plastischen Chirurgie 21 Todesfälle. 70 Patienten landeten auf der Intensivstation, weil nach den Aussagen Steinaus die Schönheitschirurgen den Patienten entweder eine Gefahrlosigkeit der Eingriffe vorgaukelten, schwere Komplikationen zu spät erkannten oder ihnen nicht fachgerecht begegneten (Auszüge aus der Zeitschrift Focus).

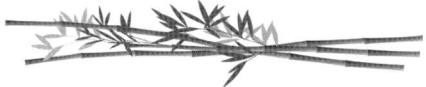

脂肪吸出
2.9   Schönheit und Fettabsaugen

Fettabsaugen ist keinesfalls komplikationslos. Lymphwege und Mikrozirkulation werden durch den Eingriff geschädigt. Das Lymphsystem bleibt nachhaltig, oft irreversibel und zusätzlich biochemisch, strukturell, funktionell, elektromagnetisch, vitalregenerativ gestört. Nach TCM zirkuliert in der Haut als größtem Sinnesorgan und im Unterhautzellbereich Wei-Qi, mit Körperflüssigkeit verbunden. Sind Blut- und Lymphzirkulation gestört, bewegt sich auch Qi nicht. Haut und Lunge stehen nach TCM funktionell in Verbindung. Beide haben, schon durch Qi versinnbildlicht, ein eigenes Abwehrsystem und die Lymphe ist Teil davon. Kinetisch besteht damit eine Kooperation zwischen Gewebe und Lunge. Ist eines irritiert, ist es kinetisch auch das andere. Die Lunge säubert und führt von „oben" nach „unten", gibt dem Qi und damit der Flüssigkeit die Zielkraft. Nach jedem Eingriff bleiben in der Haut Narben, Verletzungen. Die Neuraltherapie nach Dr. Hunecke unterspritzt deswegen Narben, da sie als Störfelder wahrgenommen werden, die wieder Ursache unterschiedlichster Leiden und Alterserscheinungen werden können.

Herzschwäche und mangelnde Flüssigkeitsumwälzung können zu Flüssigkeitsstau im Unterhautzellgewebe bis hin zum Lungen-Ödem führen. Die Haut als äußere Lunge ist Widerspiegelung der inneren Lunge. Zwischen Lunge und Herz besteht ein funktioneller Zusammenhang. Herz und Lunge steuern das Sprachvolumen. Zwischen beiden besteht nach den Wandlungsphasen und dem Prinzip von „Kontrollorgan/kontrolliert gegenregulierendes Organ" ein Zusammenhang. Im sich bedingenden System, einem Puzzle vergleichbar, braucht eines das andere, um Ganzheit zu formen. Blut, vom Herz geführt, ist Yin. Qi und damit Wei-Qi im Unterhautzellgewebe sind Yang. Qi wird von der Lunge geleitet. Lunge-Yin mit gekoppeltem Dickdarm-Yang sowie Qi bestimmen den Körperstoffwechsel.

Fettabsaugen im Feingewebe betrifft auch das Grundsystem nach Pischinger. Ein Eingriff in einem Bereich provoziert reaktiv eine Störung im anderen, letztlich kinetisch im ganzen Körper. Hinzu kommt, dass das Fettgewebe durch einen gestörten Stoffwechsel entstand. Was nutzt es also, Fettdepots als Symptom zu entfernen, wenn der gestörte Stoffwechsel bestehen bleibt? Es ist deswegen sinnvoll, statt Fettabsaugen erst einmal Ernährung und Essverhalten zu überprüfen, mit einem Stoffwechseltest die Ursache des Übergewichts zu ermitteln, den Stoffwechsel durch ein persönliches Nährstoffprogramm zu gesunden, auf natürlichem Wege Fettdepots abzubauen, das Normgewicht ohne Jojo-Effekt zu erreichen und vor allem dann auch zu halten.

Nicht alle bekennen sich dazu „gebotoxt, plastisch und chirurgisch kosmetikuriert" worden zu sein. Umso interessierter liest man deswegen die Erfahrungsberichte Prominenter in der Zeitschrift Focus (33/2007):
- Petra Gerster, 52: Als ZDF-Heute-Moderatorin ließ sie sich die Augenlider straffen.
- Nadja Tiller, 78: Sie ließ sich durch Gesichtslifting verschönen. Allerdings sagte sie später, „Ich brauchte Jahre, um mich an mein neues und mir fremd erscheinendes Gesicht zu gewöhnen".
- Michele, 35, Sängerin: Sie verwendete Silikon-Implantate für einen schöneren Busen.
- Rolf Eden, 77: Er ließ sich Botox spritzen, um Lider und Halsbereich zu straffen.
- Silvio Berlusconi, Politiker und Unternehmer, 70: Er ließ sich sein Gesicht verschönen. Die Augenlider wurden gestrafft, Haare implantiert.

Der Erfolg mit der Botoxspritze hat optisch überzeugt und im Vergleich zur Kosmetik eine längere Lebensdauer. Botox hält aber erfahrungsgemäß auch nicht ewig. Genau wie die anderen systemfremden, invasiven Eingriffe müssen sie alle dann mit sehr oft geringeren Erfolgsaussichten und noch größerem Risiko für Nebenwirkungen wiederholt werden – und bleiben leider alle wieder nur symptombezogen, weil sie nicht auf Ursachen eingehen.

Das frische Aussehen dank Kosmetika bietet auch nur eine „Ein-Tages-Freude". Doch was macht man „am Tage danach", wenn sich im Gesicht erneut die Falten zeigen, für die am Po mehr Platz wäre? Wie kann die Haut nachhaltiger, ursächlich und vor allem dauerhafter verjüngt werden, ohne dass sich die Patienten hinterher verfremdet fühlen, obwohl sie dem Zeitfaktor „Alterung" erst einmal ein Schnippchen schlagen konnten? Wie wird tiefenwirksam entschlackt, entgiftet, entmüllt, regeneriert? Wie können Hautfunktion und Stoffwechsel vitalisiert und optimiert, Cellulite überzeugend und erfolgversprechend behandelt werden?

In den meisten Fällen ist nach symptomatischer Reiztherapie das Geld zwar weg, der „Müll" aber bleibt. Ausleitungstherapien sind nicht alle überzeugend und nachhaltig. Nur langjährige Erfahrung aus der Praxis kann die Grundlagen wirksamer Therapie schaffen und diese ist auch in die hier im Buch genannten Verfahren eingegangen.

Toxischer „Müll" und leider auch invasive Eingriffe schwächen Gewebe und Körperfunktionen. Sie beschleunigen tragischerweise auch die Alterungsprozesse.

Viel lassen sich täuschen und streuen sich „Sand in die Augen" oder tragen „Eulen nach Athen". Invasive Faltenunterspritzung zaubert eine „Fata Morgana" herbei, weil zwar ein positiver Eingriff schnell einen Erfolg zeigt, der aber vorbehaltlich und kritisch zu betrachten ist. Pauschal nur Symptome zu beseitigen, mindert nicht die Gefahr dafür, dass sich weiter neue Falten bilden. Die nachfolgenden Hinweise sollen zum Nachdenken hierüber anregen.

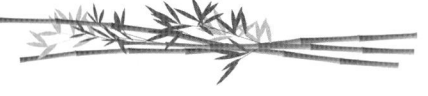

麻痺注射
2.10 Schönheit und Botox?

Für medizinische Zwecke entwickelte der Augenarzt Dr. Alan Scott in San Francisco Botox als Botulinustoxin Typ A, um Schielen zu behandeln. Jean und Alastair Carruthers, Augenärztin und Dermatologe aus Kanada, setzten Botox zur Behandlung des Blepharospasmus ein, bei dem sich Oberlider und Gesichtsbereiche über nervösen Tic und Spasmus verkrampfen. Bei der Behandlung dieser Tic-Symptome reduzierten sich gleichzeitig die Falten im oberen Gesichtsbereich. Es waren die Krähenfuß-, Zornes- oder auch Glabella- und Stirnesfalten. Mit diesen Falten war zusätzlich noch ein hässliches Absinken der Augenbrauen als Brauen-Ptosis verbunden. Botox bewirkte hier ein signifikantes „Lifting" der Brauen, gleichzeitig beugte es auch noch der hässlichen Wölbung der Brauen vor. Damit empfahl sich Botox für die Schönheitstherapie. Und bis heute schreibt es Geschichte darin.

Botox wird empfohlen, wenn in Ruhestellung feine Fältchen sichtbar sind, die durch Mienenspiel nicht verschwinden. Selbst Lippenfältchen lassen sich erfolgreich therapieren. Sie entstehen langfristig, wenn man die Lippen, wie z.B. beim Rauchen spitzt. Vertikal verlaufende Stränge bei „Truthahnhals" durch Schwinden des Unterhautfettgewebes am Hals sind Alterserscheinungen und sprechen ebenfalls symptomatisch gut auf Botox an.

Nicht zu empfehlen ist Botox, wenn beim Lächeln feine Falten auftreten, die aber in Ruhestellung verschwinden. Eine Kontraindikation für Botox ist die Schwangerschaft.

Botox ist der Geheimtipp der Stars, wenn für eine Filmrolle oder der Oskar-Verleihung jugendliches Aussehen gefordert ist. Prominente und auch Alltagsmenschen aller Berufs- sowie Sozialschichten greifen zu Botox, weil nur ein makelloses Gesicht Jugendlichkeit und damit Leistungsvermögen vortäuscht. Die mit Botox zu behandelnden Bereiche werden mit einer betäubenden Creme behandelt. Winzige Mengen Botox werden danach nahezu schmerzfrei in entsprechende Muskeln gespritzt. Botox unterbricht die Signalübertragung vom Nerv auf den Muskel. Der Muskel verliert seine Überspannung. Zur Aufnahme und Verteilung des Botox in den Muskeln sollten diese nach der Behandlung intensiv durch Lächeln oder Runzeln aktiviert und über 24 Stunden sporadisch massiert werden. Die Wirkung von Botox setzt 4–6 Tage nach der Behandlung ein. Einige mit Botox Typ A behandelte Patienten werden hiergegen resistent. Sie sprechen auf Botox Typ A dann bei der Nachbehandlung nicht mehr an. Diese Patienten können mit Botox Typ B weiterbehandelt werden, in Deutschland mit Neurobloc, in den USA mit Myobloc. Die Injektion von Botox Typ B ist schmerzhafter. Es bietet auf der einen Seite den Vorteil viel längerer Wirkungsdauer, aber leider auf der anderen Seite den Nachteil eines viel größeren Risikos für die nachstehend genannten Nebenwirkungen.

Botox-Injektionen bleiben umstritten, weil Clostridium botulinum als Neurotoxin grundsätzlich ein giftiger Wirkstoff ist. Die Behandlung mit dem Folgerisiko aufgrund der begrenzten Wirkungsdauer ist immer wieder zu wiederholen. Langzeituntersuchungen und damit Ergebnisse über nicht auszuschließende Spätfolgen über dieses Präparat liegen ebenfalls nicht vor.

Hinweise auf mögliche Nebenwirkungen füllen in der ROTEN LISTE des Deutschen Arneimittelverzeichnisses immerhin zwei Spalten einer ganzen DIN-A4-Seite.

Nach bisherigen Erfahrungen treten Nebenwirkungen zwar selten auf, und sie sollen nach einigen Wochen bzw. längstens nach sechs Monaten wieder verschwunden sein. Aber über mögliche endogen toxische Spätfolgeschäden auf Organe, zentrales sowie autonomes Nervensystem und Gewebe, die man vermuten, aber noch nicht belegen kann, darüber hat noch niemand nachgedacht, geschweige denn, dass je eine Langzeitforschung dazu gemacht wurde. Mit Hautwiderstandsmessunf über EAP-Elektroakupunkturmessung auf elektronischem Wege nach Dr. med Voll kann man bei einigen Patienten diese Spätschäden energetisch nachweisen, ebenso kinesiologisch. EAP-Messungen gelten allerdings als wissenschaftlich nicht anerkannt. Und das bringt mich zum dazu passenden beziehungsreichen Zitat: „Ein Pfund Praxis ist oft gewichtiger als eine Tonne und mengenmäßig nicht vorstellbar unfassbarer Theorie."

So können durch Botox als Nebenwirkung einige Muskelfunktionen reduziert, andere dafür aktiver werden, sodass sogar das Risiko für neue Falten besteht. Veränderungen der Mimik und des Gesichtsausdrucks sind möglich, sodass sich Betroffene beim Blick in den Spiegel durch die Starre des Gesichtsausdrucks fremd vorkommen, mancher sich damit nicht anfreunden kann oder sogar psychisch darunter leidet. Es kann auch zum Absinken der Augenbrauen kommen. Das ist auf das Befinden bezogen eine Katastrophe, wenn man das Augenlid nicht schließen kann und Folgeschäden für das Auge auftreten: Das Auge trocknet aus. Auch der Schlaf wird gestört. Doppelbilder, bis zu sechs Wochen anhaltend, können auftreten, wenn sich Botox in den Muskeln ausbreitet, die die Augenbewegungen kontrollieren. Jeder kann in der ROTEN LISTE nachlesen, auf welches Risiko er sich bei Botox einlässt und muss dann seine Entscheidung treffen – und gehört hinterher hoffentlich nicht zu denen, die Wilhelm Busch mit seinem Ausspruch meinte: „Dummheit, die man bei anderen sieht, wirkt meistens erheiternd aufs Gemüt derer, die sie unterließen."

Die Botoxspritze ist eine Illusion, die vorgaukelt, vor dem Altern zu schützen, wegen dem man ein paar Falten wegzumogeln, das Gesicht zu wahren versucht und die erschreckende Feststellung dabei machen muss, dass man gar keines hatte; und dann sind natürlich Akupunktur und Laser als risikolose, nebenwirkungsfreie Alternativen wohl für die anderen, aber nicht mehr für sich selbst zu überdenken. Humor ist die Kunst, heiter zu bleiben, wenn es ernst wird, und so war der Sinnspruch oben natürlich auch nur ein Gleichnis, das verdeutlichen soll, dass Flucht vor Altern gleichzusetzen ist damit, sein Gesicht zu verlieren. Das Altern und die „Fußstapfen", die es hinterlässt, muss man bejahen.

Jeder Therapeut muss jeden Patienten vor der Anwendung von Botox sorgfältig aufklären und das Risiko benennen. Jeder Patient muss dem Therapeuten bestätigen, dass er alle Hinweise und Aufklärungen des Therapeuten verstanden hat und trotz des Risikos mit der Anwendung von Botox einverstanden ist. Botoxspritzen dürfen nur Ärzte verabreichen. Diese sollten ausreichend ausgebildet sein und gründliche praktische Erfahrungen haben, sodass jeder Therapeut dank seiner Erfahrung wenigstens das Gefährdungsrisiko mindern und notfalls Gegenmaßnahmen treffen kann, wenn Nebenwirkungen auftreten sollten.

Möglichkeiten und Grenzen von Botox:

Möglicherweise zu versuchen bei	Nicht empfehlenswert
Zornes- oder Glabellafalten	Tiefe, ausgeprägte mimische Falten
Depressive, herunterhängende Lippen	Verkniffene, faltig dünne Lippen
Horizontale Stirnesfalten	Veränderung an Hautoberfläche, Pigmente, Flecken
Leicht abgesunkene Augenbrauen	Tiefe, ausgeprägte Altersfalten
Krähenfalten	Narben, Narbenfalten
Muskelstränge am Hals	Besenreiser, Hautgefäßveränderungen

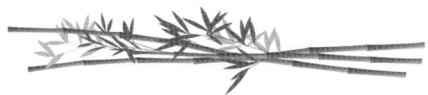

美容运用本体物质注射法
2.11 Schönheit: Eigenfett- und Kollagenunterspritzung

Eigenfett- und Kollageneinspritzungen zeigen zwar weniger Nebenwirkungen, erfordern aber großen Aufwand. Eigenfett und Kollagensubstrat wird unter sterilen OP-Bedingungen abgenommen, aufbereitet, gereinigt und unter örtlicher Betäubung lokal im Problembereich reinjiziert. Langzeituntersuchungen dieser Therapie liegen nicht vor. Angewendet wird die Methode seit 5–7 Jahren. Die Behandlungserfolge halten in der Regel vier Monate bis ein Jahr an.

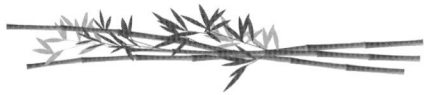

乳酸注射法
2.12 Schönheit und Polymilchsäure

Zur Faltenglättung muss Polymilchsäurepulver in isotonischer Kochsalzlösung intensiv und mit großer Sorgfalt verschüttelt werden, um Verklumpungen auszuschließen. Verklumpungen blockieren nach der Unterspritzung die mimische Muskulatur und verursachen Hautirritationen. Diese Therapie erfordert 2–4 Behandlungen. Der Behandlungserfolg hält in der Regel 20 Monate an.

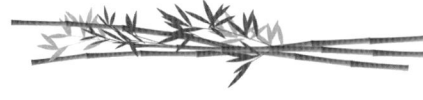

填塞注射法
2.13 Schönheit und Mesotherapie

Als Faltenglätter ist Mesotherapie fraglich. Sie eignet sich eher für die Hautvitalisierung. Nach meinem Dafürhalten sind Biolifting und Therapie mit Techniken aus Chinesischer Medizin hier vorzuziehen.

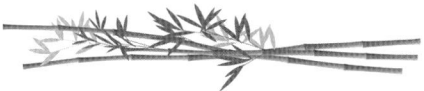

生物去皱法
2.14 Schönheit und Biolifting

Für Biolifting kann man Injektions-Präparate der Firma vitOrgan, mit zellwirksamen, bioaktiven, standardisierten, löslichen Regulationsfaktoren tierischen Ursprungs verwenden. Nebenwirkungen dieser Präparate sind nach Angaben der Firma vitOrgan und nach meinen Erfahrungen aus drei Jahrzehnten nicht bekannt. Alle Präparate sind sehr gut verträglich. Die Wirkstoffe wirken Alterungserscheinungen entgegen, straffen die Haut, verbessern Hautdurchblutung, Hautelastizität, mindern kleinere Falten, eignen sich zur Hautvitalisierung, verbessern die Plastizität von Haut und Bindegewebe. Darüber hinaus erzielt man mit vitOrgan-Präparaten zusätzlich noch eine zellwirksame Regeneration im ganzen Körper.
Der Behandlungserfolg baut sich langsam, individuell unterschiedlich in 4–8 Wochen auf. Er hält aus Erfahrung und persönlich unterschiedlich 6–10 Monate an. Der Behandlungserfolg kann zusätzlich stabilisiert und verlängert werden, wenn mit vitacontrol®-Kaltlaser-System oder alternativ mit dem AmpliMed-Gerät vor- bzw. nachbehandelt wird.

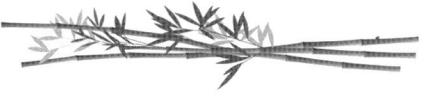

美容与HS治疗法
2.15 Schönheit und Hyaluronsäure (HS)

Hyaluronsäure ist natürliches, bioaktives, saures Mucopolysacharid aus Dermatansulfat und Keratansulfat als lineares Polymer für Faltenunterspritzung und Gewebsauffüllung sowie auch zum Einnehmen als Begleittherapie. Dieser „Filler" wird seit ca. 10 Jahren in Europa verwendet. Mit ihm wird das Unterhautzellgewebe aufgefüllt, wie z. B. zur Faltenkorrektur. Falten werden unterspritzt. Beim Zurückziehen der Nadel wird der viskose, feinmolekulare Filler ins Gewebe infiltriert. Blutergüsse sollten bei fachgerechter Technik eines eingewiesenen, erfahrenen Anwenders nicht entstehen. Ist dies dennoch der Fall, sollte nach der Injektion sofort Camouflage aufgetragen werden. Schwellungen, die ca. 2–3 Tage im Injektionsbereich entstehen, sollten gekühlt werden.

Filler dienen von der Gestaltung der Lippenkontur bis hin zur Korrektur um die Augen. Sie werden zum Ausgleich von Einkerbungen durch Narben oder Wangenpartien, für die Kinnkontur oder zum Auffüllen tief eingefallener Gesichtspartien verwendet, und zwar mit dem 2004 in Kanada und Europa entwickelten Implantat Restylane SubQ. Für die Anwendung von SubQ ist über die Grundeinweisung zur Anwendung von Restylane-Präparaten zusätzlich eine Spezialausbildung erforderlich.
Faltenkorrektur ist dank unterschiedlich viskosen Fillern vom Fältchen bis hin zu Falten bestimmter Größenordnung möglich, wie z. B. bei der Nasolabialfalte und Zornesfalten.
Grundbausteine des HS-Fillers als Polymere sind stets wiederkehrende wasserlösliche Disacharide aus Maltose oder Sacharose oder Lactose.
Disacharid als Grundbaustein besteht aus Glucuronsäure und N-Acetyl-D-Glucosamin. Bei pH 7 ionisierte und negativ geladene Disacharide sind über 1>3- und 1>4-Bindung miteinander verknüpft. HS ist wasserlöslich und in allen Lebewesen von der Pflanze, über das Tier, bis hin zum Menschen in unterschiedlich verteilter Konzentration in Zellhülsen, im extrazellulären Raum, im Bindegewebe, in Synovialflüssigkeiten der Gewebe, im Knochensystem und in den Augen vorhanden. Hyaluronidase baut HS ab.
Hyaluronsäure erfüllt sechs grundlegende Voraussetzungen, an denen man jeden „Filler" messen muss:

1. Wirkungsort ist die Injektionsstelle, es darf sich nichts in umliegendes Gewebe ausbreiten.
2. An der Wirkungsstelle muss eine eindeutige, aber unaufdringliche Verbesserung eintreten.
3. Die Filler-Injektion muss so schmerzarm wie möglich sein.
4. Der Filler muss gewebsverträglich, allergenfrei, risikofrei für Folgeschäden und Krankheitsübertragung sein. Es sind ausschließlich gutverträgliche, synthetische und keine iatrogenen Filler aus menschlichem oder tierischem Ausgangsprodukt geeignet.
5. Die Wirkung sollte individuell unterschiedlich 9–12 Monate anhalten.
6. Hautnebenerscheinungen wie Knötchen, Überreaktionen, Unverträglichkeiten nach Behandlung sind auszuschließen.

Wichtig: nur der Filler, der diese erfüllt, ist für die Faltenkorrektur geeignet.

Während man früher aus Hahnenkämmen und menschlichem Material Kollagen zur Herstellung der HS verwendete, das zu zahlreichen Unverträglichkeiten und Komplikationen führte, kann man dieses Risiko heute bei aus Bakterienstämmen mikrobiologisch über Fermentierung synthetisiertem HS ausschließen. Es entspricht also in ganzer Breite den sechs Grundbedingungen. HS ist sogar nach den strengen Richtlinien der FDA (Food and Drug Association) in den USA zugelassen.
Bei einer Studie mit 1500 Patienten konnte dies bestätigt werden. Bei 1500 Anwendungen der synthetisierten HS in Restylane und Restylane-Perlane sind keine Unverträglichkeiten aufgetreten. Es wurden gleichzeitig Bekömmlichkeit und Therapieeffizienz unter Beweis gestellt.
Nach meinen Erfahrungen sollte man auch bei Anwendung der Filler und sofort sichtbarer

Korrektur von Alterungserscheinungen der Haut nicht vergessen, dass der Hintergrund solcher „Hässlichkeit" immer auf Störungen mangelnden Qi-Flusses und da Qi das Blut führt, auch mangelnder Durchblutung zurückzuführen ist. Zur Anwendung des Fillers sollten ganzheitlich begleitend Therapien aus TCM und Hightech erfolgen. Akupunktur oder alternativ Hightech-Reiz sollten den Energiefluss in den Meridianen und die Organfunktionen nach den Fünf Wandlungsphasen stärken.

Wie wirkt HS?

Jedes HS-Molekül kann bis zum Vielfachen seines Eigenvolumens Wasser binden und es in seinem Bereich speichern. Damit wirkt HS alterungsbedingtem Wasserverlust und begleitend Gewebs- und Hautverfall entgegen. Das Nachquellen der HS-Moleküle erhöht die Wasserbindung im Körper. Die hochviskose Lösung aus der Wasserbindung lässt Unterhautzellgewebe und Haut mehr Wasser aufnehmen und speichert es. Dadurch baut sie das Bindegewebe mit dem positivem Einfluss auf Kollagen und Elastin auf. Das Bindegewebe wird elastisch. Verbesserung der Hautplastizität, liftende, glättende Wirkung auf Falten, straffende, stabilisierende Regeneration und ein positiver Einfluss auf die Hauterschlaffung sind Folgen daraus.

Therapie mit HS – Chancen und Grenzen

Die Behandlung mit HS als Injektion zur Faltenglättung, alternativ über eine Flächenbehandlung der Haut mit Flächendioden von Laser-, Elektro- oder anderen Geräten mit gleicher Zielsetzung oder oral unterstützend als Medikament, hat zusätzlich einen vitalisierenden, aufbauenden, verjüngenden, lokal hautstraffenden, faltenliftenden Effekt. Der HS-Spiegel sinkt altersgemäß bekanntlich ab, sodass jede HS-Therapie ausgleichend und vorbeugend gegen Alterungsprozesse wirkt. Vor jeder Injektionsbehandlung muss die Haut gründlich gereinigt, müssen alle Fremdstoffe einschließlich Kosmetika zuverlässig entfernt werden.

Verhalten nach HS-Behandlung

Nach intradermalem, nicht subkutanem Unterspritzen für die Faltenkorrektur oder Lippenformung tritt sofort ein sichtbar positiver Korrektureffekt ein, der sich in den anschließend folgenden 7–10 Tagen weiter stabilisiert. Bei subkutaner Injektion würde HS über Mikrogefäße absorbiert und abgleitend, stünde damit lokal nicht mehr regenerativ zur Verfügung.
Der Behandlungserfolg ist je nach Alter, Patientenverfassung, Konstitution und Lebensweise verschieden und hält individuell unterschiedlich 4–12 Monate an. In der Schonfrist von 7–10 Tagen sollten Mimik, Umgebungsstress, vor allem Kosmetik für 5 bis 8 Tage auf Sparflamme gesetzt werden. Absolut verboten sind Alkohol, Drogeneinfluss, Rauchen, partnerschaftliche Körperkontakte und nach Absprache mit dem Therapeuten auch nebenwirkungsverdächtige Medikamente. Abzuraten während Schonungsfrist ist von direktem Sonnen- oder UV-Licht, Stress, belastender Temperatureinwirkung und vor allem der Sauna.

Mangelnder Therapieerfolg

HS als Faltenfiller hat vom Grundsatz her keine Nebenwirkungen, es sei denn, die Haut wird nicht intradermal, sondern fehlerhaft subkutan im mikrovaskulärem Bereich unterspritzt. HS wird dann im Unterhautzellgewebe abgebaut und steht für das Lifting nicht mehr zur Verfügung.

Durch mangelnde Spritzentechnik können sich kleine Knötchen und Vernarbungen unter der Haut im unterspritzten Bereich bilden. Der Therapieerfolg steht und fällt mit der Kompetenz eines mehr oder eben weniger gut ausgebildeten Therapeuten.

Jeder Therapeut muss zur üblichen Berufshaftpflichtversicherung zusätzlich eine Deckungszusage der Versicherung für die HS-Behandlung haben, die nur nach erfolgter zugelassener Facheinweisung gegeben wird. HS-Behandlungen gelten nicht als herkömmlich versicherte medizinische Therapie.

Therapieergänzung

Sowohl bei Unterspritzen der Falten mit HS oder Biolifting kann Akupunktur als Begleittherapie den Therapieeffekt vertiefen, festigen und die Wirkungsdauer verlängern.

Tiefe Falten, auffällige Hauterschlaffung und andere überdurchschnittliche Alterungserscheinungen können mit Akupunktur oder Techno-Reiz-Therapie nur begrenzt erfolgversprechend behandelt werden. Hier ist Faltenunterspritzung angezeigt.

Hightech-Therapien aus Elektromedizin und bei Verwendung unverketteter HS auch mit Lasertherapie, empfehlen sich hier als Begleittherapie, vor allem mit Hautgleitbehandlung. Lasertherapie bei Anwendung verketteter HS ist kontraindiziert. Akupunktur wird ebenfalls unterstützend eingesetzt, da sie sich nicht nur lokal, sondern auch auf die Energetik des Körpers auswirkt.

Falten und Alterserscheinungen der Haut im mittleren Bereich können dagegen mit Elektro- und Lasermedizin sowie Akupunktur mit guten Erfolgsmöglichkeiten angegangen werden. Unterspritzen flacher Falten mit Biolifting für langsame Faltenglättung und Unterspritzung tieferer Falten mit HS für Soforteffekt sind wirksame Alternativen. Auch Faltenglättung in der Elektromedizin mit der Flächendiode, alternativ mit der Laserdiode, sind gleichermaßen gute Möglichkeiten, sofern bei Lasertherapie unverkettete HS angewendet wird. Selbst kleine Lippenfalten können mit feinmolekularer HS-Emulsion gut korrigiert werden. Ich empfehle aus eigener Erfahrung, wie bei allen anderen HS-Behandlungen ebenfalls, Restylane-Hyaluronpräparate der Firma Q-MED aus Schweden. Es wird in Deutschland über deren Vertretung an ausgebildete, zugelassene Therapeuten abgegeben. Hierzu müssen die Therapeuten einen Ausbildungskurs absolvieren und haben eine Prüfung abzulegen, um nachzuweisen, dass sie die Technik beherrschen. Sie erhalten dann ihr Zertifikat. Dies ist der Versicherung vorzulegen, damit die Haftpflichtversicherung erweitert wird und Risiken aus der HS-Behandlung abgesichert werden.

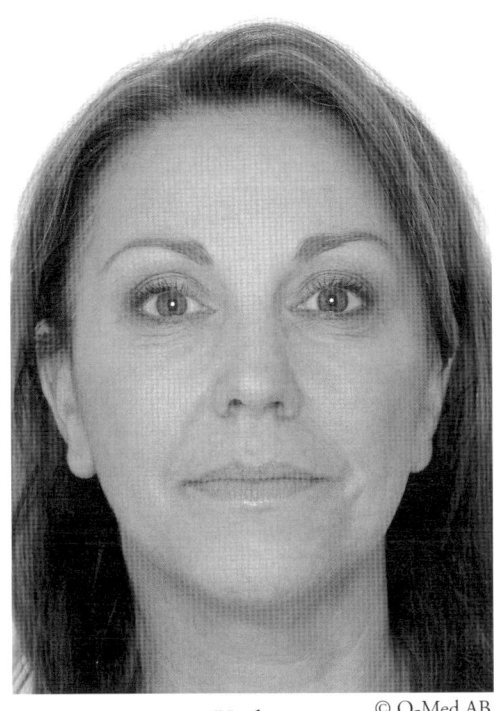 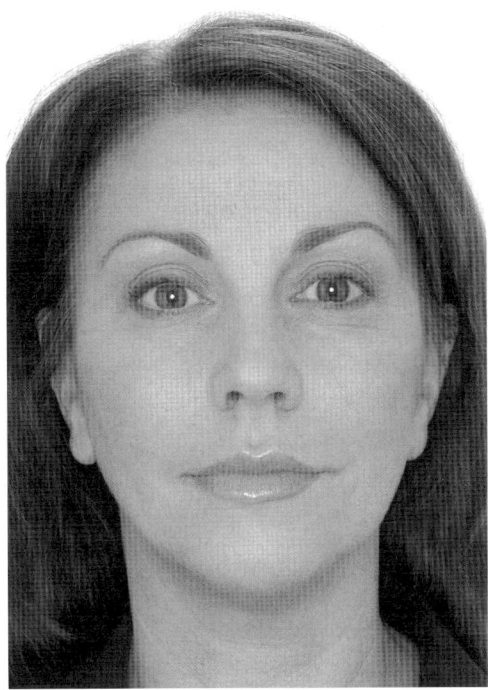

Vorher © Q-Med AB   **Nachher** © Q-Med AB

Abb. 9: Faltenbehandlung im Gesicht

Zugegebenermaßen, auch Faltenglättung nach Unterspritzen mit HS vom Faltengrund her oder alternativ durch perkutanes Einschleusen von feinmolekularem, unverkettetem HS-Gel mit der Flächendiode des Laser-Gerätes, über die Flächenelektroden mit dem AmpliMed-Gerät oder über Biolifting, haben alle eine zeitlich begrenzte Wirkungsdauer. Das gleiche trifft auf Hautstraffung zu. Nach 6–8 Monaten ist, je nach Lebensalter des Patienten und seiner Hautstruktur, die invasive, pharmakosmetische Wiederholung der Behandlung erforderlich.

Doch es gibt die Möglichkeit, die Wirkung der Faltenkorrektur über HS und Biolifting zu intensivieren und die Wirkungsdauer zeitlich zu verlängern:

a) mit Laser-Flächendiode und perkutanem, unverkettetem, feinmolekularem HS-Gel oder
b) mit Flächenelektroden des AmpliMed-Gerätes.

Beide Varianten können als Nachbehandlung nach Unterspritzen der Falten oder als Zwischenbehandlung nach invasiver oder perkutaner pharmako-kosmetischer Therapie, nach beliebiger Zeit und Häufigkeit, angewendet werden.

Hautflächendioden bzw. -elektroden beider Geräte schleusen feinmolekulares, unverkettetes HS-Gel oder bioaktive Wirkstoffe anderer Präparate transdermal durch die Deckschicht der

Haut. Ich verweise hier auf die Grundinformation zur Lasertherapie, auf z. B. Elka-vitacontrol®-Kaltlaser-System bezogen, und zur Elektromedizin, auf AmpliMed bezogen, im nachfolgenden Kapitel, um sich mit den Techniken beider alternativen Verfahren vertraut machen zu können.

Die Reizbehandlung des Akupunkturpunktes mit Nadeln oder alternativ mit Techno-Impulsen erfolgt hier mittels der Behandlungselektrode aus dem Gerät. In beiden Fällen ist es wichtig, den Akupunkturpunkt deckungsgleich zu treffen.

- Dadurch kann man mit AmpliMed und einer Punktelektrode des Gerätes den Punkt stimulieren.
- Alternativ ist es möglich, mit der Punktelektrode des AmpliMed-Gerätes lokal gesetzte Akupunkturnadeln zu stimulieren. Dies empfiehlt sich bei hypergischen, reizarmen Patienten. Zwischen Nadel und Wundrand des Stichkanals baut sich wie zwischen zwei Polen ein Spannungsfeld auf, das durch Elektroimpulse über das Gerät stimuliert, dessen Frequenzmuster und damit die Charakteristika der Information verändert wird.
- Die Behandlung an der Peripherie erzeugt Veränderungen im Zentrum, äußere Kosmetik tritt ins Wechselspiel mit innerer Kosmetik.

Also gilt der Hinweis von Demokrit: „Schönheit hat etwas Tierisches, pflegt man nur das Fell. Mache der Mensch nur seinen Fehler oft genug, wird er endlich begreifen, dass Schönheit erst in sich selbst zu schaffen ist, bis sie außen Wirklichkeit werden kann."

„Schmieren, Pudern, Chirurgie, Spritzen" reichen nicht, weil alle Mühe der Oberflächenbehandlung „tierisch" ist, wie beim Fellputzen per Zunge bei Hund und Katze! Ginge es eben darum, „wie beim Tier nur das Fell zu lecken", wäre das Problem Schönheit doch längst gelöst. Erfahrungen aus alten Zeiten und Akupunktur treffen Hightech und eröffnen so die neue Zeit mit mehr Möglichkeiten zur Schönheitsbehandlung. Beide zusammen schmieden bessere Waffen im Feldzug gegen die Alterung und für mehr Schönheit. Kombinieren heißt optimieren, um zu intensivieren.

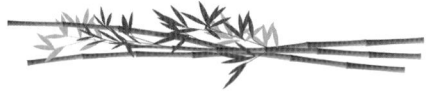

刺击疗法
2.16 Schönheit und Reiz-Punktur:

Geräte und Akupunktur – ein Vergleich

Hier werden AmpliMed aus Gruppe „1", vitacontrol®-Kaltlaser-System aus Gruppe „4", stellvertretend für Akupunktur und Hightech und deren Schwerpunkte herausgestellt, damit jeder Therapeut Stärken und Schwächen beider Therapieformen sowie die Vorteile aus der Kombination beider erkennen kann. Die Geräte aus den Gruppen 1, 2, 3 und 4 dürfen Therapeuten anwenden, die nicht zur Ausübung der Heilkunde zugelassenen sind – mit gleichen Erfolgsmöglichkeiten.

1. Elektrogeräte

Elektrogeräte gibt es unterschiedlich und zwar für:

a) Galvanische Ströme
b) Interferenzstrom
c) Modulationsstrom
d) Gleichstrom
e) Wechselstrom

Das AmpliMed-Gerät, als Elektro-Gerät, ist hinsichtlich seiner Funktion hier unter c und e einzuordnen. Andere Elektrogeräte unterschiedlicher technischer Konzeption sind ebenfalls nach unterschiedlichen Einsatzmöglichkeiten zu klassifizieren:

Verwendungszweck	Gruppenzugehörigkeit
zur Punktstimulation	1c, 1d, 1e
zur Flächenbehandlung und zur transdermalen Einleitung von Wirkstoffen	1a, 1c, 1d, 1e, außerdem aus 2, 3 und 4
zur Faltenbehandlung mit unterschiedlicher Erfolgsgraduierung	1 a, 1b, 1c, 1e, 2, 3, 4

Eigene Erfahrungen und fünf weitere Gründe veranlassen mich, das AmpliMed-Gerät vorzustellen:

1. Mit der Punktelektrode kann ich Akupunkturpunkte deckungsgleich sedierend und tonisierend behandeln.
2. Ich kann zusätzlich mit Akupunkturnadeln stimulieren.
3. Flächenbehandlung über die Hand-Roll-Elektrode ist möglich.
4. Das AmpliMed-Gerät ist patentiert und hat ein einzigartiges Frequenz-Spektrum.

5. Das AmpliMed-Gerät, mit Schwerpunkt zur Punkt-Reiz-Therapie und sekundär zur Flächentherapie, ergänzt sich hervorragend mit dem vitacontrol®-Kaltlaser-System-Gerät, mit Schwerpunkt auf Flächenbehandlung, über eine große Diode und feinmolekulares HS-Gel, aber ohne Möglichkeit zur Punktreiztherapie.

Das AmpliMed mit Wechselstrom aus Akkubetrieb erfasst und aktiviert tiefenphysiologisch, ohne schädliche Nebenwirkungen, alle Körperstrukturen von zentralem und peripherem Nervensystem, bis in die Zellwände und in Zellen, Körperflüssigkeiten, Sehnen, Muskelfasern, Bindegewebe, Homöostase, Haut und Organe hinein.

Dank moderner Elektronik ist AmpliMed kostengünstig und über Programm- sowie Potentialschalter leicht zu bedienen. Es ist individuell einsetzbar. Die Behandlung wird vom Patienten als angenehm empfunden.
Der Einsatz erfolgt je nach Indikation mithilfe auflegbarer, vorgefertigter Behandlungskarten, sodass mit unterschiedlichen Therapieprogrammen individuell und indikationsbezogen gearbeitet werden kann. Das Wirkprinzip ist denkbar einfach. Eine mittelfrequente Trägerwelle wird moduliert mit Niederfrequenz und Schwellimpulsen. Diese Frequenzen dringen mit apolarem Wechselstrom über zwei oder mehrere Haftelektroden unterschiedlich wählbarer Größe tief ins Gewebe ein. Mit Flächen-Roll-Metallelektroden (Elektroakupunktur) lassen sich flächige Hautbereiche und ebenso Falten behandeln.

Die Zugabe von Wärme vor oder während der Behandlung sowie von ausgesuchten externen Wirkstoffen im Anschluss an die AmpliMed-Behandlung verbessern den Behandlungseffekt deutlich. Die Impulse aus dem AmpliMed-Gerät wirken quasi als „Schlepper" und tragen die Wirkstoffe in die Zelle hinein.

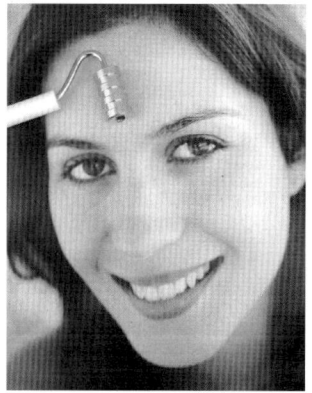 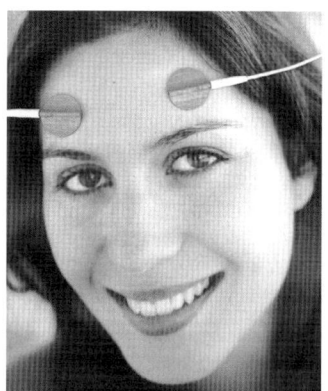 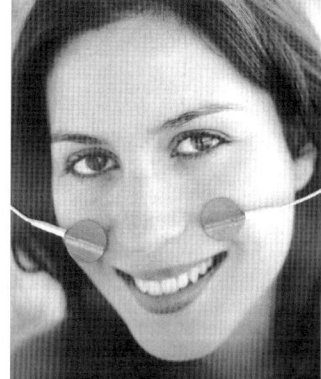

Abb. 10: Hand-Roll-Elektrode und Punkt-Elektrode

2. Lasergeräte

Das Wort „Laser" setzt sich aus Anfangsbuchstabern folgender Worte zusammen:

Light **A**mplifikation **S**timulated **E**mission **R**adiation

In der Kosmetik sind Kalt- oder Softlaserbehandlungen der Schutzklasse I bekannt für die Behandlung von Hautverjüngung ohne Hautoberflächenverletzung. Durch Freisetzung von Wachstumsfaktoren, die die Kollagenbildung anregen, kann man tiefe Hautschichten durchdringen und Fibroblasten stimulieren. Ihre optische Ausgangsleistung liegt bei 300 bis 900 mWatt, die Wellenlängen bei 480–1060 nm, die Intensität bei bis zu 131 mW/cm2.

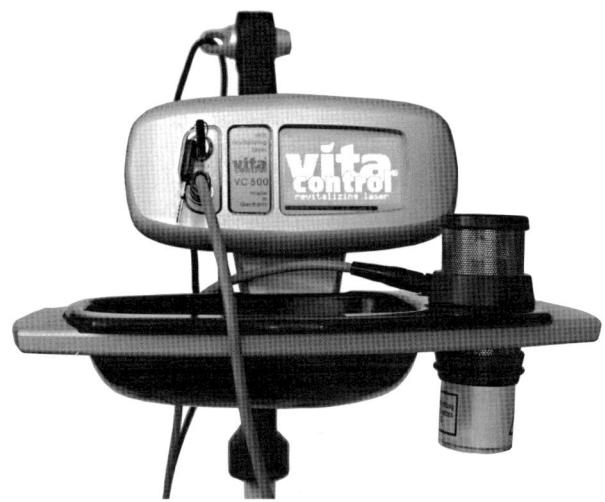

Abb. 11: vita-control® Kaltlasersystem

Soft- oder Kaltlaser werden für Hautregeneration, Faltentherapie, Nachbehandlung nach Faltenunterspritzung, Narben- und Keloidbehandlung sowie gegen Cellulite eingesetzt. In der Chirurgie werden Laser zum Schneiden, Koagulieren, Vaporisieren, Karbonisieren mit bis zu 50 Watt verwendet.

Laser wird mit nachstehend genannten drei Therapiearten verglichen und zeichnet sich durch vier Grundeigenschaften aus.
Die vier Grundeigenschaften und die zusätzlich genannten „Effekte" machen Laser zu einer einzigartigen, therapeutisch überzeugend wirksamen Lichtquelle. Damit unterscheidet sich Laser von allen anderen herkömmlichen Biostimulationen zur Regulation gewebsphysiologischer Vorgänge. Wir betrachten im Vergleich von der Therapiecharakteristik her:

1. die Thermotherapie über Heizplatten, Glühbirnen,
2. die Mechanotherapie, z. B. Ultraschall und
3. die Reizströme.

In Fachliteratur werden Aussagen hierzu aus 200 Doppelblindstudien und über 1000 Studien angeführt, ohne dass im einzelnen die Doppelblindversuche offengelegt und spezifiert wurden. Als vier Grundeigenschaften bzw. Wirkungen des Lasers gelten:

1. **Koheränz**
   Phasengleichheit der Wellenlänge. Sie erreicht optimale Photonendichte und Polarisierung
2. **Monochromasie**
   Im Griechischen steht „monos" für „einzig" und „chroma" für „Farbe". Laserlicht aus athermischer, temperaturfreier Lichtquelle mit exakt einziger Wellenlänge ist einfarbig, verändert somit nicht die Hauttemperatur. Daher spricht man vom Low-Level- oder Kalt- bzw. Softlaser.
   (Die Parallelität des sichtbaren Lichtes, wie z. B. aus einer Glühbirne, enthält alle Spektralfarben von 400 nm bis 750 nm, sowie aus dem nichtsichtbaren Spektrum das Ultraviolett- bis Infrarotanteil, das aus Sicht der Frequenz energetisch sictbarem Licht vergleichbar ist. Dadurch wird über thermische Strahlung durch nicht kohärente, spontane Emission wahrnehmbare Wärme erzeugt, die folgend die Hauttemperatur verändert.)
3. **Polarität**
   Sie verweist auf die Regulation des Di-Pols der Zelle.
4. **Photochemie-Effekt**
   Der metabolisch aktive Farbstoff des Cytochroms und Flavoproteins in den Mitochondrien absorbiert das Laserlicht. Daraus entstehen biochemische Komformationsänderungen und elektromagnetische Potentiale zur Regulation des Zellpotentials, ähnlich der Frequenzimpulse des AmpliMed-Gerätes. Die Impulse als Informationsträger verbreiten sich innerhalb des Körpers kapazitiv. Es ist unter dem Grundsatz zu verstehen, dass sich zufließende Kapazität in vorhandenen Kapazitäten weiter reaktiv weiter fortpflanzt.

Durch die Lasertherapie steigt die ATP-Produktion um bis zu 200% an. Außerdem werden Glucoseutilisation, Sauerstoffutilisation, Zellstoffwechsel, Zellfunktionen, Fibroblastenproliferation und Kollagensynthese angeregt.

Diese Grundeigenschaften des Lasers bewirken folgende Effekte:

1. **Regeneration**
   Fibroblastenproliferation, Kollagenase mit Haut- und Bindegewebsstraffung, Erhöhung der Gewebszugfestigkeit; Vaskularisation der Lymph- und Mikrozirkulation des Blutes, Verbesserung des Flüssigkeitsumlaufs, Abbau von Gewebsschwellung. Diese Effekte machen Laser für Schönheitstherapie unverzichtbar.
2. **Analgesie-Effekt**
   Stimulierung des Glückshormons „Endorphin" als Neurotransmitter an Synapsen, Serotoninmetabolisation. Regulierung der neuromuskulären Einheit und Harmonisierung der Muskelspannung einschließlich mimischer Muskulatur. Hier werden ebenfalls wichtige Grundlagen der Schönheitstherapie erreicht.
3. **Immunologischer Effekt**
   Aktivierung der Proliferation von Immunzellen einschließlich Makrophagen, immunsup-

pressive Wirkung durch verminderte Antigenperzeption der T-Lymphozyten. Das wäre Immunsuppression vergleichbar.

4. **Optik-Fedanster-Effekt**
Spektralanalysen zeigten eine „Eintrittspforte" durch die Hautbarriere als Deckschicht. So wurde eine erhöhte Durchlässigkeit für Wellenlängen zwischen 600 nm (rot) und 1300 nm (infrarot) festgestellt. Wellenlängen dieses Bereichs werden in den darunterliegenden Schichten bis zur Keimschicht hin aktiv und können deshalb kosmetisch und dermatologisch nützliche Wirkstoffe bis ins Bindegewebe und in die Keimschicht hineintragen. Es sei hier an perkutan aufgetragenes, feinmolekulares Hyaluroninterzellulargel erinnert, aus dem dank des Elka-vitacontrol® Hyaluroninterzellulargel in Verbindung mit dem vitacontrol®-Kaltlaser-System bis in die Keimschicht und ins Bindegewebe hineintragen wird.

Schönheitstherapie mit Kalt- oder Soft-Laser

Die Soft-Laserbehandlung ermöglicht sowohl zu tonisieren, als auch zu sedieren. Tonisieren heißt, einen lokalen Dauerimpuls mit der Flächenelektrode zu geben. Sediert wird, indem man wippend die Flächenelektrode der Haut zuführt, sie wieder zurücknimmt, wieder heranführt und dies mehrmals wiederholt.

Alle nachstehend genannten Indikationen ergaben sich aus dem klinischen Erfahrungsbereich. Sie sind interessant für die vitalisierende Hauttherapie, können aber zusätzlich zur Behandlung von Hauterkrankungen sowie vieler anderer Leiden genutzt werden. Sie sind selbstverständlich nur Therapeuten gestattet, die zur Ausübung der Heilkunde zugelassen sind.

All diese Hinweise sollen auch verdeutlichen, wie groß das Wirkungsspektrum der Softlasertherapie ist. Es bleibt jedem Therapeuten überlassen, sich über die Lasertherapie durch Fachberater oder Kurse grundlegender einweisen zu lassen. Dennoch seien hier zur Übersicht, über die Schönheitstherapie hinaus, weitere Stichworte gegeben und zwar generell über Lasertherapie. Dies ist vor allem für zugelassene Therapeuten sicherlich interessant.

a) **Behandlung von Reizzuständen**
- Entzündungshemmung
- Therapie bei Karbunkeln, Abszessen
- Follikulitis
- Dermatitis wie atopische Neurodermitis
- Akne
- Mukositis
- Tonsillitiden
- Otitiden
- Rhinitiden
- Begleittherapie nach Chemotherapie, ganz besonders über den Einsatz an Akupunkturpunkten
- Phagozytose wird verbessert
- Aktivierung der Immunzellen
- Verstärkte Mikrozirkulation durch Gefäßerweiterung

- Abnahme entzündlicher Schwellung durch Anregung der Lymphzirkulation
- Behandlung viraler Dermatosen wie Warzen
- Herpes
- Rheumatoide Arthritis
- Tendopathien

b) **Sedierung zur Schmerzhemmung:**
- Vermehrte Freisetzung der Endorphine
- Steigerung der ATP-Freisetzung
- Steigerung der Nervenzellmembranpotentiale
- Harmonisierung der Muskelentspannung einschließlich Regulation mimischer Muskeln
- Erfolgreich bei Polyneuropathie, Neuralgien
- Therapie der Zervikal-, Lumbalsyndrome
- Erfolgreich bei Hautekzemen, Dermatitis einschließlich Juckreiz
- Therapie traumatischer und postoperativer Schmerzsyndrome

c) **Geweberegulation:**
- Steigerung der Mitoserate, Kollagen-, Elastinfaserbildung, Succinat-Dehydrogenase, Lactatdehydrogenase, Aktivierung Esteraseaktivität der Fibroblasten als stoffwechselaktives Enzym
- Vermehrung der Immunglobuline, Erythrozyten, NADPH-Dehydrogenasen
- Anregung der DANN-Synthese
- Reduzierung von RNA und Glykogen in den Makrophagen
- Faltenbeseitigung, Haut-, Bindegewebsstraffung
- Cellulitetherapie, Reithosensyndrom
- Anstieg der Chondrozyten, Osteozyten,
- Erhöhung der ATP-Rate,
- Steigerung der Neurotransmitter an Synapsen
- Förderung der peripheren Nervenregeneration
- Reduzierung degenerativer zentraler Prozesse einschließlich Förderung der Regenerierung nach ischämischen Hirnprozessen
- Aktivierung der Area-25-Hirnregion gegen Schwermut (zu diesem Bereich habe ich unter „Schönheit, Akupunktur und Psychosomatik" schon berichtet)
- Förderung Angleichungsprozess kompensierter Narbenbildung
- Beseitigung von Narben, Hämangiomen
- Aktivierung der Hautfeuchtigkeit, besonders in Verbindung mit pharmakosmetischer Anwendung der Hyaluronsäure
- Anregung der Heilung nach Verletzung, positiver Behandlungseffekt bei postoperativen Beschwerden
- Behandlung von Dekubitus, Ulcus cruris
- Begleitbehandlung bei Angina pectoris, Arthritiden, Arthrosen, Tendopathien
- Behandlung von Schwangerschaftsstreifen, Cellulite,
- Psoriasis, Hautekzemen

- Nach- und Begleitbehandlung nach Faltenunterspritzung
- Nachbehandlung nach Verbrennungen

d) Zirkuläre Verbesserung:
- Verbesserte Lymphdrainagen und Mikrozirkulation
- Erhöhung der Hyaluronsäurespiegels und hierüber Besserung der Hautregeneration
- Faltenkorrektur
- Epithelisation
- Hautstraffung durch Ausgleich innerer Besaftung ja es heißt so
- Regulierung von Flüssigkeitsstasen, wirkt abschwellend bei subkutanen Flüssigkeitsstasen
- Reduzierung der Freisetzung vasoaktiver Amine

Kontraindikationen für Lasertherapie:

- Herzrhythmusstörungen, Brustschmerzen ohne und mit klinischem Befund
- Schwangerschaft
- Klinisch nict eruierbare, labile Epilepsie
- Störung endokriner Drüsen
- Tumore
- Tragen einer Prothese
- Metallimplantate im Knochenbereich
- Lichthypersensibilität und Sonnenallergie

Die Praxis: Das vitacontrol®-Kaltlaser-System in Kombination mit feinmolekularem unverkettetem vitacontrol®hyaluronintercellulargel völlig ohne Konservierungsstoffe in der Haut- und Schönheitstherapie:
In diesem Abschnitt möchte ich am Beispiel des vitacontrol®-Kaltlaser-Systems und feinmolekularem und unverkettetem Hyalurongel die optimale transkutane Einschleusung über die Hautbarriere, die Perfusion in tiefe Gewebsbereiche und die Möglichkeiten für Schönheitstherapie noch einmal verdeutlichen. Ich lege all diesem meine Erfahrungen zugrunde. Selbstverständlich sind diese Hinweise sinngemäß auf die Therapiemöglichkeiten anderer Geräte zu übertragen, sofern diese von Seiten der Geräte und pharmakologisch über die Begleitmittel die gleichen Voraussetzungen haben.

Behandlungen mit dem vitacontrol®-Kaltlaser-System haben drei entscheidende Vorteile:

1. Durch Kombination mit feinmolekularem, unverkettetem Hyaluronsäuregel kann das vitacontrol®-Kaltlaser-System erfolgreich zum Faltenglätten und zur Hautregeneration eingesetzt werden. Die gute Diffusion des feinmolekularen, unverkettetem Gels, die Feinverteilung im Gewebe zusammen mit der Laserwirkung bewirken schon nach der ersten Behandlung einen sichtbaren Erfolg.
2. Zusätzlich zeigt die Therapie bei Hautstraffung und Hautvitalisierung ihre Wirkung. Eine kurze Therapie von 6–10 Sitzungen, je nach Alter und Hautzustand des Patienten, sind erforderlich.

3. Dank des vitacontrol®-Kaltlaser-Systems braucht nicht mehr jede Falte unterspritzt zu werden. Bis zu einer gewissen Faltengröße können mit dem leistungsfähigen Softlaser des vitacontrol®-Kaltlaser-Systems und feinmolekularer HS erfolgreich geglättet werden. Wie oben schon gesagt, sind die Erfolge durchweg schon nach der ersten Sitzung sichtbar.

Eine Begleitbehandlung nach Faltenunterspritzung (der Punkte 1-3) ist anzuraten, um Therapieeffekt und Wirkungsdauer für Haut- und Faltentherapie deutlich zu verlängern.

Hier ein Beispiel:

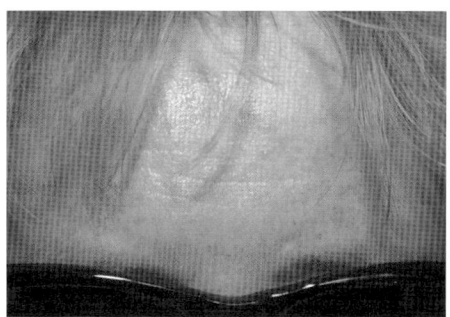
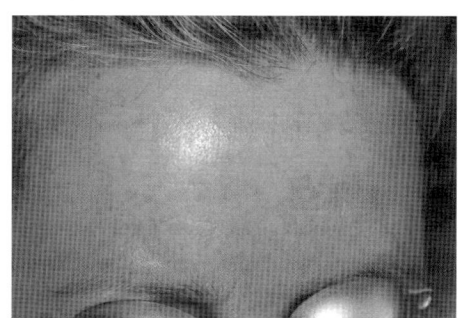

Vorher **Nachher**

Abb. 12: Beispiel Faltenbehandlung 1

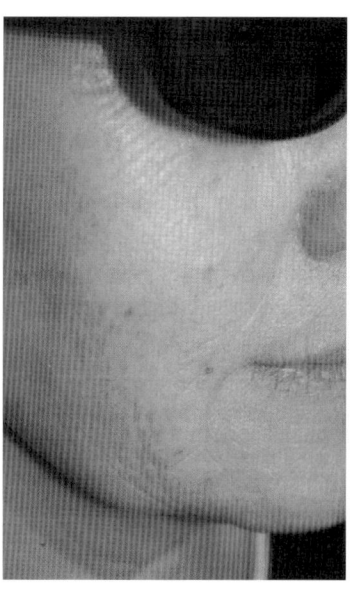
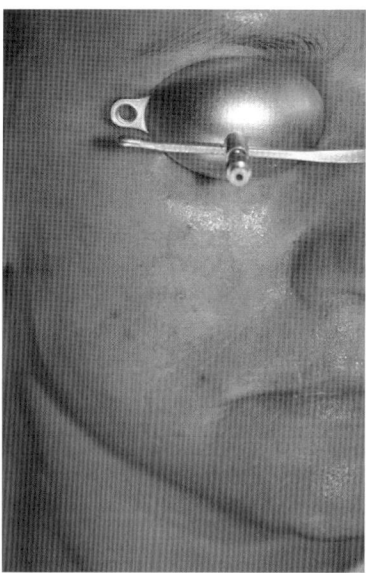

Vorher **Nachher**

Abb. 13: Beispiel Faltenbehandlung 2

Unterstützende Anmerkungen für Schönheitstherapeuten:

Hyaluronsäure ist ein körpereigener Stoff. Sie findet sich im ganzen Körper, und somit auch im Bindegewebe. Sie bewirkt im Bindegewebe Kollagen- und Elastinsynthese, ist für die Wasserbindung in Haut und Gewebe verantwortlich. Die Anteile von Hyaluronsäure, Elastin, Kollagen und die Elastizität von Haut und Bindegewebe entsprechen sich und stehen in Bezug zum Lebensalter.

Ab dem 20. Lebensjahr sinkt statistisch gesehen und erfahrungsgemäß der Gehalt an HS im Körper. Dies fördert Alterserscheinungen. Setzt man den HS-Spiegel beim Kleinkind gleich 100, so sinkt er beim 60- bis 70-Jährigen auf 10 ab. Deswegen nehmen Wasserspeicherung und Elastizitätsgehalt von Haut und Bindegewebe ab und dementsprechend die Alterungserscheinungen zu. Die Therapie mit qualitativ hochwertigem HS ist in der Schönheitstherapie somit unverzichtbar. Hier bietet feinmolekulares HS-Gel (mit guter perkutaner Wirkstoffauflage und zwingend ohne Konservierungsstoffe, gutem Transkutaneffekt, dreimolekularen, unverkettetem HS-Gel und Einschleusung dank dem vitacontrol®hyaluronintercellulargel (mit 131 mW/cm²) eine optimale Verteilung im Unterhautzellgewebe. Auf diese Weise werden gute Voraussetzungen für Schönheitstherapie geschaffen. Ein kurmäßiger Einsatz ist unumgänglich anzuraten.

Haut und Gewebe werden wieder aufgebaut, natürlicher und altersgemäßer Abbau verringert. Die Wirkung nach einer Behandlung hält ca. 4–8 Wochen an, je nach Alter sowie konstitutionellem und biologischem Hautzustand bzw. Allgemeinzustand. Es sollte nach- und zwischenbehandelt werden. Ich hielt es wichtig, das hier aus 2 Gründen zu wiederholen, erstens geht es hier nicht nur um Hyaluronsäure, sondern um die feinperlige Qualität, zweitens sind diese Momente so wichtig für HS und weil sie immer wieder vergessen werden, deswegen muss man sie immer wieder wiederholen.

Schon aus Gründen des Alterungsprozesses ist einzusehen, dass man die „Essenz", das Gleichgewicht von Yin und Yang, die Qi-Verteilung sowie die Organ- und Meridianfunktion über TCM-Therapie stärken und mit gesundheitlich effektiver Naturheilbehandlung ergänzen sollte. Dann kann man sie tiefgreifend, lang andauernd, grundlegend mit Laser und unverkettetem, feinmolekularem HS-Gel vorteilhaft abrunden. HS erfüllt zentrale Funktionen im ganzen Körper, füllt den durch die Alterung schwindenden Wasserspiegel im Gewebe wieder auf, führt Nährstoffe zu. Wenn HS als körpereigener Stoff durch den Alterungsprozess abnimmt, und auch durch Nahrung oder gesunde Lebensführung nicht wieder zugeführt werden kann, müssen zahlreiche biochemisch-physikalisch aktive Substanzen und Funktionen im gesamten Bereich des Körpers, vom Auge bis zur Zelle, und damit auch bis zur Haut des Körpers leiden.

HS findet sich im gesamten Körper. Es hat eine extrazelluläre Matrix: Dadurch fördert es den Transport von Nährstoffen und gleichzeitig die Ausschwemmung von Schlackenstoffen aus der Zelle und ebenso aus dem extrazellulären Raum. Um das zu fördern, muss pharmakologisch die Molekülgröße modelliert werden. Durch ein Verfahren der Enzymfraktionierung konnte man HS-Supermoleküle zu Polymeren mit schwachem Molekulargewicht zerlegen. Damit war die Unverträglichkeit der früher aus Hahnenkämmen gewonnenen HS vermeidbar. Die Wirksamkeit konnte durch feinmolekulares, fraktioniertes, transkutanes Gel noch gesteigert und mit dem vitacontrol®-Kaltlaser-System noch weiter optimiert werden.

Der Wasseranteil des Körpers wird gesteigert, der ja vom Kleinkind mit 80% Anteil auf 56% im Senioren abfällt. Durch die Wasserspeicherung erklärt sich, dass Haut- und Gewebsspannung dank HS „natürlich" aufgepolstert werden, die Druckbeständigkeit des Gewebes über die Wasserbindung zunimmt, Hautstraffung und Hauttönung verbessert sowie Trägersubstanzen gestützt und weitervermittelt werden. HS als Bestandteil von Gleit-, Träger- und Schmiersubstanzen sowie Organteilen aktiviert Regeneration und Vitalität. Die Reibung von Körperelementen und damit Verschleiß werden vermindert. HS erweitert die Zellzwischenräume und fördert die Migration und damit die Ausscheidung und Flüssigkeitsumwälzung, Entgiftung und Nährstoffversorgung.

Der Transfer von unverketteter, feinmolekularer vitacontrol®hyaluronintercellulargel durch Laser in den Haut- und Faltenbereich brachte zusätzliche Erfolge und unterstützte die Hautfeuchtigkeit. Es konnten Warzen und Hämangiome durch Lasertherapie erfolgreich behandelt werden. Reithosenfettpolster wurden mit einem Emissionsbereich von 10, 6 ym und 20-5 mWatt erfolgreich durch Laser und HS-Diffusion behandelt. Lokale herpetische, mykologische Erkrankungen, Parodontie wichen durch die Softlaserbehandlung. Diese aktivierte auch die Kollagensynthese, Enzymaktivitäten der Succinat-Dehydrogenase, saure Phosphatase, Lactatdehydrogenase, stärkte nichtspezifische Esterasenaktivität der Fibroblasten als stoffwechselaktive Enzyme, vermehrten Immunglobuline, Erythrozyten und NADPH-Dehydrogenasen. Die DANN-Synthese stieg an. Die Zellreduplikation nahm zu. RNA und Glykogen sank in den Makrophagen ab. Auch in Kosmetika wurde HS zum Bestandteil. Für die Therapie an Akupunkturpunkten ist wichtig, dass die deckungsgleiche Laserbehandlung der Punkte notwendig ist. All diese Daten belegen die Wirksamkeit des Softlasers. Daher ist verständlich, dass Laserbehandlung alternativ zur Akupunkturtherapie eingesetzt werden kann, vergleichbar der Elektrostimulation mit physiologisch adaptiven Frequenzen und modellierbaren Stromimpulsen, um sich der Hautsensibilität anpassen zu können. Dazu bedarf es eines lichtleitenden Laserpunktgriffels, um mit dem Lichtimpuls den Akupunkturpunkt zu stimulieren.

Deswegen sei hier auch noch einmal in diesem Zusammenhang auf die Arbeiten des Prof. Popp hingewiesen, der in seinen Büchern nach der Laserbehandlung eine erhöhte Biophotonenaktivität (immer adäquat zum Gesundheitszustand), und vor allem den verstärkten interzellulären Informationsaustausch nachwies. Diese Zellkommunikation im Sinne von Regulatoren verläuft im kohärenten Licht. Die DNS ist die Quelle der Photonenemission im Bereich infraroten bis UV-Lichts. Dabei dient das infrarote Licht der interzellulären Kommunikation von Zelle zu Zelle und von Organ zu Organ, das UV-Licht der intrazellulären Informationsvermittlung. Auch dies macht verständlich, dass nicht schmerzende, gut verträgliche Softlasertechnik mit deckungsgleicher Punktbehandlung und Photonentransfer im Meridianbereich mit Punktimpulsen mehr Punkte behandeln kann, als schmerzende Nadeln, die dem Patienten, vor allem im Gesichtsbereich, nicht zuzumuten wären. Weiterhin hat die intrazellulär wirksame Elektrostimulation und zwar ebenso deckungsgleich und punktgenau mit der Punktelektrode des AmpliMed an Nah- und Fernpunkten eine gleich gute Wirkung.

Therapiemöglichkeiten mit Hightech und Akupunktur – ein Vergleich

Das Gesicht ist ein sensibler Behandlungsbereich. Man kann daher statt invasiver Nadeltechnik mit gleichem Effekt und schmerzarm über die Handelektrode moderner Elektromedizin oder per Akupressur die Behandlungspunkte stimulieren. Es werden sogar mit Impulsen aus den Flächenelektroden Wirkstoffe der Pharmakosmetik durch die Hornschicht ins Unterhautzellgewebe bis in die Zelle hineinleiten. Die Impulse moderner Geräte arbeiten zellstimulativ und zellregenerativ. So bieten Hightech-Geräte ein breiteres Spektrum an Anwendungsmöglichkeiten, als mit Nadeltechnik erreichbar ist.

Doch muss ich aus langjähriger Erfahrung aus der Praxis trotzdem „eine Lanze" für die Nadel brechen. Ein „Nein" zur Nadel gilt meines Erachtens nur, wenn aus gesetzlichen Gründen dem Therapeuten die Anwendung der Akupunktur verboten ist, weil sie zur Ausübung der Heilkunde nicht zugelassen sind. Für sie bleibt die Alternative zum Gerät, um die Punkte mit technischen Impulsen zu stimulieren oder Flächentherapie anzuwenden. Die Chancen guter Therapieerfolge stehen diesen Therapeuten gleichermaßen offen. Entscheidend ist hier nur, wie die Therapeuten diese Technik vor sich selbst und dem Patienten gegenüber vertreten können. Den Patienten ist die Wirkungsweise zu erklären, Vertrauen dafür und zur Therapie ist aufzubauen.

Das ist auch Grund, warum ich zur Akupunktur mit der Nadel und ihren Alternativen so ausführlich eingehe und deshalb die Argumente für die Nadeltechnik im Vergleich zur Anwendung von Geräten herausstelle.

Für die Akupunktur sprechen aus Sicht der Tradition der Schönheitstherapie viele Gründe: Sie hat auch unter Berücksichtigung der Möglichkeiten moderner Kosmetik und klinischer Hauttherapie ihre Bedeutung nicht verloren. Erst einmal ist die Akupunkturnadel generell und auch aus Sicht der Schönheitstherapie ein Symbolträger für die Möglichkeiten jahrtausendealter Traditioneller Chinesischer Medizin. Dieses Bild für eine bedeutende Volksmedizin Asiens hat sich bei Therapeuten und Patienten fest eingeprägt. Dies sollte aus psychosomatischer Sicht nicht unterschätzt werden. Der Patient verbindet damit Erfahrungsberichte und Hoffnung für sich selbst. Für Therapeuten ist es eine faszinierende Erfahrungsmedizin mit unendlichem Erfahrungsschatz. Zweitens hat der Therapeut über Nadel und intensive Diagnostik einen intensiveren Kontakt zum Patienten. Die Nadel trägt bei zur Vertrauensbildung zwischen Therapeut und Patient sowie Patient und Therapie. Für die Einflussnahme des Therapeuten zum Patienten hin im Sinne einer elektromagnetischen Kraft ist die Nadel ein Medium. Dies hat eine lange Tradition in der chinesischen Medizin, wie ich nachher noch bei der Empfehlung der Nadeln belegen werde. Der persönliche Kontakt, auch über die Nadel zum Patienten hin und die Vertrauensbildung daraus sind von grundlegendem Wert mit hoher psychoneuroimmunologischer Bedeutung.

Der spürbare Nadelstich weckt im Patienten intuitiv die Vorstellung, dass damit seine Selbstheilungskräfte geweckt werden. Der Patient spürt das Dequi. Dies ist das Gefühlt des Pieksens, Ameisenkribbelns und zeigt, dass man Qi bewegt. Es „öffnet" und motiviert ihn. Vergleichbares gibt es bei der Gerätetherapie nicht, weil die Technik kein Medium für persönliche Vertrauensbildung ist und zwischen Technik und Mensch immer Distanz bleiben wird. Das Sedieren und Tonisieren mit der Nadeltechnik ist für die Patienten über unterschiedliches Dequi, z. B. mittels Kribbeln spürbar. Er spürt sinnenhaft die Behandlung und verbindet das Dequi intuitiv mit der Vorstellung aktivierter Selbstheilungskräfte. Das Dequi macht dem Patienten die Körperreaktion klar. Es stärkt das Bewusstsein, stärkt Körpergefühl, Wahrnehmung, fördert die Achtsamkeit, öffnet den „Blick nach innen". Dabei ist wichtig, dass der Therapeut hierauf eingeht und ihn in dieser Weise „führt". Das eigene Ziel, die Möglichkeiten der Therapie sowie Ziel und Wirklichkeit werden konstruktiv kritisch analysiert.

Die Nadel schafft verbale und emotionale Kommunikation. Technische Impulse werden als fremd, manchmal als blockierend fremd oder störend oder nur als technisch, mechanisch provozierend angesehen. Manchmal merkt der Patient sie auch gar nicht und eine Ungewissheit bleibt dann in ihm zurück, während man den „Nadelstich" spürt. Die Nadel spürt der Patient auch noch nach Beendigung der Behandlung. Der technisch provozierte und spürbare Impuls durch ein Gerät endet in der Wahrnehmung des Patienten als Fremdeinfluss mit der Behandlung. Durch die gesetzte Nadel wird Zhen-Qi als Energie je Atemzug um 3 cun durch die Meridiane über den Körper verteilt. Der Patient spürt das Ausbreiten der Energie im Dequi, und es ist eine Qualität des Therapeuten, dass er dem Patienten auf diesem „Wege" zu führen weiß, sich der Behandelte als Beteiligter über sein Dequi-Phänomen direkt einbezogen fühlt. Ein solches Phänomen, eine solche Einbezogenheit kann durch Technik niemals vermittelt werden.
Die GERAC-Studie in Deutschland an 3400 Personen mit Schmerzsyndromen brachte sensationelle Ergebnisse positiver Behandlungsergebnisse für die Akupunktur. Alle Probanden waren vorher erfolglos klinisch mit herkömmlichen Methoden behandelt worden. Technik wird für Patienten eher leere Routine bleiben, die manuell verabreichte Nadeltechnik gibt dagegen ein Gefühl persönlicher Zuwendung. Der Patient sieht sich bei der Akupunktur nicht als den „Erduldenden" sondern als „Teil"-„Nehmer" in einer Be-„Hand"lung, mit „Eigen"-„Leistung". Dem Patienten ist bewusst, dass Akupunktur in der Medizingeschichte Asiens bis heute aktuell ist und dass sie in westlichen Ländern sogar in Bereichen klinischer Behandlung mehr und mehr Eingang findet. Im gleichen Sinne werden diese Hinweise auch auf Schönheitstherapie bezogen.

Damit ist meine Antwort auf die Frage „Gerät oder Nadel" gegeben. Jeder Therapeut muss seine Antwort zu sich selbst und zum Patienten hin vertreten. Doch da die Akupunktur als Behandlungssystem von solch grundlegender Wichtigkeit ist, muss auch die Akupunkturnadel darin als Symbol wie auch als Behandlungsmedium eine wichtige Rolle spielen, weil sie den Behandlungserfolg über die Therapie Realität werden lässt. Jeder Handwerker kann ebenso nur mit gutem Werkzeug und seinem fachgerechtem Umgang damit ein gutes Werk schaffen. Eine stumpfe Säge baut keinen graden Tisch, und vom Erhabenen zum Lächerlichen ist es oft nur ein Schritt!

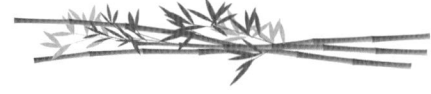

电子技术与针灸
2.17 Schönheit – Hightech versus Akupunktur

Das Nadelangebot unterschiedlicher Hersteller auf dem Markt ist groß. Zwar „sticht" jede Nadel und jeder Hersteller findet tolle Verkaufsargumente, um herauszustellen, warum sein „Werkzeug" volkstümlich gesagt „über den grünen Klee zu loben ist". Doch jeder Therapeut muss sich selbst durch praktische Erfahrungen ein Urteil über Nadelqualität bilden, um „gutes Werkzeug" für erfolgversprechende Behandlungen einsetzen zu können.
Außerdem muss für das „Werkzeug" das Preis-Leistungs-Verhältnis stimmen. Da ich in China studierte, in Praxen fast aller Länder Asiens, zusätzlich in Australien, USA und Kanada hospitierte, auch aus vielen Angeboten in der BRD Erfahrungen sammeln konnte, mir meine als Therapeutin in TCM versierte und in China gebürtige Ehefrau und chinesische TCM-versierte Freunde als Prüfer assistierten, kamen wir der Praxis entsprechend zu klaren Vorstellungen, welche Voraussetzungen Nadeln für die Schönheitsakupunktur erfüllen müssen, nach welchen Kriterien wir sie aus dem Marktangebot aussuchen und nach welchen Kriterien wir sie beurteilen müssen.

Schönheitsakupunktur erfolgt über Lokalpunkte im Gesichtsbereich und Fernpunkte am Rumpf, an den Extremitäten. Gesicht und Kopf sind sensible, schmerzempfindliche Behandlungsbereiche. Der Patient hat allein deshalb schon Angst vor dem Nadelstechen. Hinzu kommt, dass er bei invasiver Therapie im Gesichtsbereich instinktiv noch einmal den Schmerzlevel beim Durchstich durch die Haut durch die qualitativ hochwertige Nadel mit exzellenter Spitzenqualität auf ein Minimum senkt. Damit hat er noch größere Angst vor Verletzung und empfindet eher Schmerz, weil er psychovegetativ die Reizschwelle für Sensibilität und Schmerzempfinden über das Unterbewusstsein zusätzlich absenkt. Die Erwartungshaltung für Schmerz wird damit noch größer. Daher ist es wichtig, grundsätzlich für die Akupunktur im Gesichtsbereich, vorzugsweise ebenso für die Fernpunkte, erst einmal und grundsätzlich schmerzarme Nadeln zu nehmen. Sowohl der Patient als auch der Therapeut aus der Selbstbehandlung müssen wissen, dass Nadeln beim fachgerechten Setzen schmerzarm sein sollten.
Schmerzarmes Setzen ist ohnehin deshalb schon ratsam, weil ein Patient für die Schönheitstherapie aus psychovegetativer Sicht nicht mit einem kranken Patienten vergleichbar ist. Schönheitspatienten haben eine andere Einstellung und Erwartungshaltung gegenüber der Therapie. Sie haben andere Ansprüche, erwarten mehr Rücksichtnahme, auf die man eingehen und zugehen muss. Was der kranke und leidende Patient bei der Therapie zu erdulden bereit ist, kann man in gleichem Maße beim Schönheitspatienten nicht voraussetzen. Wer leidet, ist bereit, zu erleiden, aber Schönheit muss nicht durch das Tal der Schmerzen erwandert werden.
Schmerzarme Nadeln senken das Risiko für Unstimmigkeiten zwischen Patient und Therapeut, und sie stärken die Motivation beim Patienten und beim Therapeuten gleichermaßen.

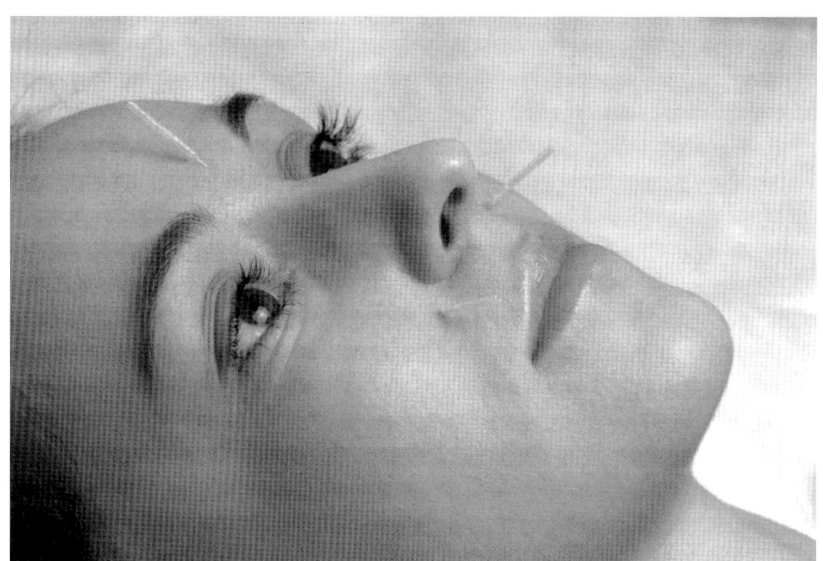

Bild 3B Scientific/Seirin

Abb. 14: Gesichtsakupunktur

Sieben Voraussetzungen muss eine Akupunkturnadel erfüllen, damit sie schmerzarm gesetzt werden kann:
1. Sie sollte vorzugsweise aus medizinischem, allergenfreiem Stahl bester Qualität hergestellt und gut führbar sein.
2. Sie sollte über eine qualitätsgesteuerte Fertigungstechnik einen glatten Nadelschaft, ein vorteilhaftes Nadelprofil mit geringem Reibungswiderstand zum Gewebe hin, sehr guten Spitzenschliff für einen schmerzarmen und möglichst sanften Einstich haben. Dies gilt sowohl für das Patientenurteil, wie auch die Selbstbehandlung des Therapeuten. Hierzu sollte man wissen, dass jeder Nadelschaft je nach Niveau der Fertigungsqualität größere oder kleinere, mikroskopisch sichtbare Rauigkeiten auf der Schaftfläche hat, die je nach Nadelgröße die Gleitfähigkeit der Nadel negativ beeinflusst und den Reibungswiderstand zum Gewebe hin vergrößert. Um Rauigkeiten zu glätten, optimale Gleitfähigkeit zu schaffen, den Nadelreiz während des Stichs zu minimieren, kann man den Nadelschaft mit Silikon beschichten und die Schmerzminderung so über den sanften Gleitmodus optimieren. Vorbehalte wegen einer Toxizität von Silikon sind nicht haltbar. Bisher konnte sie nicht nachgewiesen werden. Nach meinem Kenntnisstand wird es bis jetzt problemlos auch bei Brustprothetik verwendet. Auch toxikologische Tests haben bislang kein Ergebnis gegen Silikon erbracht.
Trotzdem muss sich jeder Therapeut mit dieser Frage auseinandersetzen. Das Testen über Kinesiologie oder Energielevel mit Elektroakupunktur ist vorbehalten.
3. Eine hervorragende Spitzentechnik ist für den schmerzarmen Einstich, für optimale Nadelmanipulation und für gute Tiefenführung unverzichtbar.
4. Gute Griffigkeit, Spitzentechnik, Qualität des Nadelschaftes, Nadelprofils, Nadelplastizität sind erforderlich, um die Nadel führen, Dequi erreichen, tonisieren und sedieren zu können. Hierzu heißt es in einem Chinesischem Sprichwort aus der Provinz Shandong:

„Leicht ist die Lehre der Akupunktur. Schwer ist die Kunst, Nadeln zu setzen. Über beiden aber steht die Beherrschung von Sedieren und Tonisieren."

5. Alle Nadeln sollten von gut leitender Materialqualität sein. Damit entsprechen sie dem klassischen Prinzip der TCM, nach dem gute Leitfähigkeit eine Brücke zwischen Therapeut und Patient zum Energieaustausch zwischen beiden schafft. Aus diesem Grunde ist auch ein griffiger Metall-Wendel-Handgriff für den Energietransfer erforderlich. Ein Kunststoffgriff ist nicht tolerierbar. Nadeln mit Kunststoffgriffen eignen sich nicht für Moxatherapie, und Kontaktelektroden für Elektrostimulation sind schlecht anzuschließen. Ein Sterilisieren der Nadeln ist ebenfalls unmöglich. Alle Nadeln sollten sterilisiert und blisterverpackt sein.
6. Nadeln mit Führungsröhrchen sollten lieferbar sein.
7. Der Nadelhersteller sollte auf Kundenwunsch Sondernadeln liefern können, wie vergoldete, versilberte, mit Führungsröhrchen, Intraderminadeln, unbeschichtete Nadeln mit Metallwendelgriff für Moxatherapie und Elektrotherapie. Der Hersteller sollte im Nadelprogramm praxiskonforme, unterschiedliche Nadelgrößen und Nadelstärken anbieten. Die Nadeln sollten standardmäßig sterilisiert und blisterverpackt sein. Der Hersteller sollte beides, preiswerte Standard- und preisgünstige Qualitätsnadeln anbieten. Dies sind Voraussetzungen, die auf Erfahrung des Lieferanten in der Fertigung und mit dem Marktbedarf schließen lassen. Wichtig ist auch das Angebot sowohl eines geschlossenen Programms an Qualitätsnadeln als auch an billigeren, aber bedarfsgerechten, guten Standardnadeln zu guten Preisen. Ein leistungsfähiges Unternehmen mit vertrauenswürdigem, dynamischem Verkaufssystem, Lieferfähigkeit aus Lagervorrat und der Möglichkeit fachkundiger Beratung sollte vorhanden sein.

Es gibt viele Firmen auf dem Markt, die Bedarfsartikel für Akupunkteure anbieten. Zwischen ihnen sollte man hinsichtlich Service und Warenqualität konstruktiv kritisch vergleichen.

Mir kam es darauf an, gerade diese Punkte herauszustellen, weil Schönheitstherapie ganz besonders die Qualität des Handwerkszeugs und zusätzlich den kooperativen Umgang zwischen Therapeut und Lieferanten verlangen muss. Meine persönlichen Erfahrungen basieren auf dem Einsatz von Nadeln der Firma Seirin.

Alle Empfehlungen, die ich in meinem Buch mache, erfolgen nur aus dieser Sicht heraus. Nie war für mich persönlicher Nutzen aus einer Empfehlung heraus wichtig. Ein Therapeut muss „sauber", unabhängig, moralisch in Lebensführung und Arbeit sowie Kollegen und Patienten gegenüber bleiben. Nur positive Erfahrungen aus der Praxis sind in diesem Sinne immer für mich maßgebend gewesen, mich für Geräte, Artikel, Therapeutika, Kosmetika und Therapiehilfsmittel auszusprechen. Dieser Hinweis scheint mir wichtig, um eventuellen Missverständnissen von vornherein vorzubeugen.

Schwerpunkte der Nadeltherapie

Die Zelle redet. Schauen wir aus der Sicht der Zelle den Schwerpunkt der Nadeltherapie an, um daraus Gemeinsamkeiten und Zusammenhänge zwischen Akupunkturpunkten und Zellbiologie, Spannbreite der Diagnostik in TCM und Punktcharakteristik, abzuleiten. Daraus ergeben sich interessante Rückschlüsse auf die Behandlung zur Schönheit und der notwendigen medizinischen Zusatztherapie.

Nach Fritz-Albert Popp, *Biophotonen – Neue Horizonte in der Medizin* und Hartmut Heine, *Lehrbuch der Biologischen Medizin,* sind Akupunkturpunkte sensible Berührungspunkte mit geringem elektrischen Widerstand, hohem Leitwert gegenüber Umgebung mit bis zu 10fach höherer Stromleitfähigkeit. Sie können dadurch über Messmethoden leicht gefunden werden. Dr. Voll nutzte diese Möglichkeiten, um gemäß EAP nach unterschiedlichem und diagnostisch verwertbarem Punkt-, sowie Meridianpotential Patientenbefund zu erheben.

Akupunkturpunkte sind Endpunkte eines Gefäß-Nerven-Bündels (=GNB) aus der Tiefe zur Hautoberfläche hin aufsteigend. Nach Perforation des GNB durch die Haut sind die Endpunkte mit 2 – 4 mm Durchmesser Akupunkturpunkte. 82% davon finden sich direkt auf Hautoberfläche, 18% der GNB perforieren nicht. Sie verbleiben in der Tiefe des Unterhautzellgewebes, doch gleichermaßen oberhalb Endpunkt als messtechnisch sensibel auffällig. Das ist z.B. im Gesichts- und Kopfschwarten-, Akren-, Plantar-, Palmarbereich der Fall.

Neural bevorzugt versorgt sind hierbei Punkte wie KG 24 Cheng-jiang direkt mittig Unterlippe mit Trigeminusfassern und LG 25, Suliao auf der Nasenspitze mit Gefäßnerven, außerdem andere Gesichtspunkte mit Nervenästen des Nv. Ramus nasalis ext., Nv. Ethmoidalis anterior, dazu Punkte der KG- und Lg-Meridiane im Rumpfbereich mit Ästen aus Spinalnerven.

GNB wird von lockerem, kollagen- und wasserreichem Bindegewebe und das Bindegewebe wiederum von Mesenchymhülle umgeben. Im Bindegewebe finden sich vermehrt Zellen des unspezifischem Immunsystem, wie Granulozyten, Makrophagen, Monozyten.
Soweit finden sich schon mal 3 Gemeinsamkeiten aller Punkte:

1. Sie sind gleich strukturiert und messtechnisch durch geringen Hautwiderstand interessanten charakterisiert
2. Es besteht Bezug zum Immunsystem
3. Über Bindegewebe, Mesenchym, Gefäße, Nerven besteht Verbindung zur Grundregulation

Machen wir uns elektromagnetische, informative, kinetische, kooperative, neurobiologische Zusammenhänge zwischen den Punkten klar, um sich vor Augen halten zu können, wie viel Kontaktbereiche im Körper durch Akupunktur bewegt werden.
In Blutuntersuchungen nach Dr. Aschoff wurde unterschieden nach:

a) Elektrischer Kraft des Blutes, entsprechend dem Yang, Wellencharakter, der Entkoppelung, dem Regulator mit kooperativer Energie, Bezug zu Chaos, Unordnung
b) Magnetischer Kraft des Blutes als Yin-Phänomen mit Teilchen-Charakter, entspricht Yin-Leiden über Mangel an lokaler Energie, Tendenz zur Verkoppelung.
c) Sinngemäß übertragen ist Blut-Feststoff gleich Yin, Qi, die „Blut-bewegende" Kraft, die die Viskose lockert.
d) Der Ausgleich zwischen Chaos und Ordnung, Fülle und Leere, Teilchenfunktion und Kohärenz, zwischen Welle und Teilchenfunktion und der Pathologie zwischen Welle/Teilchenlokalisation muß über Qi oder gleichbedeutend über Biophotonen, als in Qi aktive Energie, erfolgen. Dies macht Sinn, da aus Zellbiologie bekannt ist, dass die Zellfunktion nur mit Photonen

als Lichtqaunten möglich ist und im Körper genau wie in Pflanzen, Photonenträger sind. Spektoskopische Untersuchungen nach Nervenblockade durch Spasmolytika zeigten, dass Signalwirkung und Signaltransfer über Synapsen nicht über Neurochemie und Nervenreizleitung erfolgt, weil im Synapsenspalt keine Neurotransmitter zu finden sind. Der Transfer erfolgt über Lichtquanten wie Biophotonenkommunikation. Wir finden die Wechselwirkung zwischen Materie und Feld - eine für die Schönheitstherapie hochinteressanten Feststellung.

e) Von DNS als Träger des Erbgutes gehen Hohlraum-Resonatorwellen aus. Die DNS ist Sender und Empfänger elektromagnetischer Strahlung. Diese elektro-magnetischen Impulse oder Biophotonen/Qi werden ins Zellgefüge hineinwachsen und sind Grundlage der Molekularbiologie. DNS mit Spiralstruktur hat zwischen den 2 Stäben elektrische und in der Ringform die magnetische Kraft. Wir finden hier vergleichsweise wieder Yin und Yang, wie beim Aschoffschen Bluttest.

f) Biophotonen sind der energetische Aspekt des Qis. Qi ist Träger der Biophotonen. Biophotonen machen es möglich, dass sich Qi bewegen kann.

g) Ohne Dynamik elektromagnetischen Feldes, der Biophotonen, Resonatorwellen, Teilchengefüge, Ordnung und ständigem kinetischem Ausgleich über Qi, Biophotonen ist energetisches Gesamtsystem nicht lebensfähig und Leben nicht möglich.

h) Das Gehirn erzeugt Endorphine, Morphine, Polypeptide, Neurotransmitter. Sie sind Träger von Biophotonen. Biophotonen sind der Wirkungsfaktor vorgenannter Komplexe.

i) Elektrische Reizung von Nervengewebe erzeugt Neurotransmitter wie Endorphine, Acethylcholin, Adrenalin, Noradrenalin, Glutaminsäure, Glycin.

j) Elektrische Reizung von Akupunkturpunkten löst nach B. Pomeranz, 1978, im Thalamusbereich elektrische Impulse aus, die im Mesencephalon Endorphinproduktion wecken als Träger der Biophotonen und nach H. Fischer, 1979 erfolgt nach Reizung von Nervengewebe starke Biophotonenemission als Energiequant der Neurotransmitter.

k) Wenn man sich klarmacht, dass über Gefäß/-Nerven-Bündel im Bindegewebe unmittelbarer Bezug zum Grundsystem geschaffen wird, über Grundregulation Verbindung zu Haut, Muskulatur, innere Organe, zum zentralen Nervensystem, zu mechanoelektrischen Transformationen, vegetativem Nervensystem, Gefäßwandintima, mechanoelektrischen Transformationen besteht, heißt dies, dass sich ein Reiz in einem Teil, in allen anderen Teilen fortsetzt. Der Nadelstich in ein Teil trifft kinetisch alle anderen Teile. Bergmann und Bergmanns 1997 haben zudem darauf hingewiesen, dass zwischen Meridianen, Akupunkturpunkten, Haut und Muskeln-Sehnen eine Funktionskette besteht. Jede Veränderung von Temperatur, Druck, Zug, physiologischem, mechanischem Reiz auf den Körper führt zu mechanoelektrisch-neuralen Reaktionen in Grundregulation, Vegetativem Nerven-, Hormon-, Immun-, zentralem Nervensystem, zu Freisetzung von Neurotransmitter, Neuropeptiden, Noradrenalin, Substanz P, Adrenalin, Reaktionen im Zwischenzellbereich. Im Buch „Morpheus, Tranformation der Erde" sind Hinweise, dass jeder Ausstoß von Sonnenenergie 5 Tage vorher durch Veränderung der Hautpotentiale voraussagbar ist. Nach Sonnenwinden steigt die Zahl der psychosomatischen Krankheitsfälle. Verändern sich Akupunkturpunkt-, Meridianpotentiale z.B. durch Nadelstich, elektromagnetische Impulse, Farb-, Thermo-, mechanische Reize, verändern sich ebenso im kinetisch zusammengeschlossenen muskulo-, tendinösem Funktionskreis, Haut-

sowie Körperphysiologie, weil sie Bindeglieder zwischen Biophysik und Biochemie sind.

l) Körperreiz führt als Grundsatz zu Veränderung der Ladungsverhältnisse, Punktpotentiale und hierüber zu Irritationen im Vasomotorenplexus, in Zellfunktion bis Mesenchymhülle, vegetativen Axonen, Abwehrzellen. Es führt zu Volumenverschiebung des gebundenen Wassers in Proteoglykanen, Glykoaminoglykanen der Grundregulation, zu biochemischer Funktionsverschiebungen im Nervensystem, zum Anstieg der Entzündungsmediatoren Interleukin 1, 2, 6, Tumornekrosefaktor.

Abschließend soll das auf zwei wichtige Punkte zusammengefasst werden.

1. Wir haben ca. 360 verschiedene Akupunkturpunkte, die über Potentialänderung ein Widerspiegel des Körperbefindens sind.
2. Je nach Messdruck verändern sich Stromleitfähigkeit, Widerstand sowie Leitfähigkeit oberflächlich, mittellagig oder tief am oder im Körper. Zusätzlich ist Hautwiderstand abhängig von Alter, Geschlecht, Allgemeinzustand, Hautkonsistenz, Stoffwechsel sowie alle anderen Körperfunktionen, Leiden, Jahreszeit, Wetter, Lebensweise, Umfeldbedingungen.

Ändern sich Hautwiderstand, Leitfähigkeit, Leitwerte ändern sich Funktionsqualität, Strömungsgeschwindigkeiten, Anpassungsvermögen an Umfeldbedingungen. Es ergeben sich somit unendlich viele kongruierende, krankheitsidentische Messdaten, die somit fast jede Krankheitsart, Krankheitsebene den Umständen und den Patienten angepasst und bis in die Zelle hineinbetrachtet widerspiegeln - selbstverständlich ebenso auf Gesundheit und Schönheit bezogen. Sie erfassen über spezifische Phänomene und Messdaten damit jede „Jetzt"-Situation, aber lassen auch Prognosen für die Zukunft zu.

Zusätzlich kommt hinzu, dass die Punktcharakteristik sowohl auf Wetterlage, als auch individuell zeitabhängig von Sekunde bis Jahreszeit, auf Körpersprachen bedingte, umständebedingte, individuelle Krankheitssymptomatik ausgerichtet ist. Jeder Stich in das Gewebe erzeugt eine Pseudo-Entzündungsreaktion, die 300fach höher als der Durchmesser des Stichkanals ist. Jeder Stich ins Gewebe erzeugt eine Wundfläche, die zum Nadelschaft hin ein Ladungspotential aufbaut, das sich kapazitiv entlang Meridian bis in die Zelle hinein energetisch und als Informationsträger fortpflanzt. Eines wirkt in einem und ist dennoch in allem gegenwärtig.

Acetylcholinprodkuktion und die Zahl der Acetylcholin-Rezeptoren, die Anzahl der B, T-Lymphozyten werden durch den Nadelstich erhöht und wirken weiter reaktiv bis in die GNB und in die Mitochondrien der Körperzelle hinein und zeigt es durch messtechnisch erfassbare Körperphänomene.

Die Kopplung oder Entkopplung der behandelten Punkte, Punktwahl, Behandlungstechnik sowie deren Punktsymptomatik spielen eine Rolle. Auch die Tatsache, dass nach einem Punktstich Neuronen im Limbischen System die Gemütslage anfeuern.
So gibt es Punkte verschiedener Charakteristik, die sich mit allen Indikationen, Umfeldbedingungen gegenregulativ auseinandersetzen, wie das Homöopathikum genau zum Symptomenbild passen.

Diese Beispiele an Punktcharakteristik zeigen es:

Klass. Bezeichnung	Chinesische Bezeichnung	Punktcharakteristik
MP 9	Yinglingquan	Quelle unter dem Yin-Hügel
MP 10	Xuehai	Meer des Blutes
Bl. 6	Chengguang	Auffangen des Strahles
Bl. 41	Fufen	Anfügen bei der Trennung
Ni. 1	Xuehai	Sprudelnde Quelle
3E 12	Xiaoluo	Ableiten des gestauten Wassers
He 7	Shenmen	Tor des Geistes

Bei dieser Bandbreite therapeutischer Kategorien werden alle Schattenseiten und alle Ebenen der Vorbeugung, Gesundheits- sowie Schönheitspflege, des Schönheitsstatus und des Krankseins individuell passend diagnostiziert, um dann passend therapeutisch begegnet zu werden.

Unsere Zellen, die zellständigen Mitochondrien brauchen Lichtquanten, die Photonen, um arbeiten zu können. Photonen sind kohärente, elektromagnetische Strahlungen, wodurch andere molekulare und atomare Systeme über Resonanzkopplung über kybernetischen Prozeß zum Mitschwingen gebracht werden. Dadurch erfolgt bei Zellreizung durch Nadelstich und Ladungsimpuls über Wundmal durch Stichverletzung Intensivierung der Photonenemission. „Die Zelle schreit".

Nachdem die DNS Sender und Empfänger als Dipöl elektromagnetischer Impulse (Biophotonen) als Hohlraumspeicher für Photonen und die Zelle Hohlraumresonator ist, erklärt sich, warum beim Nadelstich oder technischer Punktreizung ein ganzes System in Bewegung und Biophotonen freigesetzt werden. „Die Zelle redet" und freigesetzte Biophotonen sind Funksignal, die die Botschaft der Zelle weitertragen. Natürlich können heilsame Punktreizung. Zellfunktionen wieder normalisieren.

Durch traumatischen Nadelstich geschädigte Zellen „schreien laut". Als Widerspiegel gelten vermehrt dadurch abgestrahlte, messtechnisch erfaßbare Biophotonen. Prof. F. A. Popp konnte Abstrahlung der Biophotonen messtechnisch nachweisen. Besonders faszinierend sind Prof. Popps Photonenmessung für Herrn Dr. Kremer. Herr Dr. Kremer ist Begründer der neuen Zelltherapie und konnte aufzeigen, dass es möglich ist, mit Präparaten pflanzlicher Photonenträgern Zellen wieder Lichtquanten zuzuführen. Die Zellen vermitteln ihre „Schreie" als Informationen über Biophotonen oder elektromagnetische Impulse zu anderen Zellen und diese geben die Signale an die nächste Zelle weiter, gleich dem Dominospiel, bei dem ein Spielstein vom anderen zu Fall gebracht wird. Dies konnte auch wissenschaftlich bewiesen werden. Durch den Nadelstich entsteht mit dem Stichkanal eine Verletzung des Gewebes. Zwischen Stich-Gleit-Fläche als Wundrand und intaktem Gewebe bzw. intakter Haut entsteht eine Potentialdifferenz. Das Gewebe am Wundrand ist positiv geladen und zieht negativ geladene Zellen an, wie Makrophagen, Fibroblasten, Neutrophile, ganz im Sinne der Galvanotaxis.

Dynamische elektromagnetische Potentiale geben Informationen an andere Zellen weiter, führen im Bereich der Stichverletzung zur Aktivierung des Immunsystems. Es entsteht zwischen metallenem Nadelschaft und Wundfläche im Gewebe durch Nadelstich ein Ladungspotential. Dieser elektromagnetischer Impuls löst immunologisch, biochemisch folgend eine Kaskade weiterer Zellreaktionen im vernetzten, neuronalen und zellulärem System des Körpers aus.

Auch mit der Handelektrode des AmpliMed-Gerätes werden elektromagnetische Impulse deckungsgleich und punktgenau zugeführt. Sie werden im Körper kapazitiv und reaktiv über die neuronale Vernetzung von den Synapsen zu den Zellen weitergeleitet. Die Zellpotentiale werden aktiviert, indem ihr Schwingungsmuster verändert wird. Dies erfolgt ohne Schmerzreiz und ist daher für die Patienten besonders im Gesichtsbereich von Vorteil.

Hierbei werden die neuen Schwingungsmuster gegenläufig zu den pathologischen moduliert, und zwar gemäß dem jeweiligen Stand des Alterungsprozesses. Die Therapie-Impulse können je nach Befund zudem tonisieren, indem man einen Dauerimpuls setzt oder sedieren, indem man die Elektrode wie beim Spatzenpicken aufsetzt, anhebt, aufsetzt und das über längere Zeit beliebig wiederholt. Dies wird zutreffend als „Spatzenpickmethode" bezeichnet.

Ein weiterer Vorteil liegt darin, dass man in einem Behandlungszyklus Areale bis in die Tiefe des Körpers hinein, mit ein oder mehr Elektroden vollständig und zusätzlich mit allen drei Frequenzen durchfluten kann. Diese drei Frequenzen wirken auf und in alle Zellen des Durchströmungsgebietes hinein. Sie bewirken neben einer Entschlackung und Trophikverbesserung des Bindegewebes einen Einfluß auf das Grundsystem nach Pischinger als Ort innerer Ordnung. AmpliMed unterstützt das neuronale periphere und zentrale System, zusätzlich zum Flüssigkeitshaushalt, und selbstverständlich auch Organe, Muskeln, Sehnen und Gewebe. Reizströme herkömmlicher Geräte arbeiten hingegen mit nur einer Frequenz. Sie sprechen nur oberflächlich verlaufende Nerven an. Sie können unter Umständen dann auch wirklich „reizen". Der Laser kann zwar ebenso nur oberflächlich und punktuell wirken, die Lichtimpulse des Lasers setzen aber von hier aus reaktiv ihren Reiz in die Tiefe gehend fort. Ein deckungsgleicher, punktgenauer Lichtreiz ist jedoch für die optimale Wirkung erforderlich. Nach bisherigen Erfahrungen und Untersuchungen sind die Wirkungen der Nadelakupunktur, die von Laser und Reizstromgeräten sowie die des AmpliMed-Gerätes dennoch nicht miteinander vergleichbar, da auf verschiedenen Ebenen gearbeitet und verschiedene Reizwege angesprochen werden.

Diese Aussagen kann ich unterstreichen, da wir in unserer Praxis die Patienten in vier Gruppen behandelten, und zwar:

1. mit Nadelakupunktur,
2. mit Laser,
3. mit Nadelakupunktur plus Stimulation mit AmpliMed-Impulsen,
4. ausschließlich mit AmpliMed allein.

Die besten Erfolge erzielten wir in der Gruppe, die mit Akupunktur plus Nadelstimulation mit AmpliMed therapiert wurde. Die Personen der Gruppe, die nur mit AmpliMed behandelt wurden, erreichten im Vergleich zu Patienten mit Lasertherapie ebenfalls bessere Ergebnisse.

Machen wir uns an dieser Stelle noch einige Gedanken zur Faltenbehandlung und über die Möglichkeiten zur Hautstraffung mithilfe von Akupunktur, AmpliMed und anderen alternativen Behandlungsgeräten. Vom Körper geprägte Falten können niemals ganz zum Verschwinden gebracht werden. Der Körper hat vegetativ, kognitiv, zentralnervös und biochemisch sein eigenes mimisches Programm geschrieben, das an den entsprechenden Stellen seine mimischen Zeichen schreibt. So sind die Falten über ihr Grundmuster streng genommen erblich bedingt. Falten, Gesichtsspannungen, Erschlaffung, Augenausdruck, Mundstellungen und Mimik ergeben zusammen das optisch fassbare Spiegelbild des inneren hormonellen, biochemischen, neurobiologischen und kognitiven Grundmusters. Daher gibt es z. B. den so genannten Schmollmund. Der Volksmund sagt: „er hält die Schnauze" oder „er verbeißt sich in etwas". Es gibt typische Falten wie die Nasolabialfalte. Zornesfalten zeigen sich, „wenn die Wut überkocht". Stirnesfalten verraten sorgenvolles Nachdenken. Falten können durch die Verbesserung des Turgors flacher werden, wenn es gelingt, Muskelfasern wieder aufzubauen sowie das Zusammenspiel zwischen Bezugsmuskel und seinem Antagonisten zu harmonisieren. Ismakogie kann hier z. B. eingesetzt werden (Hinweise hierzu im Kapitel über Ismakogie).

Gesichtsausdruck und mimisches Spiel verändern sich auch durch einen Wandel in der Lebenseinstellung. Hautbereiche entspannen sich. Die Durchblutung wird verbessert. Nährstoffzufuhr und Entschlackung werden optimiert. Die Zelltätigkeit wird angeregt durch die Lockerung der Zellmembran, die Anregung des Zellstoffwechsels und der Mitochondrien, die für Energieaufbau wichtig sind. Die physiologische Aktivierung von Haut und Gewebe folgen, denn verfallene Haut ist oft Ausdruck mangelnder Versorgung. Entschlackung ist weniger subjektiv und dafür eher objektiv wahrnehmbar. Wie das Gesicht, so die Seele. Psychomentales Befinden, Haltung, Gesichtsspiel, Ausstrahlung und Profil bekommen mehr Ausdruck oder sie verfallen. Auch Bewegungsmangel, Unterversorgung durch Fehl- sowie Falschernährung, Muskelspannung, Bindegewebserschlaffung, Mineralstoffmangel, Mangel an Spurenelementen, natürlichen Vitaminen, Fehlen eines Lebenszieles, Partnerschaftsprobleme und Berufsprobleme leisten ihren Beitrag dazu und zeigen sich über Haltung und Gesichtsausdruck.

Der Mensch isst, was er ist, aber er ist auch, je nachdem, was er isst. Essen hält Leib und Seele zusammen. Essen ist Hirnjogging. Dieser Aussage Rechnung tragend, habe ich in der Therapie Möglichkeiten aufgezeigt, um über Chakra-Akupunktur auf die spirituelle Entwicklung, sowie über ein persönliches Nährprogramm nach einem Stoffwechseltest, Einfluss zu nehmen (Hinweise zum Stoffwechseltest finden Sie im Schlagwortverzeichnis). Eine Änderung des Nahrungsprogramms bringt gustatorisch, intuitiv eine andere Einstellung zum Essen und verlangt andere Zusammenstellung des Nahrungsprogramms. Es bringt einen anderen Blick für Essenszeiten, Essensmengen, eröffnet Geschmacksempfinden, das Bewusstsein und Wahrnehmung für spirituelle Bedeutung des Essens über die Nahrungsphilosophie hinaus. Man beginnt über den Tellerrand seines geistigen Horizonts hinaus zu schauen. Hierzu finden Sie auch die „Übung zur Inneren Wahrnehmung" im Kapitel über „Psychosomatik".
Dazu leistet auch AmpliMed seinen Beitrag, denn der Gesamtstoffwechsel wird elektrodynamisch gesteuert. Lesen Sie hierüber bitte auch meine Hinweise unter „Stoffwechsel" (siehe Schlagwortverzeichnis). Struktur und biochemische Umwandlung gäbe es nicht ohne das elektromagnetische Feld in Nahrungsmitteln, wie es in biodynamischen vollwertigen Nah-

rungsmitteln enthalten ist. Nahrung ist eingefangenes Sonnenlicht. Photonen sind Lichtträger und elektromagnetische Quanten. Damit sind wir auch wieder beim Laser mit seinen Lichtimpulsen. Das elektromagnetische Erdfeld, planetarische und kosmische Impulse steuern das menschliche Befinden. In diesem Zusammenhang dient das AmpliMed-Gerät dazu, gestörte Felder im Körper kapazitiv anzusprechen.

Dies setzt sich zentralnervös bis dahin fort, wo Bewusstsein geprägt wird. Was man denkt, prägt nämlich die Gewohnheiten. Gewohnheiten formen das Verhalten. Das Verhalten wird „charakteristisch" für jemanden und bildet nach und nach seinen Charakter. Der Charakter konfrontiert uns mit Konsequenzen. Und diese Konsequenzen sollten zu Reflexionen umgesetzt werden.

Die Rückmeldungen aus all dem treffen uns von Kopf bis Körper. Das Hirn braucht 20% des Zuckers aus der Nahrung sowie 20% des Sauerstoffs, den wir einatmen. Hirnnerven steuern die Mimik als Echo unserer inneren Einstellung, aber das Hirn schafft den Spannungsbogen für Wahrnehmung, Bewusstsein und innere Einstellung. Doch Neurobiologie allein ist Bewusstsein. Auch ist die neurobiologische Verschaltung mit Grundlage des Verhaltens, der Gewohnheiten, von Einsichten und Aussichten, auch der Perspektiven, der Motivation, der Entscheidung dazu. Doch Kognition, Spiritualität gehören ebenso dazu. Damit kommen wir nicht nur wieder zurück auf die Neuropsychoimmunologie als komplexe Vernetzung und über diesen Hintergrund wieder zu Mimik, Faltenbildung, Gesichtsausdruck und auch zum Grundsystem nach Pischinger. Wir kommen auch zurück zu Nadeln, Lichtimpulsen und Techno-Impulsen. Auf den Punkt gebracht, ziehe ich daraus das Resümee, dass wir auf das kontemplative, spirituelle, wahrnehmende Bewusstsein nicht verzichten können, das andere, stoffliche oder rationale brauchen und aus der Symphonie beider, gute Perspektiven und Resonanzen für die Schönheitstherapie erklingen lassen können.

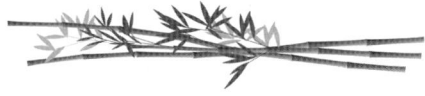

中草药美容
2.18 Schönheit – Heilkräuter

Die chinesische Kräuterheilkunde blickt auf eine mehrtausendjährige Geschichte und Erfahrung zurück. Nach Aussagen der Therapeuten werden bei 70% der Behandlungen nach TCM Kräuter angewendet. Ein Zitat aus der Geschichte der chinesischen Medizin zeigt die Bedeutung der Kräuter für die Heilkunde: „Wenn Nadel und Feuer (Moxa) nicht helfen, wende Kräuter an, doch vor den Kräutern prüfe deine Nahrung". Kräuter regulieren Organ- und Körperfunktionen vorbeugend und ebenso wenn das Leiden schon begonnen hat. Sie harmonisieren Qi und Blut, schützen die Essenz und normalisieren Yin und Yang. Sie wirken über die energetische Potenz der Naturkräfte in ihnen und stärken darüber das Ordnungssystem im Patienten. Sie enthalten Mineralien, Spurenelemente, über Lichtkräfte das Qi. Tierische Bestandteile als Yang-Wirkkräfte sind ebenfalls in Kräuterrezepturen enthalten.

Kräuterrezepturen normalisieren Störungen im Flüssigkeitshaushalt und in der Körperabwehr. Sie regulieren Qi und Blut und vitalisieren Hautregeneration und Bindegewebsfunktion: So ist es verständlich, dass Kräuterheilkunde auch in der Schönheitstherapie nach TCM eine große Rolle spielt.

Kräuter werden in der TCM nicht nach Indikationen, sondern nach Charakteristiken ähnlich den homöopathischen Mittelbildern eingesetzt:

1. Sie werden als heiß, kalt und neutral bezeichnet, ohne dass dies mit Temperaturempfindung gleichzusetzen ist; „kalt" hat eine nach unten ableitende Wirkung, verteilt die Fülle, stärkt das Yin, bremst das Qi (dies als repräsentatives Beispiel gleichbedeutend für andere).
2. Sie sind scharf, salzig, bitter oder süß, was allerdings keinen direkten Bezug zum Geschmacksempfinden hat, aber ebenfalls ausdrückt, wie sie wirken. Bittere Kräuter wirken z. B. auf das Herz, süße auf die Milz.
3. Sie sind einem Funktionskreis (Meridian) zugeordnet, der den Charakteristiken des Krautes entspricht.
4. Ich gebe in den unten angegebenen Tabellen ebenfalls an, zu welchen Meridianen bzw. zu welchem Yin-Organ nach den Fünf Elementen, Qi und/oder Blut die Kräuter Bezug haben.

In die Aufzählung der Kräuter habe ich auch heimische Heilkräuter mit einbezogen, die gleichermaßen wie in der TCM nach Charakteristiken klassifiziert sind. Dieses Buch kann keine Grundlage dazu sein, sich tiefgehend in die Kräuterheilkunde einzuarbeiten. Es gibt nur stichwortartig einen Überblick zu den Grundlagen der Kräuterheilkunde. Um Kräuter einsetzen zu können, bedarf es grundlegender Kurse und hilfsweise auch der Literatur.

Als Grundregeln sind die folgenden zu beachten:

1. Vor der Auswahl der Kräuter muß man sich die Störungsebene, Charakteristik der Störung je nach Patient vergegenwärtigen, um danach Kräuter passender Charakteristik zu verordnen.
2. Nach den von mir in den Tabellen aufgeführten Charakteristiken kann nicht versucht werden, mit nur einer einzigen Rezeptur alle Symptome abzudecken. In der Regel werden mehrere sich ergänzende Rezepturen mit Einzelkräutern notwendig sein, um einen Störungskomplex anzugehen.
3. Die hier gegebenen Hinweise zur Kräuterheilkunde sollen mit einigen praktischen Hinweisen lediglich einen Überblick geben über Grundvoraussetzungen zur Anwendung von Heilmitteln pflanzlichen, mineralischen und tierischen Ursprungs zur Anfertigung von Teedekokten.
4. Kräuter werden zusätzlich für die Hautberäucherung, selbst zu fertigende Cremes, Masken und Einreibungen verwendet. Sie alle werden nach den Grundprinzipien der TCM für Diagnose, Therapie und Patientenbefund und auch aus der praktischen Erfahrung ermittelt und eingesetzt.

Ich gebe Ihnen hier einige Hinweise aus dem heimischem Kräuterbereich, wie auch aus dem chinesischem Bereich, die mit oben genanntem Vorbehalt übernommen werden können, um z. B. innere Hitze abzuleiten, die „die Stirn in Falten schlägt". Vordergründig aber bleibt es das Ziel dieses Praxisbuches, die anderen bewährten Therapien aus der TCM für Schönheitsbehandlung soweit vorzustellen, dass sie in der Praxis dann umgesetzt werden können, wenn man sich grundlegend darin ausbilden lässt. Kräuter allein können erstaunliche Erfolge erzielen. Wer dann aus Begeisterung therapiert, wird nach dieser Übersicht von sich aus auch einen weiteren Schritt tun.

Kräuterklassifizierung nach Geschmack

Süß	Stärken Körper und Haut, regulieren Schwächezustände, die Trockenheit der Haut sowie Falten verursachen
Scharf	Stärken Energiebilanz und Blutzirkulation, beseitigen Qi-Blockaden, fördern Ausleitung von Schleimkonzentration als Ursache von Altersflecken, Hautausschlag
Bitter	Ausleitung von Hitze und Toxinen aus dem Körper und speziell der Haut, die die Ursache von Hautausschlägen und Akne sind
Sauer	Adstringierend, stoppen Ausleitung von Flüssigkeit als Grundlage für Schwitzen, übermäßige Hautfettung
Neutral	Ausleitung von Schleim als Hinweis auf Schlacken, Toxine und Ödeme, hilfreich bei Augensäcken und Aufschwemmungen
Salzig	Beruhigt den Geist, Auflösung von subkutaner Knotenbildung

Kräuterfunktion und Meridiancharakteristik

Nierenmeridian	Kräuterfunktionen
	Stärken die Essenz, die in der Niere gespeichert wird, vitalisieren die Haut, straffen Falten, beseitigen Altersflecken
Lebermeridian	**Kräuterfunktionen**
	Harmonisieren Emotionen, stärken Blut, stärken Augenkraft, stärken gesunde Hautfärbung, gegen Hautverfärbung
Herzmeridian	**Kräuterfunktionen**
	Harmonisieren psychosomatische Störungen, leiten Hitzigkeit aus, regulieren mimische Muskulatur, stärken Herz-Qi
Milzmeridian	**Kräuterfunktionen**
	Tonisieren Qi und Verdauungssystem, Ausleitung von Schleim, grundlegend für Hautregeneration und gegen Alterungserscheinungen
Lungenmeridian	**Kräuterfunktionen**
	Stärkt Vitalität der Haut, unterstützt Hautentgiftung

Kräuter-Charakteristiken in Bezug zur Organ-Störungsebene

Die Kräutercharakteristiken gelten als Beispiele für die jeweilige Schlüsselsymptomatiken nach Organen. Es gilt Kräuter zu finden, die ihrer Charakteristik nach den hier genannten Organ-Schlüsselsymptomen möglichst nahe kommen, sozusagen wie das „Schloss" zum „Schlüssel" passen. Ein Kraut, das innerlich den Körper kühlt, wie die Wassermelone, hilft dem überhitztem Körper, ein Kraut, das den Geist beruhigt, wie Baldrian, beruhigt auch das rastlose Herz. Die Lunge braucht somit entsprechend chinesischer Charakteristik und das Gleiche gilt auch für heimische Kräuter, wie z.B. ein „scharfes" Kraut, das „den Wind abfängt". Beispielhaft wäre Althea hier geeignet. Kräutercharakteristiken müssen in Fachbüchern nachgeschlagen, vorzugsweise aber erst in Fachkursen erlernt werden.

Störungsebene Peripherie
Scharfe Kräuter mit Bezug zum Lungenmeridian angezeigt. Für den Patienten ist Windeinwirkung unangenehm. Ungesunde Hautfärbung. Hautausschläge, trockene Pusteln und Akne als hinweisende Symptome.
Althaea, bitter, kühl, Bezug zum Herz- und Lungenmeridian.
Hautsymptom: empfindlich, gereizt bis wund.

Innere Kälte braucht wärmende Therapie
Scharfe, durchwärmende Kräuter mit Bezug zum Nierenmeridian und Milzmeridian gefordert, um Hauterschlaffung, Absinken des Augenoberlids, verfallenes Aussehen aufgrund Yangmangels zu behandeln.
Schleim ausleiten
Aromatische Kräuter mit Bezug zu „Schleim"; dieser ist als zähes oder schaumiges Sekret zu verstehen und muß durch Kräuter mit Bezug zu Milz-/Magenmeridian über Haut und Muskelschicht ausgeleitet werden. In diesem Sinne sind auch Einreibungen mit Kräuterauszügen angeraten. Die Kräuter stärken Verdauung, bessern Hauterschlaffung und entlasten aufgeschwemmte Gewebspartien.
Kräuter, die nach unten ableiten
Sie regulieren die Darmfunktion, falls durch Energiemangel oder durch innere Hitze blockiert. Innere Hitze „verdampft" innere Flüssigkeit, sodass die Schleimhäute austrocknen und der Mangel an Flüssigkeit den Stuhl hart werden lässt, außerdem wird die Stoffumsetzung dadurch verlangsamt.
Kräuter, die Hitze ableiten
„Hitzigkeit" des Blutes zu lösen und zu entgiften erfordert die Ausleitung innerer Hitze. Kräuter mit bitterer und kalter Charakteristik müssen in Magen-, Milz- und Lungenmeridian wirksam werden. Sie wirken außerdem antibakteriell und antipyretisch. Die Kräuter sind angezeigt bei Akne mit eitrigem Sekret, bei Hautauschlägen, Altersflecken, geröteter Reizhaut.
Kräuter, die die Essenz und darüber den Körper stärken
Yin, Yang und Qi werden harmonisiert, darüber Körperfunktion, Kinetik der Organfunktion, Immunsystem gestärkt. Hierfür werden die Kräuter verwendet, die in den Meridianen von Lunge, Niere und Leber wirksam. Sie sind „süßer" Natur und hervorragend, um den Gesichtsausdruck zu harmonisieren, Hautfunktion zu vitalisieren, Haut zu straffen, Falten, Augensäcke und Augenhöfe zu therapieren.
Kräuter, um das Qi zu lenken
Diese Kräuter wirken im Lungen-, Leber, Milz- und Magenmeridian, sind von Natur aus warm und trocken, um Qi-Blockaden lösen zu können. Sie harmonisieren Ausstrahlung und Profil durch gesunde Haut.

Kräuter, die das Blut beleben

Diese Kräuter sind allen Patienten verboten, die Blutverdünnungsmittel nehmen! Sie wirken im Herz- und Lebermeridian, und zwar tiefgreifend über Geschmacks- und Temperaturcharakteristik. Sie stärken den Blutfluss und öffnen die Meridiane, um die Qi-Zirkulation zu intensivieren. Insofern verbessern sie die Hauttönung, sind wirksam gegen Rauigkeit der Haut, gegen Falten, gegen Augenringe.

Kräuter, die den Geist beruhigen

Sie wirken im Herz-, Lungen- und Lebermeridian, geben dem Geist eine Grundlage durch ausreichend Herzblut. Das Herz ist das Haus des Geistes, des Bewusstseins, die Leber ist das Haus der Hauchseele HUN, die Lunge das Haus der Körperseele Po. Po nährt wiederum HUN. Diese Kräuter enthalten viele Mineralien. Gerade diese Kräuter sind außerordentlich wichtig für die Schönheit, da sie die Grundlagen von Bewusstsein und Geist tonisieren.

Die nachfolgend genannten Kräuter sollen als Anleitung dienen, wie genannte Körpersymptomatiken, zur Festlegung eines bestimmten Heilkrautes führen.
Der Patient für Myrica cerifera muss „innere Kälte" gehabt haben, sodass er ein ihn wärmendes Kraut brauchte. Das Kraut war Scharf, passte also zur Lunge.

Myrica cerifera	Wärmt und bewegt Qi und Blut, Ableitung von Schleim aus der Lunge, tonisiert Milz und Magen, tonisiert Leber-Qi und Gallenblasen-Qi, Entgiftung über Darm und Haut, scharf, sauer, bitter
Berberitze	Reizzustände der Haut durch innere Hitze, wenn generell Wärmeeinwirkung unangenehm ist, leitet innere Hitze ab aus Blut, Leber und Magen, kalt, bitter
Calendula	Bezug zu allen Meridianen, Hitze ableitend, antimikrobiell, blutstillend, Lymphstasen ableitend, karminativ, Leber/Galle tonisierend, kardiotonisch, gegen Störung der Menstruation, Hautfunktionen harmonisierend, gegen Blutergüsse, Spannungen, porenregulativ, kühl, bitter
Glycyrrhiza	Tonisiert Milz, Herz, Hitze, Reizzustände, Spannung, Schleim ableitend, reguliert vegetatives Nervensystem, Magen-Darm-Funktion, süß, neutral, warm
Lobelia chinensis	Diuretisch, Toxine und Hitze ausleitend, Spasmen lösend, toxische Hautbelastung und Hautreizzustände neutralisierend, Blutviskosität regulierend, süß, neutral

Leonurus	Herz-Qi, Herzensfreude bewegen und stärken, wirkt auf Kreislauf- und Lebermeridian, gegen Störung der Menstruation, psychovegetativ harmonisierend, antipyretisch diuretisch, scharf, bitter, etwas kalt
Zanthoxylum, Fructus	Blut- und Qi-Stasen lösend, Kälte, Feuchtigkeit und Schleim aus Meridianen ausleitend, karminativ, antiparasitär, Spasmen lösend, Durchblutung fördernd, scharf, bitter, befeuchtend, wirkt auf Milz, Niere, Lunge
Iris versic	Reguliert Haut-, Darm-, Leber-Gallenfunktion, kühl, bitter

Entsprechend den im vorlaufendem Text genannten Prinzipien sind nicht nur Teemischungen zusammengestellt, um dem Patientenbefund therapeutisch zu begegnen, sondern aus Heilkräutern und Naturstoffen auch Komplex-Präparate, für Symptomenbilder nach Leitkriterien der TCM geschaffen worden. Dies sind Tabletten, Cremes, Pillen und Sprays. Diese hier beispielhaft genannten Komplexpräparate und der Teemischung aus der Firma Chimedis sind über Apotheken zu beziehen.

Chai Ge Jie Ji Tang	Tee	Symptomatik „Äußere Kälte", die sich im Gewebe zu Hitze wandelt mit Folge von Trockenheit, Spannung, Unruhe	Tee leitet pathogener Faktoren von Muskeln, Haut ab und leitet „Hitze" ab
Zhen Zhu Fen Jiao Nang	Spray	Disharmonie von Herz, Niere, Schwindel, verschwommene Sicht, Rückhalt von Nässe, Vergesslichkeit, Rücken-schmerz, Appetitlosigkeit	Neurasthenie, Pigmentverschiebung der Haut, Mittel zur Gesichtspflege, Vorbeugung gegen Alterungserscheinung
Ban Tu Wan	Pille	Stärkt Niere, Blut	Stärk Haare, beendet Haarausfall aufgrund allgemeiner Schwäche
Shou Wu Pian	Tabletten	Stärke Leber, Niere, nährt das Blut, Hautanhangsgebilde	Haarausfall, Schlaflosigkeit, Vergesslichkeit, Schwindel Schwäche der Leber, Niere
Shen Huang Shuang	Creme	Nährt Haut, stärkt Blut, Qi, beugt Hautalterung vor	Krankhafte Hautveränderung durch auffällige Verhornung, Rissigkeit der Haut, Akne

Mineralstoff- und Enzymzufuhr lassen sich durch Kräutertees wie Haustee E oder Legatee (Fa. Kräuterparadies Lindig, München, siehe Bezugsquellenverzeichnis) und durch das historisch berühmte, ebenfalls entschlackende, entgiftende und schleimausleitende Heidelbergerpulver verbessern. Artischockensaft, Löwenzahnsaft, Brennesselsaft, Brennesselsamen für das Müsli, wann immer möglich auch Frisch-Algen, Spirulina-Alge oder Algenpräparate aus der Pharmazie sind aus dem gleichem Grund zu empfehlen. Seit Jahren verwenden wir in der Praxis diese alten Hausmittel nach altem Erfahrungsschatz der Fa. Lindig in München.

Schlacken löst man mit Leb 74, Lega- oder Haustee C, (Kräuterparadies Lindig, München, Bezugsquellenverzeichnis) auch mit Bitterpflanzen wie Mariendistel, Artischocke und Wermut. Dringend ist dazu die tägliche Bewegung angeraten.

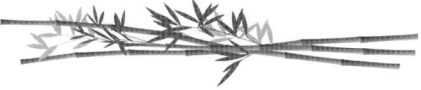

灸法
2.19 Schönheit – Moxen

Moxa ist eine Wärmepunktur, um Wärmereize auf Akupunkturpunkte und Befallbereiche zu applizieren. Die Anwendung von Moxawärme erfolgt oberhalb der Haut, ohne die Haut zu verletzen. Nähere Einweisung zu dieser Technik aus Traditionell Chinesischer Medizin gibt mein Praxisbuch über die Moxatherapie aus dem Haug-Verlag. Nur moxa-erfahrene Therapeuten dürfen sie mit Hautkontakt über Brandmale am Patienten anwenden, wie es auch in China praktiziert wird. Als Wärmequelle dient eine glimmende Moxazigarre aus Gemeinem Chinesischem Beifußkraut, der Artemisia vulgaris.

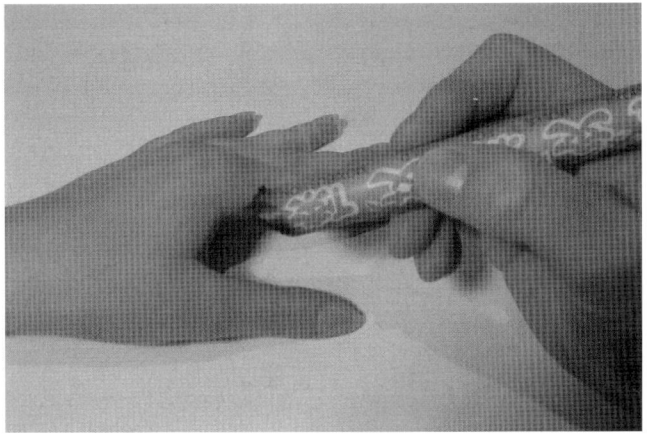

Abb. 15: Beispiel Moxen

Moxa hat die gleiche Bedeutung wie die Akupunktur und die übrigen TCM-Methoden. Doch ist die Moxawärme unverzichtbar und hinsichtlich ihrer Effizienz mit keiner anderen Wärmeanwendung vergleichbar. Leider wird sie zuwenig genutzt. So schrieb schon Li Chan in seinem Buch „Einführung in die Medizin" (1575), dass, wenn Kräuter oder Akupunktur bei der Be-

handlung eines Leidens versagen, man Moxibustion anwenden sollte.
Moxa „wärmt" Qi und Blut in den Meridianen und stärkt auf diese Weise die Lebenskraft. Kälte und Nässe werden neutralisiert, Flüssigkeiten verteilt oder „verdampft". Yang und Lebenskraft kehren zurück. Gewebsdurchblutung, Abwehrkraft und Hautvitalität dank vermehrtem Wei-Qi werden gestärkt. Über die Aktivierung des Meridian-Qis werden auch die Bezugsorgane angeregt. Dies findet auch darin eine Bestätigung, dass Olympiasportler nach Moxabehandlungen bessere Leistungen erbringen. Koreanische Wissenschaftler haben bewiesen, dass Moxatherapie intrazellulär wirksam ist. Mit meinem Praxisbuch „Die Moxa-Therapie" ist die Einarbeitung in die Moxatechnik möglich.

Moxa darf nur dort angewendet werden, wo kein Reizzustand vorhanden ist. Moxaanwendungen an Fernpunkten der Extremitäten und am Rumpfbereich sollten bei Schwangeren nicht erfolgen, da die Gefahr eines Aborts besteht. Auch bei Patienten mit Bluthochdruck, mit Neigung zu Kopfschmerzen, Atemwegserkrankungen, fieberhaften Zuständen sowie nach kürzlich erfolgten Operationen sollte man Moxibustionen nicht anwenden.

Im Falle von sensibler, empfindlicher Haut ist mit Vorsicht zu moxen. Die Moxaasche ist von der Brennfläche der Moxazigarre stets abzustreifen, damit vermieden wird, dass sie auf die Haut abfällt. Moxarauch ist geruchsintensiv und setzt sich in der Kleidung fest. Patienten sollten hierauf vor der Behandlung hingewiesen werden. Gerötete, reizempfindliche, yangcharakteristische Haut eignet sich für Moxabehandlung nicht, wohl aber die blasse, faltige, schlaffe Haut.

Die Moxatherapie hat in der Schönheitsbehandlung laut TCM eine lange Tradition.

Es gibt zwei Wege der Moxatherapie:

1. die direkte Moxibustion und
2. die indirekte Moxibustion.

Bei der direkten Moxibustion geht es um Anwendung der Wärmequelle direkt oberhalb der bloßen Haut mit

- der glimmenden Moxazigarre als Punkterwärmung und Erwärmung von Kleinflächen. Die Moxazigarre wird mit der Hand geführt.
- der lose glimmenden Moxawolle im geräteförmigen Moxaträger für Großflächenbehandlung. Der Moxaträger wird mit der Hand über die Haut geführt.
- Moxakegeln, auf Metallnadeln gesteck. Das Abbrennen sollte unter ständiger Aufsicht geschehen.

Bei der Technik der direkten Moxabehandlung schließe ich ausdrücklich die direkte Wärmeanwendung mit Hautkontakt aus!

Bei indirekter Moxibustion wird zwischen Moxazigarre des Beifußkrautes als Wärmeträger oder zwischen Moxazigarre und Haut ein Medium gelegt, sodass die Wärme nicht direkt, sondern indirekt über die Zwischenlage auf die Haut übertragen wird. Dies Medium kann sein:

a) **Knoblauchscheibe**

Die Knoblauchscheibe ist ca. 7 mm dick. Sie wird mit kleinen Löchern versehen auf den Hautbereich gelegt, der erschlafft ist, durch Blässe, Schwäche auffällt, verschlackt, toxinbelastet, durch unzuträgliche Wirkstoffe von Hautpflegemitteln belastet ist und entgiftet, vitalisiert werden soll. Die Hitze wirkt über die Punkte auf die Haut ein und sorgt gleichzeitig dafür, dass ätherische Wirkstoffe des Knoblauchs auf die Haut einwirken. Dadurch werden Schwellungen und Verdickungen verteilt, Erreger, Mikroben, Giftstoffe und Schlacken abgeleitet. Knoblauch entfaltet seine Wirkung primär im Lymphbereich, im Stoffwechsel, dem Abwehrsystem, er wirkt hautregenerierend. Ätherische Öle sind allerdings hautreizend. Aus diesem Grund wird die Scheibe abgenommen und durch eine neue ersetzt, sobald an der behandelten Hautfläche ein starker Reiz verspürt wird. Gemoxt wird, bis die Haut leicht gerötet ist. Nach Beendigung des Moxens muß die Haut mit einem Wattebausch gesäubert werden, da Knoblauchsaft mit seinen bitteren wärmenden Eigenschaften zu Blasenbildung auf der Haut führen kann. Es empfiehlt sich, die Haut mit Arganöl oder des Mischöl-Komplexes (z. B. der Firma Ohland lt. Bezugsquellenverzeichnis) einzureiben, dies auch, um die Haut sozusagen zu versiegeln und die Wärme innen zu halten.

b) **Ingwerscheibe**

Die Anwendung erfolgt genauso wie bei der Knoblauchscheibe. Die Wirkung des Ingwers entfaltet sich primär im Blut. Ingwer hat eine bittere, heiße Qualität, unterstützt die Funktionen auf Nähr- und Abwehrebene, vertreibt Kälte, Schwäche, Wind, Nässe, leitet Hautobstruktionen ab, die durch Blutstasen und Schleimablagerungen entstanden. Ingwer setzt man ein, wenn Lebenskräfte, Regenerationsfähigkeit und Vitalität zu wünschen lassen. Auch hier muß die Ingwerscheibe abgenommen werden, wenn der Patient bei der Behandlung einen spürbar lästigen Reiz empfindet. Die Haut ist nach Behandlung zu säubern und mit Öl zu behandeln, wie unter Knoblauch angegeben.

c) **Heilerde**

Heilerde führt der Haut lebenswichtige, strukturgebende Spurenelemente und Mineralien in lebendiger Clusterform zu. Die Heilerde kann trocken aufgetragen werden oder feucht als Paste.

Heilerde ist mineralstoffreich und enthält wertvolle Spurenelemente. Sie wirkt regenerierend, aufbauend, vitalisierend und entgiftend. Nach dem Moxen ist die Haut mit Öl einzureiben, wie unter Knoblauch beschrieben.

d) **Meersalz**

Es sollte angefeuchtet auf Hilfsträger aufgetragen und der Haut aufgelegt werden. Meersalz entstammt dem Urmeer und ist dem Wasser als Flüssigkeitselement und der

Niere des Körpers verwandt. Salz hat einen belebenden, vitalisierenden Effekt auf Haut und Körperfunktionen. Dies erklärt sich bioaktiv aus der Energetik heraus, aus dem Mineralstoffgehalt und dem belebenden Jodanteil des Meersalzes. Nicht umsonst wird deswegen Meerwasser im Schönheits- und Gesundheitsbereich verwendet und sind Bestandteile des Meeres auch Grundlage für Medikamente und Kosmetika. Außer der lokalen, großflächigen Behandlung der oben angezeigten Problembereiche an Haut und Gewebe sind aus Sicht der Ganzheitstherapie folgende Akupunkturpunkte für die Moxabehandlung mit gefeuchtetem Meersalz zu empfehlen:

Faltentherapie

aufgrund Schwäche von Qi und Blut mit Hinweissymptomen „Erschöpfung, Appetitmangel, trockene Haut": KG 6 Qihai, KG 12 Zhongwan, LG 20 Baihui, Mg 36 Zusanli, Extrapunkt Yintang

Faltenbehandlung

wegen Nierenschwäche mit Hinweissymptomen, wie „Abneigung gegen Feuchte, Kälte, Rückenschmerzen, Schwäche der Beine, häufiges Wasserlassen": KG 4 Guanyuan, Ni 6 Zhaohai, Ni 3 Taixi, MP 6 Sanyinjao

Schlaffheit der Haut

durch Milzschwäche; Hinweissymptome „Milz gibt Muskeln Festigkeit, bei Schwäche der Halte-/Stützmuskulatur Neigung zur Organsenkung, Organ verliert seine natürliche Lage, Appetitlosigkeit, Grübeln, Ermüdbarkeit": LG 20 Baihui, Mg 36 Zusanli, Le 3 Taichong, MP 6 Sanyinjao

Augensäcke und Augenhöfe

durch Mangel an Leistungsfähigkeit, bedingt durch Nierenschwäche; Hinweissymptome „Ödembildung, häufiges Urinieren farblosen Urins, Neigung zu Rückenschmerzen, Schwäche in den Beinen": KG 4 Guanyuan, KG 6 Qihai, KG 12 Zhonwan, Bl 17 Geshu, Bl 23 23 Shenshu

Fältchenbildung im Mundbereich

durch Störung des Leber-Qis, Leber-Qi stört das Milz-Qi; Hinweissymptome: „Grübeln mit stiller Wut, Magendrücken": Mg 36 Zusanli, KG 12 Zhongwan, MP 6 Sanyinjao

Mammatherapie

Eine Behandlung ist möglich, um das Gewebe zu kräftigen und Mamma über Stärkung des Stützgewebes vorteilhafter zu positionieren, bei Brustvergrößerung das Haltegewebe zu kräftigen und Formung der Brust zu verbessern, bei zu kleiner Brust, sie zu vergrößern. Ni 22 Bu Lang, KG 4 Guanyuan, Mg 16 Ying Chuan, Mg 18 Rugen

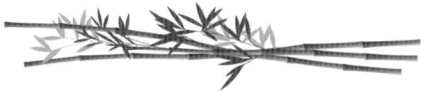

拔罐疗法
2.20 Schönheit – Schröpfen

Schröpfen als Begleitbehandlung in der Schönheitspflege hat eine lange Tradition, wie folgende Aspekte zeigen:
Erstens war Schröpfen stets Bestandteil uralter Volksmedizin, zweitens nannten die Chinesen Schröpfen ursprünglich Jiao Fu, was darauf hinwies, dass man früher Kuhhörner als Schröpfgefäße verwendete, drittens ist Schröpfen schon aus der Han-Dynastie (207 v. Chr. – 222 n. Chr.) aus dem Medizinklassiker Zhou Hou Bei Ji Fang bekannt, in dem Schröpfen zur Ableitung von Giftstoffen aus dem Körper empfohlen wird.

Man vergegenwärtige sich folgende Wirkungen des Schröpfens, um sich den Wert dieser Behandlung auch heute noch im Rahmen der Schönheitstherapie vor Augen zu führen:

- Schröpfen bewegt Blut und Qi
- Schröpfen leitet Flüssigkeitsstasen, Schwellungen, Temperaturkumulation ab
- Schröpfen beseitigt Energieblockaden in Meridianen und Nebengefäßen
- Schröpfen löst Muskelspannungen
- Es leitet Toxine ab
- Schröpfen aktiviert die Regeneration über bessere Durchblutung, Wertstoffzufuhr, Entgiftung, Toxinausleitung, Körperregulation, Abwehr
- Schröpfen therapiert Hautverfärbungen durch Schlackenbildung
- Schröpfen stabilisiert den Säure- und Fettstofffilm der Haut
- Schröpfen harmonisiert Haut- sowie Gewebserschlaffung

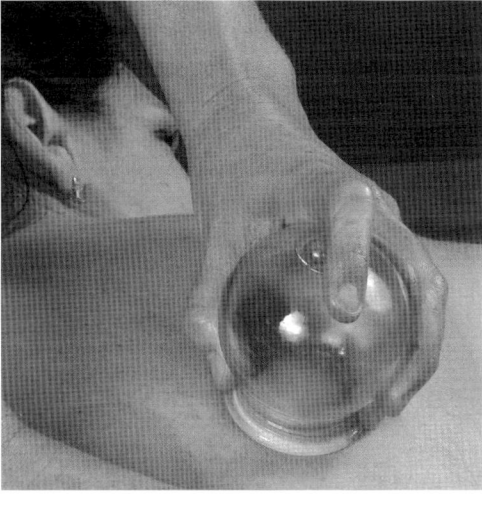

Abb. 16: Beispiel Schröpfen

Man verwendet handelsübliche Glas-, Kunststoff- oder Bambusglocken unterschiedlicher Größe. Sie werden mit Vakuumeffekt auf die Haut gesetzt. Durch den Ansog über das Vakuum in der Saugglocke wird Gewebe, Blut, Lymphe und Haut in den Leerraum der Saugglocken hineingezogen, Durchblutung, Durchlymphung, Stoffwechsel, Abwehr, Entschlackung werden dadurch verbessert. Schröpfen aktiviert Bewegung, Umleitung, Rückschluss, Vikariationseffekt. Dieses in der Rumpfbehandlung übliche Verfahren kann man beim Versuch der Mammatherapie ebenfalls anwenden. Um Brustvolumen, Stützgewebe, Mammafunktion zu regulieren, eignen sich lokal zum Schröpfen folgende Akupunkturpunkte:

Ni 3 Taixi:	Mittelpunkt zwischen innerem Knöchel und Achillessehne
Ni 22 Bu Lang:	2 Daumenbreiten seitlich Brustbeinmitte im 5. Intercostalraum
Mg 16 Ying Chuan:	Im 3. Intercostalraum, 4 Daumenbreiten von Brustbeinmitte
Mg 18 Rugen:	Im 5. Intercostalraum in Falllinie von Brustwarze aus
MP 17 Ruzhong:	6 Daumenbreiten seitlich Brustbeinmitte im 5. Intercostalraum
MP 19 Burong:	6 cun seitlich Brustbeinmitte im 2. Intercostalraum

Schröpfen dieser Art lässt sich im empfindlichen Gesicht natürlich nur mit viel Erfahrung behutsam und vorsichtig durchführen, da sich sonst oberflächliche Blutergüsse bilden können. Daher wird hier weniger stationär, dafür mehr mit sanfter Gleitmassage kleiner Glocken gearbeitet. Man verwendet Glocken mit elastischem Griffball zum Zusammendrücken, der beim Loslassen einen Sogeffekt erzeugt. Am besten verwendet man hier jedoch ein mechanisches Schröpfgerät, mithilfe dessen man die Stärke des Sogeffektes besser regeln, die Glocke mit Permanentsog effizienter einsetzen und punktgenauer an Akupunkturpunkten therapieren kann.

Gegenanzeigen für Schröpfen:

Schröpfen darf nicht angewendet werden, sofern ein akuter Reizzustand im Gewebs- oder Hautbereich vorhanden ist und wenn Abheilungsprozesse nach operativen oder traumatischen Eingriffen im Schröpfbereich oder im Umgebungsbereich liegen. Es sollte kein Hautleiden vorhanden sein.

Man sollte keine Personen schröpfen, die akut und vor allem fieberhaft erkrankt ist. Im Falle von Schwangerschaft rate ich vom Schröpfen im Rumpfbereich und den Extremitäten ab. Im Gesichtsbereich kann behutsam und sanft geschröpft werden. Absolutes Schröpfverbot besteht bei Patienten, die Blutverdünnungsmittel nehmen!

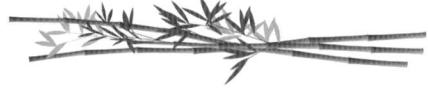

括痧法
2.21 Schönheit – Gua Sha

Gua Sha ist streng genommen kein Behandlungsverfahren der Traditionellen Chinesischen Medizin, dafür aber eine lang bestehende, volkstümliche, traditionelle Technik, die nach den Grundlagen chinesischer Medizin zur häuslichen Körper- und Schönheitspflege angewendet wird. Gua Sha regeneriert und vitalisiert die Haut, unterstützt reaktiv Organfunktionen über den Einbezug von Akupunkturpunkten und Meridianen. Sie hilft Alterungsprozessen vorzubeugen und ist effektiv darin, sie zu behandeln.

Mit Gua-Sha-Schabern kann man alternativ mittels Gleit-, Streich- oder Druck-Schabung arbeiten. Die 3 Techniken unterscheiden sich durch unterschiedlichen Anpressdruck und durch unterschiedliches Eingehen zur Faltenrichtung, Hauterschlaffung. Es gilt, Hautkonsistenz angepasst, über Gesichtspartien, an Akupunkturpunkten, im Meridianbereich des Gesichtes mit Fingertechnik einfühlsam, sanft bis kräftig einmal täglich und mit beliebig langem Zyklus zu behandeln. Maßstab für Behandlungsdauer und Schabeintensität sind Konsistenz und Empfindsamkeit von Haut und Punkten des Patienten. Eine Bezugsquelle für Schaber finden Sie im Verzeichnis am Schluss des Buches.

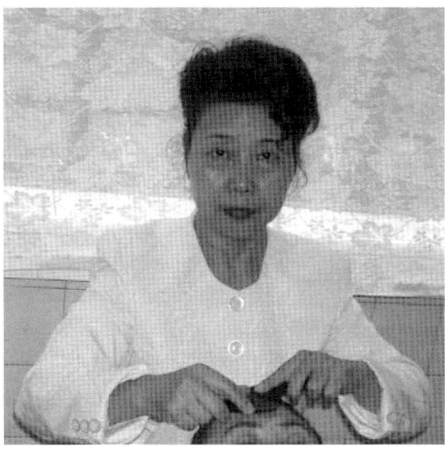
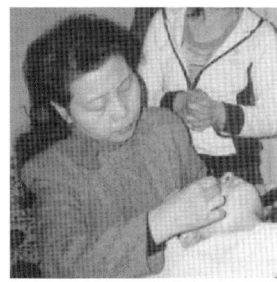
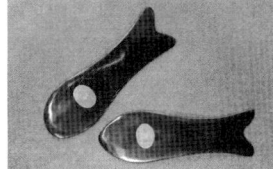

Abb. 17: Beispiel Gua Sha, Gua Sha im Gesicht wurde zum ersten Mal von Frau Wang Ling (s. Bild) aus Chengdu in Deutschland eingeführt. Sie hat die Methode entscheidend entwickelt.

Gegenanzeigen:

Diese Technik ist nur anwendbar, wenn im Gewebe oder auf der Haut weder Verletzungen, akute oder chronische Heilungsprozesse, noch Haut- oder Gewebsleiden, direkte oder indirekte Schmerzzustände vorhanden sind. Gua Sha darf nicht bei Patienten angewendet werden, die gerinnungshemmende Mittel einnehmen und wenn Heilungsprozesse nach operative Eingriffen oder nach Trauma noch nicht abgeschlossen sind. Geschwächte oder chronisch kranke Patienten, Schwangere, Patienten mit Knochenleiden im Behandlungsbereich sind ebenfalls von der Gua-Sha-Behandlung ausgeschlossen. Jeder Patient muss wissen, dass es bei Gua Sha zu Einblutungen im Unterhautzellgewebe kommen kann, da die Durchblutung unter der Haut reaktiv deutlich zunimmt und die Einblutung selbst bei fachgerechter Anwendung nicht immer zu verhüten ist. Oberflächliche Hämatome werden jedoch nach kurzer Zeit abheilen.

Gua Sha dient sechs Behandlungszielen:
1. Generell zur Hautpflege
2. Vorbeugung gegen Alterserscheinungen
3. Förderung der Hautregeneration
4. Vorhandene Alterserscheinungen wie Altershaut, Hauterschlaffung, Falten und Pigmentflecke gegenregulativ zu behandeln
5. Verbesserung der Aufnahmefähigkeit für Hautpflegemittel
6. Stärkung, Entgiftung und Entschlackung des Bindegewebes

Somit kann Gua Sha:
a) Die Durchblutung der Haut verbessern,
b) Regeneration der Hornschicht und Resorption fördern,
c) Vasale Zufuhr von Wertstoffen anregen,
d) Haut- und Gewebsentschlackung, Hautatmung stärken,
e) Hautfeuchtigkeit, physiologische Hautfettung anregen,
f) Hautsäuremantel und Grundlagen physiobiologisch mikrobieller Hautbesiedlung und darüber die Abwehrfunktion der Haut fördern,
g) Die Voraussetzung schaffen, um Unterhautzellgewebe und Keimzellbildung zu aktivieren, und auf diese Weise Elastin- und Keratingehalt zu halten bzw. zu verbessern.

Gua Sha wirkt somit reaktiv auf drei Ebenen:
- Innen, im Bereich der gefäß- und nervendurchzogenen Subcutis, um über Grundregulation, damit über Gefäße, peripherem und zentralem Nervensystem bis zum Gewebe und reaktiv Organfunktionen zu stärken, Flüssigkeitszirkulation, sowie Wertstoffzufuhr und Entschlackung anzuregen.
- Im mittleren Bereich der Cutis, um Bindegewebe zu aktivieren
- Peripher die Hautregeneration im Bereich Epidermis, Deckschicht zu fördern.

Die Epidermis als oberste Hautschicht und das Stratum corneum mit oberster Deck- oder Hornschicht wirken wie ein Hindernis. Die Deckschicht der Haut lässt kaum etwas durch, weil sie schließlich auch die Schutzschicht gegen unzuträgliche Fremdstoffbelastung der Haut ist.

Die Hornschicht der Epidermis erneuert sich alle 28 Tage. Die obersten Hornzellen liegen wie eine Barriere stapelförmig übereinander. Sie sterben ab und werden als tote Hornzellen oder Korneozyten abgestoßen. Aus dem tiefem Bereich der Epidermis sind inzwischen neue Hornzellen nachgewachsen und ersetzen sie wieder. Wieder entsteht ein neues Mauerwerk als geschlossene

Barriere. Sie ist mit Kreatin gefüllt. Lipid-Doppelschichten liegen wie Mörtel zwischen den Hornschichtzellen und halten die Schichten zusammen, die sich untereinander zum Stapel fügen. Die Lipide stoßen Wasser ab und befeuchten den Hautmantel. Sie lassen aus diesem Grunde auch Wasser nicht eintreten. Hautpflegemittel stoßen deswegen daran ab. Pflegemittel können kaum über das lipidversiegelte stapelförmige Mauerwerk in tiefere Hautschichten eintreten. Pflegewirkstoffe lagern sich aus diesem Grunde nur an den obersten Schichten ab. Es können nur sehr geringe Mengen der Pflegewirkstoffe in Hautstrukturen gespeichert, Cremewirkstoffe nur begrenzt über Haarfollikel und Schweißdrüsen ins Hautinnere eingeschleust werden.

Das genügt nicht. Um einen Regenerationseffekt zu erreichen, müssen die Wirkstoffe in ausreichender Menge tiefe Hautschichten sowie Bindegewebe erreichen. Das Bindegewebe muss durchlässig bleiben und sich erneuern können. Schlacken und Giftstoffe, vor allem saure Metaboliten im Übermaß werden solange im Bindegewebe als Zwischenstation abgelagert, solange keine Puffersubstanzen wie Elektrolyte oder Mineralien zum Neutralisieren vorhanden sind. Sie müssen aber abgeleitet werden, da sie wie die Freien Radikale als endogene Toxine Alterungsfaktoren sind, die das Bindegewebe verkleben, erstarren lassen.

Dies bezieht sich wiederum auf die Grundregulation nach Pischinger als innere Ordnung. Gealterte Zellen müssen abgebaut, neue Zellen und Gewebsstrukturen regenerativ, vitalisierend wieder aufgebaut werden, die Kollagen, Elastin, Hyaluronsäure und Wasser speichern können. Dort müssen Radikalenfänger wirksam werden, um Freie Radikale als Hauptalterungsfaktor und zusätzlich exogene Schadstoffe abzufangen. Mangel an Pufferungsfaktoren und saure Metaboliten als aggressive Alterungsfaktoren neutralisieren exogene und endogene Schadstoffe, Toxine. Insbesonders Freie Radikale lassen nicht nur vorzeitig altern, sie sind zudem noch zellaggressiv. Es besteht ein Krankheitsrisiko bis hin zu schweren Stoffwechselleiden, Zivilisationsleiden und Krebsgefahr.

Deshalb muss man ein Verfahren finden, in dem man die Hornschicht als Barriere kurzzeitig überwindet, um dann regenerierende Wirkstoffe einschleusen zu können. Es bieten sich einige Möglichkeiten an, Barrierefunktion die man häufig überwinden muss.

- **Die Haut hat eine Depot-Wirkung.** Eingeriebene Wirkstoffe werden hier mehrere Tage festgehalten, können in kleinen Mengen kontinuierlich aufgenommen werden, wenn man durch einen mechanischen Reiz die Stapelbarriere lockert, zusätzlich die Durchblutung fördert und durch einen Reibeeffekt die Haut über bessere Durchblutung erwärmen kann. Das ist z. B. mit Gua-Sha-Therapie möglich.
- **Thermische Wirkung durch Hautreibung.** Die Hautreibung mit der Schabetechnik Gua Sha erzielt eine kräftige Hauterwärmung. Die Akupunkturpunktmassage stärkt das Meridian-Qi, Organfunktionen, die Blutzirkulation über Qi sowie die Abwehrfunktion der Haut über Wei-Qi im Haut- und Unterhautbereich.
- **Mechanische Wirkung,** wie z.B. Hot Stone.
- **Druckmassage.** Die Druckmassage fördert den Zufluss von Blut und Qi, lockert das Gewebe, stärkt über Reflexfelder im Kopf sowie im Körper die Organfunktionen, stimuliert Akupunkturpunkte im Schabebereich.

- **Biochemische Wirkung** durch die **Massage unter Einbeziehung eines dermatologisch aktiven Wirkstoffes** fließt mehr Blut zu. Dies verstärkt die Durchwärmung. Die Zufuhr von Nährstoffen und Bioaktivatoren sowie die Ableitung von Schlackenstoffen und Toxinen werden gefördert. Es erfolgt eine kinetische, systemische Wirkung, weil Gefäßerweiterung und Reflextherapie die Herz- und Kreislauffunktion verbessern.
- **Qi-Stärkende Wirkung.** Über Qi (oder auch die Photonenaktivität, nach Prof. Popp bezeichnet) wird die Zellfunktion verbessert. Der interzelluläre Informationsaustausch wird vermehrt.
- **Kollagen und Elastinsynthese** im Bindegewebe werden gestärkt.
- **Abwehrstärkende Wirkung.** Feuchtigkeits- und Fettfilm, Hautsäuremantel, Mikrobiologie der Haut verbessern die Abwehr und den Stoffwechsel der Haut.
- **Muskulatur und Sehnen** werden gelockert, Gefäßelastizität harmonisiert, Hautstraffung und Hautplastizität gefördert.
- **Atemtechnik, Hautsensibilität, zentrales und vegetatives Nervensystem** werden harmonisiert.
- Mimik, Gestik und hierüber psychosomatischer Status werden stabilisiert.

Die Technik des Gua Sha

Als Grundregel muss vor jeder Behandlung die Haut des Patienten gründlich und vor allem von dekorativer oder ästhetischer Kosmetika gereinigt werden.

Gua-Sha-Techniken sollten mit verschieden geformten Gua-Sha-Schabern oder auch mit Jade-Griffeln erfolgen. Eine Bezugsquelle finden Sie im Lieferverzeichnis. Ich nutze in der eigenen Praxis nicht nur Edelsteine fremder Kontinente, sondern auch aus unserem Lande Bergkristalle oder Silikate mit Rundschliffkanten. Edelsteine übertragen Naturkräfte als Vitalenergie. Benennen wir sie hier unserem Thema besser angepasst als Biophotonen bzw. Qi.

Vor jeder Behandlung sollte jeder Patient darauf hingewiesen werden, dass sich nach der Gua-Sha-Behandlung im Unterhautbereich Mikrohämatome bilden können. Als Therapeut lasse man sich das Einverständnis des Patienten dazu in Schriftform bestätigen, um einen Haftungsausschluss sicherzustellen.

Die Gua-Sha-Behandlung sollte einfühlsam und dem Hauttyp sowie der Empfindsamkeit des Patienten entsprechend erfolgen. Nicht die Kraft und die Behandlungsdauer mit dem Schaber entscheiden, sondern das Einfühlungsvermögen des Therapeuten bestimmt über Quantität und Qualität der Gua-Sha-Behandlung und ihre Erfolgsmöglichkeiten. Die Behandlung mit dem Ziel, Qi und Blut zu aktivieren, erfolgt auf verschiedene Arten und Weisen:

- Über drückend-kreisende Punktmassage bestimmter Akupunkturpunkte mit Edelsteingriffel, Fingerdruck oder dafür angezeigten Gua-Sha-Schabern.
- Mit Schabetechnik die Falten oder Regionen passierenden Meridiane in deren Fließrichtung behandeln.
- Durch drückend-kreisende Schabung, gegenläufig zur Faltenbildung. Diese erfolgt immer in Richtung des gewünschten Liftens. Mit anderen Worten, die Schabetechnik soll

der Fallrichtung entgegenwirken, unabhängig wohin die Muskeln aufgrund der Schwerkraft fallen (weil Schlaffheit des Gewebes Muskeln nicht physiologisch stabilisiert). Die Schabetechnik soll Muskeln kräftigen, Verspannungen und Erschlaffungen mimischer Muskeln regulieren. Muskelfall führt stets über Fallrichtung zur Stauchung von Gewebspartien und provoziert damit Falten.

Bei der beschriebenen Behandlungsweise sollte die Schabetechnik dann beendet werden, wenn Hautpartien auffällig sichtbar gerötet und sensibilisiert wurden. Auffälligerweise erfolgt dies oft zuerst an dort gelegenen Akupunkturpunkten.

Vor der Gua-Sha-Behandlung sollte für die Geschmeidigkeit der Haut ein Gleitmittel, z.B. eine Pflegecreme oder Arganöl aufgetragen werden, damit bei der Schabetechnik über die Hautflächen oder der Druckpunktbehandlung Blutergüsse, schmerzhafte Hautspannung oder übermäßiger Reizzustand der Haut vermieden werden. Wir verwenden als Gleitmittel gern das Arganöl, weil es auch einen kosmetischen bioenergetischen Effekt hat. Dies zeigt sich schon darin, dass es als „Goldenes Kosmetikum" der Berberfrauen Marokkos bekannt ist. Aus eigener Erfahrung und der unserer Patienten können wir diese Bezeichnung der Berberfrauen für das Arganöl bestätigen.

Arganöl wird aus den Früchten des Arganbaumes durch Kaltpressung gewonnen. Der kosmetische Effekt ist erstaunlich, denn eigentlich ist Arganöl ein hochwertigstes Speiseöl, das weltweit den besonderen Zuspruch der Gourmets findet, vor allen Dingen, wenn es durch Räucherung speziell die Möglichkeit hat, das Aroma der Nahrungsmittel zu verfeinern.

Nach Einreiben der Haut mit Pflegecreme oder Arganöl und nachfolgender Schabung des Gesichtes werden zunächst die in der folgenden Tabelle genannten Akupunkturpunkte mit Fingerdruck, wahlweise mit Edelsteingriffel oder abgerundeter Spitze eines Gua-Sha-Schabers therapiert. Es werden stets die Punkte beider Gesichtshälften punktgeschabt, wenn derselbe Meridian auf der linken und rechten Körperseite verläuft. Man massiert die Punkte immer auf gleicher Ebene, d. h. es werden Punkt Bl 2 links, dann rechts und andere Punkte in gleicher Weise angegangen.

Es gibt verschiedene Gua-Sha-Schaber mit passender Formung, um sich den anatomischen Formungen des Gesichtes optimal anpassen zu können. Dadurch ist es möglich, gleichermaßen Punktmassage, Massage im Bereich der Augenhöhle und Schaben auf den Hautflächen des Gesichts wirkungsvoll anzuwenden.

Zuerst werden folgende Punkte vom Stirnbereich abwärts zum Kinn hin massiert:

Punkte	Chin. Name	Lokalisation
Gb 1	Tong Zhi Liao	½ Daumenbreite seitlich des Augenwinkels
Gb 14	Yang Bai	1 Daumenbreite über Augenbrauenmitte

Punkte	Chin. Name	Lokalisation
Gb 15	Tou Lin Qi	Oberhalb Mitte Augenbraue innerhalb Haaransatz
Mg 7	Xia Guan	Oberhalb Kiefergelenksspalte auf Waagerechten in Höhe des Ohrläppchens,
Mg 1	Cheng Qi	Unter Pupillenfalllinie am unteren Augenhöhlenrand
Mg 3	Ju Liao	Im Schnittpunkt zwischen Pupillenfalllinie und Querlinie unterhalb Nasenflügel
Mg 4	Dicang	Am äußeren Mundwinkel
DE 23	Si Zhu Kong	Am äußeren Ende der Augenbraue
Bl 1	Jing Ming	5 mm seitlich und oberhalb des inneren Augenwinkels
Bl 2	Zan Zhu	Am inneren Augenbrauenende
Dü 18	Quan Liao	Am Schnittpunkt der Falllinie des äußeren Augenrandwinkels, Unterrand Jochbogen
Di 20	Ying Xiang	5 mm seitlich von Nasenflügelmitte
LG 25	Rhen Zong	Mitte der Delle zwischen Nasenunterrand und Oberlippe
KG 24	Chen Jiang	Mitte der Furche unterhalb Unterlippe
Extrapunkt	Yintang	Mitte zwischen innerem Ende der Augenbraue
Extrapunkt	Pitung	Am oberen Ende der Nasolabialfalte

Extrapunkte

Falls folgende Punkte bei Druck auffallend erröten oder sich das Gewebe schwammig anfühlt, liegt Lymphstau vor. Dann sind diese Grundpunkte zu behandeln (in Ergänzung zu dem später folgenden Kapitel „Lymphstau" (vgl. Schlagwortverzeichnis „Lymphdrainage").

Punkte	Chin. Name	Lokalisation
Bl 12	Fengmen	1, 5 Daumenbreiten neben Wirbelsäule in Höhe des 2. Brustwirbels
Bl 22	San Jiao Yu	1, 5 Daumenbreiten neben Wirbelsäule in Höhe des 12. Brustwirbels
KG 5	Shimen	2 Daumenbreiten unterhalb Nabel

Dann erfolgt die Massage im Verlauf der Falten, entgegen der Fallrichtung. Wenn beispiels-

weise die Nasolabialfalte mit der Erschlaffung der Wangenpartien zusammenfällt, wird sie vom Mundwinkel aufwärts zum Nasenwinkel im Faltengrund sanft drückend und kreisend massiert. Lässt sich z. B. bei Stirnfalten oder Unwillens- bzw. Zornesfalten im Glabellabereich eine Fallrichtung nicht deutlich erkennen, geht man vom Runzeleffekt aus, der generell die mimische Muskulatur von unten nach oben zusammenzieht und staucht, sodass diese Falten entstehen. Das Gleiche trifft für die Unwillensfalten im Glabellabereich zu, bei dem sich die seitlichen Muskelpartien zur Mitte hin zusammenziehen und eine Stauchung provozieren. In diesem Falle massiert man vom Faltengrund aus entgegen der Richtung, aus der die Spannung kommt. Bei der Behandlung hält man in Spreiztechnik mit Daumen und Zeigefinger die Falte offen und massiert dann mit der Gegenhand, mit Fingerdruck oder mit einem Hilfsmittel.
Als dritter Behandlungsschritt erfolgt die Massage mit Finger-Streich-Technik der glatten Flächen im Gesichts- oder Halsbereich. Wirkungsvoller ist die Schabetechnik mit dem Gua-Sha-Schaber.

Zunächst mache man sich jedoch klar, dass sich schwerpunktmäßig die Falten in drei Sektoren und an zwei weiteren als Gewebserschlaffung oder Gewebsaufquellungen bilden und dazu eine jeweils andere Behandlungstechnik erfordern:

Stirnbereich

Hier hält man mit den Fingern die Mitte fest und führt die Behandlung, in der Mitte beginnend, zum Außenrand links und Außenrand rechts durch. Es sind in der Regel 6–10 Schabungen nötig. Diese Technik bewirkt einen Ausgleich vom Yin innen zum Yang außen. Sie aktiviert die Lunge als Steuerungsorgan für Haut und Leber nach den Fünf Wandlungsphasen. Abschließend erfolgen 5–6 Schabungen oder Fingertechniken vom Oberrand der Augenbrauen zur Haargrenze. Sie gleicht ebenfalls das Yin oben nach unten zum Yang aus, hat zudem einen liftenden Effekt und stärkt nach den Fünf Elementen die Leber. Man kann diese Technik auch mit zwei Schabern durchführen, einmal von der Mitte nach außen zur linken und zur rechten Seite hin, zweitens von unten nach oben, mit einem Schaber auf linker und auf rechter Stirnseite. Für die Fingertechnik gilt sinngemäß das Gleiche.

Wangenpartie zwischen Auge und Mundbereich

Hier behandelt man von der Nasenseitenlinie aus nach oben und außen in Strichlinie Richtung Haaransatz. Behandelt wird 8–15 Mal, je nach Hautreaktion. Man kann auch diese Technik wieder mit zwei Schabern jeweils gleichzeitig von der linken und der rechten Nasenseitenlinie aus nach oben außen durchführen.

Kinn- und Halsbereich

Hier wird die Schabung von der Kinnmitte nach außen oben über den Hinterrand des Unterkiefers hinaus zur Halsseite bis hinter die Ohrmuscheln durchgeführt oder es wird auf diese Weise massiert. Aus meiner Erfahrung heraus kann man hier 8–10 Mal therapieren.

Gua Sha im Bereich der Augenhöhle

Hier wird zuerst um den Außenrand der Augenhöhle herum geschabt oder massiert. Die Behandlungsrichtung ist immer vom inneren Augenwinkel zum äußeren Augenwinkel hin. Es wird zuerst im Bereich der oberen Rundung der Augenhöhle oberhalb des oberen Augenlides und dann entlang der unteren Rundung der Augenhöhle unterhalb des unteren Augenlides zum äußeren Augenwinkel hin geschabt. Danach werden die Lachfalten oder Krähenfußfalten behandelt, die sich von einem Bereich seitlich des äußeren Augenwinkels nach oben und unten hin zur Schläfe ausdehnend erstrecken. Mit dem Edelsteingriffel werden zunächst die Falten vom Augenwinkel aus peripher behandelt. Dabei zieht eine Hand die Falten auseinander, während die zweite Hand den Griffel am Faltenboden aufsetzt und den Faltenboden therapiert. Anschließend wird mit dem Schaber vom inneren Augenwinkel sanft nach oben außen hin 5–8 Mal und vom seitlichem Nasenrand entlang des unteren Augenhöhlenrandes nach außen hin ausgestrichen.

Altersflecken, Hautverfärbungen

Befallene Bereiche nacheinander behandeln. Behandlung 12–15 Mal mit Edelsteingriffel (am besten derjenige, der als Edelstein dem Sternenzeichen des Patienten zugeschrieben ist) lokal und anschließend den Hautbereich durch Schabung von kaudal nach kranial behandeln.

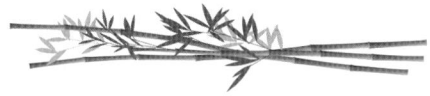

泄毒足浴法
2.22 Schönheit – Entgiftungs-Fußbad

Herzlichen Dank Herrn F. Wedlich und Herrn Dr. R. Bartosch als Fachberater und Anbieter von zwei unterschiedlichen, als Medizinprodukt zertifizierten und zugelassenen Detox-Elektrolyse-Systemen für deren Unterstützung. Die Kontaktanschriften beider Herren sind im Verzeichnis dieses Buches aufgeführt. Die Vorstellung von zwei verschiedenen Geräten unterschiedlicher Konzeption ist von ganz besonderem Vorteil, da hierüber individueller auf unterschiedliche Allgemeinzustände und Zielvorstellungen der Patienten optimaler eingegangen werden kann. Beide Geräte sind zwar technisch unterschiedlich konzipiert, jedoch gleichen sie sich hinsichtlich der Qualitätsstandards und sind vor allem beide in dem einen Punkt verbunden: Sie sind beide standardmäßig entsprechend den Richtlinien geprüfte, zertifizierte Medizinprodukte. Damit sind auch die praktischen Erfahrungen mit beiden Geräten vergleich- und bewertbar. Außerdem befreit diese Vergleichsmöglichkeit uns von dem Verdacht, nur einseitig Erfahrungen mit nur einem Gerät gesammelt zu haben.
Ich verwende beide Systeme in meiner Praxis und kann daher aus praktischen Erfahrungen heraus sowohl Einsatz als auch die Erfolgsquote nüchtern und objektiv bewerten. Ich würde auf keines dieser Geräte verzichten. Aus Sicht dieser Voraussetzungen konnten in diesem Kapitel

praxisnah Technik, Anwendungsmöglichkeiten, Wirkungsweise, Grenzen und Entscheidungsmöglichkeiten für Indikationen, Nutzen und Risiko des Detox-Fußbade-Systems als zugelassenes Medizinprodukt theoretisch und praktisch erklärt werden. Herr Dr. Bartosch bietet neben anderen Systemen das MEDEC Detox 2400 Professional, Herr Wedlich das artech energy ion detox professional an.

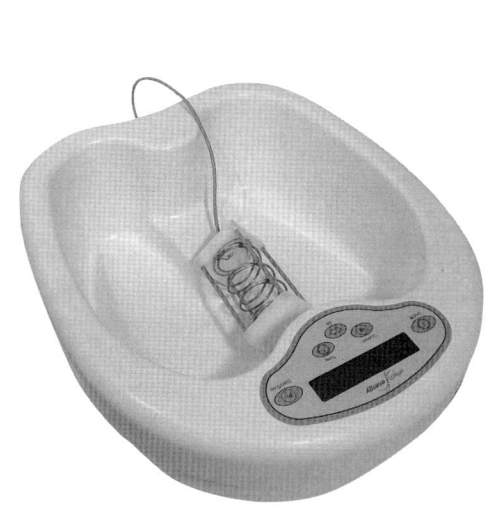
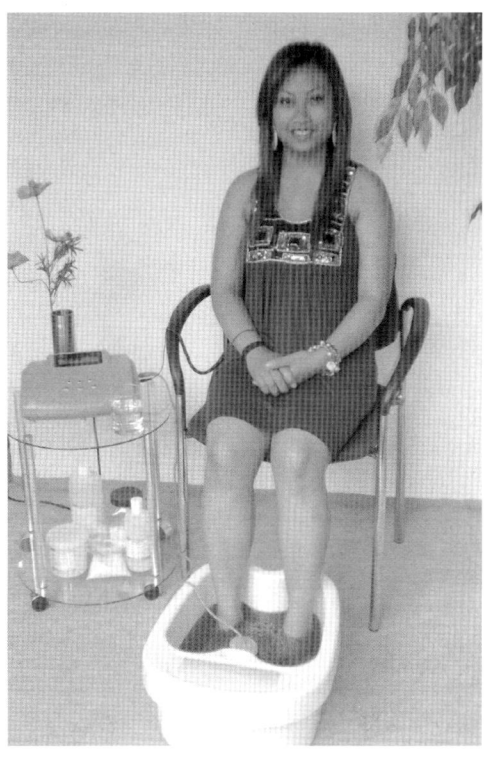

Abb. 18: Fußbade-Systeme

Praktische Erfahrungen

Wasser ist ein grundlegendes Lebenselement und bestätigt sich schon daraus, dass der Körper des Neugeborenen zu 78%, der des Senioren aber nur noch aus ca. 56% Körperwasser als Anteil der Körpermasse besteht. Therapeutische Überlegungen leiten sich hieraus ab. Salze dienen der Erhaltung innerer Ordnung gemäß Grundregulation nach Pischinger. Ohne elektromagnetische Impulse wären Körperfunktionen, bis hin zur Zellkommunikation, nicht möglich. Somit ist eine Anwendung von elektrophysikalischen Verfahren mit Wasser und Salzen die Grundlagentherapie im Rahmen der Elektromedizin. Über Ionisierung des Körpers ohne Chemie wurde dieses Therapiesystem seit Jahren schon erfolgreich erweitert und wird bis heute verbessert und ergänzt praktiziert. Es aktiviert Stoffwechsel, Lymphzirkulation, Durchblutung und wirkt bis in die Zellen hinein.

Szent-Györgyi hat schon früher unterstrichen, dass Ionenfluss, wie mit Detox praktiziert, für

Zellkommunikation Voraussetzung ist. Er betonte ebenso, dass mit Ionenfluss gleichermaßen für Transport von Elektronen im Körper, für Neutralisierung freier Radikale sowie radikalisch wirkender Schwermetalle und Gifte gesorgt wird. Daher ist verständlich, dass mit diesem Therapiesystem zusätzlich zu den oben genannten radikalischen Schwermetallen auch noch Schlacken, Säuren, Gifte und Schadstoffe wie Umwelttoxine, Medikamentenrückstände ausgeleitet werden können. Noch eine weitere sehr wichtige Grundlage für Gesundheit schafft das Detox-Fußbad: Unsere Zivilisationskost, Umweltsituation, Elektrosmog und Stress bringen den Körper in einen positiven Ladungszustand. Industriekost, Obst, Gemüse sind hoch oxidiert, dazu mit Fremdstoffen belastet und positiv geladen. Andererseits wird der Nährstoffbedarf mit hochwertig, vollwertig, biodynamisch vitalen Wertstoffen und negativem Ladungspotential kaum noch gedeckt. Aufrechterhaltung eines gesunden Ladungszustandes ist aber wichtig, um einen ausgewogenen physikalischen Zustand für Entgiftungsbereitschaft, Herauslösung von Giftstoffen aus Körperdepots zu erhalten. Daher muss der Mensch vom zivilisationsbedingten, schädlichen, positiven Ladungszustand zum negativem Ladungszustand umgestellt werden. Dazu muss die Ionentätigkeit im Körper aktiviert werden. Genau das tut das elektrolytische Fußbad. Es aktiviert den Ionenfluss, die Hautatmung und beispielsweise auch die Entgiftungsporen an der Fußsohle. Beredtes und im Volksmund bekanntes Beispiel ist ja, dass neben der Hautatmung, den man (mental) deswegen nicht „riechen" kann, der Fußschweiß aus Fußporen zur Ausleitung von Toxinen dient. Der Fuß ist „Entgiftungsventil". Deswegen nahm man in der Nosodentherapie auch den Fußschweiß und stellte daraus ein homöopathisches Medikament zur Giftausleitung her. Genauso ist es mit der Achselhöhle, die für den Körperdunst als Ausgangsstoff für Körpergeruch zuständig ist. Man sagt ja auch, „dass andere uns nicht riechen können". Schweißbildung und vor allem Schweißgeruch lassen nach, sobald die „innere Ordnung" des Körpers wieder optimiert wird. Dieses Beispiel belegt wieder, warum der Grundsatz nach TCM Gültigkeit hat und Chinesen nicht nur mit Fühlen, Sehen, Hören, sondern auch mit Riechen ihre Diagnose stellen.

Das Detox-Fußbad bringt somit eine besonders wichtige Voraussetzung für Schönheitstherapie, gleichermaßen für Vorbeugung, Therapie gegen Alterungsprozesse, für Gesundheit. Wie können sich schließlich Vitalität und Schönsein halten, wenn Gifte, Freie Radikale, Schlacken und Medikamentenrückstände als Toxine im Körper zirkulieren und sie infrage stellen? Das Detox-Elektrolyse-System wird als bequemes, warmes Fußbad über ca. 30 Minuten eingesetzt. Im Wasser befinden sich zwei gegenüberliegenden Stahl-, Graphit oder Zinkelementen als Anode und Kathode in einem Plastikgehäuse. Dies ist das Elektrolyse-Array. Das Array ist mit einem elektronischen Steuergerät verbunden. Dieses versorgt Anode und Kathode mit einer geringen Gleichspannung bis ca. 24 V. Die Stromstärke ist in mehreren Stufen bis ca. 2,4 A einstellbar und wird vom System konstant erstens geregelt und zweitens gehalten. Dem Fußbad wird (meist) eine mineralstoffhaltige Salzlösung, bestehend aus verschiedenen Salzen zugegeben, um:

a) die Leitfähigkeit des Wassers zu erhöhen,
b) innere Mineralisation zu erreichen, da Körperserum ähnlich dem Meerwasser ist und Meerwasser daher nicht nur für Herstellung von Kosmetika sondern auch bei Medikamenten dient.
c) ausreichend basenbildende Mineralstoffe für die Ionisierung bereitzustellen.

Oft schon während, häufiger aber nach dem Fußbad haben die Patienten starken Durst. Deswegen gehört mehr als nur ausreichendes Trinken selbst bei fehlendem Durstgefühl unbedingt mit zur Anwendung des Detox-Fußbades. Außerdem erfordern Entschlackung und Entgiftung immer ausreichend Körperflüssigkeit, da nur Körperflüssigkeiten Schlacken und Gifte binden und sie dann ausleiten können. Beim Einsatz von Stahlelektroden beginnt sich das Wasser nach einigen Minuten zunehmend gelblich-bräunlich zu verfärben. Häufig kommt es parallel zu sich strukturierenden und im Wasser sichtbaren, oft bodenständigen Ausfällungen sowie zu Blasenbildungen in Spulennähe. Auch kann auf der Wasseroberfläche ein dünner, klein strukturierter Belag unterschiedlicher Stärke und Färbung entstehen. Diese Phänomene können, müssen aber nicht auftreten oder können sogar unterschiedlich sein. Der therapeutische Effekt ist dennoch gegeben, auch wenn weniger Ausfällungen sichtbar sind. Beide Geräte arbeiten unterschiedlich, auch sind die Voraussetzungen von Patient zu Patient unterschiedlich. Der Erfolg lässt sich auch bei unterschiedlicher Wasserfärbung im Einsatz beider Geräte somit durch Bioresonanzmessung nachweisen. Wegen der sichtbaren und für den Patienten immer wieder beeindruckenden Wasserphänomene gibt es kritische und auch sehr kontroverse Meinungen. Mit Patienten kann es Diskussionen geben, wenn sie bei mehreren Behandlungen mit unterschiedlichen Geräten behandelt werden und Wasserverfärbung dann unterschiedlich ist. Die Verfärbung des Wassers beruht unserer Meinung nach auf Materialabtrag der Anode, Inhaltsstoffen des verwendeten Wassers, Mineralstoffen der zugegebenen Salzlösung und auf körperseitig ausgeleiteten Schadstoffen, sowie Schlacken. Alle diese Komponenten reagieren unter Stromeinfluss miteinander und ergeben von Patient zu Patient, von Gerät zu Gerät unterschiedliche Verfärbungen, Schäume und Ausfällungen. Der Vergleich von Färbung und Struktur der Ausfällungen, mit Bioresonanzmessungen oft studienhalber, einschließlich Potentialmessung an Akupunkturpunkten, lassen als Rückschluss daraus, nach meiner Erfahrung, auf unterschiedliche Organbelastung des Körpers schließen. Die Charakteristik der Wasserverfärbung ist für mich diagnostisch wichtig. Bei hohem Kalkgehalt und Vorhandensein von Chlor im Wasser entstehen nur geringe oder gar keine Verfärbungen. Dies ist vor allem bei Verwendung von Graphit- oder Zinkelektroden der Fall, sodass sich hier die Frage nach Zuverlässigkeit der Therapie mit solchen Arrays stellt. Ich gebe diesen Hinweis ganz bewusst, „da auf Kaffeefahrten oder von anderen Händlern vielfach sehr billige Detox-Geräte angeboten werden", bei denen u. U. die Wirksamkeit der Fußbäder infrage zu stellen ist. Die hauptsächlichen Wirkungsmechanismen des Detox-Fußbades setzen für Sorgfalt und Betriebsbereitschaft Qualität aller Bauelemente voraus, sowie strenge Beachtung vorgeschriebener Schaltungen. Sie gewährleisten, dass Messwerte rückkoppelnd während der Betriebszeit vom Gerät umgesetzt werden und dass der Patient keinen über Fußbad rücklaufenden Stromimpulsen in den Körper hinein ausgesetzt wird. Eine robuste Bauweise der Geräte in Übereinstimmung mit Grundregeln der Elektromedizin muss vorausgesetzt werden. Der Wirkungsmechanismus lässt sich mit Grundkenntnissen in Medizin, Chemie und Biologie gut erklären:

- Durch den Stromfluss im Salzwasser kommt es zur elektrolytischen Aufspaltung der Wassermoleküle und der Mineralstoffbindung im Wasser. Dabei entstehen positiv und negativ geladene Ionen. Ionen sind elektrisch geladene Teilchen.
- Durch die Energiezufuhr wird vom Wassermolekül ein Wasserstoffatom abgespalten. Es entsteht das negativ geladene Hydroxid-Ion OH^- als „Teilchen" und das positiv geladene

Wasserstoff-Ion H⁺ ebenfalls als „Teilchen".
- NaCl wird in ein positiv geladenes Natrium-Ion Na⁺ und ein negativ geladenes Chlor-Ion Cl⁻ gespalten.
- Nach Einschalten des Stroms steigen elektrolytisch freigesetzter Wasserstoff und freigesetztes Chlor als kleine Gasbläschen sichtbar über dem EA auf. Aus den im Wasser enthaltenen basenbildenden Mineralstoffen Kalzium, Kalium, Magnesium und Eisen als Elemente werden durch die Elektrolyse positiv geladene Ionen gebildet.

Ein Stromfluss durch das Fußbad mit Natriumsalz und basenbildenden Mineralstoffen erzeugt ein Ionen-Gemisch aus negativen Anionen und positiven Kationen. Die Elektrolyse über Stromfluss führt zu steigenden Konzentrationen

1. der negativen geladenen Hydroxid-Ionen OH⁻,
2. der positiv geladenen Natrium- und
3. der positiv geladenen Mineralstoff-Ionen.

Der Patient badet bequem und angenehm die Füße während der gesamten Badedauer in einer basischen, mit Ionen angereicherten Elektrolytlösung warmen Wassers. Hierbei bilden das Fußbad und das Körperwasser zusammen ein sich ausgleichendes System. Zwischen Wasser des Fußbades und Körperwasser steht die semiperable oder von einer Seite zur anderen Seite hin durchlässigen Haut. Die Körperhaut wirkt hier somit als halbdurchlässiges Membran. Da Badewasser durch Zusatz und Körperwasser biochemisch auf gleicher Ebene liegen, steht dem Ausgleich von Konzentrationsunterschieden gelöster Teilchen vom Fußbad her einerseits zum Flüssigkeitsanteil des Körperinneren andererseits hin nichts mehr im Wege. Vereinfachend gesagt und bildnerisch über Vorstellung leichter klargemacht, kann das „was im Menschen sauer macht, giftig und verschlackt ist, aus dem Menschen heraus über die natürlichen Ausscheidungsorgane abgeleitet werden und das, was basisch neutralisiert, stattdessen zum Menschen hin einfließen".

Der Anteil der negativ geladenen Ionen überwiegt. Damit geht er über den neutralen Ausgangswert des Säure-Basen-Verhältnisses von pH 7 hinaus. Basen können also Säuren mit Säure-Basenwerten unter pH 7 neutralisieren, ähnlich der mathematischen Grundregel, dass das Plus, das Minus ausgleicht. Der Volksmund sagt „Säure vergiftet" oder fragt „bist du sauer?" Zuviel Säure im Magen führt zu Sodbrennen. Kalk als Basen verstreut man in den Wäldern, um sauren Regen zu neutralisieren. Ein permanent basisches Milieu wiederum stört umgekehrt genauso die Homöostase, wie das saure Milieu einer Acidose. Das Elektrolyt-Fußbad ist für die Therapie stark basisch. Es eignet sich damit hervorragend, um Säure aufzunehmen und zu neutralisieren, uns zu entsäuern. In der Regel sind die Menschen unserer Zeit übersäuert über Schadstoffe und Zivilisationskost, Stress, Bewegungsarmut, kurz gesagt, ungesunder Lebensweise. Es besteht Mangel an Vital-, und Vollwertkost, dafür ein Zuviel an Fertignahrung, Großküchenkost, durch Vorerkrankungen, Nebenwirkungen von Medikamenten, Umweltschadstoffen. Ausleitung von Säuren, um nicht mehr „sauer leben zu müssen" und „erzwungenermaßen sauer zu sein", auf diese Weise das Krankheitsrisiko, das Risiko für Alterungsprozesse und Blockaden für Schönheitstherapie zu mindern.

Machen wir uns vom Prinzip her noch mal die Funktionsweise der Osmose klar, als Möglichkeit, Konzentrationsunterschiede zweier getrennter Systeme ausgleichen zu können. Darüber wird nicht nur ein Lebensprinzip und Voraussetzung für Gesundheit und Schönheit klar, sondern auch Hintergründe zum Detox-Fußbad. Flexibilität, Resonanz, Ausgleich dynamischer Systeme über das Wechselspiel der polaren Kräfte untereinander, sowie die im „Druck" zwischen Fülle und Leere eingebundene Kraft Qi, Yin und Yang beruhen auf Naturgesetzlichkeit und Lebensgesetzen. Sie machen Funktionen oder Zeitfluss, Raumdynamik klar. Nicht die Massen, die sich austauschen schaffen das Gleichgewicht zwischen zwei Systemen, sondern die Bewegungsenergie im „Druck" ist das eigentlich entscheidende Moment. Osmose ist gerichtetes Hindurchtreten (Diffusion) gelöster Teilchen durch eine halbdurchlässige (semipermeable) Membran. Ziel dieses Ausgleichs zwischen Plus nach Minus bildlich gesprochen heißt, Konzentrationsunterschiede gelöster Teilchen auf beiden Seiten aus Ungleichgewicht zwischen beiden auf beiden Seiten zu gleichem Niveau Gleichgewicht zu bringen. Vom Plus geht ein Druck zum Minus aus, ähnlich Wasser, das vom vollen See oben über Wasserdruck und Wasserfall nach unten stürzt. Vergleichbar ist der Druck aus Vielzahl der gelösten Teilchen zum Minus geringer Teilchenmenge hinein im Bestreben sich dank Bewegungsenergie im Druck zueinander auszugleichen. Der Ausgleich ist im eigentlichen Sinne nicht eine Frage der Massenverschiebung, sondern erfolgt aufgrund der Dynamik der darin eingeschlossenen und aktiven Bewegungsenergie. Das ist der osmotische Druck, der hier für den Begriff der Energie steht. Innere Ordnung lebender Systeme erfordert immer einen Ausgleich im Sinne der Flexibilität als Lebensgrundlage. Dies ist dem Qi der TCM gleichzusetzen. Daher braucht man Osmose als wichtigsten stofflichen Transportvorgang in lebenden Organismen, getreu der Lebensregel, dass Lebendigkeit immer Ausdruck von Resonanz durch Flexibilität ist. Das Minus tritt mit dem Zuviel des Plus flexibel in Resonanz, die Mitte zu schaffen, denn Lebendigkeit kann nur im Ausgleich der Polaritäten bestehen. Daraus entsteht eine Spannung über Energie, die diese Gegensätze bewegt und Druck realisiert, um den Prozess zum Ausgleich in Richtung Ziel zu bringen um das Ergebnis der Harmonie zu vollziehen. Das ist die Osmose als Ausdruck der Flexibilität, als Kind der Resonanz. Vor dem Hintergrund dieses Prinzips muss man auch die Ionisierung als Ladung der Teilchen und Energiemodulation im Körper, das Halbleiterprinzip der Haut für den Austausch verstehen. Damit wird der Wert der Detox-Fußbäder klar. Weil dieses Prinzip so wichtig ist, haben Sie es mir vielleicht verziehen, wenn ich es aus anderer Sicht noch mal wiederholend und erklärend herausgestellt habe. Dies wird dadurch verdeutlicht, da die Ionisierung das bildhafte Vorstellungsvermögen noch vielschichtiger und mehrdimensionaler erscheinen lässt.

Mit anderen Worten: Die hohe Ionen-Konzentration im elektrolytischen Wasser der Fußbadewanne (im übertragenen Sinne des hohen osmotischen Druckes) gleicht sich zum elektrolytischen Körperwasser (mit niedriger Ionen-Konzentration und niedrigem Druck) durch die halbdurchlässige Haut, respektive Fußhaut zur angestrebten gleichen Ionen-Konzentration im Körperwasser aus. Die überschüssigen Ionen in der Fußbadewanne wandern ins Körperwasser. Das wäre der Ausgleich des Qi. Da durch die Elektrolyse ständig weitere Ionen als geladene Teilchen entstehen und so die hohe Ionen-Konzentration im Wasser des Fußbades bestehen bleibt, kommt es während des gesamten Fußbades zur hohen und andauernden Versorgung des Körpers mit negativ und positiv geladenen Ionen. Die Ionen besitzen durch ihre Bindung an basischen Mineralien und Elementen eine besonders lange Lebensdauer. Die negativ geladenen Ionen und sinnbildlich als Minus bezeichnet, gehen mit positiven geladenen Ionen der basenbildenden Mineralstoffe, sinnbildlich als Plus bezeichnet, eine „Zweckpartnerschaft auf Zeit" ein. Minus-Negativ verbindet sich mit Plus-Positiv zu einem ladungsneutralen Gesamt-Teil, genauso wie negative Frosttemperatur (Yin) positive Wärme (Yang) anzieht, um ein ausgeglichenes , harmonisches, angenehmes Gesamt-Befinden zu erreichen. So wandern beide, Plus und Minus, unbeschadet in den Körper hinein. Ich glaube, dass jede/r Leser/in hierin erkennt, dass das Detox-Fußbad eine sehr wichtige Grundlage für die Schönheit als Sinnbild der Mitte schafft. Darüber soll das folgende Kapitel noch mehr die Einsicht dazu öffnen.

Warum Detox-Ionen-Therapie für Gesundheit und Schönheit empfehlenswert ist

Auch hier gilt Herrn Dr. Bartosch, Bremen, für Mithilfe bei Textgestaltung und Herrn Wedlich für sehr wertvolle Hinweise dazu mein Dank. Der gesamte Stoffwechsel in allen Bauteilen und im Umfeld zu allen Bauteilen des Körpers von Organ über Nerven, Gewebe bis hin zur Kapillaren und Zelle sowie umgekehrt müssen aktiviert werden. Er muss

1. den Interzellularraum zwischen Zellen passieren,
2. zwischen Gefäßen zu den Zellen das Bindegewebe passieren,
3. von Zellen zu Entsorgungsleitungen durch das Bindegewebe durch Stoffwechselschlacken, Toxine, hindurch wieder abgeleitet werden.

Aller Austausch von Nährstoffen, aus dem Blut zur Zelle und die Ausleitung von Stoffwechselschlacken aus der Zelle zum Blut und zur Ausscheidung aus dem Körper, erfolgt stets über das Zentrum der Grundregulation nach Pischinger, dem Mesenchym bzw. Bindegewebe. Bindegewebe, Mesenchym, sind - wie oben erwähnt - zwischen Blutgefäße und Körperzelle zwischengeschaltet. Sie bilden die Transitstrecke. Da keine Organzelle eine direkte Verbindung zu den in der Transitstrecke endenden und beginnenden Blutkapillaren, Nervenenden und Lymphgefäßen besitzt, findet jede Zellinformation (elektrische, hormonelle, stoffliche sowie immaterielle) über die hochleitfähige, interzelluläre Flüssigkeit und das Bindegewebe über die Frequenzdynamik elektromagnetischer Energetik statt. Es versteht sich von selbst, dass in diesem Bereich im Sinne innerer Ordnung, optimaler Funktion der Grundregulation nach Pischinger, Regulation des Säure-Basenhaushaltes, der Zellsymbiose mit interzellulärer Zellinformation, physiologischer Zellspannung, Entgiftung, Ausleitung nicht nur im Sinne des Gesundheitszustandes, sondern geradezu wegen innerer Schönheit als Grundlage äußerer Schönheit notwendig sind.

Elastizität, Anpassungsfähigkeit der Transitstrecke sind Voraussetzung für die Funktionalität des inneren Milieus, der inneren Ordnung bzw. Homöostase des Körpers nach Pischinger. Hier laufen Kapillaren und Endpunkte des vegetativen Nervensystems zusammen. Und hier erfolgt rücklaufend die Steuerung des Wärme- und Wasserhaushaltes, des Säure-Basen- und Hormonhaushaltes, des Immunsystems und des Stoffwechsels.

Darin eingebunden sind:

1. Zuleitung von Nährstoffen: Mineralien, Vitaminen, Spurenelementen, Kohlehydraten, Eiweißen, Fetten und
2. Ableitung von Stoffwechselendprodukten aus der Zelle heraus.

Dies geschieht durch die Grundsubstanz zu den Gefäßen und weiter zu den Ausleitungsorganen Niere, Leber, Lunge und Haut. 90% unserer Nährstoffbestandteile verbrennen im Körper jedoch nicht vollständig, sondern hinterlassen saure Stoffwechselschlacken bzw. saure Metaboliten wie Harnsäure, Fettsäuren, Milchsäure, Kohlensäure, Triglyceride, überschüssige Cholesterine. Jede Übersäuerung, jede Verschlackung und Giftbelastung blockiert und schwächt die Ausscheidungsorgane, die den Körper doch gerade von diesen Giften, Schlacken, Säuren und Basen entlasten sollen. Geschwächte Ausscheidungsorgane hinterlassen Toxinrückstände als Störfaktoren innerer Ordnung. Mesenchym bzw. Bindegewebe gelten zudem „als Müllplatz des Körpers". Dort wird alles abgelagert, was der Körper auf natürlichem Wege nicht ausleiten kann. Auf diese Weise wird das Krankheitsrisiko erhöht und im Verbundsystem des Körpers werden zudem die Funktionen weiterer Organe, die Gesundheit sowie die innere und äußere Schönheit gefährdet.

Ist die Ausleitung gestört, kommt es zur Einlagerung von sauren Metaboliten und Toxinen, im Grundsystem nach Pischinger einhergehend mit einer Störung der Homöostase, die wiederum Gesundheit und Schönheit belastet. Kinetisch bewirkt der mangelnde Informationsaustausch rücklaufend und sich bedingend die Störung aller Regulationen zwischen Hormonhaushalt, Blut, Lymphe, Herz- und Kreislaufgeschehen. Vom Grundsystem her sollten allerdings die Impulse kommen für die Anpassung an die Körperbelastung, für die Kommunikation zwischen Körperperipherie, vegetativem und zentralem Nervensystem, für alle Regulationen der Körperfunktionen und Gegenregulationen zu Körperbelastungen. Dies ist ein wichtiger Hinweis, um den Hintergrund für die Schönheit zu verstehen und zu begreifen, warum innere und äußere Schönheit in Zusammenhang stehen und alle diese Aspekte in einer gründlichen Schönheitstherapie zu beachten sind. Die Detox-Elektrolysetherapie leistet hierzu einen wichtigen Beitrag.

Wie oben erklärt, kommt es im Falle der Schwäche der Ausscheidungsorgane zur Schwächung des gesamten Bereichs der anorganischen und organischen Ebene, wie in den Kapiteln über „Stoffwechsel" sowie „Störung des Säure-Basen-Haushalts" noch näher beschrieben. Es wird nachfolgend noch beschrieben. Bei Übersäuerung überwiegen neben Lebensführung und Umweltschadstoffen organisch saure Schlacken aus „saurer Nahrung" gegenüber der Menge der basischen Rückstände aus anorganischen Mineralien. Vollwertige, vitalstoffreiche Nahrungsmittel sind bekanntlich komplex basenreiche Nahrung und uns energetisch und mineralisch zuträglicher als Mineralien aus medizinischen Präparaten. Der Körper kann die Acidose nicht mehr kompensieren. Lang andauernder Stress, der Einfluss elektromagnetischer Felder (E-Smog), Umweltschadstoffe in der Nahrungskette (indirekt auch saurer Regen) tragen zu weiterer Säurebildung bei. Übersäuerung blockiert die Versorgung des Körpers mit Sauerstoff, vernichtet Enzyme, verengt Gefäße, mindert die Durchblutung, schwächt die Körperabwehr, stört den Stoffwechsel, verklebt das Bindegewebe, reduziert die Entschlackung und die Entgiftung, sowie die Versorgung mit lebensnotwendigen Wertstoffen durch die Transitstrecke des Bindegewebes. Sie stört die Funktion des vegetativen und zusätzlich des zentralen Nervensystems, der Zellen im Interzellularraum, das Bindegewebe und Mesenchym als Endlager sowie die innere Ordnung als Schaltstelle für erhöhtes Krankheitsrisiko. Folgen sind Zellentartung, Fehlfunktion des Zellstoffwechsels, Anstieg der Freien Radikale, alles Grundlagen verstärkter Alterungsprozesse, Störfaktoren der Schönheit, des Leistungs- und Konzentrationsvermögens. Mentale Fähigkeiten bauen ab und der Körper altert.

Hier greift die Detox-Ionen-Therapie regulierend ein, neutralisiert Schlacken, leitet Giftstoffe aus, reinigt die Transitstrecke, „entmüllt" den Körper und eröffnet neue Wege für die Schönheits- und Gesundheitspflege. Sie animiert auf sanfte Weise grundlegende Funktionen des Körpers im Sinne der Selbstregulation aus Reiz und adaptiver Reaktion, indem:

- Übersäuerung reduziert wird,
- Toxine im Körper neutralisiert oder ausgeschieden werden,
- frei Radikale entschärft werden,
- Körperflüssigkeit aktiviert und als Transport- und Reinigungsmittel wirkungsvoller wird
- Intima der Gefäße gepflegt werden,
- Thrombophlebitiden, Phlebothrombosen, Arteriosklerose vorgebeugt, Blutfließfähigkeit verbessert wird,
- Stimmungslage, Schlaf, Leistungsfähigkeit, Aussehen verbessert werden und
- Organtätigkeit gestärkt wird.

In einem gut funktionierenden Organismus können ausreichend vorhandene basische Mineralien saure Metaboliten, Schlacken und Toxine neutralisieren, bei Übermaß binden, transportfähig und ausscheidbar machen.

Die heutige Gefahr, die auch zu bekannten Zivilisationskrankheiten beiträgt, besteht darin, dass durch die Zivilisationskost, speziell in industriell aufbereiteter Fertignahrung, Mahlzeiten aus Großküchen, Nahrung aus industriell geführter Landwirtschaft bei Massentierzucht, Feldwirtschaft mit Kunstdünger, Einsatz von Unkrautvertilgungsmitteln, Einsatz von Chemie gegen Schädlinge in Landwirtschaft, ausreichend basenbildende Mineralien, Elektrolyte in unserer Nahrung fehlen. Zwangsläufig muss sich der Körper zum Ausgleich der Acidose seine Mineralien z. B. aus den Knochen holen, sofern nicht eine Umstellung zu wertstoffreicher Nahrung erfolgt. Der Weg zu Rückenleiden, Gelenksleiden, Osteoporose und auch zu Hautleiden ist andernfalls offen.

Problem-Lösung durch Detox-Ionen-Anwendung: Neutralisation, Ausleitung von Schadstoffen und Freien Radikalen

Wissenschaftlicher Hintergrund:
Sicher ist, dass die Wirkung biophysikalisch und biochemisch effektiver Therapien wissenschaftlich abgesichert sein und auf eine klinische Grundlage zurückgehen muss. Erst dann kann man sie als verlässlich betrachten.

Forschungsergebnisse zu den Funktionsweisen von Wasser- und Ionenkanälen in Zellmembranen sichern die Detox-Elektrolysetherapie ab. Für die Ergebnisse dieser Forschungen wurde im Jahr 2003 sogar der Nobelpreis für Chemie verliehen. Die Ergebnisse dieser Forschungen sind somit die wissenschaftlichen Grundlagen des Behandlungsverfahrens mit Detox-Elektrolyse-Fußbädern.

Praktische Erfahrungen bestehen allerdings schon lange vorher, nämlich seit 2001. Das Behandlungsverfahren mit Elektrolyse-Fußbädern in der jetzigen Form wurde von der Ärztin Dr. Mary Staggs aus England entwickelt. Sie erreichte überraschend gute Erfolge in der Suchtbehandlung. Die Aufmerksamkeit der Presse war geweckt, sodass darüber umfangreich berichtet wurde. Hiernach fand dieses Therapiesystem einen anerkannten Platz in der ganzheitlichen Heilkunde. Darin muss es immer um Behandlung des Bindegewebes als extrazelluläre Matrix gehen, um der gehemmten Zirkulation an Stoffen und Informationen, der einem Stau des Qi's und Ungleichgewicht zwischen Yin und Yang gleichkommt, wieder freien Lauf zu geben. Die über Osmose in den Körper gewanderten positiv geladenen Mineralstoff-Ionen werden im sauren Milieu der Körpersäfte aus ihrer zeitweisen Bindung mit Hydroxid-Ionen ausgelöst. Sie durchdringen über den Ionenaustausch sehr schnell den gesamten Organismus, gehen eine Bindung mit sauren Schlacken des Körpers ein, um diese dadurch endlich zu neutralisieren, zu mobilisieren und damit ausleitbar zu machen.

Infolgedessen steigt die Konzentration der neutralisierten und mobilisierten Schlacken und Toxine in der Körperflüssigkeit an. Ein weiterer osmotischer Prozess führt dazu, dass ein Teil dieser Schadstoffe und neutralisierten Säuren während der Anwendung über Porenaktivität und Schweißbildung von Haut und natürlich wieder über die Fußhaut in das Fußbadewasser gelangt.

Die im Fußbereich ausgeleiteten Schadstoffe reagieren erstens untereinander und zweitens mit Metall-Ionen im elektrolytisch aufgeladenen Fußwasser. Die Metall-Ionen stammen u. a. von der Anode und der Kathode. Aus diesen chemischen Reaktionen resultieren die für die Detox-Anwendung typischen Verfärbungen, Ausfällungen und Schaumbildungen.

Versorgung mit Energie und antioxidativem Potential

Die im Körper befindlichen und nun von den Mineralstoff-Ionen gelösten Hydroxid-Ionen werden über den Ionenaustausch überallhin verteilt. Ionen sind instabil und haben das Bemühen, in einen ausgewogenen neutralen Ladungszustand zurückzukehren. Es kommt zu folgender Reaktion:

$4 \times OH^-$ =	$2 \times H_2O$ +	$1 \times O_2$ +	$4 \times e^-$
4 Hydroxid-Ionen	2 Wassermoleküle	1 Sauerstoffmolekül	4 freie Elektronen

Aus Hydroxid-Ionen entsteht Wasser und Sauerstoff. Dabei werden Elektronen (negative Teilchen aus der Atomhülle) freigesetzt.

- Der Sauerstoff ist gesättigt. Er ist also nicht mehr einer der überschüssigen Freien Radikale. Freie Radikale sind zellaggressiv und hauptsächlich mitverantwortlich für Alterungsprozesse und eine Provokation gegen die Schönheit. Dieser Sauerstoff steht dem Organismus als zusätzlicher Brennstoff für Lebensprozesse zur Verfügung.
- Die freien Elektronen „entschärfen" überzählige Freie Radikale, indem sie deren fehlende Elektronen ersetzen. Freien Radikalen fehlt nämlich ein Elektron im Atomkreis, das sie sich von anderen Teilchen „klauen" und weswegen sie zellaggressiv sind. Freie Elektronen verhindern so, dass es zu Zellschädigungen durch freie Sauerstoff-Radikale kommt. Sie verlangsamen die Oxidationsprozesse im Organismus. All das dient der biologischen Zellfunktion und damit der Schönheit.

Reaktivierung der Natrium-Kalium-Pumpe

Eine gesunde Körperzelle hat gegenüber dem extrazellulären Raum an der Zellmembran ein Ladungspotential, eine Zellspannung, von 70-90 mV. Nur so kann die Zelle ihre Stoffwechselaufgaben erfüllen. Jede Zelle arbeitet wie eine kleine Batterie, innerhalb der Zelle befinden sich vermehrt Natrium-Ionen, außerhalb der Zelle vermehrt Kalium-Ionen. Sinkt nun die Zellspannung aufgrund der weiter vorn dargestellten Umstände auf einen Wert von unter ca. 30 mV ab, kann die gestresste Zelle ihre Aufgaben nur noch eingeschränkt erfüllen. Stoffwechselschlacken, eingelagerte Schwermetalle, Schadstoffe aus der Umwelt, unverträgliche Medikamente, falscher Ernährung u. a. können nicht mehr vollständig nach außen abgeleitet werden. Es kommt zu toxisch wirkenden Ablagerungen in der Zelle, die sich gegen Gesundheit und Schönheit richten, letztendlich auch zum vorzeitigen Zelltod führen können. Die osmotische Zufuhr der im Detox-Fußbad aus dem Salz gebildeten Natrium-Ionen sorgt für eine drastische Besserung. Die Natrium-Ionen werden über den Ionenaustausch verteilt und über Zellkanäle in die Zelle geschleust. Im Verlauf von mehreren Anwendungen erholt sich die Zellspannung, das Grundsystem ist wieder zur Selbstregulation fähig. Vielfältig vorliegende therapeutische Erfahrungen zeigen, dass bei Schwermetall-Ausleitungen durch komplementären Einsatz des Detox-Systems die Behandlungsdauer häufig auf ein Drittel der üblichen Zeit verkürzt werden konnte bzw. überhaupt erst möglich wurde.

Ausbalancierung des Energieniveaus

Während der Wanderung der Ionen durch unseren Körper müssen sie auf ihrem Weg durch die mikroskopisch feinen Zellwände in die Zelle hinein dringen. Dies führt zu einer Stabilisierung der Zellmembranspannung und zur Verbesserung der Zellatmung. Dies ist der Weg zur Gesundheit und Schönheit. Da alle Zellstoffwechselvorgänge Ionen-Bewegungen durch Zellwände hindurch und der Osmose vergleichbar sind, ist es verständlich, dass dies einen elektromagnetischen Hintergrund hat und man dies energetisch aus Sicht der TCM sinnbildlich auch mit Qi-Aktivität vergleichen kann. Ebene der Quantität und Qualität der Qi-Zirkulation ist Grundlage aller Lebensvorgänge. Durch die eben beschriebene Anregung der Zellen werden diese zum Ionenaustausch veranlasst. Dadurch werden auch elektromagnetische Potentiale im Körper beeinflusst, weil nach elektrischen Grundregeln sich die Veränderung eines Ladungsträgers im Verbundsystem mit allen anderen Ladungsträgern alle anderen Bereiche des Körpers als Gesamtheit auswirken. Körpereigene Ströme werden bei jedem Lebensvorgang erzeugt, verbraucht und durch osmotischen Austausch zahlreicher Stoffe von Zelle zu Zelle wieder ergänzt. Die in diesem Austausch eingebundene Energie kann man dem Qi gleichsetzen. Nach Herrn Prof. Popp sind Zellausstrahlungen mit Biophotonenmessungen messtechnisch nachweisbar. So ergibt das Beschriebene auch hinsichtlich seiner Forschungen über Biophotonen, mit dem Qi vergleichbar, einen Sinn. Dadurch wird nachvollziehbar, dass über einen Ionenaustausch die Wiederaufladung der Körperpotentiale erfolgt, und zwar mit den erforderlichen Batterie-Chemikalien durch die Zellwand-Osmose. Dies ist eine überzeugende Unterstützung der Schönheitstherapie.

Durchblutung, Stoffwechsel, Ausscheidung

Hier ist es sinnvoll, sich über die Bedeutung von drei Begriffen Klarheit zu verschaffen zum besseren Verständnis der folgenden Hinweise:
Erstens: Die Regel des Physiochemikers van´t Hoffs, Amsterdam: Bei Temperaturerhöhung in lebenden Systemen um 10 Grad, erhöht sich die Reaktionsgeschwindigkeit im System um das 2 - 4fache.
Zweitens: Von van´t Hoffs Regel abgeleitet, steuert dies die vegetative Gesamtumschaltung von sympathischer, saurer Sol-Bindegewebs-Phase mit geringem Sauerstoffumsatz in der Zeit von 3 Uhr bis 15 Uhr (parasympathische, alkalische Gel-Bindegewebsphase mit hohem Sauerstoffumsatz in der Zeit von 15 Uhr bis 3 Uhr nachts).
Erfolgt zeitfixiert gemäß Biorythmus die vegetative Gesamtumschaltung vom sympathikotonen zu parasympathikotonem Bindegewebs- bzw. Sol- zu Gel-Zustand.
Solzustand ist abhängig von Kolloiden. Bioflavonoide, Silizium als Substrat ist verdünnt und bindet dadurch weniger Wasser, Fließfähigkeit ist herabgesetzt.
Gelzustand entspricht formbeständigem, elastisch dispergierendem System mit relativ zum Sol besserer Fließfähigkeit, netzartig angeordneten Teilchen, bei denen sich feste Lyogele durch erhöhter Flüssigkeitsaufnahme in freiem Silizium zu Quell-Lyogenen umwandeln.
Intermediäre Energieumwandlung wird aktiviert durch Sol-Gel-Rythmik zwischen aufbauendem, endothermem Stoffpol des Venenblutes und substanzverdichtendem, substanzausscheidendem Formpol des arteriellen Blutes.

Als dritten Punkt gilt es, die Bedeutung des Siliziums in Sol-Gel-Rhythmus, Detox-Elektrolyt-Fußbad-Systems und Ionenfluß herauszustellen. Silicea oder Silizium, die Kieselsäure SiO_2 ist Bestandteil der Biochemischen Mittelreihe und wird auch von mir übrigens im Kapitel über Mineralien (Schlagwortverzeichnis) noch eingehend besprochen.

Nach anthroposophischer Medizin ist Silizium der Formbildner des Menschengeschlechtes, Bildner geistiger Eigenschaften, verbindet kosmische mit terristischer, körperlicher Energie. Kiesel mit sechsförmiger Kristallbildung, Härte, Lichtmodulation, Chemie und elektromagnetischer Energie des Minerals ist die Brücke zwischen allen Elementen der Grundregulation nach Pischinger. Silizium ist formbildend, fördert spirituelle, geistige und körperliche Entwicklung. Es ist grundlegend der Ordner im Zentrum der Grundregulation, über Gefäß-, Nervensystem, Bindegewebe, Rythmik zwischen Kosmos und Körper. Silizium ist der Bildner der Haut, regelt kollodiales System, steuert Wandlungsphasen der TCM vergleichbar der Fünf Elemente über Niere, Herz, Leber, Lunge und Milz-Bauchspeicheldrüse. Es ist von großer Bedeutung, dass Moleküle durch oberflächlich angelagerte Ionen bewegt und Ionen ständig von Zelle zu Zelle ausgetauscht werden. Dieses Auswechseln bezeichnet man als inneren, elektrisch getragenem Stoffwechsel, der verantwortlich ist für die Aufrechterhaltung zellulärer, photonengeprägter Lebensfunktion. Ein natürlicher, aber blockierter Stoffwechsel wird wieder angeregt durch die Ionen-Therapie der Detox-Elektrolyse mit dadurch galvanisch mobilisiertem innerem Stoffwechsel. Zusätzlich erfolgt die Erweiterung der Blutgefäße mit folglich gesteigerter Durchblutung aller stromdurchflossenen Partien. Sie ist noch stundenlang nach der Anwendung spürbar. Oft wurde hierbei auch die Senkung des Blutdrucks beobachtet. Magen-, Darm- und Nierensekretion sowie -funktionen werden durch die Detox-Therapie angeregt. Dies unterstützt zusätzlich Ausscheidung und Durchblutung.

Therapeutischer Einsatz des Detox-Elektrolyse-Fußbades als Begleitbehandlung

Für den Einsatz des Detox-Elektrolyse-Fußbades bedarf es vorheriger fachlicher Einweisung und fortlaufend weiterer Fachfortbildung. Aus dem Erfahrungswissen der letzten Jahre empfiehlt sich der Einsatz der Ionen-Therapie bei:

- Allergien,
- Chronischen Schmerzen,
- Dermatologischen Erkrankungen (vor allem Ekzeme aller Art, wie Hautprobleme, Hautleiden durch Medikamenteneinnahme, mangelnde Entgiftung oder Stoffwechselstörung provoziert wurden, Akne, Neurodermitis, Cellulitis, Krampfadern und Besenreisern, dicken und offenen Beinen),
- Fibromyalgie,
- Polyarthalgien,
- Rheumatischen Erkrankungen,
- Stoffwechselerkrankungen (vor allem Diabetes),
- Onkologischen Erkrankungen,

- Chronischen Entzündungen,
- Morbus Crohn, Colitis ulcerosa,
- Belastung mit Schwermetallen, Umwelttoxinen, Medikamentenrückständen,
- Störungen im Säure-Basen-Haushalt,
- Depressionen und andere psychische Krankheiten,
- Raucherentwöhnung, Begleittherapie bei Suchtproblematiken,
- Neurologischen Erkrankungen,
- Leistungssportlern als Trainingsunterstützung,
- Zur Gesundheitspflege,
- Zur Vorbeugung gegen und zur Behandlung von Alterungserscheinungen,
- Zur Unterstützung und Erweiterung der Schönheitstherapie,
- Als Wellness-Therapie,
- Mangelndem körperlichem Leistungsvermögen,
- Fersensporn u. a.

Grundsätze für Detox-Anwendungen sind:

Diese Hinweise für Anwendung der Detox-Fußbäder gelten im Grundsatz für alle Systeme und ganz besonders, sofern Fußbade-Geräte nicht als Medizinprodukt zertifiziert sind. Es sollte immer klar sein, dass Detox-Geräte nicht etwa „bloße Fußbäder" sind, sondern eine medizinisch indizierte Behandlung, die nur dann Sinn macht, wenn man sie richtig durchführt. Bei nicht zertifizierten Geräten besteht die Gefahr des Rücklaufs von Spannungspotenzialen in den Körper hinein. Kontraindikationen sind also möglich. Vor Anwendung der Detox-Fußbäder sollte aus diesem Grunde in jedem Falle eine Facheinweisung durch den Hersteller erfolgen. Dazu gehört auch, dass Therapeuten über Risiken durch Billiggeräte des Regenbogenmarktes informiert sind. Es sollte bei Hausanwendungen ausnahmslos vorher ausreichende Beratung des Patienten erfolgen und in der Therapie auch ggf. die Möglichkeit der Rückfrage bei qualifizierten Therapeuten oder direkt bei dem Hersteller in Erwägung gezogen werden.

Das Detox-Elektrolyse-Fußbad kann den notwendigen Anstoß dazu geben, die Selbstheilungskräfte des Körpers zu aktivieren, um wieder in einen ausgewogenen systemischen Zustand für besseres Leistungsvermögen zu gelangen und um bessere geistige Fähigkeiten zu erreichen - und all dies dient letztendlich wieder der Schönheitstherapie.

Viele neue Forschungsergebnisse und Erfahrungen aus der Praxis sind inzwischen in die Weiterentwicklung der technischen Systeme eingeflossen, verfeinerten und vertieften die Praxismethoden die therapeutischen Möglichkeiten der Detox-Ionen-Anwendung.

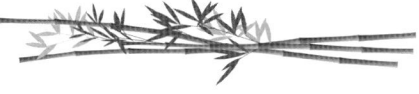

美容与生活方式
2.23 Schönheit – Lebensstil

Zwischen Lebensstil, Persönlichkeit, Gesichtsausdruck, Gewohnheit, Körperhaltung, Sucht und Suchen, Körpergewicht und Lebenseinstellung, Gesundheit und Schönheit bestehen Zusammenhänge, die sich für jeden sichtbar im Alltag widerspiegeln. Für das, was wir sind und tun, zahlen wir unseren Preis. Schönheit und Charme oder Verdrießlichkeit und Hässlichkeit sind die Münzen, für die wir mit gleicher Summe plus Zins und Zinseszins zurückzahlen müssen.

Rauchen
macht alt und erhöht das Risiko für Hauterkrankungen bis hin zur Schuppenflechte, für den Verfall des Gesichtes und dafür, dass uns „die Luft wegbleibt". Das Spitzen der Lippen beim Rauchen schafft Falten nicht nur im Mundbereich, sondern im Gesicht und selbst am Körper schlechthin. Statt am Po, wo für Falten genügend und unsichtbar Platz wäre, erscheinen sie partout sichtbar im wahren Gesicht. Und da wird es unglaubwürdig, weil es nicht mehr komisch ist. Rauchen meistert man nicht mit „morgen höre ich auf oder ich rauche weniger"! Man hört besser sofort und komplett auf. Rauchen führt zum Mangel an Sauerstoff, an Durchblutung im Körper, provoziert das Risiko für Bluthochdruck bis Krebs. Durch Rauchen provozierte Freie Radikale bescheren Alterungsleiden und Abwehrschwäche, sind der Nagezahn an der Schönheit.

Stress
schädigt die Gesundheit, führt zur Gesichtsalterung, weil er verbissen macht und laut Studien von P. Eckman, USA zu den Grundemotionen, die ihre mimischen Zeichen setzen. Wir machen durch ihn Fehler, verschwenden Zeit, rauben uns den Schlaf, treiben uns durch ihn in Ängste, Depressionen hinein, werden zum Workaholic, haben nie Zeit und Ruhe, mindern unsere Leistungsfähigkeit, geben innerlich laufend Gas, jagen den Blutdruck hoch, schädigen das Herz, zentrales und vegetatives Nervensystem, Abwehrkraft und Hormonsystem, schaffen Freie Radikale, die Alterungsprozesse und Krankheitsrisiken fördern. Wie löst man das Problem? 95% aller Sorgen sind gegenstandslos. Was wir sehen, wird für uns zur Realität. Zulassen bringt Gelassenheit, Ertragen können erzeugt Ruhe, Freude, und Zufriedenheit. Empfehlenswert sind Stressmanagementkurse und Qigong.

Alkohol
regelmäßig getrunken, führt auf Dauer zur Abhängigkeit. Alkohol raubt Mineralien, Vitamine, führt zur Verdickung des Blutes mit Risiko für Embolien, Herz- und Hirninfarkt, bedingt Flüssigkeitsretention, Entstehen von Spider-Nävi und Hautgefäßerweiterung, Schädigung von Leber und Milz mit Verminderung der Entschlackung und Entgiftung. Die Persönlichkeit ändert sich und schlimmstenfalls kommt es zur sozialen Ausgrenzung, man stirbt jünger und das ist nicht schön. Weil sich Menschen aus eigennützigen Gründen im Recht fühlen und sich ihren Fehler nicht eingestehen, ist für sie Unanständigkeit eine größere Illusion, als mit Anstand und Alterszeichen zuzulassen alt zu werden.

Bewegungsmangel hält die Schlacken im Körper zurück, mindert Lymph- und Blutzirkulation, stört die Ordnung im Pischinger'schen Grundsystem, beschert einen fahlen Teint, ein aufgedunsenes Aussehen, Fettansammlungen an Kinn, Unterkiefer, Bauchumfang, Gesäß und ist ein Risikofaktor für Herz- und Hirninfarkt.

Bewegung
von Körpertraining über Wandern, Radfahren, Nordic Walking, Sport und Schwimmen, führt zum Abschalten von Stress und zum Aufbau innerer Harmonisierung des Stoffwechsels und Immunsystems, zu besserer Durchblutung, Sauerstoffversorgung, Entgiftung, Entschlackung, zum Ausgleich des Säure-Basen-Haushalts und neuronaler Kommunikation bis hin zur sozialen Kommunikation, zu Kreativität, Konzentration und Aufmerksamkeitsschulung.
Bewegung schafft soziale Einbindung, einen schnellen Kopf und flinke Füße. Bewegung ist Leben, Leben erlebt man durch Bewegung: „Auch wenn man den Kopf in den Sand steckt, der Hintern bleibt anzusehen" – so ein japanisches Sprichwort.

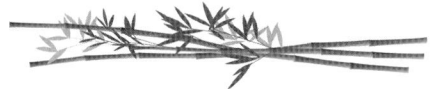

美容与饮食
2.24 Schönheit – Ernährung

Die Hinweise dieses Buches vermitteln eine grundlegende Übersicht zur jahrtausendealten Diätetik chinesischer Medizin. Um sich notwendiges Wissen anzueignen, um sie verordnen zu können, bedarf es eines umfassenden Einführungskurses mit begleitend ausreichender Literatur, da es den Rahmen dieses Praxisbuches sprengen würde, ausreichendes Wissen darüber zu vermitteln.

Schon in Unterlagen der TCM von 300 v. Chr. wurde darauf hingewiesen, dass Medizin und Ernährung unmittelbar in Zusammenhang stehen. Im 1. Jh. v. Chr. wurde im Huangdi Neijing, als bedeutendsten Medizinklassiker seiner Zeit, die Diätetik als wichtig herausgestellt. Hierauf berief sich Sun Simo als bekannter Mediziner aus der Tang-Dynastie (618-906) und wies darauf hin, dass *„der Körper seine Ausgewogenheit und Harmonie beibehalten kann, wenn man ihm eine gute Ernährung gibt."* Wenn Nahrungsmittel die Unausgewogenheit des Qis nicht regulieren können, gebe man Kräuter. Bewegen sie die Krankheit nicht, sind Arzneimittel gefordert.
Nach dem Klassiker „Das früheste Arzneibuch" des Herrschers, Kulturheroen, Erfinders des Pfluges und der Landwirtschaft, des Kräuterkundlers Shennong gibt es sechs Grundpfeiler der Medizin:

1. Akupunktur leitet schädigendes Qi aus und stärkt das eigene Qi.
2. Arzneimittel leiten schädigendes Qi aus, fördern eigenes Qi und Yin-Säfte. Arzneimittel müssen nach Geschmacks- und Temperaturcharakteristiken sowie Meridianbezug einge-

setzt werden. Sie sind „hart", wirken stärker als Lebensmittel und können schädigen.
3. Kräuter regulieren das Qi, lösen Blockaden mit ihrer Lebenskraft und müssen wie Arzneien nach Meridianbezug, Temperatur und Geschmack eingesetzt werden. Sie sind ein mildes Heilmittel. Durch Kochen werden sie dynamisiert und zueinander in Einklang gebracht.
4. Nahrung hat Feuer und Wasser, aber ungebändigt hat sie Vor- und Nachteile. Somit wird Nahrung ein Heilmittel, wenn sie nach Kriterien der TCM gemäß sinnbildlich zu verstehenden Geschmackskriterien (Wasser) und (Feuer) eingesetzt wird. Geschmackskritierien werden entsprechend Regeln der TCM bestimmt und dementsprechend Yin und Yang, wie auch die Charakteristik des Nahrungsmittel oder Getränks TCM-mäßig zugeordnet.
5. Diätetik als mildes Therapeutikum reguliert den gesamten Körper behutsam, vorsichtig aus der Mitte der Niere, der Leber, der Milz und des Magens heraus. Diätetik schafft energetisches Qi, stoffliches Blut. Wer also die Mitte behandelt, schafft Qi und „Blut" für Meridiane, füllt Leere, reguliert Störungen und beseitigt Schwächen.
6. Wo Diätetik versagt, folgen Kräuter als behutsames Therapeutikum. Stärker als Kräuter sind Arzneien als mittleres Therapeutikum und grober noch sind Nadel und Moxa als zielgerichtete Therapeutika. So gehe man den Weg des Heilens vom Feinen zum Groben und füge Qigong ein.

Enzyme gelten als Jungbrunnenelixier. Damit kommt die bioaktive Vollwertkost generell wieder ins Gespräch. Beeren, Meeresfrüchte, der Granatapfel, roter Traubensaft, Gewürze, und Bacchus sei erfreut, auch der Rotwein gelten als zellaktive Jungmacher. Als Jungmacher für Haut und Schönheit zur Ergänzung hier noch folgende Hinweise aus der Ernährungslehre unserer westlichen Länder:

Hinweis: Fastfood mit Konservierungsstoffen, Geschmacksverstärkern, Farbstoffen, Emulgatoren gehören nicht zu Schönheitsmitteln.

Für gesunde, vitale Haut, Gesundheitspflege, Haltung, gesundes Aussehen gehören folgende Regeln:

- Mahlzeiten vollwertig, frisch zubereiten.
- Tischregeln, Muße, angemessene Essenszeiten, ausreichende Trinkmenge sind Bestandteil des Wohllebens.
- 80% Essensanteil mit Salaten, Gemüse, Obst, wenig Kartoffeln, Milchprodukte reduzieren, viel Reis (ähnlich der Chinesen).
- Vollkorn produckt bevorzugen.
- Wo immer möglich, kalt gepresste pflanzliche Öle mit essentiellen Fettsäuren verwenden.
- Öfter Meeresprodukte wie Fisch, Muscheln, Algen, Schalentiere genießen.
- 2,5 Liter Kräutertee, mit stillem Mineralwasser verdünnte Säfte, stilles Mineralwasser oder bevorzugt, das hier im Buch empfohlene aus Leitungswasser aufbereitete Pi –Wasser verwenden (siehe Schlagwortverzeichnis).
- Die Haut braucht als gesunde Hautbarriere lebenswichtige, essentielle Fettsäuren, wie sie in pflanzlichen Ölen, Seefischen enthalten sind. Fehlen diese essentiellen Fettsäuren, altert die Haut vorzeitig und wird trocken und schuppig.

- Die Haut braucht Beta-Carotin als Vitamin-A-Vorstufe. Es erhöht die Lichtverträglichkeit der Haut. Enthalten ist es in Käse, Leber, Eier, orangefarbenen Früchten, Gemüsen wie Blattgemüse, Spinat, Karotten, Aprikosen.
- Die Haut braucht die Vitamin-B-Gruppe, um Stoffwechsel und Zellerneuerung zu aktivieren, Hautfeuchtigkeit zu regulieren aus Getreide, Obst, Gemüse, Fleisch, Fisch.
- Haut, Haare, Nägel brauchen als Beauty-Vitamin Biotin für Vitalstruktur aus Nüssen, Eigelb, Haferflocken.
- Die Haut braucht Vitamin E gegen Freie Radikale aus Weizenkeime, Sonnenblumenöl, Leinsamen.
- Die Haut braucht Vitamin C als Abwehrvitamin gegen Freie Radikale und Alterungsprozesse aus Zitrusfrüchten, Paprika, Brokoli.
- Die Haut braucht Mineralstoffe und Elektrolyte für Flüssigkeitsspiegel im Gewebe (Natrium, Kalium), Stabilität der Zellmembrane (Magnesium), des Säure-Basen-Haushaltes, (Calzium), Elastizität, Festigkeit (Kupfer), gegen Austrocknung (Eisen), Zink (Hautentzündung) aus Getreide, Innereien, Muskelfleisch, Nüsse und Hülsenfrüchte.

Doch eines ist sicher, sei es die Nadel oder die Nahrung, sei es Moxen oder Kraut, Medizin oder Qigong, Tuina oder Schröpfen, sei es die vorausgehende Diagnose: Alles folgt denselben Prinzipien und alles baut auf den gleichen Grundlagen und Charakteristiken auf, sodass eines sich in allem und alles sich im einen findet und überall von jedem Therapeuten nach gleichen Prinzipien behandelt wird und alle die Theorie und Praxis verstehen.

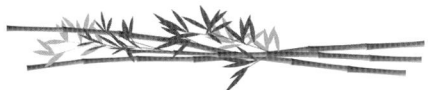

美容与整体酸碱度
2.25 Schönheit – Säure-Basen-Haushalt

Störungen des Säure-Basen-Haushaltes machen alt, vor allem aber, wer „sauer" ist, macht seine Schönheit zunichte. Und, ohne politisch werden zu wollen, Freie Radikale sind im Körper - und zwar durch Stress, falsche Ernährung, Umweltgifte, Nebenwirkungen von Medikamenten, zu geringer Trinkmenge und Körperbewegung. Sie zerstören die innere Ordnung, sind ein Risiko für Krebs und gefährden ganz besonders Schönheit, Harmonie und physiologische Ordnung in uns.

Der Volksmund sagt: „Je saurer man ist, je schöner erscheint einem die Welt, aber je schöner man ist, je saurer empfindet man sie".

Man muß die Welt aus den Gegensätzen heraus begreifen und da ist das Leiden nicht Qual, sondern Lehrer.

Aber was macht uns „sauer"? Woher kommen Säure und Freie Radikale? Vor allem, und das ist tückisch, sind die Symptome der sogenannten latenten Acidose oder Versäuerung schleichend. Man merkt es nicht, dass Säure oder Acidose in uns ein großes Krankheitsrisiko bescheren, der Feind gegen Schönheit und Jugendlichkeit in uns stärker wird, auch nicht leicht zu demaskieren ist, sich aber sehr oft in einer Acidose verbirgt.

Acidosen treten durch lang bestehenden oder auch kurzfristig bei übermäßigem Anteil an säurelastiger Ernährung auf. Acidosen haben nicht selten ihre Ursachen in ungesundem Stoffwechsel, auch in gestörten Körperfunktionen, bedingt durch Mangel an Körperbewegung, Mangel an Atemtechnik, ungenügender Trinkmenge, Medikamentennebenwirkungen. Daher raten wir zum Stoffwechseltest.

Acidosen sind unvermeidbar, wenn Ausscheidung, Entgiftung, Entschlackung, Abwehrsystem, Gemüt und Emotionen, Hormon- bis zum Kreislaufsystem gestört sind.

Senioren haben häufig einen gestörten Stoffwechsel und Säure-Basen-Haushalt, weil altersbedingt die Organfunktionen nachlassen, Durstempfinden und Bewusstsein für gesunde Ernährung nachlassen. Der folgende Ausspruch drückt diese Feststellung anders aus:

*Jede Periode des Lebens hat einen Vorteil,
aber das Alter sollte darüber nicht die Nachteile vergessen,
dafür bekam sie ja die Lebenserfahrung,
vorzubeugen und weise damit umzugehen.*

Gestörter Stoffwechsel und Säure-Basen-Haushalt treten auch bei Hungerkuren auf. Stubenhocker, Bewegungsmuffel, moderne Menschen auf Erfolgstour mit Schnell- oder Fertiggerichten, Vielfresser, chronisch Kranke, Dehydrierte und Wohlstandsgeplagte haben Acidose, weil sie dem Süßen des Lebens gegenüber offen, aber bescheidenem Essen aus Hausmannskost gegenüber verschlossen sind. Menschen vor allem mit Schmerbauch haben ein großes Infarkt- und Schlaganfallrisiko, und diejenigen mit ebenso großem Mund als Genießer am Tisch „erfreuen" sich des gestörten Säure-Basen-Haushalts. Sie sollten untersucht werden mit einem

Stoffwechseltest, um den Gesundheitsstatus zu erfahren und sich den passenden persönlichen Nahrungzuschnitt ermitteln zu lassen.

Säuren sind alle organischen und anorganischen Verbindungen, die in Lösungen Wasserstoff und somit Protonen abgeben. Basen sind alle organischen und anorganischen Verbindungen, die in Lösungen Wasserstoffionen oder Protonen aufnehmen.
Der pH-Wert ist der negative dekadische Logarithmus der Wasserstoff-Ionen-Konzentration in einer Lösung.

>   **Basische Lösungen** haben einen pH-Wert über 6, 8–7, z. B. 7, 2.
>
>   **Neutrale Lösungen** mit Pufferung der Wasserstoffionen-Konzentration über basische Elemente haben einen pH-Wert zwischen 6, 8–7.
>
>   **Saure Lösungen** haben einen pH-Wert unter 6, 8–7, z. B. 5, 0.

Bei jedem Stoffwechsel, bei Nahrung saurer Valenz und gemeinhin bei unserer Zivilisationskost, Fertignahrung, Großküchengerichten und Nahrungskonserven entstehen saure Metaboliten durch aerobe Verbrennung von Kohlehydraten, Eiweiß und Fetten zu Kohlensäure bzw. Kohlendioxid und Wasser. Schwefelsäure, Ammoniumionen, Ammoniak entstehen durch Abbau schwefelhaltiger Aminosäure als Baustein des Eiweißes. Harnsäure entsteht beim Abbau von Purinen aus der Biosynthese von Adenin, Guanin, Glutamin, OH u. a. Milchsäure entsteht durch Muskelkontraktion unter anaeroben Bedingungen.

Über das Darmmilieu und eiweißreiche Nahrung kommt es zum Anstieg proteolytischer Fäulnis-Darmkeime mit Bildung von Ammoniak, Gasen, biogenen Aminen und führen zur Verschiebung in den basischen Bereich hinein.

Mikrobielle Abbauprodukte der Fäulniskeime können nicht mehr elektromagnetisch positiv zu Ammoniak-Ionen protoniert und mit dem Stuhl ausgeschieden werden. Sie belasten den Gesamtorganismus, fördern Alterungsprozesse durch die Bildung freier Radikale, gelten als Toxine für Leber, Niere, Haut und Lunge.

Moderne Kost mit wenigen Ballaststoffen, leeren Kohlehydraten, viel Eiweiß, ungenügendem Anteil an Obst und Gemüse, zu hoher Anteil an Softdrinks und Alkohol „macht uns sauer". Um den Säureanteil aus 200 gr Rindfleisch zu neutralisieren, bedarf es z. B. 440 gr Blumenkohl.
Auch in Spitzenzeiten der Verstoffwechselung reichen die Basen des Körpers nicht aus, um physiologische pH-Werte gegen sauren Speisebrei zu sichern. Daher ist kompensierende Nahrungssvalenz erforderlich, um die benötigte „Basenflut" im Körper zu sichern. Der Stoffwechseltest ist daher auch hier hilfreich.

Übersicht zur Säure-Basen-Kost

Basen-Wertigkeit	Nahrungsmittel
-20	Rosinen
-15	Feigen, Milch
-10	Spinat, Feldsalat
- 5	Sellerie, Banane, Schwarze Johannisbeere
Neutrale Wertigkeit	Tomate, 15 Apfelsorten mit Schale, Erdbeeren, grüne Bohnen
Säurewertigkeit	
+ 5	Erdnüsse, Walnüsse, Hering, mageres Rindfleisch, Frankfurter Würstchen, Buttermilch, Eier, Weichkäse
+10	Bio-Reis, Cornedbeef, Leberwurst, Salami, Camembert, Quark
+15	Gouda, Hartkäse
+20	Ohne Angabe
+25	Ohne Angabe
+30	Parmesan
+35	Buchweizen, Hirse, Amaranth, Lopino

- **Basenbildende** Lebensmittel sind Reis, Obst, Kartoffeln, Salate.
- **Neutrale** Nahrungsmittel sind Öle und Fette. Säurebildende Lebensmittel sind Eiweiße, wie in Fleisch, Fisch, Käse, Wurst, Eiern, aber auch zuckerhaltige Lebensmittel, Getreide, Alkohol, Limonaden und Colagetränke (besonders die mit hohem Zuckergehalt), Kaffee, Schwarztee, Grüntee, Pu-Erh- und Mate-Tee.
- **Saure** Metaboliten entstehen durch Stress, Medikamenten-Nebenwirkungen, Umweltschadstoffe, mangelnde Ausscheidung von Stoffwechselschlacken, mangelnde Entgiftung, ungenügende Trinkmenge, Bewegungsmangel, mangelnde Ausscheidung über den Darm und das Nieren-Blasen-System.

Qigong verfeinert energetisch den Qi-Fluss, neutralisiert rebellisches und stärkt körpereigenes Qi. Es dienst der Nahrungsumsetzung, nimmt dem „Sauren" das Saure und stärkt das Verträgliche. Die Andacht vor dem Essen sammelt das Qi und wirkt ähnlich. Beide zusammen stärken die Achtsamkeit, das Bewusstsein für das Essen.

Pufferungssysteme

Zielsetzung der Pufferungssysteme ist es, intrazelluläre, extrazelluläre und zusätzlich die Blut-pH-Werte im physischen Normbereich zu erhalten, weil schon die geringe Abweichung vom pH-Optimum, ernsthafte Störungen erzeugt, und zwar bei:

- Enzymbildung und Enzymtätigkeit. Keine Körperfunktion ist ohne Unterstützung der immerhin mehr als 600 Enzyme möglich.
- Eiweißbezogenen Transport- und Stützfunktionen.
- Ausleitung von Säuren der Zellen zu Ausscheidungsorganen.

Pufferungssubstanzen

- Bicarbonat NaHCO3 bzw. das Kohlensäure-Bicarbonat-System als extrazellulärer Puffer, aus dem ca. 75% der Pufferung im Körper erfolgt, wird aus dem Magensaft HCl, NaCl, Kohlendioxid CO2 und Wasser H_2O, Bicarbonat und Salzsäure HCl gebildet. Bicarbonat puffert im Blutplasma, um den Blut-pH-Wert bei 7, 53-7, 45 zu halten.
- Intrazelluläre Pufferung erfolgt über Erythrozyten in Kooperation mit extrazellulärem Bicarbonat-Puffer.
- CO2 entsteht intrazellulär durch Zellstoffwechsel; um über das Atemsystem abgeatmet zu werden, bindet sich CO2 in den Erythrozyten.
- Protein-Puffer
- Phosphatpuffer (wie ATP und ADP, die für den Energiestandard wichtig sind)

Ausscheidungsorgane

Haut	Schweiß zur Ausscheidung saurer Valenzen als Widerspiegelung des inneren Stoffwechsels
Lunge	Abatmung flüchtiger Säuren von CO2 als Regulans für Säure-Basen-Haushalt, Atemfrequenz wird durch CO2-Partialdruck, Blut-pH-Wert gesteuert
Niere	„Fixe" Säuren, wie Harnsäure, Schwefelsäure, Phosphorsäure, NH4, Abbauprodukte aus Häm-Stoffwechsel Rückresorption des Primärharnes und Bicarbonats (als Blutpuffer) Niere und Leber kooperieren bei Stickstoffentgiftung Auch gemäß Wandlungsphasen besteht Kooperation zwischen Leber und Nieren
Leber (wichtigstes Ausscheidungsorgan)	Ausleitung des Ammoniaks im Rahmen des Harnstoffzyklus unter Verbrauch von Bicarbonat Ammoniumentgiftung, Ammonium führt zu Leberstörungen
Darm	Ausscheidung nicht verdaulicher Nahrungsbestandteile, Ausleitung von Abbauprodukten aus Häm-Stoffwechsel über Fäzes, Widerspiegelung gesunden Stoffwechsels im Fäzesbild

Die Pathophysiologie einer latenten Acidose liegt darin, dass chronische Erkrankungen entstehen können, wenn sie nicht durch Körperpuffer, mit gesunder Lebensweise oder Therapien, kompensiert werden. Acidosen bilden auch Freie Radikale als Krankheitsrisiko bis hin zu Krebs. Freie Radikale sind die häufigsten Risikofaktoren für Alterungszustände und natürlich schädlich für die Schönheit.

Bindegewebe und Acidose

1. Bindegewebe ist die Zwischenstufe zwischen Zelle und Blut sowie zwischen Blut und Ausscheidungsorgan.
2. Bindegewebe ist für den Wertstofftransport aus Blut und Stoffwechsel zum Erfolgsorgan hin und rücklaufend für Schlackenstoffe aus dem Organ zur Ausscheidung hin wichtig.

Das Bindegewebe spielt eine unverzichtbare Rolle für den intermediären Informationsaustausch am Schauplatz innerer Ordnung nach Pischinger,

   a) als Endstufe für das vegetative Nervensystem und die Blutkapillaren,
   b) als Mittler zwischen Peripherie und Zentrum,
   c) als Mittelpunkt für den Flüssigkeitshaushalt, für Temperatur, Steuerung von Kreislauf, Hormonsystem und Körperabwehr sowie
   d) als Kontaktstelle für zentrales und peripheres Nervensystem.

Das Bindegewebe umgibt Organe, Funktions- und Stützgewebe, sowie Gefäße und sorgt für eine Funktionseinheit, für Ernährung und Entsorgung der Zellen. Das Bindegewebe ist der Zwischenraum, um Toxine, Protonen und Säure-Basen-Überschüsse vorübergehend zu lagern.

Es ist verständlich, dass gerade hier durch gesunde körperliche, geistige und seelische Lebensführung die innere Ordnung erhalten werden muss. Auch weil sie die Zellteilung mit steuert und so für die Schönheitstherapie wichtig ist. Es lassen sich darüber auch Alterungsprozesse positiv beeinflussen oder leider auch negativ beschleunigen, wenn hier die innere Ordnung, als innere Schönheit, nicht aufrechterhalten wird. Die Elektrolyt-Fußbäder sind eine Drainagemethode, um über die Bindegewebe das Lymph-, Blut- und Organsystem zu drainieren und zu entlasten, bis hin zum Regenerieren. Hier im Bindegewebe ist ein gesunder Stoffwechsel der beste Therapeut, sodass schon aus dieser Sicht der Stoffwechseltest zu empfehlen ist. Durch Elektrolyt-Fußbäder lassen sich Toxine aus dem Bindegewebe und den Lymphstasen darin abbauen, Kollagen und Elastin therapieren und die Bindegewebselastizität verbessern. Durch den Stoffwechseltest kann man diese Therapie unterstützen oder verhindern, dass Störfaktoren auftreten. Beides zusammen dient der Schönheit.

Mögliche Folgeerkrankungen durch Acidosen sind:

- Gicht
- Allergien
- Bluthochdruck, Herz- und Kreislauferkrankungen, Arteriosklerose
- Diabetes mellitus
- Bindegewebsverschlackung
- Osteoporose
- Kopfschmerzen, Migräne
- Rheuma, Knochen- und Gelenkserkrankungen
- Schlaganfall

- Neurodermitis, Hauterkrankungen, Alterserscheinungen der Haut
- Gallen-, Leber-, Nierenerkrankungen
- Magen- Darm-Erkrankungen
- Schmerzsyndrome
- Cellulite
- Infektanfälligkeit
- Schmerzsyndrome unterschiedlichster Art

Es gibt weltweit in vielen Kulturen und Ländern gute Ernährungssysteme, die vorbeugend der Gesundheit dienen bzw. in Krankheitsfällen als Therapie genutzt werden können. Es gibt meines Erachtens aber kein Ernährungssystem, das in etwa mit dem traditionell chinesischen vergleichbar ist.

Dafür gibt es mehrere Gründe:

- Das Erfahrungsgut geht auf Jahrtausende zurück.
- Alle Nahrungsmittel sind nach Grundlagen der chinesischen Medizin klassifiziert.
- Die historischen Grundlagen haben ihre Gültigkeit bis zur Neuzeit behalten.
- Es gibt eine umfangreiche Rezeptur, die auf Jahreszeiten, Landstriche und Patienten ausgerichtet ist.
- Das Grundprinzip des Diätsystems ist nicht symptombezogen und quantitativ, sondern funktionell und qualitativ ausgerichtet.
- Diagnostik, Therapie, Ernährung, Medizin, Kräuter und Arzneimittel sind alle nach den gleichen Kriterien klassifiziert und danach zu ermitteln und einzusetzen. Das gesamte Ernährungs- und Medizinsystem basiert auf den klassischen TCM-Grundlagen und ist für alle Therapeuten diagnostisch und therapeutisch nach den gleichen Prinzipien überschaubar.
- Man ist heute „sauer", weil uns Zivilisationskost und moderne Lebensführung „Essig" in den „Wein" zum Wohlleben oder in den Lebenssaft schütten. Der Mensch ist somit von sich aus und als Teil des Umfeldes „sauer". Es ist eine Herausforderung, aus unserem Umfeld heraus einen anderen Zugang zu unserer bisherigen Lebensführung und ein anderes Bewusstsein zu unserer angestammten Ernährungs- und Trinkkultur zu finden. Kein Therapeut mit seiner Behandlung und Medikamenten löst unser Sauersein. Das Geistige ist der Schlüssel zur Regulation des Säure-Basen-Verhältnisses und als „geistiges Problem" am schwersten zu lösen.

Um das anorganische Gleichgewicht und damit die vernetzten anderen drei Gleichgewichte zu regulieren, kann man die Synoveda-Kur mit Synoveda Base Supplement mit fünf Schlüssel-Mineralien anwenden, um durch ein geschmacklich verfeinertes Gel Entsäuerung, Entgiftung und Entschlackung sowie die Ergänzung des Mineralstoffbedarfs, die Vitalisierung von Hormon- und Enzymhaushalt sowie die Verbesserung des Allgemeinbefindens zu ermöglichen. Dann folgt das Basen-Redox-Supplement, ebenfalls zur Entsäuerung, zum Ausgleich der Spurenelemente, zur Aktivierung von Hormon- und Enzymhaushalt sowie zur Entgiftung. Badeliquid hilft über das Ableiten der Haut, normalisiert den Hautsäuremantel, Wasser-Lipid-Mantel der Haut, baut trockene Haut auf.

Das Elektrolyt-Detox-Fußbad ist zur Drainage, zur Aktivierung der Lymph- und Blutzirkulation, zum Anregen der Hautregeneration, zur Drainage, zur Bindegewebsentschlackung, zum Aufbau der Homöostase bzw. der inneren Ordnung Ausleitung von Schadstoffen ist unverzichtbar. (Bitte lesen Sie hierzu das Kapitel über Stoffwechseltest, Säure-Basenhaushalt nach).

Die westliche Diät wird nach quantitativen Richtlinien eingesetzt und legt den Grundbedarf für Nährstoffe wie Eiweiß, Kohlehydrate und Fett fest. Bestimmt wird der Nährstoffbedarf quantitativ nach physiologisch ableitbaren Formeln und Patientendaten.
Zusätzlich bestimmen bestimmte Indikationen die Diätetik, mit Angaben über zulässige Nährstoffe für Diabetiker, Adipositas, gegen normierte Indikationen wie Hypercholesterinämie, Bluthochdruck etc.
Die chinesische Medizin bestimmt die Bedarfsquote hingegen qualitativ nach funktionellen, regulativen Aspekten, entsprechend den energetischen Vorstellungen des Qis im Funktionskreislauf, nach Yin, Yang u. a. Danach wird nicht über die Menge des Eiweißes entschieden, sondern darüber, ob das Eiweiß z. B. „süß" oder „heiß" ist.
Dies bedeutet, dass in der chinesischen Diätetik die Nahrungsmittel nach Temperaturverhalten klassifiziert werden und symbolisch als „heiß" oder „kalt" codiert sind. Damit wird über die energetische Dynamik, über die Stärke des Nahrungsmittels etwas ausgesagt. Man weiß, ob es stark ist und die Struktur zerstreut oder im Gegensatz dazu schwach ist und die Struktur verfestigt.
Wassermelonen und Bananen mit Yin-Charakter verlangsamen und verdichten. In Salz Eingelegtes kühlt. Chili mit Yangcharakter beschleunigt, verstreut physiologische Prozesse. In Essig Eingelegtes und Alkohol wärmen.

Warm	Neutral	Kalt
Aktive Energie, Dynamik schaffend, lösend, zerstreuend, aufsteigend	Säfte erhaltend, Energie haltend	Stofflich ergänzend, Säfte schaffend, verdichtend, verlangsamend, nach unten leitend
Klebreis, Knoblauch	Getreide, Nüsse, Sojabohnen	Mungobohnen
Walnuss, Pfeffer, Zimt	Karotte, Kartoffel	Rettich, Sellerie, Salat
Süßigkeiten	Schwein	Birne, Apfel, Mandarine
Alkohol, Essig	Tintenfisch, Hering	Kaninchen, Hühnereiweiß
Kirsche, Pfirsich	Honig, Kakao	Sesamöl, grüner Tee
Huhn, Rind, Garnelen	Kuhmilch	Tomate
Tabak	Hühnerei	Gurke

Die folgenden Geschmacksrichtungen, als Charakteristiken, nicht mit Sinnesbezug, sondern als Qualität, sagen aus, auf welcher Wirkungsebene und in welcher Tiefe dieses Nahrungsmittel ansetzt.

Scharf	Süß	Neutral	Sauer	Bitter	Salzig
Aktive Energie lösend, entfaltend, an Oberfläche wirkend	Säfte spendend, stützend, aktive Energie spendend, harmonisierend	Flüssigkeitshaushalt regulierend, ausscheidend	Zusammenziehend, aufrauend, Säfte erhaltend, stopfend	Trocknend, erhaltend, drainierend, klärend, Säfte bindend, Basis bildend	Säfte erzeugend, befeuchtend, Säfte sammelnd, abführend, ausleiten erweichend, lösend
Lauch, Zwiebel, Knoblauch	Lauch, Zwiebel Lauch Zwiebeln haben beide Qualitäten, süß, scharf	Silbermorchel	Fasan, Pferd	Löwenzahn	Hirse
Paprika, Chili	Fenchel, Karotte	Wachskürbis	Joghurt, Essig	Salat	Alge, Abalone
Sellerie, Fenchel, Ingwer	Getreide, Nüsse, Soja, Bohnen	Flaschenkürbis	Tomate	Schweine-, Hasenleber	Ente
Pfeffer	Karpfen, Aal, Hering		Pampelmuse	Essig	Schwein
Gewürznelken	Zimt, Sojapaste, Sojaöl		Zitrone, Orange	Tee	Salz, Soja
Sojaöl, Rapsöl, Muskat	Melone		Birne, Apfel	Kaffee	Tintenfisch
Tabak, Alkohol	Ananas, Banane		Pflaume, Mango	Alkohol	Krebs

Ernährung erfüllt einen biologischen Zweck. Sie soll Energie und essentielle Nährstoffe zuführen, denn 20% der Gesamtenergie unseres Körpers wird aus Verstoffwechselung gewonnen. Speisen lösen Gefühle aus und falsche Nahrungsmittel machen „sauer". Die Lebenskultur prägt das Essverhalten, und die Esskultur prägt den Menschen. Alle zusammen lösen emotionelles Verhalten aus und prägen die Lebensart. Nahrungsmittel machen krank oder heilen. Auch Raumkultur und Atmosphäre schaffen Emotionen. Diese bestimmen dann wiederum die Auswahl der Speise.

Selbstverständlich hat jeder Klimabereich, jeder Lebensbereich, bis hin zum Kulturkreis eigenständige Ernährungsformen, diese sind das Abbild all dessen, sie zeigen den Menschen und seine Tradition. Dies schließt dennoch nicht aus, dass wir die Grundsätze der chinesischen Ernährungslehre mit übernehmen, weil doch alle Ernährungsformen mit ihren Lebensmitteln die Gesundheit erhalten wollen. Hier hat nach meinen Untersuchungen gerade die Ernährung aus China sehr viele Prinzipien, die wir verschiedentlich auch in anderen Ernährungsweisen wiederfinden.

Ich verweise an dieser Stelle noch einmal auf den in diesem Buch geschilderten Stoffwechseltest nach den Grundlagen der Universität Harvard/USA, der für jeden Interessierten

1. den Stoffwechselstatus bestimmt,
2. die Ursachen von Stoffwechselstörungen als Grundlage für Erkrankungen ermittelt,
3. nach Blutbefund und Blutgruppe unverträgliche Lebensmittel herausfindet und für Stoffwechselregulierung geeignete Lebensmittel bestimmt,
4. den Immunstatus ermittelt,
5. den Blutbefund nicht etwa nach bisherigen Grundsätzen unserer Ernährungslehre eine Diät bestimmt, sondern ein für jeden Menschen ein persönliches, individuell geeignetes Nährstoffprogramm erstellt.

Interessanterweise haben wir herausgefunden, dass bei den Richtlinien zur Ermittlung des persönlichen Nährstoffprogramms gemäß dem Stoffwechseltest, viele Grundsätze der chinesischen Ernährungslehre mit berücksichtigt wurden, z.B. wie man jahreszeitlich, nach welchem Fleisch-Gemüseverhältnis, wie man ohne Milch, Kartoffeln, mit Gewürzen die Nahrung ausrichtet. Diese Grundsätze sind so vielfältig und tiefgreifend, dass es leider der Rahmen dieses Buches nicht gestattet hier näher darauf einzugehen. Hier dennoch einige gemeinhin gültige Grundzüge, mit der man vollwertige Ernährung ergänzen kann und Verhaltensregeln für diejenigen, die den Schwerpunkt ihres Lebens auf Gesundheit, Lebenswertigkeit und Schönheit setzen wollen.

Gesund ist und der Schönheit dient es, …

1. sich viel, harmonisch, schwingend, lustvoll zu bewegen, um Körper, Muskeln, Gelenke, Geist und Seele zu lockern und über diese Motivation Kalorien abzubauen.
2. ihren „Magen" auf geringere Essensportionen zu trainieren. Trinken Sie nicht vor dem Essen, um Ihre Enzyme nicht zu verdünnen. Essen Sie vor dem Genuss von Kohlehydraten etwas Eiweiß oder drei Mandeln. Trinken Sie nach dem Essen.
3. sich Zeit zum Essen zu lassen und noch besser, vor dem Speisen einen Augenblick in Stille zu danken, dass Sie essen können, weil diese Speise gewachsen ist.
4. alle gesättigten Fettsäuren zu reduzieren, die in tierischen Fetten, die z. B. in Butter, Eiscremes und Kuchen enthalten sind. Bedenken Sie, dass Sie, ohne es zu wissen, ca. 15% verstecktes Fett in Nahrungsmitteln zu sich nehmen, der Energieanteil an Fett in der Tagesnahrung aber nur 25% betragen soll. Nehmen Sie z. B. 2400 Kcal/Tag an Nahrungsenergie zu sich, dürfen davon nur 10% Fettanteil sein, denn 15% weitere Fettanteile nehmen Sie ja versteckt in den Nahrungsmitteln auf. Achten Sie auf Transfettsäuren, die in industriell bearbeiteten Nahrungsmitteln wie Margarine, Fertiggerichten und Großküchengerichten enthalten sein können und die gefährlicher sind als gesättigte Fettsäuren.
5. wie in mediterraner und chinesischer Kost, einen größeren Anteil ungesättigter Fettsäuren aus pflanzlichen Ölen zu sich zu nehmen und damit gesättigte, aus tierischen Fetten zu ersetzen.
6. einfache Kohlehydrate wie Süßigkeiten, Zucker, Weißbrot und Kuchen zu meiden.

7. auf Brot und Kartoffeln zu verzichten. Ersatzweise sind Knäckebrot und Dinkelbackwaren und -nudeln sowie Vollreis zu empfehlen.
8. Getreide, z. B. als Habermus aus der Hildegard-Küche, Cerealien wie Hirse, Buchweizen, Amaranth, zusätzlich Bohnen und Nüsse zu sich zu nehmen.
9. täglich 1–2 Esslöffel Leinöl dem Joghurt oder grünen Salaten beizumischen.
10. auf Kuhmilch und Kuhmilchprodukte ganz zu verzichten, ersatzweise erlaubt sind Ziegen-, Schafs-, Stutenmilch oder Ziegen-/Schafskäse, Sojamilch, Lopinomilch, Lopinokäse.
11. 80% vollwertigen Obst- und Gemüseanteil an der Nahrungsmenge pro Tag zu sich zu nehmen, um die Zufuhr an Ballaststoffen, Mineralien, Vitaminen, Bioflavonoiden gegen Freie Radikale, zur Ausleitung von Schlacken und Stabilisierung des Säure-Basen-Haushaltes sicherzustellen. Die Zubereitung durch bloße Erwärmung nach chinesischer Küche ist empfehlenswert, um Yin-Menschen durch Kaltrohkost nicht zu viel Lebenswärme zu entziehen.
12. ausreichend Supplemente natürlicher Mineralien, Vitamine und Spurenelemente gegen Oxidantien zu sich zu nehmen.
13. für einen gebührenden Ausgleich von Bewegung und Ruhe, Aktivität und Essen zu sorgen.
14. sich an Essenszeiten zu gewöhnen und auf Zwischenmahlzeiten zu verzichten, denn dann tolerieren Sie auch eher einen Ausrutscher, weil Diätfanatismus nicht Fron sein muss, sondern dem gesunden Kopfbewusstsein folgen sollte.
15. bis zu drei Liter alkohol- und koffeinfreier Flüssigkeit pro Tag zu trinken, am besten Wasser, und hier vorzugsweise das im Kapitel Pi Comfort (Schlagwortverzeichnis) beschriebene aus Leitungswasser aufbereitete Pi-Wasser mit Quellwasserqualität. Dadurch wird die Austrocknung vermieden. *"Wer gut schmiert, der gut fährt."*, Austrocknung blockiert Körperfunktion, Entschlackung, Entgiftung, Wertstoffzufuhr, Regulation des Säure-Basen-Haushaltes etc. *"Ohne Schornfeger ersticken wir im Müll."* Der Mensch kann längere Zeit hungern, aber nur wenige Tage dürsten. Wasser ist Leben.

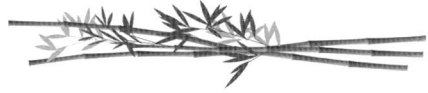

舒斯勒博士的生物化学法
2.26 Schönheit – „Biochemie nach Schüßler"

Schlüssel zum biologischen System

Biologische Systeme wie der menschliche Körper sind hochkomplex in ihren Wechselspielen miteinander: Erstens auf gleicher Ebene zwischen Zellen, Organen, Geweben, Körperflüssigkeiten, peripherem und zentralem Nervensystem, zweitens als Zellverbund zum Körper und aus ihm heraus zum Umfeld hin, drittens umgekehrt vom Körperumfeld zur Zelle hin zurück.

Dieses Wechselspiel wird von vielen, sich gegenseitig bedingenden, endogenen, peripheren, sich rückkoppelnden Regelkreisen gesteuert. Hinzu kommt, dass linear und kausal die Wirkungs-Ursache-Beziehungen hierbei nicht immer erkennbar und daher nach dem Kausalitäts-Prinzip oft nicht diagnostizierbar und behandelbar sind.

Daher ist es aus Sicht der Regulationsmedizin wichtig, einen Zustand zu erreichen, in dem der Körper in der Lage ist, wechselnde Umweltbedingungen, Anforderungen und Funktionsstörungen zu beurteilen und darauf angemessen reagieren zu können.

Hierfür sind reaktiver Stoffwechsel, ausreichende Körperabwehr, funktionelles Herz-Kreislauf-System, reaktives zentrales, autonomes, peripheres Nervensystem, gesundes Hormonsystem, Entgiftung, Ausleitung und Selbstregeneration erforderlich. Damit kann ursächlich gegen Krankheiten vorgebeugt werden. Sie können behandelt, Alterungsprozesse reduziert, Gesundheit und Schönheit gepflegt werden.

Der Mensch ist für sich selbst der beste Arzt, und intuitiv auch sein bewährter eigener Apotheker. Hierbei sind von höchster Wichtigkeit eine funktionierende Zellbiochemie, eine intakte Zwischensubstanz aus Zwischenzellmatrix und Interstitium, die Erhaltung der Homöostase über optimale Grundfunktionen sowie der funktionelle und zelluläre Informationsaustausch.

Das Interstitium ist lockeres Bindegewebe. Es umgibt Gefäße, die Transitstrecke zwischen Gefäß und Organ, es durchzieht jedes Organ, umschließt Zellen, Lymphgefäße, Kapillaren, Nervenfasern. Es ist für Grundfunktionen wie Elektrolythaushalt, Säure-Basen-Haushalt, Wärmepotential, Wasserhaushalt und Informationsaustausch von grundlegender Bedeutung.

Damit wird deutlich, dass von der Qualität des Interstitiums die innere Ordnung des Gesamtorganismus abhängt, ebenso Regulations- und Kommunikationsprozesse, Zell- und Organfunktion, Psychoneuroimmunologie, Energiepotentiale, Leistungsvermögen, Reaktionsfähigkeit, Stimmung, Regeneration, Alterungsprozesse, Lebensqualität, Gesundheit, Therapieerfolg und somit auch Therapiemöglichkeiten für die Schönheitspflege.

Die Grundlagen der Biochemie leitete Dr. Schüßler von Untersuchungen der Asche Verstorbener und deren Todesursache sowie nach deren Feuerbestattung ab. Hierbei stellte er fest, dass in der Asche besonders die 12 Mineralstoffe fehlten, die er später als Hauptmittel einsetzte, und sekundär die Salze der Ergänzungsmittel in unterschiedlichen Anteilen.

Er potenzierte diese Salze und konnte auf diese Weise die Biochemie, den Stoffwechsel von Zelle bis Zellmatrix, das Interstitium, das Immunsystem und die innere Ordnung nach Pischinger im Grundsystem normalisieren. Durch viele Studien erarbeitete er die Mittelbilder je

Schüßlersalz, um die Mittel kongruent einsetzen zu können. Dabei konnte festgestellt werden, dass diese potenzierten Mineralien der Schüßlersalze das Energiepotential der Zellmembran beeinflussten und die Reaktionsfähigkeit der Zellen verbesserten.

Die Therapie mit Schüßlersalzen ist somit Basistherapie. Sie erreichte über die Erhöhung des Membranpotentials eine Verbesserung der inter- und intrazelluläre Informationsübertragung, eine Normalisierung des Säure-Basen-Haushaltes, die Aktivierung von Durchblutung, Lymphzirkulation, Entgiftung und die Lösung von Blockaden.
Vergleicht man Homöopathie und Biochemie miteinander, ist die Potenzierung beider Mittel sehr oft gleich. Es gibt aber je Homöopathikum viele Potenzen, in der Biochemie nur drei, nämlich D6, bei einigen Mitteln D12 und selten D30.

Die Schüßlersalze sind körperidentischen Mineralien gleich. Auf diese Weise findet der Körper leichten Zugang zu ihnen. Homöopathika hingegen nutzen Mineralien aus vielen Fremdstoffen, aus denen homöopathische Potenzen hergestellt werden, die im Organismus nicht vorhanden sind, einen größeren Reiz provozieren und mehr energetische Regulation abfordern. Homöopathika setzen einen Reiz, der die Selbstheilungsprozesse des Körpers anregt. Schüßlersalze substituieren fehlende Funktionsmittel. Hierbei gilt es zu berücksichtigen, dass Natrium, Kalzium und Magnesium basischer Natur, aber Silicium und als Zusatz wie bei Kal. phos, das Phosphor, Jod, Chlor und Schwefel von Natur aus sauer sind. Verbundmittel wie Kal. Phos. (Kalium phosphoricum D6) tragen sogar zwei zueinander konträre Valenzen des Säure-Basen-Haushalts in sich.

Das Mittelbild sowie die Antlitzdiagnose, nach denen die Schüßlersalze eingesetzt werden sollten, sind leichter zu bestimmen als die Ähnlichkeitssymptome, nach denen Homöopathika eingesetzt werden müssen, denn Letztere sind ihrem Grundsatz nach und zusätzlich noch nach vielen Potenzen abgestimmt und deckungsgleich mit der Symptomatik des Krankheitsbildes zu verwenden.

Dr. med. W. H. Schüßler, 1821–1898, sagte zur Biochemie:

Gesundheit ist das quantitative Gleichgewicht der einzelnen Mineralsalze.
Krankheit entsteht erst durch das Ungleichgewicht der Mineralsalze.

Jakob Moleschott (1822–1893) ergänzte diese Aussagen:

Gesund bleiben kann der Mensch nur, wenn er in seinem Körper
die notwendigen Mineralstoffe für Aufbau und Erhaltung besitzt.

Die folgenden zwei Tabellen zeigen die Hauptmittel und Ergänzungsmittel nach Dr. Schüßler, die in Form von Tabletten, Globuli, Flüssigmittel und Salben angewendet werden können (ich habe mich hier auf die wichtigsten Mittel beschränkt).

Die Hauptmittel nach Schüßler in Tabletten, Flüssigform, als Globuli und Salben:

Mittel Nr.	Mittel	Mittelbild
1	Calcium fluoratum D12	Salz für Haut, Bänder, Knochen, Zähne Stärkt Elastizität des Bindegewebes Symptomatik bei Organsenkung, Krampfadern, Schwielen, Risse, Exostosen, Karies Hinweisdiagnose: Braun bis schwärzlich verfärbte Augenumrandung, eine Haut, die mit Lackfirnis überzogen scheint, rissige, oft bläulich verfärbte Lippen, gläserne Zahnsubstanz Modalität: Kälte verschlechtert, morgendliche Steifheit der Gelenke
2	Calcium phosphoricum D6	Salz für Blut, Knochen Funktionsmittel der Zellmembran Aufbau der Stoffwechselprozesse Muskelschwäche, Knochenleiden, Probleme mit Wachstum und Wundheilung Nervliche, körperliche Erschöpfungszustände Hinweisdiagnose: Das „Wachsgesicht" Durchsichtige, oft fleckige Zahnsubstanz Weißfleckigkeit der Fingernägel Modalität: Verschlechterung nach Wetterwechsel, nach Feuchtigkeit, Kälte Nervöse, warme Schweiße an Hand und Achsel Gliederschmerzen Erhöhte neuromuskuläre Erregbarkeit
3	Ferrum phosphoricum D12	Salz zur Stärkung von Immunsystem und Knochen Entzündungsmittel des akuten, 1. Stadiums, Überanstrengung, allgemeine Tonisierung, Durchblutungsstörung, Anämie, rheumatische Beschwerden Hinweisdiagnose: Bläulich-schwärzliche Verfärbung im Nasen- Augenhofbereich Die „flammende Rötung " im Gesichtsbereich bei Aufregung, auffällig an Ohrmuscheln Neigung zu Entzündungen, die leicht auffeuern Modalität: Sonnenbestrahlung verschlechtert, Leber-Yang bringt Blutandrang zum Kopf, durch Kälte Besserung, durch Bücken, Bewegung sich verschlimmernd, nervöser, drückender Magen

Mittel Nr.	Mittel	Mittelbild
4	Kalium chloratum D6	Salz der Schleimhäute Entgiftung chemischer Substanzen Entzündungsmittel des 2. Stadiums Schleimhaut-, Gelenksentzündungen, Drüsenschwellungen, Stockschnupfen Hinweisdiagnose: Das Milchgesicht mit Blau-Touch, sichtbar an Adern, Nasen- und Wangenbereich, die zu rötlich-violetten Ton je nach Blutviskosität sich wandeln kann und im Augenhofbereich manchmal wie ein farbiger Brillenrahmen aussehen kann. Hier findet man den „Schleim" laut TCM in Form von Hautgrieß oder glasig, schaumigem Bronchialsekret Modalität: Wärme bessert, kaltes, feuchtes Wetter verschlimmert Kuchen, Gewürze, Fette, kalte Speisen und Getränke bekommen nicht
5	Kalium phosphoricum D6	Salz für Nerven, Psyche, das Nervensystem stärkend Geistige, körperliche Erschöpfung, Übererregbarkeit, Infektion mit hohem Fieber Hinweisdiagnose: Aschgraue Färbung ist Markenzeichen, mit leidhaftem, verfallenem Gesichtsausdruck mit eingefallene Schläfen, Alterungsmerkmale von Haar bis Haut Modalität: Sanfte Bewegung bessern, psychische, körperliche Stressbelastungen verschlimmern
6	Kalium sulfuricum D6	Salz für Zellstoffwechsel und Entgiftung Entzündung des 3. Stadiums mit Entschlackung, Aufbau nach chronischer Entzündung, Nebenhöhlenentzündung, Bronchitis, Asthma, Hautleiden Hinweisdiagnose: Ärger, Verbitterung prägen das Gesicht, gelb-braune Tönung im Augenhofbereich sowie gelb-braune Pigmentflecken sind Hinweise Herabgezogene Mundwinkel betonen noch das „A"-Profil des Gesichtes Modalitäten: Wärme, Bewegungsmangel, Zimmerluft verschlimmern, frische Luft, Bewegung bessern

Mittel Nr.	Mittel	Mittelbild
7	Magnesium phosphoricum D6	Salz für Nerven und Muskeln Entspannend, krampflösend Basenbildendes Mittel gegen Krampf, Schmerzen, vegetative Erregbarkeit, nervöse Verdauungsstörungen Hinweisdiagnose: Hinweis ist die „von Kopf bis Fuß aufsteigende brennende Röte" die bei Ferrum phosphoricum durch Aufregung entsteht, bei Magnesium phosphoricum innerlich gespürt wird, aber gar nicht sichtbar ist. Hals wie Ohr zeigen dagegen oft die typische pulsierende „Schamesröte" Modalitäten: Sanfte Berührung verschlimmert, kräftiger Druck bessert, Mangel an Yang
8	Natrium chloratum D6	Salz für Weiterleitung von Flüssigkeiten Leitet „Wärme" ins Blut, Stärkt Augen, Bänder, Sehen, Bandscheiben, Knorpel Anämie, Migräne, trockene Haut und Schleimhaut, Verstopfung, Hypertonie Hinweisdiagnose: Gesicht sieht aus, wie aus Gelatine geschaffen, am Oberlied des Auges oft mit durchscheinend milchiger Bläue, am Unterlied nur „Schimmer" der Gelatine Das Gesicht erscheint aufgedunsen, die Augen tränen, weil Körperflüssigkeit salzig ist. Die Haut ist großporig, man findet dunkle Augenringe, oft mit Tränensäcken Modalität: Schlechter an der See, im Winter, besser im Sommer, Mangel an Nieren-Yang
9	Natrium phosphoricum D6	Salz für Neutralisierung von Säure-Basen-Haushalt, Stoffwechsel, Ausleitung von Säuren Reguliert Fettstoffwechsel, Harnsäurehaushalt, Lymphmittel Gicht, Steinbildung, Adipositas, Sodbrennen, Gelenkbeschwerden Hinweisdiagnose: Fettglanz, Hängebacken, rötliche Färbungen, auf denen Pickel sprießen, und senkrechte Falten im Nasen-Lippenbereich sind typische Hinweiszeichen Modalität: Schnell wechselnde Symptome durch aufwallendes Leber-Yang, Unverträglichkeit von Fett, Alkohol

Mittel Nr.	Mittel	Mittelbild
10	Natrium sulfuricum D6	Salz zur Ausleitung von Wasser und Schlacken, Unterstützung aller Ausscheidungsprozesse durch Stoffwechselanregung, normalisiert Leber- und Gallestörung, Verstopfung, Durchfall, Verdauungsstörung, Adipositas, Gelenk- und Hautbeschwerden Hinweisdiagnose: Durch Leber-Galle-Bezug grüngelbliche Verfärbung, zusätzlich im Bereich der Skleren auch das „A-Profil" des Gesichts, grüngelbliche Sekrete findet man bei Pickeln. Oberlider, Unterlider und Augenhöfe sind geschwollen und das verweist darauf, dass die Leber die Milzfunktion stört, sich Benommenheit im Kopf, Durchfälle finden, Schnapsnase, bläuliche Röte zeigt Blutstasen an Modalitäten: Mangel an Nieren-Yang und innerer Wärme mit innerem Frieren
11	Silicea D12	Salz für Bindegewebe, Haut, Haare, Knochen, Nerven, Ist das „Formende" der Schüßler-Salze, stabilisiert Aufbau der Gewebsstrukturen, des Bindegewebes, Leitfähigkeit der Nerven Neutralisiert chronische Eiterungen, Organsenkung, Faltenbildung, Hautreizung, Haarausfall, Abwehrschwäche, Wachstumsstörungen Hinweisdiagnose: Charakteristisch: Ein „Siliceaner" ist „faltig" Schwerpunkt Lachfalten, Falten im Wangen-, Mund-, Augenbereich und der Lidhöhen, im äußeren Augenwinkelbereich, vor dem Ohr, sowie Halsringe, „Spiegelglanzgesicht" ist typisch Modalitäten: Mangel an Wärme und Essenz, Milzschwäche
12	Calcium sulfuricum D6	Salz für Lymph- und Immunsystem, Reinigung, Regeneration des Organismus Wirkt auf Drüsen, Haut, Schleimhaut, Ausleitung chronischer Eiterungen, Akne, chronischer Schnupfen, chronische rheumatische Erkrankungen Hinweisdiagnose: Gesicht erscheint wächsern, alabasterfarbiges oder blasses Gipsgesicht Modalitäten: Innere Hitze mit Festigung des Schleims Blockade der Qi-Zirkulation, Wärme verschlimmert

Die Ergänzungsmittel nach Dr. Schüßler:

Mittel Nr.	Mittel	Mittelbild
13	Kalium arsenicosum D6	Juckende, schwierig zu behandelnde Hautleiden, Abmagerung, Schwäche, kälteempfindlich
14	Kalium bromatum D6	Juckende Hautausschläge, Vergesslichkeit, Wärme verschlimmert, Beruhigungsmittel
15	Kalium jodatum D6	Neigung zu Bluthochdruck, Arteriosklerose Alterserscheinung, rötliche, kalte Hände, Schilddrüsenstörung, Rheuma mit Gelenkschwellung, chronische Infekte
16	Lithium chloratum D6	Alterserscheinungen, Kopfschmerz nach dem Essen, Depressionen, Blähbauch, Harnwegsleiden, Gelenksrheuma
17	Manganum sulfuricum D6	Nervenschwäche, Ermüdung, Gedächtnis- und Zirkulationsstörung, Muskelzittern
18	Calcium sulfuratum D6	Erschöpfungszustände, schorfige Hautleiden
19	Cuprum arsenicosum D6	Muskel- und Wadenkrämpfe, Ischialgien, Kopfschmerz, Magen- und Darmbeschwerden, Krampfhusten, Dröhnen in den Ohren
20	Kalium-Aluminium sulfuricum D6	Kopfschmerz, Erschöpfung, Schwindel, Hustenreiz morgens, Blähbauch, trockener Mund
21	Zincum chloratum D6	Kopfschmerz mit Druck auf Nasenwurzel, Schlaflosigkeit, Nerven, Gedächtnisschwäche, heiße Fußsohlen, Alterserscheinung

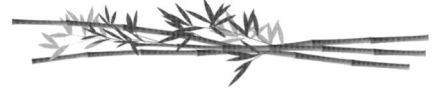

金属疗法
2.27 Schönheit – Metalle

Für Metalle gelten die gleichen therapeutischen Voraussetzungen wie für die biochemischen Mittel nach Dr. Schüßler. Metalle sind die Katalysatoren aller Körperfunktionen. Sie werden in Tiefpotenzen bis D8 gefertigt und wirken substanziell und unterstützend auf der physischen Seinsebene.

a) Potenzen bis D12 wirken auf die emotionale Wahrnehmung,
b) Potenzen bis D100 wirken auf Wahrnehmung und Bewusstsein,
c) Hochpotenzen über D100 wirken auf intuitiver Ebene.

Wenn im Verbund des kinetischen, biologischen Körpersystems Schlüsselmittel fehlen, sind stets Körperfunktionen aller drei Ebenen gestört. Die innere Schönheit zu stärken, um äußere Schönheit pflegen zu können, fordert somit den Einsatz dieser Schlüsselmittel, um Zellinformation und Zellstoffwechsel zu verbessern. Dabei reicht es nicht, Metallsubstanzen als Wirkstoff in Heil- und Pflegemitteln zuzusetzen und sie äußerlich anzuwenden. Wenn man sich den Wirkungsmechanismus dieser Schlüsselmittel vor Augen hält, wird deutlich: Metalle dienen dem gesamtem zellulären Informationstransfer. Ein Verbundsystem, das intern und extern sowie untereinander nicht mehr kommunizieren kann, wird degenerieren. Metalle sind Rezeptoren und Leiter für Impulse von zellulärer Ebene, und es schließt sich der Gedankengang, wenn man sich energetische Zusammenhänge von Mensch zur Erde bis zum Kosmos vorstellt, da alle Himmelskörper gleiche Metalle wie unser Körper enthalten. Metalle der Planetensubstanz erzeugen nicht nur den Magnetismus für den energetischen interplanetarischen Verbund. Sie sind somit auch Grundlage des für alle Lebewesen lebenswichtigen Erdmagnetismus. Sie sind gleichzeitig Sender und Empfänger energetischer Impulse. Fehlen Sie im Erd-/Mensch-Verbund, im Körperverbund, kommt es zu Fehlreaktionen bei Zellteilung, im Stoffwechsel, bei der Nervenfunktion. Die Störung des internen/externen Energietransfers, der Mangel an Metallen kann langfristig zum Zelltod führen.

Wir wissen um das Phänomen der Wetterfühligkeit. Jeder kennt „Mondsüchtige". Verstärkte Gravitationswellen sind die Grundlage der Mondsucht und wirken somit auf Menschen aktiv ein. Sind sie Grundlage der „Mondsucht"? Jeder weiß, dass sich Menschen bei gutem Wetter besser und bei schlechtem Wetter, mit anderen elektromagnetischen Impulsen, schlechter fühlen. Einigen ist vielleicht bekannt, dass Kosmonauten in Satelliten Vorrichtungen schaffen mussten, damit sie Kontakt zu den lebenswichtigen atmosphärischen Schumannfrequenzen behielten. Wir kennen das Polarlicht und Sonnenflecken nach Ausbrüchen des Magnetfeldes der Sonne, deren elektromagnetische kosmische Impulse den Funkverkehr auf der Erde stören.

Metalle dienen der Wärmeleitung im Körper und der Enzymbildung, indem Proteinmoleküle sich mit Metallen zu Koenzymen verbinden. Nur über die Metallbindung ist der Ablauf schneller spezifischer Reaktionen möglich. Alle Körperprozesse und Körpersysteme wären ohne die Beteiligung von Metallen und Spurenelementen nicht möglich. Phosphor, Jod und

Zink seien hier nur als Beispiel genannt, die ja auch als Wirkstoffe in Nahrungsergänzungsmitteln, in Homöopathika, Schüßlersalzen und Naturheilmitteln enthalten sind. Metalle steuern die Aufbau- und Abbauprozesse des Körpers. Sie sind daher unverzichtbar für die Gesundheit, also auch für Patientenbehandlung und Schönheitspflege. Die Zugabe von Metallen beugt Alterungsprozessen vor, da ihr natürlicher Spiegel durch biologische Alterung gemindert wird.

Metaphysisch gesehen finden sich viele Aussagen zu Metallen aus kosmologischer, transzendentaler, planetarischer Sicht, die die Einheit von Mikrokosmos und Makrokosmos erklären. In der Astrologie sind Planeten Metalle zugeordnet. Hiernach werden in Astrologischen Heilkunde Verordnungen ausgerichtet. In Sagen und Mythen ist Gold der Sonne, Silber dem Mond zugeordnet. In Anthroposophischer Heilkunde therapieren Silberpräparate den Flüssigkeitshaushalt, das Gold Herz-Kreislaufleiden. Gold, eignet sich, vollblütigen depressiven Typus zu behandeln. Hermes Trismegistos drückt dies in den Sieben Hermetischen Gesetzen aus, nämlich „dass unten gleich oben ist". Mikrokosmos ist gleich Makrokosmos. Er sagte, „dass das All Geist und der Mensch geistig sei". Somit ist alles auf Erden auf geistiger Ebene mit allem eins. Paracelsus beschrieb das Gleiche: „Wie das Gestirn, so ist der Mensch." Auch Einstein bestätigte dies, indem er sagte, „dass jede Materie eine Energie hat, die in Wechselwirkung mit jeder anderen Materie steht".

Die Sieben steht nicht nur symbolisch für die Metalle. Sie ist auch Zahl der Klarheit und Tatkraft. Man sagt etwas ja auch „zum 7. Mal" und stellt damit heraus, dass es nun endgültig und wohl unverwechselbar ist. Auch die sieben Chakren als elektromagnetische, bioenergetische Zentren des Körpers als Mikrokosmos brauchen Metalle. Der Mikrokosmos tauscht sich aus mit dem Makrokosmos über die Metalle als Sender und Empfänger. Das widerspiegelt sich auch in den sieben Wochentagen. Der Sonntag ist mit Sonne, und diese mit Gold, der Montag mit Mond und Silber verbunden. In der Astromedizin sind Metalle als Wirkstoffe dem jeweiligen Planetenbezug zugeordnet. Wir kennen den Siebten Himmel als Ebene des Glücks. Die sieben Chakren haben unterschiedliche Schwingungsebenen. Aus Sicht dieser Frequenzen sind ihnen sowohl Metalle als auch Farben gleicher Frequenzqualität zugeordnet. Rot erregt, und das nicht nur die Kampfstiere. Gold als königliches, sonnenhaftes und auch in Religion und Kultur wichtiges Metall ist dem Körper verträglich und angenehm. Silber hat Bezug zum Mond und gilt als „kühles" Metall der Nacht, wird in der Medizin gegen Entzündungen eingesetzt. Messing soll auf Dauer nicht in Körperkontakt getragen werden. Bei den Zahnhilfsmitteln und in der Medizin wissen wir ebenfalls um Verträglichkeit und Nebenwirkungen von Metallen.

Wir haben die siebenfache Gesetzmäßigkeit für Erde und Universum. Sie geht auf eine lange vorchristliche Tradition zurück. Die Babylonier hatten schon im zweiten vorchristlichen Jahrtausend 7 Wochentage. Die Christen kannten die 7 Schöpfungstage. Gott ruhte am 7. Tag. Er wurde in unserem Kalendarium auch für die Menschen zum Ruhetag. Konstantin der Große führte 321 nach Christus bei den Römern ebenfalls die 7 Wochentage und den 7. Tag als Ruhetag ein. Bei den Römern waren alle Wochentage Göttern, Planeten und Metallen zugeordnet. So wurde im Lateinischen der „jovis" zum Jupitertag und im Germanischen erhielt Donar, der Donnergott, den Donnerstag. Die Germanen hatten nämlich die römische Zeiteinteilung übernommen. Nur die römischen Götter für die Wochentage hatten die Germanen durch ihre Götter ersetzt.

Die 7 muss in der Tat eine Heilige Zahl sein, einem kosmischen Zeitrhythmus entsprechen, weil alle Versuche in der neuen Zeit, den Siebenerrhythmus zu ändern, fehlschlugen. Stalin führte die Fünf-Tages-Woche ein, änderte sie dann zur Sechs-Tages-Woche. 1940 wurde alles wieder rückgängig gemacht und die Sieben-Tages-Woche kehrte zurück. Französische Revolutionäre führte im 18. Jahrhundert die Zehn-Tages-Woche ein. Napoleon schaffte sie wieder ab, da sie niemandem gefiel. Es gibt sieben Himmelskörper: Sonne, Mond, Saturn, Jupiter, Mars, Venus und Merkur. Allen sieben waren Metalle zugeordnet. Diese Metalle wurden zur Grundlage der astrologischen Heilkunst. *„Die sieben Wächter wachten vor dem Tor der Achtheit".* Dieses Zitat fand ich in einem Tempel Taiwans. Die Acht war das Symbol der Ewigkeit, aber auch die Zahl des Glücks in China. Auch aus der Zahlensymbolik der 8 lässt sich diese sinnbildliche Aussage nachvollziehen. Der obere Kreis steht sinnbildlich für das Ewige, der untere für das Irdische, die sich beide an der Schnittstelle der unendlichen Strichlinie, mit der die 8 zu schreiben ist, verbinden. Im Chinesischen gilt die Acht als Glückszahl.

Es gibt die sieben Farben des Regenbogens und die achte als Zahl des ewig fließenden Werdens. Dies sind Hinweise aus unterschiedlichen religionsmythologischen Schriften. Die Sieben taucht auch außerhalb Religion als Ordnungszahl immer wieder auf. Von griechischer Mythologie mit 7 Helden von Theben über Siebengestirn, 7 Weisen, 7 freien Künste bis hin zu 7 Wochentagen. Die Acht als Nichtbeschreibbares ist das über allem Stehende. Aus den sieben Farben und der „Heiligen Acht" leiten sich wiederum die acht Seligpreisungen ab.
Bei den Buddhisten ist der achtfache Bewusstwerdungspfad Bestandteil ihrer Lehre.

Im Buch Hennoch Ägyptens sagt der Schöpfer, dass dem Menschen am 8. Tag (dem Antimon zugeordnet), nach Durchleben des zeiträumlichen, egohaften Seins die siebenfachen Naturgesetze (und die ihnen zugeordneten Metalle) eröffnet werden. Das Achten der Naturgesetze und die Nutzung des Hilfsmittels Metall ermöglichen die Tranzendierung zu höherer Ebene und zum göttlichen Geist. So ist Kupfer der Niere zugeordnet, und Kupfer das Metall, das vom irdischen Besitzstreben den Weg zu geistigen Lebensgrundlagen eröffnet. Die Niere hebt den Atmungsprozess. Ohne Kupfer und Eisen sind Stoffwechsel, Immunität sowie die innere Ordnung nach dem Grundsystem Pischingers nicht möglich. Metalle fördern die Tranzendierung, die synergistische Einheit. Nur das Gold mit seinem Vater-Mutter-Doppelprinzip hebt hierüber hinaus. Silber prägt Imagination, Inspiration. Beide Metalle nehmen Einfluss auf Vernetzungen.

Vergessen wir nicht, dass auch in der Akupunktur Gold- und Silbernadeln verwendet werden. Prinzing (Hinweis aus Fachkurs an Hochschule für TCM, Nanking) wies im Arznei-Senkungstest nach, dass unterschiedliche Wirkung oligodynamsich zustande kommt, metallische Substanzen chemische Umsetzungen provozieren, die energetisch und elektromagnetisch und humoral über Messdaten feststellbar sind. Dabei spielen Verschiebungen der Elektrolyte sowie Veränderungen des Kolloids, die Einwirkung auf Blut- und Lymphzirkulation sowie auf das vegetative Nervensystem eine wichtige Rolle.

Metalle fördern die Grundprozesse der Bewusstseinsbildung, Selbsterkenntnis und Persönlichkeitsbildung auf allen Ebenen. Wie kann Schönheit mehr erweckt, gefördert, zu anderer, höherer Ebene gebracht werden, als durch die Unterstützung solcher Schlüsselmedikamente mit Metallen als Grundsubstanz? Fehlen Metalle, kommt es zu Blockaden in den Körperfunktionen und diese wirken sich auch auf die Persönlichkeit aus.

Der Eisenkern der Erde als irdischer Sender und Empfänger steht über elektromagnetische Strahlung kosmisch mit dem Eisenelement der anderen Planeten und im Menschen in Verbindung. Gravitation und Rotation erklären über Metalle interplanetarisch sowie zum und im Menschen diese Wechselwirkungen. Sie ringen um eine Balance innerhalb der Strahlungswirksamkeiten. Jede Bewegung des Menschen im Elektromagnetfeld der Erde oder im technischen Strahlungsfeld ergibt eine Wechselwirkung zwischen dem eigenen Kraftfeld und dem Umgebungskraftfeld mit den Folgen von Potentialwirkungen im Körper und von verändertem Informationsfluss. Metalle sind hier wieder Sender und Empfänger. Daraus ist auch die Aussage der TCM ableitbar, dass Qi existentiell lebensnotwendig überall ist, mikroskopisch im Menschen bis makroskopisch im Kosmos. Diese Aussagen kann nicht als metaphysisch abgetan werden, weil sie durch Elementarphysik und quantenmechanisch wissenschaftlich erklärbar ist. Nach der Quantologie hat jeder Festkörper eine Abstrahlung. Der Charakter dieser Abstrahlung wird bestimmt von der Qualität sowie der Ebene der Schwingung. Energie wandelt sich zum Festkörper und umgekehrt. Jede Abstrahlung setzt Wirkungen. Und das macht verständlich, warum Schönheit hierin einzubinden und stets nur durch diesen Austausch erklärbar ist. Hübschsein kann mechanistisch irdisch konstruiert werden. Doch Schönsein kann nur psycho-mento-transzendental aus den zuvor genannten Aspekten heraus verstanden werden.

Daher wird innere Schönheit immer die Grundlage äußerer Schönheit bleiben, der Patient zu ihr geführt werden, der diese Zusammenhänge versteht, und wenn der Therapeut sie in seiner Arbeit kosmaethologisch berücksichtigt. Innere Schönheit entspringt aus dem Shen, dem Herzen, und vermag das Herz des anderen zu berühren. Es wird daher das Hübschsein als nur für den „Augen-Blick" Gültiges stets übersteigen. Deswegen war es auch wichtig, Ihnen das Umfeld der Metalle nicht nur substantiell und biochemisch, sondern auch metaphysisch zu erklären, damit Sie verstehen, mit welch tiefgreifendem Heilmittel Sie hier umgehen.

Einen Überblick über die unterschiedliche Verteilung von Spurenelementen/Metallen im Körper zeigt die folgende Aufstellung.

Kalzium	1 kg
Phosphor	700 g
Kalium	170 g
Kupfer	300 mg
Chlor	70 gr
Natrium	70 gr
Magnesium	30 gr
Eisen	3 gr
Mangan	100 mg
Jod	30 mg
Schwefel	140 mg

Auch für die Regulation des Säure-Basen-Haushaltes und dessen Ordnung sind interessante Rückschlüsse aus den Angaben dieser Tabelle zu ziehen, da die genannten Mineralien und Spurenelemente nach „sauer" und „basisch" zu unterscheiden sind. Im Rahmen der Säure-Basen-Behandlung können sie dann so eingesetzt werden.

Sauer	Schwefel, Phosphor, Chlor, Jod, Silicium
Basisch	Natrium, Kalium, Kalzium, Magnesium, Eisen

Metallanteil je Organ im mg.

Metall	Leber	Niere	Lunge	Gehirn	Pankreas	Muskeln
Zink	4–8	3–5	1–2	0,5–1,5	2–3	2–4
Eisen	10–40	8–20	2–20	2–4	2–5	10–20

Die siebenfache Gesetzmäßigkeit findet sich nicht nur im Sprachgebrauch. Die Sieben ist spirituell die Grundlage des Kosmos und aller zeiträumlichen Naturordnung. Die siebenfache Gesetzmäßigkeit legt die sieben Metalle fest, die für den kosmisch-irdischen Wesensverbund, für Körperfunktion, Transzendenz, Metaphysik, Physiologie, Biochemie und Pathologie von Wichtigkeit sind. Diese Metalle sind in ihrer Funktion Gegenspieler. Sie regulieren sich gegenseitig, halten sich gegenläufig und miteinander in Balance, ergänzen sich, werden als Erz in der Regel zusammen gefunden, wie z.B. das Silber in Bleiglanz. Sie sind Planeten zugeordnet und es finden sich die Planeten in den Wochentagsbezeichnungen englischer, französischer und deutscher Sprache wieder. Antimon als achtes Metall ist allen Metallen übergeordnet.

Metall	Himmelskörper/ Organzuordnung	Wochentag
Gold	Sonne Herz, Psyche	Sunday (Sonntag)
Silber	Mond Reproduktionsprozess, Genitalorgane	Lundi (Montag)
Eisen	Mars Blut, Galle	Mardi (Dienstag)
Quecksilber	Merkur Lymphe, Darm, Lunge	Mercredi (Mittwoch)
Zinn	Jupiter Leber, Gelenke	Jeudi (Donnerstag)
Kupfer	Venus Niere, Spannung lösend	Vendredi (Freitag)
Blei	Saturn Haut, Milz, Knochen	Saturday (Samstag)

Antimon	Ohne Planetenzuordnung Durchgestaltung des Körpers für Gleichgewicht in Auf- und Abbauprozessen	Ohne Zuordnung

Mittelbilder der Metalle, die als Homöopathikum deren pathologische Mittelbilder neutralisieren, getreu Hahnemann, der es so ausdrückte, dass „Gleiches das Gleiche heilt".

Metall-Patientenbild	Mittelbild	Pathologie
Blei		
Asketische Verinnerlichung Bedürfnislosigkeit Lebensverneinung Melancholie Selbstverkenntnis Verschlossenheit, macht alles mit sich allein ab, Prinzipientreue Unbewegliche, scharf struktutierte Denkmuster	Erzeugt „Kälte" und reguliert, normalisiert Puls, Zellatmung, Blutzirkulation, wirkt entgegen Krämpfen, Skerose, trophischen Störungen, Schwäche, Demenz, Lähmung, vermindertem Denkvermögen, abgestumpftem Willen stumpft ab, nachlassenden Sinnesfunktionen, Arteriosklerose, Bluthochdruck, vermindertem Stoffwechsel, fördert Aufbauprozesse, Mineralisierungen	Senkt Körpertemperatur, schädigt Zellatmung, als Zivilisationsgift schädigt es soziales Miteinander, neutralisiert Lichtkräfte und bildet Bleiglanz daraus, neutralisiert Einfluss kosmischer Kräfte auf das Wesen, trockene Haut, Arthrose, Polyarthritis, Abbauprozesse im Knochen- und Gefäßbereich, Melancholie, Leukämie, Anämie
Quecksilber		
„Hansdampf in allen Gassen" hat niemals Zeit, immer in dynamischer Bewegung, gelenkige, grazile Person	Aktiviert Blut, Lymphe, Säfte, hat physisch-mineralische Gestaltungskraft, aktiviert biochemische Zellbildung, reguliert Chemismus, Ausmaß, Beschaffenheit aller Exkrete und Inkrete, Organbezug zur Kehle, Wortdynamik	Seelische Unausgeglichenheit, Depressionen bis hin zur Zwangsvorstellung, Entzündung bis Degeneration, vor allem von Lymphe, Drüsen, Haut, brennender Urin, grünliche Absonderung darin
Gold		
Sein Stolz führt ihn zur Einsamkeit, Neigung zum Lebensüberdruss, Herzschwermut Angst, Schmerz, Ärger, Zorn, Tätigkeitsdrang Furcht vor Dunklem, Verlust irdischer Realität, aus der er aus „gespaltener Seele" seine Weltsucht ableitet	Offen für spirituelle und strukturelle Lebensimpulse bis hin zum energetischen, egozentrierten Machttrieb, die zu Stolz und darüber zur Einsamkeit führen, Stärkungsmittel ist Handeln, leitet über Leber ästhetisch Fremdes aus, gibt der Hauchseele laut TCM einen Platz	Rotes kongestives Gesicht, Stiernacken, Genusssucht, Lebertyp, durch Wohlleben Bindegewebsanschoppung, arteriell, venöse Blutstasen, Hitze, besonders im Gesicht, Haut kälteempfindlich, Hautjucken, Hitze im Kopf, aber kalte Füße und Hände, Herzvergrößerung

Metall-Patientenbild	Mittelbild	Pathologie
Zinn		
Unersättlichkeit, unstillbare Wissbegier, stattlicher, wohlgeformter Körperbau, Neigung zum Rechthaben, arrogantes Standesbewusstsein, Mühe, vom Beherrschten zum Herrscher zu werden, mit Ziel Gerechtigkeit zu schaffen	Stannum als metallischer Kiesel verbindet zwischen feinstofflich Festem und Flüssigem als vermittelnder Charakter, vermittelt zwischen Gegenpolen, Zinn öffnet für Licht und steuert die Form, das Mittel, um Chaos zu ordnen, Mittel für Entfaltung	Mangel an Sensitivität; Neuralgien, Sputumentleerung, Bronchiektasien, Senkung im Beckenbodenbereich, Stiche, Schmerzen, die langsam zunehmen und abnehmen, Störungen im Stirn- und Kieferhöhlenbereich
Silber		
Abmagerung, Eintrocknung, alles geht zu langsam, Unfähigkeit, Polarität zu ordnen und Zerissenheit darüber, Auffälligkeit rechtsseitiger Körperreaktionen	Mondphasenbezug, rechtsmimetisches Mittel, führt zur Regeneration, bessert Leistungsvermögen, Aufbau, Verlangen nach frischer Luft, Spannungsausgleich, Auszehrung wird gestoppt, bessert Gedächtnis	Häufiges Urinieren, Urin ist wolkig, Atemnot, vegetative Angst- Neurose, Verstimmung, Silbermangel führt zu Illusionen, Trägheit, kongestive Kopfschmerzen, Herzrhythmusstörung, hormonelle Unterfunktion, Erschöpfung, Entzündung von Haut und Schleimhaut, Stimmlosigkeit Rechtsseitige Symptome
Kupfer		
Helfertyp, Anteilnahme	Mittler zwischen Auf und Ab der Seele, das Mittel der Läuterung, Aufbau innerer Wärme, künstlerische, musische Entfaltung, das Mittel ist elektrisch, weiblich, verbindet Polaritäten, steuert Aufbau des Stoffwechsels bis hin zur intermediären Blutbildung, fördert Wärme- und Lichtprinzip	Appetitlosigkeit, Blähbauch, Kreislaufschwäche, Blutstasen, Über- und Unterfunktion der Schilddrüse, nässende Ekzeme, Störung des Eiweißstoffwechsels, Störung des Säure-Basen-Haushalts, Regulation des Knochenstoffwechsels

Metall-Patientenbild	Mittelbild	Pathologie
Eisen		
Kraftvoll, aktiv, Tatmensch, bis hin zum rechthaberischen Choleriker, bei Eisenmangel, „farbloses Wesen", geistig leer, Blässe	Männlich-magnetische Kraft, besonders des Meteoreisens aus dem Kosmos im Blattgrün, Träger des Magnesiums, Wirkung ist zentrifugal, Wirkung auf Kreislauf, Sprachcharakteristik, Willensbildung, stärkt Nierenstoffwechsel, Nervenfunktionsabläufe, eisen-dynamische Prozesse, steuert Grundumsatz, Oxidation, Eiweißabbau, aktivieren das Feuer der „Galle" zur Wärmebildung im Körper, bedingen aufrechte Haltung und Persönlichkeit	Druck zum Kopf, Rötung der Augen, Neigung zum Muskelabbau und Muskelreaktionen wie Krampf, Zittern, Nierenstoffwechsel ist blockiert, Wärmedynamik übersteuert, Cholerik, „heiße" Nervenfunktionen, Ohrenrötung, emotionale Kopfrötung zeigt überhitzte Leberfunktion, Hitzigkeit
Antimon		
Widerspruchstyp, Widerwillen körperlicher Nähe oder auch verbal berührt zu werden, unabschätzbare, unberechenbare Reizbarkeit	Im Sinne der Planetenzuordnung das überragende Mittel, gastrisch-geistige Symptome mit Hautleiden, Verschlimmerung der Symptome durch Sommerhitze und Kaltbaden, wichtig für Eiweißbildung, weiße, dick belegte Zunge	Trockene, oft gelbfarbene, schweißige Haut, Hautekzeme, emotional provozierte, psychovegetative Schmerzen, Arthritis, Muskelzucken, Symptome durch Wärme und Kälte schlimmer, Beschwerden geistig-gastrisch plus Hautleiden, häufiges Wasserlassen mit Brennen beim Urinieren, stinkende Blähungen, Übelkeit, Appetitmangel, häufiges Aufstoßen, Mundwinkel schorfig

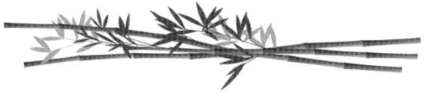

天然油在美容中的运用
2.28 Schönheit: Naturöle als Kosmetika

Das Gesicht ist eine Visitenkarte, die ein positives Medium sein sollte, um Zugang zum anderen herstellen zu können. Das Gesicht ist das Spiegelbild der Seele, mit dem man versucht, andere durch positive Ausstrahlung für sich einzunehmen. Auch gibt es hier viele Akupunkturpunkte auf Meridianen und Reflexfeldern innerer Organe. Im Gesicht sind viele sensible, mimisch reagierende Muskeln. Ihr Mienenspiel ist das Zusammenwirken eines biochemischen, psychoneuralen, hormonellen und immunologischen Netzwerks. Also kommt es darauf an, Plastizität und Ausstrahlung des Antlitzes nicht nur von innen heraus zu formen, sondern vor allem auch von außen zu pflegen mit bioaktiven, regenerierenden und schützenden Kosmetika. Dafür gibt es eine Vielzahl, dermatologisch ausgerichteter und naturheilkundlich bestimmter Präparaten auf dem Markt. Je physiologisch näher uns die Wirkstoffe naturenergetisch und lebensrhythmisch stehen, desto biovitaler sind sie.

An den nachstehenden zwei Beispielen soll dies stellvertretend für viele andere Naturöle mit ebenso großer gesundheitlicher und kosmetischer Bedeutung und vor allem für die Haut herausgestellt werden.

Die Aufnahme von ungesättigten Omega-6-Fettsäuren gilt schon seit mehr als 30 Jahren als wichtiger Rat für die Ernährung, wenn es sich um den Kampf gegen trockene, gereizte, auch schuppige bis juckende Haut jeden Alters handelt. In der Volksheilkunde waren Naturöle auch für die Hautpflege bekannt, weil sie Alterungserscheinungen über die Zufuhr von Gamma-Linolensäure (GLA) vorbeugten. Gamma-Linolensäure entsteht nämlich durch ein körpereigenes Enzym aus der Linolensäure. Linolensäure kann der Körper nicht selbst bilden und muss ihm daher über die Nahrung zugeführt werden. Durch einen Mangel an Linolensäure wird die ordnungsgemäße Funktion der Haut sehr stark beeinträchtigt, weil Linolensäure Bestandteil der Haut ist. Doch Linolensäure ist auch die Vorstufe für die Bildung wichtiger Gewebshormone wie Prostaglandin E1. Letzteres wirkt entzündungshemmend, juckreizstillend und therapiert daher erfolgversprechend gerade Hauttrockenheit bis hin zu Ekzemen. GLA wirkt auch blutdrucksenkend. Es mindert das Embolierisiko. GLA wird zugeschrieben, dass es zellregulierend wirkt und selbst das Krebsrisiko senkt.

Nachtkerzenöl pflegt die Haut, weil es 10% cis-Gammalinolensäure (GLA) enthält, das besonders bei allergisch belasteter Haut, bei Pickeln, Neurodermitis, schuppiger, trockener Haut bis hin zur Schuppenflechte wirksam ist. Doch dient Nachtkerzenöl auch der inneren Schönheit, da es blutdrucksenkend und gegen erhöhten Cholesterinspiegel, Arteriosklerose, Krankheiten des Koronar- und Gefäßsystems wirkt. Es ist erfolgreich gegen chronische Entzündungen wie Rheuma, Arthritis, außerdem gegen Störungen des Nervensystems eingesetzt worden. Nachtkerzenöl wird nicht nur eingenommen zur Pflege des inneren Körpermilieus. Es dient auch als Basisöl für Cremes und Salben pharmazeutischer und kosmetischer Präparate.

Hier hat jeder seine Wahl zwischen Einzelmitteln aus der Warenflut des Gesundheits- und Kosmetikmarktes, aus dem Wellnessbereich oder aus dem „grünen" Angebot an Naturmitteln zur Gesundheitspflege zu treffen. Die Spannbreite zwischen Gurkenscheiben und Advanced Facial Cremes ist groß, und wo die kosmetische Weisheit dazwischen zum Zugreifen nahe liegt, ist manchmal die Entscheidung maßgebend, die sich aus der praktischen Anwendung heraus ergeben kann.

Zunächst ist allerdings der Hauttyp festzustellen: Entspricht er dem Yin oder dem Yang? Darüber ergeben sich schon Pflegevoraussetzungen.

Haut-Kennzeichen für Yin-Typ	Haut-Kennzeichen für Yang-Typ
Helle Hautfarbe	Dunkle Hautfarbe
Kühle Haut, wird bei Kälte schnell blass	Warme Haut, Wärme nicht zuträglich
Feuchte bzw. fettige, sanfte Haut	Trockene, rauhe, feste Haut, zu Faltenbildung neigend durch Yang-Hitze
Vergrößerte Poren	Kleine Poren
Glatte, gespannte Haut	Schlaffe, profilierte Haut
Haut glänzt	Haut stumpf
Dicke, strukturierte Haut	Dünne, gleichförmige Haut
Kühler, kalter Schweiß, oft vegetativ provoziert	Schwitzt oft und meistens unvermittelt, metabolisch bedingt
Pickel bei Yin-Überfluss	Rissige Haut durch Yang-Wärme
Akne mit eitrigem Sekret bei Yin-Überfluss	Bildung von Grießkörnern
Narbenbildung	Neigung zu Gefäßbruch und Blutungen im Unterhautzellgewebe
Wind ist unangenehm	Kühle, feuchte Luft angenehm
Runzeln	Neigung zu Ekzemen, schuppiger Haut, Flecken, Falten, Rötungen
Fettige Cremes umangenehm	Fettige und Feuchtigkeits-Cremes angenehm
Neigung zu Mitessern	Auffällig unscheinbare Poren
Sensible Haut	Widerstandsfähige Haut

Mir war wichtig, erst dann für die Hautpflege Wirkstoffe natürlichen Ursprungs zu empfehlen, wenn ich damit eigene positive Erfahrungen in meiner Praxis sammeln konnte. Aus dieser Sicht schlage ich die nachstehend genannten drei essentiellen Naturöle für die tägliche Hautpflege vor:

1. Arganöl
2. Ätherische Öle
3. Ätherische Öle chinesischer Heilkunde

1. Arganöl

Arganöl wird gewonnen aus den Fruchtkernen des Arganbaumes in Marokko. Im Volksmund heißt er „Baum des Lebens". Schon der Name des Baumes verrät, wie viel Naturkraft im Öl seiner Fruchtkerne enthalten sein muss, brauchen die Früchte doch 18 Monate, um in Wind und Wetter zu reifen und das spärliche Öl pro Fruchtkern bilden zu können. Die reifen Fruchtkerne werden in mühevoller Handarbeit von Berberfrauen kaltgepresst, auf diese Weise wird das Argan-Naturöl gewonnen. „Königliches Öl" heißt es, weil die Erfahrung langer Tradition zeigte, dass das Arganöl Lebenskräfte stärkte, Wohlbefinden, Gesundheit und Schönheit von innen und außen unterstützte. Die bekannte schöne Haut der Berberfrauen beweist die Aussagen des Volksmundes. Arganöl gilt zusätzlich weltweit unter Gourmets als Delikatesse in der kalten wie in der warmen Küche.

Französische Wissenschaftler untersuchten das Arganöl und wiesen nach, dass es überdurchschnittlich viele Antioxidantien zur Neutralisierung der aggressiven, gesundheitsschädlichen, alterungsprovozierenden Freien Radikale enthält.

Krebshemmstoffe, Vitamin E, Pflanzensterole und überdurchschnittlich viele ungesättigte Fettsäuren fand man ebenfalls im Arganöl. Es reguliert Blutfett, Cholesterin, stärkt die Herzleistung, hilft Blutdruck zu normalisieren, reguliert die Zellfunktion. Es hilft, Alterungsprozesse zu verlangsamen, Körpergewicht zu mindern, periphere und zentrale Durchblutung anzuregen. Es strafft die Haut, wirkt Faltenbildung entgegen, ist porenaktiv, antientzündlich, hautregenerierend, es stärkt die Eubiose der Haut. So erklärt sich auch die Wirkung gegen Schuppenflechte, Neurodermitis, Hautekzeme, Sonnenbrand und Hauttrockenheit. Bei feuchter, fettiger Haut normalisiert es den Hautstoffwechsel und fördert damit gleichzeitig den Schutzfilm der Haut. Auch bei der Zusatzbehandlung gegen Cellulite über eine Ernährungsumstellung mit Einbezug des Arganöls und perkutaner Anwendung zeigten sich viele Erfolge.

2. Ätherische Öle

Ätherische Öle sind betont charakteristisch duftende, aus vielen Komponenten bestehende Substanzen, mit aufsteigender, flüchtiger Eigenschaft. In alten Kulturen schrieb man ihnen himmlische Kräfte zu. Daraus ableitend kann man verstehen, warum sie immer schon Heil- und Schönheitsmittel waren. Sie hatten ebenso ihren Platz in der Ernährung als Gewürz, in der Raumkultur als Duftspender.

In der Neuzeit untersuchte die Naturwissenschaft die ätherischen Öle und stellte fest, dass z. B. die Nelkenessenz in einer Verdünnung von 1:6000 Tuberkelbazillen und die Zimtessenz in Verdünnung von 1:3000 Typhusbazillen, Bakterien, Pilze und Viren unschädlich machten.

In China, wie in vielen anderen Kulturen auch, wurden ätherische Öle nicht nur als Heilmittel von Ärzten, sondern ebenfalls als Schönheits- und Pflegemittel angewendet. Die hohe Kunst der Anwendung ätherischer Öle besteht darin, ergänzende Einzelöle zu einem Komplex zusammen zu mischen. Hiermit hat die Firma Medizintechnik Volker Ohland in Waldkappel einschlägige Erfahrungen.

Doch ätherische Öle sind von Natur aus in der Regel aggressiv und reizend. So besteht die Kunst der Mischung darin, das Ölgemisch vor allem gut verträglich zu machen. Man kann sie dann sowohl einnehmen als auch zur Hautpflege einsetzen. Sie werden aufgrund des Patientenbefunds, nach analytischer und psychomentaler Kinesiologie als auch aus Erfahrung eingesetzt. Es gibt zur Grundbehandlung spezielle Grundölmischungen gegen Beschwerden nach Diagnose.

Schwangere und Allergiker sollten die Öle ausschließlich nach Rücksprache mit einem erfahrenen Therapeuten einsetzen. Die nachstehend genannten Einsatzmöglichkeiten sind Erfahrungen aus der täglichen Praxis. Sie dienen der Begleitbehandlung und können die notwendige klinische Behandlung nicht ersetzen. Deshalb sollte vor Anwendung ein Therapeut mit Erfahrung aufgesucht werden.

Die Anwendung ätherischer Öle als Einzelmittel

der Komplexmittel nach Firma Ohland (siehe Bezugsquellennachweis)

Mischölrezepturen im Ölspender	Indikation nach praktischer Erfahrung
Einzelöle als Bestandteil der Mischöl-Grund-Komplexrezeptur	Mischung der Grundkomplexrezeptur dient zur Grundbehandlung und, die nachfolgend en Mischölrezeptur als Zusatzkomplex weitergeführt werden kann, wie z.B. gegen Alterserscheinung der Haut
Grönländischer Porst Ledum groenlandicum	Neutralisiert Toxine, Entlastung der Leber, hilfreich gegen Wunden, Insektenstiche, Rheuma, Gelenksbeschwerden, Atemwegs-, Nieren-, Blasenprobleme, Blutergüsse, Quetschungen, Prellung, gegen Folgen nach Zeckenbiss
Italienische Strohblume Helichrysum italicum	Auswurffördernd, antirheumatisch, analgetisch, antibakteriell, antiallergisch, antientzündlich, antispastisch, reinigt Blut, Lymphe, stimuliert Leber, Milz, aktiviert Entgiftung, gegen Akne, Schuppenflechte, Ekzeme, Atemwegsprobleme reguliert Fettstoffwechsel, löst Muskelspannung, hilfreich bei Migräne, Fieber, Rheuma, psychovegetativ gegen Depression, Angst, Stress und Unruhe, gegen Entzündungen in Mund und Verdauungsbereich
Ravintsara Cinnamonum camphora	Antiviral, bei spastischer Bronchitis, immunstimulierend, entgiftet, antimikrobiell, antiseptisch, fungizid wirksam, gegen Stress, Verspannung, Ängste
Thymian Thymus vulgaris	Atemwegsprobleme, gegen Pilze, Parasiten, Bakterien, stärkt Immunsystem

Gewürznelke **Eugenia caryophyllus**	Das „Highlight" bei Zahnschmerzen, das Aphrodisiakum Chinas, den Ägyptern nach die Stärkung des Atemtraktes, Gichtmittel der Menschen aus Paraguay, stimuliert Lymphfluss, gegen Asthma, Müdigkeit, Hepatitis, Akne, Kolitis, Cholera, Blasenentzündung, Nervenentzündung, Sinusitis, Bronchitis, gegen träge Verdauung, bei Erbrechen, Blähungen, als Mundwasser
Pfefferminze **Mentha piperita**	Beruhigung der Verdauung, hilft bei Magen-Darm-Beschwerden, fördert Gallebildung, Harnausscheidung, antiseptisch, gegen Müdigkeit, Erschöpfung, Erkrankungen der Lunge
Sonnenblumenöl **Helianthus annus,** **Brassica napus**	Fettes Öl als Trägeröl aetherischer Öle, mit Vitamin E, ungesättigten Fettsäuren, Carotinoiden, Lecithin, adstringierend bei Haut- und Schleimhautreizung, auswurffördernd, in chinesischer Medizin als beruhigend bekannt
Bitterorange **Citrus curantium fol.**	Appetitanregend, gegen Blähungen, Magenkrämpfe, krampflösend, abschwellend, erfrischend, aromatisch, in der Kosmetik bekannt als Mittel gegen Alterung, desinfizierend, gegen Schlafstörungen, Depressionen
Teebaum **Melaleuca** **quinquinervia**	Antibakteriell, antiviral, fungizid, dermatologische Wirkung gegen Akne, Ekzeme, Entzündung, offene Wunden, aktiviert Immunsystem, gegen Antriebs- und Lustlosigkeit

Indikationsbezogene Mischölrezepturen als Zusatzkomplexe sind bei Bedarf nach Vorbehandlung mit Grund-Mischölrezeptur anzuwenden (nach Angaben der Fa. Ohland).

Die Anwendung dieser Präparate ersetzt keine notwendige klinische Abklärung und Behandlung.

Zusatzkomplex als Mischölrezeptur aus Erfahrung zu empfehlen		
Gegen Viren, Grippe	Gegen Schmerzsyndrom	Zur Unterstützung bei Menopause
Gegen Bakterien	Gegen Kopfschmerz	Gegen Motten
Gegen Gürtelrose, zur Akut-, Nachbehandlung	Gegen Verdauungsprobleme	Gegen Fliegen, Mücken
Begleittherapie zur Blutverdünnung	Gegen Magen-Darmbeschwerden	Ausgleichend bei Konzentrationsstörungen
Für Leberstärkung	Zur Korrektur der Hautfalten	Begleittherapie Hepatitis A, B, C
Zur Leberentschlackung	Gegen Schuppenflechte	Begleittherapie Malaria
Allgemein zur körperlichen Regeneration	Zur Ausleitung von Lebertoxinen	

3. Ätherische Öle chinesischer Heilkunde

Öl reguliert Organfunktionen und Temperaturdynamiken entsprechend Charakteristik, der TCM. Sie sind „wärmend", „kühlend" oder „neutral". Wärme erinnert an Lebenswärme. Sie ist Grundlage der Lebenskraft. Das Frieren bis Erfrieren durch Kälte zeigen, wie die Lebenskraft darunter schwindet. Mangelnde Lebenswärme geht einher mit schwindender Aktivität. Wem es an innerer Wärme fehlt, braucht ein wärmendes Öl, um inneres Gleichgewicht zu halten, nutze ein „neutrales" Öl.

Nachfolgende Hinweise aus der chinesischen Medizin sollen einen Überblick geben:

Öl	Sojaöl	Erdnussöl	Sesamöl
Temperaturcharakter	Heiß	Neutral	Kühl
Wirkt auf	Milz, Lunge, Magen, Dickdarm	Milz	Magen
Qualität	Yang	Yang	Yin und Yang
Behandlungsprinzip	Tonisiert Blut, reguliert Qi und Yang, beseitigt Blutstasen, treibt Kälte aus, stärkt Wei-Qi; dieses Öl ist im Übermaß toxisch	Tonisiert Qi und Blut, leitet Ansammlungen aus, befeuchtet Lunge und Darm, befeuchtet trockene Haut	Tonisiert Qi und Blut, kühlt Hitze, sediert Yang, fördert Stuhlgang, neutralisiert Gifte, bildet Muskeln, feuchtet trockene Haut an

Pflanzliche Öle werden durch Sonnenkraft geschaffen. Öle enthalten Photonen als Sonnenkraft und Energie. Daher sind die Öle auch ein Medikament über Nahrungszubereitung der „kalten" und „warmen" Küche oder pur zum Einnehmen, Vernebeln, zum Hautauftrag als Kosmetikum. Durch ihren hohen Gehalt an essentiellen, ungesättigten Fettsäuren haben sie einen besonderen ernährungsphysiologischen Wert. Sie sind mit Grundlage der Regeneration der Nervenzellmembranen. Sie helfen Arteriosklerose und Durchblutungsstörungen, vor allem des Gehirns, vorzubeugen.

Erwähnenswert ist auch die Beziehung des Öles aus Sicht der griechischen Philosophie und Etymologie, um uns auch metaphysische Aspekte der Öle für die Gesundheits- sowie Schönheitspflege vor Augen zu führen. Dies geht dann über ihre pharmakologisch bekannte Wirkung hinaus.
„Essentia" steht für „Wesen", für „Geist", „Aetheria" sinnbildlich für „Himmel, Himmelsluft", auf diese Weise ergibt sich auch wieder Bezug zur KosmAethologie. Beide Wortstämme symbolisieren Emporsteigendes, Erhöhendes, das Schöpferische, das Allprinzip. Öle waren auch immer Kultmedium in Religion und Kultur sowie Bestandteil der Heilkunst. „Ätherisch" und „Öl" als Wort stehen in Übereinkunft mit Duft, der ja auch „ das Himmlische" in sich hat, das

uns erfreut, nach oben steigt und in uns durch Einwirkung auf das cerebrale Riechsystem weiter wirkt auf das limbische System, auf Hippocampus und Amygdala. Diese zentrale Wirkung wurde durch Forschungen zur Aromatherapie mit Duftstoffen bestätigt. Dies zwingt geradezu, Öle deswegen für innere und äußere Kosmetik einzusetzen. Öle ziehen die Wärme zur Peripherie, halten Kühle ab, machen Grenzschichten geschmeidig.

Nach der Vorbehandlung mit Grundöl über 4–6 Wochen sollten Zusatzöle gemäß Indikation oral und zur Hautvitalisierung das Zusatzöl bei Falten perkutan, begleitend oral mit fünf Tropfen zusätzlich angewendet werden. Ich empfehle, das Öl als dünnen Film auf die Haut aufzutragen und zu verreiben, es mit fünf Tropfen zusätzlich zum Grundöl einzunehmen. Sinngemäß gilt das Gleiche für andere Öle mit dermatologischer oder symptombezogen anderer Indikation.

Der Wirkstoff des Labdanum-Zusatzöls gegen Falten als essentielles, dermatologisch indiziertes Öl besteht aus 100 verschiedenen aromatischen Komponenten. Alpha-Phenole und andere Terpene sind darin mit einem Anteil von 30% enthalten. In klinischen Untersuchungen konnte festgestellt werden, dass Cistus lanilerus ein essentielles Öl ist und eine immunmodulatorische und hautstraffende Wirkung hat. Es ist faltenliftend. Diese Aussagen kann ich aus Erfahrungen mit Patienten unterstreichen. Zusätzlich hat es eine blutstillende, wundheilende Wirkung.

Die Anwendung von ätherischen Ölen im Aroma-Ölbad zur Schönheitspflege erscheint zunächst widersprüchlich, weil Öl und Wasser sich miteinander nicht verbinden. Dennoch wurde das Ölbad möglich, und zwar mithilfe einer leicht montierbaren, handlichen, speziellen Apparatur, die leicht mit dem Wasserzulauf fürs Wannenbad zu verbinden war. Sie feinvernebelt das Wasser und macht Mikrotröpfchen des Wassernebels zum Träger des gleichzeitig angesaugten ätherischen Badeöls. Es gibt je nach Indikation unterschiedlichste Öle. Das versprühte Öl legt sich filmartig um das Wassertröpfchen herum. Wasser und Öl bilden über Stunden eine stabile Verbindung. Als Wasser-Öl-Verbund legt es sich der Haut auf und wird transkutan resorbiert und im Körper verteilt.

Öl ist ein funktioneller Wärmeträger, überträgt seine Wirkstoffe und informatorisch das Wärmebild ins Körperinnere zur Aktivierung der Zellfunktion. Dies Verfahren, verstäubtes Öl im Wasser zu lösen und es mit ihm zu verbinden, geht auf Ideen des Begründers der Anthroposophie Rudolf Steiner zurück. Das Verfahren ist als Öl-Dispersionsbad der Firma Jungebad 1937 patentiert und seit 1937 im Gebrauch. Es wurde 1971 mit dem Ölzustäuberverfahren für diese Firma ein zweitesmal patentiert. Das Verfahren ist besonders für die Schönheitstherapie von allergrößtem Wert.

Wie ich an anderer Stelle schon betonte, ist die Niere als Wärmeorgan das Haus des Yin und Yang, der Essenz. Die Niere benötigt für ihre Funktion im Organzentrum ein größeres Wärmepotential als das sie durchflutende Blut. Bei Nierenschwäche und durch den Alterungsprozess können Menschen diese Eigenwärme oft nicht mehr bewahren. Das beeinträchtigt alle Körperfunktionen, vor allem, wenn man sich vor Augen hält, dass zumindest aus Sicht der TCM die Niere als Haus der Lebenskraft gilt. Nach westlicher Medizin ist sie wichtig für Blutbildung, Entgiftung, für Wasser- und Elektrolythaushalt sowie für Blutdruck.

Das zweite Problem besteht darin, dass sich erholsames Schlafverhalten aus der Körperperipherie ableitet, die nachts wärmer als das Körperzentrum ist. Besonders ältere Menschen haben durch Stoffwechselstörungen oft Schwierigkeiten, nachts die peripher höhere Temperatur aufzubauen, zu halten und zum Tag hin wieder umzuschalten. Die Störung der Schlafqualität, des Stoffwechsels, der Körperabwehr mit allen negativen Konsequenzen für Schönheit und Gesundheit sind Folgen davon. Der Stoffwechsel ist ein Wärmeprozess. Gesunder Stoffwechsel fordert physikalische und funktionelle Wärme. Milz und Magen brauchen für Transport und Transformation Wärme. Herz und Lunge sind Wärmeorgane. Der Volksmund spricht vom „kalten Herzen", von Kälte, „die den Atem abschnürt". Kälte blockiert das Meridian-Qi und ganz besonders das Abwehr-Qi der Peripherie. Die Haut wird blass.

Da erfahrungsgemäß gerade der Wärmehaushalt älterer Menschen gestört wird und Lebenskraft zudem eine Wärmekraft ist, die biologisch gesehen mit zunehmendem Alter ohnehin abbaut, brauchen speziell ältere Menschen zum Weiterleben sowie für Schönheits- und Gesundheitspflege eine Ergänzung der Eigenwärme. Morgendliche Steifheit der Glieder, die innere Kälte, die auch „vor dem Ofen" weder mit Grog noch mit Saunabesuch weicht, sind Zeichen mangelnder innerer, natürlicher, physiologischer Eigenwärme, die mit herkömmlicher Wärmeanwendung von außen nicht zu ergänzen ist.

Normale Vollbäder sind außerdem ein Stressfaktor. Sie belasten in der Badeprozedur zu sehr Herz und Kreislauf, sie erhöhen das Wärmepotential des Körpers auch nur peripher, aber nicht zentral. Dies erfolgt dann auch nur für ca. 30 Minuten und flacht dann wieder ab. Da aus therapeutischer Sicht nur langfristige, anhaltende zentrale Ergänzung der Eigenwärme sinnvoll sein kann, müssen andere Wege gefunden werden, um das zu erreichen. Dies kann mit den Öldispersionsbädern der Firma Jungebad erfolgen, da durch ein besonderes Verfahren Aroma-Badeöle transkutan in den Körper zum Zentrum hin aufgenommen und dort wirksam werden können. Außerdem haben Untersuchungen ergeben, dass nach der Anwendung von Öldispersionsbädern auch noch zwei- bis dreimal mehr Inhaltsstoffe ätherischer Öle im Körper nachgewiesen werden konnten, im Vergleich zur Anwendung von Vollbädern.

Ätherische Öle reifen nur unter Einfluss des Sonnenlichtes. Pflanzenöle aus den Lebensprozessen der Pflanze enthalten somit die Wärme- und Lichtkraft der Sonne, weil sich Sonnenkräfte in Pflanzenölen speichern. Öl ist daher substanzgewordene Wärme kosmischer Kraft. Allein aus dem Grunde können Öle auch Wärmespender für die Eigenwärme des Körpers sein und sind somit in der Lage, Körperfunktion und Lebensrhythmus auf natürliche Weise zu stärken. Öldispersionsbäder sind deswegen schon allein aus dieser Sicht für Schönheit und Gesundheitspflege viel wirkungsvoller als herkömmliche Ölvollbäder. Wissenschaftliche Untersuchungen haben auch bestätigt, dass die Anregung „innerer Wärme" Stoffwechselfunktionen und Abwehr des Körpers aufbaut.

Phytotherapeutische Wirkstoffe der verstäubten ätherischen Badeöle der unten beispielhaft genannten Pflanzen regen zusammen mit der Lichtkraft darin den Aufbau der Eigenwärme des Körpers und die Körperfunktionen an. Wenn man im Vollbad liegt, kann man außerdem spüren, wie sich das Pflanzenöl im Wasserbad der Haut auflegt, wenn man mit der Hand den

Körper unter Wasser abstreicht. Abstreichen mit der Bürste erhöht zusätzlich noch die transkutane Resorption der Pflanzenwirkstoffe durch die Haut.

Öle	Indikation
Lavendel-Mooröl	Bindegewebsschwäche
Birkenrinde	Hautleiden
Calendula	Hautreizungen
Zitrone	Bindegewebsschwäche
Geranie	Schwächezustände
Johanniskraut	Konstitutionsschwäche
Lilie	Anregung des Lymphflusses
Orange	Anregung Hautstoffwechsel, Cellulite
Schlehe	Erschlaffung von Haut und Unterhautzellgewebe
Rose, Zinnkraut	Unreine Haut
Lebensbaum	Konstitutionsschwäche
Leinöl	Anregung des intrazellulären Gasaustausches

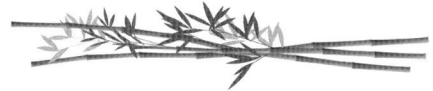

巧克力与美容

2.29 Schönheit – Schokolade

Je rarer er ist, desto edler ist der Kakao. Er stammt als „Speise der Götter" aus dem Ursprungsgebiet des Tieflandes am Amazonas. Seinen Namen erhielt er vom schwedischen Botaniker Linné: „Theobroma cacao", zu deutsch: Speise der Götter. Er wächst im feuchtwarmen, schattigen, tropischen Bereich. Boden und Klima beeinflussen stark das Kakaoaroma in den 30–40 Kakaobohnen je Kakaofrucht.

Es gibt drei Grundsorten von Kakao:

- **Criollo** oder spanisch „Der Einheimische" gilt als Ursprungs- oder Wildkakao. Der Wildkakao ist sehr rar und sehr wertvoll, er gilt als Edelkakao. Er hat ein feines Aroma mit mild säuerlich-bitterem Geschmack. Die Kakaobäume des Criollo aus Venezuela und Ecuador sind leider wenig ertragreich. Der Baum ist anfällig für Krankheiten, leidet unter Klimabelastungen. Missernten mit ihm sind häufig. Er war sogar schon vom Aussterben bedroht.
- **Forastero**, „der Fremdling", als Zugang aus dem Amazonasgebiet, liefert Konsumkakao und deckt heute bis zu 80–90% des Kakaobedarfs weltweit. Er hat wenig Aroma, ist aber widerstandsfähig, wirft zudem reiche Ernte ab und kostet daher für Kakaohersteller nur die Hälfte im Vergleich zum Edelkakao.

- Der "**Nacional**" und auch der "Ariba" als Forastero-Abkömmlinge gelten als viel gefragte Edelkakaos mit blumigem Aroma.

Der "**Trinitario**" ist eine Kreuzung aus Criollo und Forastero, sein Ursprungsort ist die Insel Trinidad. Er liefert ebenfalls einen Edelkakao, aber er ist leider nur selten noch auf Trinidad und den Antillen zu finden.

Schokolade macht schön. "Schokolade macht den Unterschied", so Mark Roda, "weil sie wie eine Kerze das Prinzip bedrückender Dunkelheit vom Prinzip erhebenden Wohlgefühls trennt". Der Jesuit Farronius, der mit Kolumbus von Mittelamerika nach Spanien kam, sagte zum Kakao: "Du bist ein erfrischender Schauer". In England und Frankreich war Kakao bis zum 19. Jh. eine Delikatesse für Reiche, "die das Herz erfreut und Inspirationsquelle für Dichtergeist" war. Goethe möge hier als Beispiel dienen, als er 1823 zu Ulrike von Levetzow sagte: "Gewogen scheinst Du mir zu sein, Du lächelst der kleinen Gabe und wenn ich Deine Gunst nur habe, so ist kein Täfelchen zu klein.". Im 16. Jahrhundert wurden Kakaobohnen mit dem Schiff in viele Teile der Welt getragen. Der Kakaobaum kam so auch nach Afrika und Südostasien.

Nach John Henderson und Mitarbeitern von der Cornell-Universität in Ithaca (US-Bundesstaat New York) wurde Kakao sogar schon 1150 vor Christi von den Bewohnern Mittelamerikas genossen. Sie untersuchten Tonscherben jener Frühzeit aus der Nähe des Dorfes Puerto Escondido in Honduras. Die Tonscherben enthielten Theobromin, das von jeher nur aus Kakaopflanzen Mittelamerikas stammen konnte. Mithilfe von Messungen der C-14-Radiokohlenstoffmethode konnten diese Theobrominrückstände in den Tonscherben auf 1150 v. Chr. datiert werden, und dies durch Rückschluss aus der Zerfallsquote der Kohlenstoffisotope. Es sind die ältesten Spuren von Theobromin aus einem Gefäß der Ocotillo-Phasen. Diese Gefäße hatten einen langen Hals, der zum Ausschank von Flüssigkeiten, nicht aber von aufgeschäumtem Kakao geeignet war. Aus Form, Größe und Ornamenten der Gefäße zu schließen, stellte man das alkoholisierte Kakaogetränk mit ca. 5% Alkohol damals aus dem Fruchtfleisch der Kakaofrucht her. Alkoholisierter Kakaotrank wurde auch in anderen Kulturen jener Zeit, wie z. B. in China, hergestellt. So konnte dieses kakaohaltige, alkoholisierte Getränk zusätzlich zur Schokolade das Wohlgefühl wecken, wie dieser Rückblick in die Geschichte zeigte. Den süßen Trank und die "Speise der Götter", die Schokolade, fand man zu jener Zeit in der gesellschaftlichen Elite, wo Schönheit gefordert wurde. Kakao trug nach Forschungen damals auch dazu bei, bestimmten Gruppen gesellschaftlichen Aufstieg zu schaffen, weil sie sich über den Kakao als Handelsgut Einfluss verschafften.

Kakao, berauschender Kakaotrank und gesellschaftlicher Aufstieg führten zum persönlichen Wohlgefühl, und damit auch zum Schönsein, weil alle drei zusammen und der Kakao als inneres und äußeres Kosmetikum vom zwanghaften Eindruck befreiten, Schönheit nicht erreichen zu können. Allein aus dem Gefühl, Schönsein nicht pflegen zu können, entsteht Stress. Stress aber über das Selbstbild provoziert wiederum neue Hässlichkeit. Also gilt es, sich mit Schokolade zu "belohnen", und, wie in alten Zeiten, mit ihr schöner zu werden und die Schönheit zu erhalten. Schokolade hat historisch gesehen von damals bis heute eine lange Tradition in der Schönheitspflege über Leib, Seele und Geist. Sie wurde Delikatesse, aber auch Mittel zur hohen Kunst in der Küche, war früh Medium der Lebensfreude und Realität. Sie bedeutete Macht und Reichtum für die Reichen und später Genuss auf der Zunge bis hinunter in alle Sozialschichten. Kakao aus der Kakaobohne wurde Heilmittel, Grundlage in der Herstellung von Kosmetika. „Schokolade ist fassbar, greifbar und vor allem ein essbar gewordenes Glücksgefühl, das schön macht und vor allem, schafft mit Glückshormonen kostbar gewordenes Glücksgefühl", sagte aus der Erfahrung dieses Glücksgefühls heraus der Regisseur Wim Wenders.

Es gibt ein Zitat aus dem 17. Jh. über Kakao (Originaltext):

„Es stärcket nemlich der Cacao den Magen, macht Lebensgeister hurtig, verdünnt die Säfte und Geblüht, hilft zur Venus-Lust, stärcket das Haupt, lindert Schmerzen und ist sein Lob sowohl zur Nahrung wie als Medicament nicht genug zu beschreiben."

Die handgeschöpfte Schokolade der Fa. Schokoladerie de Prie aus Rostock ist ein gutes Beispiel dafür, wie historische Tradition durch handwerkliche Kunst weitergeführt werden kann. Sie gibt ebenfalls Anlass, darüber phantasievoll nachzudenken, was der Schauspieler Mel Gibson gemeint haben könnte mit seinem Hinweis darauf, dass „er langsam verstehe, was Frauen wollen. Es liegt irgendwo zwischen Schokolade und Konversation."

Bei der Herstellung der Schokolade aus der Schokoladerie de Prie in Rostock verwendet man nach Qualitätsnormen sorgfältig ausgewähltes Kakaopulver, ebenso Milch, Zucker und Zusatzmittel nach Hausrezept. Dazu gehören ätherische Naturöle mit natürlichen Pflanzenwürzen, ganz im Sinne der alten, lange bestehenden Traditionen anderer Völker. Das weckt Assoziationen zur Biochemie, die der Schauspieler Al Paciono 1997 so ausdrückte, *„dass, biochemisch betrachtet, die Liebe nichts anderes ist, als große Mengen Schokolade zu essen"*.
Man mag bei diesem Zitat an das Wohlgefühl denken, das Schönheit in Haltung und Mimik schafft und schön macht, aber auch an das Wohlgefühl durch Liebe, die man braucht, um gute Schokolade zu schaffen, die auf der Zunge verschmilzt.
Die Azteken aus dem 13. Jh. pflegten diese Tradition und fügten dem Kakao Gewürze, Piment und Vanille und damit auch ätherische Naturöle zu, um eine stärkende und sexuell anregende Wirkung zu gewinnen.

Außerdem spielte Kakao bei ihnen eine bedeutende wirtschaftliche Rolle, da Kakao im Handel als Währung galt und den Mächtigen und Reichen als Mittel diente, um politischen Einfluss zu sichern. Die Mayas (1500 v. Chr. – 1500 n. Chr.) mischten dem Kakao Chili bei. Mittelamerikanische Völker schätzten Vanille, Zimt, Chili, grünen Pfeffer und ätherische Öle als Zusatz, um sie wohlschmeckender und für das körperliche Befinden und für die Schönheit wirkungsvoller zu machen. Die Inder bevorzugten Basilikum, das schon im Sanskrit so genannt wurde, die alten Ägypter die Petersilie, da sie gegen Nervenschwäche und Kopfschmerzen wirksam war und wegen der ätherischen Öle, dem Gehalt an Vitamin C, A und B12 zur Bildung von roten Blutkörperchen und zur Stärkung der Nieren. Die Peruaner setzten dem Kakao Camu-Camu zu, um Konzentration und Leistungsfähigkeit zu verbessern.

Schönheit in der Praxis

Weltweit wurde der Schokolade in verschiedenen Regionen Folgendes beigemischt: Rosmarinextrakt zur besseren Durchblutung und gegen Unruhe, die ätherischen Öle des Safrans zur Stimmungsverbesserung, Kalium und Natrium, um Serotonin für bessere Hirnfunktion, für gesunde Gewebsspannung durch Normalisierung des Flüssigkeitshaushaltes zu erreichen, Dinkelfeit nahm man, um ein „dickeres Fell" zu bekommen.

Maca aus den Wurzelknollen der Lepidium meyenii stammt aus 3800 m Höhe in den Anden, dem Hochgebirge Perus in Südamerika. Maca wird wegen des hohen Gehalts an pflanzlichem, leicht resorbierbarem Eiweiß, an Vitaminen, Mineralien, gebundenen Kohlehydraten und als Energiespender geschätzt. Die Inhaltsstoffe der Maca fördern die Bildung weiblicher und männlicher Geschlechtshormone, helfen Frauen und Männern in den Wechseljahren, stärken Aktivität, Ausdauer und Lebenslust. Vor allem schreiben die Südamerikaner der Maca die Fähigkeit zu, wahre Schönheit schaffen zu können.

Nicht nur Schokolade enthält Maca. Auch im „maca guarana" als Flüssig-Komplexpräparat aus Pflanzenauszügen und Mineralien der Firma NaturBalance Ltd., 33100 Paderborn, ist Maca und zusätzlich auch Guarana, „Paullina cupana" genannt, enthalten. Guarana ergänzt Maca sehr gut, da es ebenfalls Aktivität und Lebensfreude stärkt und den Südamerikanern schon lange als Schönheitsmittel gilt. Weiterhin wurden der Schokolade beigefügt: Sandelholzextrakt, weil es die Kreativität aktiviert, Ingwerextrakt, um Sinnlichkeit und körperliche Lust zu fördern, Irisextrakt, um den Antrieb anzuregen und Traurigkeit zu neutralisieren, Ylang-Ylang und ätherische Öle, um Depressionen und Ängste zu lösen, Entspannung zu fördern. Und letztlich wurden in der sogenannten Amer-Schokolade Aphrodisiaka aus dem Darm von Pottwalen beigegeben, um den Sexualtrieb zu stärken.

Natürliche, gesundheitsfördernde Bestandteile der Kakaobohne sind:

In 100 gr Schokolade sind 630 mg dem Coffein vergleichbares **Theobromin** und 15–20 mg **Coffein**. Theobromin belebt, wirkt aber 10mal schwächer als Coffein. Um berauscht zu werden, müsste man in kurzer Zeit 20–30 kg dieser Substanz zu sich nehmen. Theobromin und Coffein beleben die Herz-Kreislaufleistung.

Zucker wird bei intakter Mundhygiene abgebaut über die Mikroorganismen der Mundhöhle, Enzyme und den Säure-Basen-Haushalt.

Kakaobutter, mit sehr viel Gerbsäure und Aromastoffen, sorgt für Verträglichkeit und Konsistenz eines Hautkosmetikums. Sie macht die Haut geschmeidig, unterstützt die Hautfeuchtigkeit, reguliert als Kosmetikum das Oberflächenmilieu und Mikroorganismen für die Abwehrkraft der Haut, fördert Kollagen- und Elastinbildung. Sie ist die Grundsubstanz für die Herstellung von Lippenstiften, Cremes und Badezusätzen.

Flavonoide und Polyphenole wirken als Radikalenfänger, mindern das Krankheitsrisiko und Alterungsprozesse, schützen und stärken Körperzellen.

Alkaloide sind basisch und neutralisieren Säure.

Phenylalanin normalisiert den Blutdruck und steigert die Hirnfunktion.

Salsolinol ist dopaminaktiv als Fröhlichmacher.

Serotonin beschert als Gute-Laune-Substanz Ruhe und Gelassenheit.

Die **Vitamine B1, B2, B3, B6, B12, C** und **E** sind ebenfalls enthalten, genauso wie **Mineralien**, **Natrium, Kalium, Kalzium, Eisen, Kupfer** und **Phosphor**.

Kakao in der Schokolade, Kakaogetränke mit Zusätzen sowie Kakaobutter als Hauttherapeutikum sind natürliche, endogen und exogen wirkende Medikamente für die Zellregeneration, mit Anti-Aging-Effekt gegen Alterserscheinungen, zur Minderung des Krankheitsrisikos, sie dienen als Nahrungsergänzungsmittel in der Krankenpflege, in der Rehabilitation für die Genesung und zusätzlich zur Gesundheits- und Schönheitspflege. Kakao ist ein natürliches, wichtiges Psychopharmakon im Sinne innerer und ebenso äußerer Kosmetik.
Alexander von Humboldt (1769–1859) wies ebenfalls darauf hin: „Kein zweites Mal hat die Natur eine solche Fülle wertvoller Naturstoffe auf so kleinem Raum zusammengetragen, wie gerade bei der Kakaobohne". Johann Wolfgang von Goethe nahm sich dies auf Anraten von Humboldts zu Herzen und bekannte: „Wer eine Tasse Schokolade getrunken hat, der hält einen anstrengenden Tag auf Reisen aus. Ich tue es immer, seit Herr von Humboldt mir dies empfohlen hat."

Dies wird aus der Ernährungslehre verständlich, da die 563 Kcal aus 100 gr Schokolade nicht nur einen großen Teil der nötigen 890 Kcal Energie für acht Stunden Büroarbeit ersetzen können, sondern auch die Energie liefern, mit denen man 563 Liter Wasser um 1% erwärmen könnte. Den gesundheitlichen Wert des Kakaos und der Schokolade muss man dennoch nicht so hoch einschätzen, wie es der Schokoladenfan Bebra Tracy tat: „Jeden Tag esse ich die vier Grundnahrungsmittel, die nach meiner Ansicht für Gesundheit und mein gutes Aussehen unentbehrlich sind: Milchschokolade – Zartbitter – Weiße Schokolade – Kakao". Oder sollte Bebra Tracy doch recht haben?

Denn weltweite wissenschaftliche Studien haben belegt: Kakao hat einen positiven Effekt auf Durchblutung, Gefäßsystem, Herz- und Kreislaufleistung hat, hohen Blutdruck senkt. Dies wurde von niederländischen Forschern durch eine Studie über 15 Jahre mit 470 Männern bestätigt, die täglich ihre Bitter-Schokolade genossen. Sie hatten gegenüber der Kontrollgruppe deutlich weniger Herz-Kreislauf-Erkrankungen. Die Schokolade senkte ihren Cholesterinspiegel. Kölner Wissenschaftler bestätigten ebenfalls die blutdrucksenkende Wirkung der Bitterschokolade mit wenigstens 60% Kakaoanteil. Schon von den Azteken wurde Kakao gegen Vergiftungen und Fieber eingesetzt. Außerdem steigert er die Leistungsfähigkeit und hat einen positiven Einfluss auf Alterungserscheinungen indem er die Schönheit erhält. Kakao wirkt erfolgreich gegen Blasen- und Nierenleiden. Ebenso lindert er Migräne und Magenbeschwerden bei gesteigertem Krankheitsrisiko. Kakao gilt als „Glücklichmacher", da er den Serotoninspiegel hebt. Er gilt als Nervenbotenstoff, der die Stimmung hebt. Und wer lacht, sieht schöner aus.

Man schwärmt immer wieder von der traumhaft schmeckenden italienischen Schokolade. Das Geheimnis dafür hat man mir vor Ort in Italien verraten. Dort nämlich achtet man an erster Stelle auf Herkunft und Qualität des Kakaos, auf qualitativ gute andere Zutaten zur Kakaomasse, vor allem aber auf die sorgfältige Technik manueller Herstellung. Mischen, Dauer und Genauigkeit während des Fertigungsprozesses sind nicht mehr nur ein Vorgang, sondern die hohe Kunst der Kakaoverarbeitung und Herstellung des Endproduktes. Die Schokoladenmasse besteht aus Kakaomasse, Kakaobutter, Milchpulver, Zucker und den geheimnisvollen Zutaten nach Hausrezept. In industrieller Fertigung wird die Schokoladenmasse mithilfe von Gesteinsrädern 40 Minuten lang gewalzt, zermahlen, zerrieben, vermischt, biochemisch umgeformt.

Durch chemische Prozesse wird das Aroma verfeinert, sie wird durchfeuchtet, damit sich das bittere Aroma verliert und sie wohlschmeckend wird. Die Gesteinsräder sorgen auch dafür, dass dies geruchsneutral erfolgt. Anschließend erfolgt das Rösten und 72 Stunden Bearbeitung in der Concherie, bei der die Schokoladenmasse gelüftet, gedreht und gewendet wird, damit Kakao, Butter, Milch, Zucker und die Zusätze des Hauses mit Sauerstoff, Wärme und Feinaroma zur homogenen Masse mit 14-Mikrometer-Körnung für zarten Schmelz zerrieben wird. Erst dann wird die auf der Zunge zart schmelzende Schokolade zum Erlebnis. Kakaomasse mit Partikelchen von 20 Mikrometern empfindet die Zunge nämlich noch als unangenehm rau. Deswegen muss die Masse auf ein homogenes Pulver von 14 Mikrometern herunter zerrieben werden.

Die Italiener, ebenso die Schokoladerie in Rostock mit ihrer Würzschokolade dank ätherischen Ölen und natürlichen Pflanzenwürzen, machen es der Industrie mit der Handschöpfung nach. Sie rühren die Grundmasse handschöpfend mehr als 24 Stunden durch. Der Rühreffekt ist ein energetisierender, clustermodellierender Prozess und erzeugt gerade über den manuellen Einsatz eine ganz besondere, eher metaphysisch erklärbare Note – wie übrigens ja auch homöopathisch per Hand potenzierte Präparate eine ganz andere, dazu intensivere Wirkung haben als maschinenpotenzierte, obwohl sie von Qualität und Quantität her den gleichen Wirkstoff haben. Handgeschöpft wird die Grundmasse ebenso geschmeidig, schließt Aromen auf, eröffnet die Geschmacksbiotik, wird ernährungsphysiologisch aufbereitet. Geerntet wird vom „Theobroma Kakao-Baum", wobei „theo" für „Götter" und „broma" für „Trank" steht. Nach dem Ernten der 300–700 gr schweren, 15 cm langen Kakaofrucht vom Stamm (und nicht aus dem Geäst des Kakaobaumes) müssen aus dem Fruchtfleisch der Kakaofrucht die 30–40 Kakaobohnen entnommen werden, die die „Speise der Götter" spenden. Dazu wird das Fruchtfleisch mit den Bohnen mit Bananenblättern abgedeckt. Zehn Tage fermentieren sie unter der Tropensonne. Das Fruchtfleisch zerfällt. Die freigelegten Bohnen werden getrocknet, geröstet, verlieren einen Großteil der Gerbsäure, ihres Wassergehaltes und der Essigsäure. Hierbei entwickeln die Bohnen Aroma.

Die Bohnen enthalten mehr als 50% Kakaobutter. Sie wird herausgepresst. Die Kakaobutter ist in hohem Maße mit natürlichem Hautfett identisch, sodass sie durch die Deckschicht der Haut tief ins Unterhautzellgewebe eindringt und dank natürlicher Wirkstoffe sich zur Pflege und zur Vorbeugung gegen Alterungserscheinungen der Haut eignet. Sie wird für viele Kosmetika wie Hautcremes, Lippenstifte, für Badezusätze als Träger- und Pflegestoff verwendet. Sie sorgt für ein gutes Hautmilieu, ist Hautmikroben sehr zuträglich, sorgt für Hautfeuchtigkeit und Regeneration. Es ist interessant, dass schon ein Chronist von Gonzalo Fernández de Oviedo y Valdés (1478–1557) darauf hinwies, dass sich die Indios Wange, Stirn und Nase mit Schokoladenmasse einreiben, um schöner auszusehen.

Die Schokoladen aus der Schokoladerie de Prie in Rostock werden nach eigener Rezeptur aus hochwertiger Kakaomasse und anderen kritisch ausgewählten frischen Zutaten, wie z. B. den beschriebenen ätherischen Pflanzenölen mit pflanzlichen Würzstoffen hergestellt. Dadurch ergibt sich ein besonderer Wohlgeschmack, je nach Qualität des zugesetzten ätherischen Naturöles mit Würzstoffen. So erklärt sich hierüber der ganz eigene Charakter dieser Schokoladen.

Der Zusatz der Pflanzenöle ist auch aus Sicht der Ernährungsphysiologie von großem Vorteil, da sie einen hohen Gehalt an essentiellen, ungesättigten, lebenswichtigen Fettsäuren enthalten. Diese Fettsäuren müssen dem Körper zugeführt werden, da er sie selbst nicht bilden kann. Sie ergänzen die wertvollen, natürlichen Nährstoffe der Kakaobutter als Naturprodukt und sind damit wieder ein wichtiger Bestandteil der Schönheitstherapie. Die essentiellen, ungesättigten Fettsäuren in den natürlichen ätherischen Ölen bleiben enthalten, da die ätherischen Pflanzenöle durch Kaltpressung und somit schonend gewonnen werden.

Schokolade mit ätherischen Ölen weckt in besonderem Maße das Belohnungsempfinden und dient der Gesundheitspflege. Der Reiz auf das Belohnungssystem schafft Wohlbefinden. Wohlbefinden macht schöner.

Auch Bitterschokoladen von Markenherstellern waren nach dem Test des Instituts für Warentest von Mai bis Sept. 2007 (vgl. S. 242) zum großen Teil, einige aber nur mit Vorbehalt empfehlenswert.

Laut einer amerikanischen Studie wirkt der Duftreiz der auf der Zunge schmelzenden Schokolade über das Atmen auf die Riechfelder im Nasenbereich einen Reiz aus und weiter auf Hirnregionen mit der Folge eines Belohnungseffektes. Der Belohnungseffekt ist ein Verstärkungsreiz im Sinne einer erfahrungsbedingten Verhaltensadaptation oder im erfolgreichen Vermeiden eines negativen Erlebnisses. Über Neurotransmitter wird das Hungergefühl blockiert. Außerdem erfolgt eine Minderung des Hungergefühls durch Ansteigen des Zuckerspiegels.
In den USA wurde diese Methode erfolgreich zur Gewichtsabnahme eingesetzt. Man empfahl den Probanden, 30 Minuten vor den Mahlzeiten einen Riegel Schokolade zu sich zu nehmen, ihn auf der Zunge zerfließen zu lassen und die Atemluft darüber langsam durch die Nasengänge zu führen. Das Hungergefühl minderte sich. Die Essensmenge wurde verringert. Die Probanden nahmen ab.

Für innere Schönheit bieten sich Hirnnahrung und Kraftnahrung an. Beide schaffen Lebensfreude und Lebensqualität über den Belohnungseffekt. Der Belohnungseffekt über unterschiedliche Hirnregionen aktiviert Nervenbotenstoffe, verändert den Hormonspiegel, erzeugt Erfahrungen und verbessert die Leistungsfähigkeit. Gehirnjogging aktiviert geistige Impulse für Profil und Ausstrahlung.

Auch bei Fürsprache für „Schokolade in Maßen" als Kosmetikum sollte man fünf Gründe gegen den Schokoladengenuss als Kraftnahrung nicht vergessen. Aus diesen Warnungen gilt es für sich selbst zu lernen. Lernen und Reflexion ermöglicht, positive Rückschlüsse zu ziehen und sich hierüber vor der Schokoladensucht zu bewahren. Schokolade ist eine Delikatesse und ein Nahrungsmittel, aber kein Lebensmittel.

1. **Die Zucker- und Fettanteile in Schokoladen sind gesundheitsschädlich.** Übergenuss wird selbstverständlich immer zur Gefahr, jedoch nicht Genuss mit Maß, auf Zeit und Menge bezogen. Vor allem, weil die ätherischen Öle in der Schokolade ernährungsphysiologisch empfehlenswert sind, sogar den Folgen von Diätsünden entgegensteuern. Außerdem sind wertvolle Nährstoffe in der Schokolade enthalten.
2. **Milchschokolade macht dick, weil sie gemäß Gewichtsanteil einer Tafel Schokolade mit 550 Kilokalorien und damit ein Viertel des Tagesenergiebedarfs für Erwachsene liefert.** Dieser Vorbehalt stimmt nur dann, wenn Völlerei vor dem Grundsatz „Genuss in Grenzen" steht, das Übermaß den Genuss aus Sucht erzwingt. Niemals sollte man Schokolade essen, wenn man Heißhunger hat. Dann sollte man vorweg 2–3 Mandeln und dann Obst essen.
3. **Schokolade fördert über ihren Zuckeranteil die Bildung von Karies und Parodontose.** Sünden zu meiden, heißt Gesetze weise brechen zu können, das Lebensumfeld und die Lebensweise zu ordnen, und dem Risiko mit gesunder Nahrung und gründlicher Zahnpflege entgegenzuwirken. Schokolade ist ein Genussmittel und kein Lebensmittel, um die Hauptmahlzeit zu ersetzen. Wer dies beachtet, wird das Risiko mindern und stattdessen Vorteile für sich aus der Schokolade ziehen, die aus wertvollen, natürlichen, ernährungsphysiologisch wichtigen Nährstoffen besteht, vor allem, wenn sie mit der schonenden Handschöpfung hergestellt wurde. Nach jedem Schokoladengenuss sollte man sich die Zähne putzen oder, wo es nicht möglich ist, hinterher Obst essen und Kaugummi kauen, um den pH-Wert im Mund zu regulieren.
4. **Schokolade stört generell den Säure-Basenhaushalt, insbesondere den der Mundhöhle.** Dies gilt bei mangelnder Mundhygiene, bei Diätsünden, auf Menge und Häufigkeit sowie Schokoladenart beim Schokoladengenuss bezogen.
5. **Schokolade belastet den Stoffwechsel durch ihren hohen Nährwert.** Bewusster, verantwortungsvoller Genuss ohne Übermaß führt zu vertretbaren Konsequenzen. Es gilt auch hier, Regeln weise zu brechen und dadurch bewahrt die Klugheit vor Leiden und vor der Fron der Entsagung. Die Menge fördert nicht die Schönheit, aber das rechte Maß zur rechten Zeit mit der Klugheit, sich zu bescheiden.

Es zeigt sich also, dass Warnungen vor Schokoladengenuss immer vorbehaltlich, individuell und relativ zu betrachten sind. Für einen Diabetiker gelten andere Regeln als für Gesunde, für Übergewichtige andere als für Normalgewichtige. Das Alter und der Gesundheitszustand spielen ebenfalls eine Rolle. Nachfolgende Hinweise zeigen es. Sie machen begreiflich, dass diese Voraussetzungen auch der Schönheitspflege im Sinne innerer Kosmetik und der Lebensfreude dienen können, wenn man sich bewusst und bescheiden verhält.

a) Allen unter Punkt 1–5 genannten Vorbehalten entgegen wirken ernährungs- und verdauungsphysiologisch sowie milieuregulierend die ätherischen Pflanzenöle und die wertvollen natürlichen Nährstoffe des Kakaos mit seinen lebenswichtigen essentiellen, ungesättigten Fettsäuren.
b) Der Kakao hat dank seines hohen Gehalts an Bioflavonoiden eine antioxidative Wirkung. Antioxidantien neutralisieren Freie Radikale. Freie Radikale provozieren laut Studien nicht nur Alterungsprozesse und stellen sich gegen Schönheit, sie wirken auch zellaggressiv. Damit senken Antioxidantien sogar das Krebsrisiko.

c) Bioflavonoide schützen vor Herz- und Kreislaufrisiken, vor gesundheitsschädlichen, zellaggressiven Freien Radikalen, die zudem die Alterungsprozesse noch zusätzlich fördern.
Nach einem Hinweis im Journal of the American Medical Association vom Juli 2007 hat eine Studie in Deutschland mit 44 älteren Probanden erwiesen, dass Zartbitterschokolade mit 50% Kakaoanteil erhöhten Blutdruck leicht senken kann. Mit weißer Schokolade hingegen konnte der Blutdruck nicht gesenkt werden. Die 44 älteren Probanden erhielten über 18 Wochen pro Tag 6 gr weiße oder dunkle Schokolade mit 30 Kalorien. Cholesterin und Körpergewicht stiegen bei beiden Schokoladensorten nicht an.
d) Schokolade enthält neben Kakao und Kakaobutter auch Vitamine und Mineralien als wertvolle, natürliche Nährstoffe. Hier bestimmt das Übermaß des Genusses das Ausmaß an Nebenwirkungen von Zucker und Fetten als Zusatzmittel, denn auch Kohlehydrate und Fette sind ernährungsphysiologisch vom Grundsatz her notwendige Nährstoffe. Nur muß zwischen freien und gebundenen Kohlehydraten unterschieden werden.
e) Zucker erhöht das Wohlgefühl. Der Biologe Steiner von der Universität Jerusalem träufelte Neugeborenen Zuckerwasser in den Mund, woraufhin sich die Babys als Ausdruck des Wohlgefühls die Lippen leckten, Saugbewegungen machten und die mimische Muskulatur bewegten. Glückshormone waren aktiv.
f) Nach einer Untersuchung an der Universität Amherst/USA kommen Kinder durch das Einträufeln von Zuckerwasser früher zur Ruhe als durch Zuführen des Schnullers. Die Universität von Massachusetts konnte gleichermaßen nachweisen, dass Babys bei Zuckerwasser schneller das Schreien einstellen als nach Zuführen des Schnullers.
g) Zucker lindert Schmerzen, weckt positive Gefühle.
h) Zucker und Fett verändern laut Studien den Hormon- und Nervenbotenspiegel. Darüber steigen Wohlfühlemotionen auf.
i) Laut Studie der Psychologin Georgina Oliver an der Universität London im Jahr 2000 griffen Versuchspersonen nach dem Redestress bei einem Vortrag am Buffet vorwiegend zu süßer und fettreicher Nahrung.
j) Im Tierversuch stellte man fest, daß es nach dem Genuss von Zuckerwasser zum Anstieg des Dopamins kam. Es weckt das positive Lebensgefühl.
k) Nach dem Genuss von Kohlehydraten und Fett kommt es zum Anstieg von Endorphinen. Als Wohlfühlpeptide wirken sie stimmungsaufhellend.
l) Nach einem Versuch von Andrew Hill an der Universität Leeds im Jahr 2004 aßen negativ gestimmte Menschen doppelt soviel Schokolade wie neutral gestimmte.
m) Schokolade gilt als Trostnahrung. Laut einer Untersuchung der Universität Würzburg neutralisierten Traurige bei Wahlmöglichkeit ihre Gefühle vorwiegend mit Schokolade.
n) Nach Studien der Universität Bristol sind Koffein und Theobromin die sensorisch stimmungsaufhellenden Stoffe. Es genügen 50 gr kakaohaltiger Schokolade als Riegel, um eine psychotrope Wirkung zu erzielen. Der Schokoladengenuss wird zusätzlich als Belohnungssignal empfunden.
o) Nach Untersuchung im Massachusetts Institute of Technology steigt nach dem Genuss kohlehydratreicher Nahrung der Neurotransmitter Serotonin auf das Doppelte, und zwar im präfrontalen Kortex. Dieser Hirnanteil prägt die Persönlichkeitsstruktur des Menschen, steuert Sozialverhalten und hilft bei Willensentscheidungen.

p) Kakaobäume wachsen oft auf vulkanischem Untergrund. Dort wird auf natürlichem Wege über die Wurzel Cadmium als Schwermetall aufgenommen. Die WHO hält wöchentliche Aufnahme von maximal 0, 5 mg Cadmium für 75-kg-schweren Menschen für duldbar. Nach dem Bundesinstitut für Risikobewertung sind Höchstmengen von 0, 3 Milligramm/kg Schokolade unbedenklich. Höhere Anteile können Übelkeit, Durchfälle und Nierenschäden verursachen. Beim Genuss von 150 gr Schokolade/Woche mit einer Cadmiumbelastung über die zulässige Höchstmenge würde man zuviel dieses Schwermetalls aufnehmen. Bei der Prüfung der Stiftung Warentest wurden verschiedentlich in Schokoladen Belastungen von Cadmium festgestellt, die weit über der zulässigen Dosis lagen. Die untenstehende Tabelle gibt unter anderem Auskunft über die Schadstoffbelastung.

Es empfiehlt sich, wegen des höheren Kakaoanteils und des geringeren Zuckergehaltes Bitterschokolade vorzuziehen. Von Bitterschokolade spricht man, wenn sie mindestens 60% Kakaoanteil enthält. Dieser hohe Anteil an Kakaomasse dominiert auch sensorisch. Der Geschmack ist zuerst süß und dann auffallend bitter. Er liegt vollmundig auf der Zunge und hält lange an. Zusätzlich können ein blumiger Geruch, kaffeeartiger, saurer oder rauchiger Geschmack auffallend sein. Eine sauer-fruchtige Geschmacksnote ist typisch für Kakao. Abweichungen davon sind untypisch und Fremdnoten. Bitterschokolade bieten in der Regel alle Firmen an, die Schokolade liefern. So ist z. B. „Die Schwarze" als Sarotti-Klassiker ein Beispiel dafür.
Damit und gemäß der Maßgabe, „Regeln weise zu brechen" mindert man mit der „Dunklen", „Bitteren" nicht nur das Karies- und Parodontoserisiko, sondern beugt auch noch der Gewichtszunahme, der Stoffwechselbelastung, der Herzkreislaufstörung und Alterungsprozessen vor, hat bessere Möglichkeiten für die innere Schönheitspflege, fördert die Sekretion der Verdauungssäfte sowie der Glückspeptide. Hier bestimmt aber nicht die Menge den Behandlungseffekt, sondern ernährungsphysiologisch die Informationen aus der Schokolade. Lieber wenig und gelegentlich, als einmalig eine große Menge an Schokolade als Schocktherapie, die stoffwechselmäßig erst einmal verkraftet werden muss.

In Heft 7 vom Dezember 2007 der Zeitschrift WARENTEST erschien ein interessanter Vergleich mit Benotungen zum „DUNKLEN GENUSS" diverser Bitterschokoladen, den Sie auf den folgenden Seiten finden.

Marke a) Packungsgewicht in gr b) Kakaoanteil in % c) Mittlerer Preis €/100 gr	Qualitätsurteil	Sensorische Fehlerhaftigkeit	Schadstoffe	Mikrobiologische Qualität
Aldi Moser-Roth 125 gr 70% 0, 68 €/100 gr	Gut	Gut	Befriedigend	Sehr gut
Lidl Fairglobe 100 gr 70% 1, 19 €/100 gr	Gut	Gut	Gut	Gut
Lidl J. D. Gross Ecuador 125 gr 70% 0, 68 €/100 gr	Gut	Gut	Befriedigend	Sehr gut
Arko Arribo 100 gr 70% 1, 95 €/100 gr	Gut	Gut	Befriedigend	Sehr gut
Tchibo Privat 120 gr 71% 1, 46 €/100 gr	Gut	Gut	Befriedigend	Sehr gut
Tip 125 gr 70% 0, 68 €/100 gr	Gut	Gut	Befriedigend	Sehr gut
Ritter Sport 100 gr 71% 0, 69 €/100 gr	Gut	Gut	Gut	Sehr gut
Zetti 100 gr 75% 0, 99 €/100 gr	Gut	Gut	Befriedigend	Sehr gut

Marke a) Packungsgewicht in gr b) Kakaoanteil in % c) Mittlerer Preis €/100 gr	Qualitätsurteil	Sensorische Fehlerhaftigkeit	Schadstoffe	Mikrobiologische Qualität
Plus/Xocriolata 125 gr 72% 0, 68 €/100 gr	Befriedigend	Gut	Befriedigend	Sehr gut
Schwarze Herren Sarotti 100 gr 60% 0, 99 €/100 gr	Befriedigend	Gut	Gut	Sehr gut
Lindt Excellence 100 gr 70% 1, 80 €/100 gr	Befriedigend	Befriedigend	Befriedigend	Gut
Edeka World of Chocolate 100 gr 70% 0, 99 €/100 gr	Befriedigend	Gut	Befriedigend	Sehr gut
Hussel 100 gr 77% 1, 98 €/100 gr	Befriedigend	Gut	Befriedigend	Sehr gut
Feodora Grand´Or 100 gr 75% 1, 80 €/100 gr	Befriedigend	Gut	Befriedigend	Ausreichend
Cote d´Or Sensation Intense 100 gr 70% 1, 49 €/100 gr	Befriedigend	Ausreichend	Gut	Sehr gut
Rausch Tobago 125 gr 75% 1, 56 €/100 gr	Befriedigend	Gut	Befriedigend	Gut

Marke a) Packungsgewicht in gr b) Kakaoanteil in % c) Mittlerer Preis €/100 gr	Qualitätsurteil	Sensorische Fehlerhaftigkeit	Schadstoffe	Mikrobiologische Qualität
Bio Ritter 100 gr 70% 0, 89 €/100 gr	Ausreichend	Gut	Gut	Sehr gut
Gepa Grand Noir Bio 100 gr 70% 1, 75 €/100 gr	Ausreichend	Gut	Gut	Befriedigend
Gubor 100 gr 60% 1, 80 €/100 gr	Ausreichend	Gut	Gut	Sehr gut
Hachez Cacoa D´Arriba classic 100 gr 77% 1, 85 €/100 gr	Ausreichend	Ausreichend	Befriedigend	Ausreichend
Leysieffer 2005 100 gr 70% 3, 90 €/100 gr	Ausreichend	Gut	Gut	Sehr gut
Rotstern 100 gr 70% 0, 59 €/100 gr	Ausreichend	Gut	Gut	Sehr gut
Sarotti Bio 100 gr 70% 1, 39 €/100 gr	Ausreichend	Gut	Befriedigend	Gut
Sarotti No. 1 100 gr 72% 0, 99 €/100 gr	Ausreichend	Gut	Befriedigend	Sehr gut

Marke a) Packungsgewicht in gr b) Kakaoanteil in % c) Mittlerer Preis €/100 gr	Qualitätsurteil	Sensorische Fehlerhaftigkeit	Schadstoffe	Mikrobiologische Qualität
Rapunzel Bio 100 gr 70% 1, 99 €/100 gr	Mangelhaft	Gut	Mangelhaft	Gut

Lassen Sie mich das Kapitel über die „Speise der Götter" mit einer lustigen Geschichte über Schokolade abschließen, die ich im Weser-Kurier, der Bremer Tageszeitung, vom 24.11.07 gefunden habe. Die Geschichte hat auch einen Bezug zur Schönheit.
Sie zeigt ebenfalls, welche Leistung in der Schokolade schlummert, wenn man sie sinnbildlich und petrochemisch umsetzt, welche neuen Wege die „braune Köstlichkeit" öffnen kann, und dass sie auch das tut, was die Medizin zur Schokolade sagt, nämlich dass sie Glückshormone aktiviert, da es das Serotonin als Muntermacher weckt.

Zwei britische Abenteurer fuhren im Geländewagen 7000 Kilometer in drei Wochen, von Großbritannien nach Westafrika, und zwar nach Timbuktu am Nigerfluss, gelegen in Mali. Und dies mit 4000 Kilo Schokolade. Der Bezug zur Schönheit ergibt sich, weil John Grimshaw (39) und Andy Pag Weitsicht (34) sich Visionen über Gewohnheiten hinweg eröffneten, aus kreativer Verrücktheit statt Benzin, Schokolade als Kraftsoff für ihr Fahrzeug nutzten. Mit Phantasie Augenmaß und Aufrichtigkeit, Mut, Haltung mit Verantwortungsgefühl und mit dem Blick über den Tellerrand hinweg an allen Gefahren und Hindernissen vorbei, erreichten sie ihr Ziel Timbuktu.

Sinnbildlich gleicher Mut zur Offenheit muss auch in Schönheitstherapie möglich sein, um altes Wissen der Vorfahren mit neuen Methoden moderner Schönheitspflege, Kosmetik für äußere Schönheit und medizinische Begleittherapie für innere Schönheit zu nutzen. Dann lassen sich neue Wege und neue Möglichkeiten natürlicher, gesunder zur Schönheitspflege eröffnen.

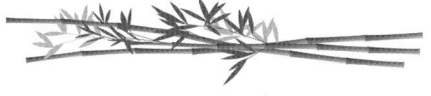

美容与气功
2.30 Schönheit – Qigong

Erfahrungen gewinnt man durch Schweigen. Schweigen mit sinnenhaftem Abstand zu Wort, Bild, Ton und Öffnung zur Stille, Einkehr und Kontemplation lassen Gelassenheit, Selbstfindung, Selbsterkenntnis, Antwort zu Lebensfragen, zu spontan erwachsenen Perspektiven, Motivation zu sich zurückfinden. Aus allem kann reflektiv Erkenntnis, Wahrnehmung auf allen drei Ebenen unseres Selbsts erwachsen. Das Bewusstsein erreicht eine höhere Ebene.

Darin liegt eine Wahrheit über Qigong: Übungen des Qigong sollen nicht über Willensakt erfolgen, sondern intuitiv in uns erwachsen und instinktiv, absichtslos geführt werden. Der Verstand hat in allem Üben keinen, das zwanglose Geschehenlassen dafür allen Raum darin. Qigong-Übungen erwachsen aus absichtslosem Zulassen, aus wahrnehmungsfreiem, unbewussten, unschlüssigem Tun. Dazu braucht man die Stille in sich selbst, dem Umfeld gegenüber. Durch Zulassen, Geschehenlassen gewinnt man innere Freiheit, das befreiende spirituelle Aufatmen in sich, gewinnt Abstand zu allen Aufgaben, Anforderungen und zum Umfeld hin: Man erfährt in sich den Mut, nicht zu jeder Frage eine Antwort finden, sich nicht jeder Herausforderung stellen zu müssen. Es ist Schluss mit Anklammern, dem nicht bewussten Eingebundensein in Gewohnheiten und zwanghaftem Fixiertsein: Zellinformatik, Durchblutung, neuronale Kommunikation, Qi-Zirkulation und Yin-Yang-Harmonisierung werden in absoluter Entspannung dann aktiviert. Damit ist der Weg des kosmischen SHEN zum Herzens-Shen frei, weil SHEN dem Qi folgt, um das Depot des Herzens-Shen aufzufüllen. Und was wäre entscheidender für eine Schönheitstherapie?

Die Wahrheit liegt auch in dem folgenden chinesischen Zitat begründet:

„Handle in Ruhe und ruhe im Handeln."

Lautes ist Qigong und Schönheit fremd, aber in der Stille kann man das Wesen der Schönheit finden.

Da für die Schönheit dennoch Energieniveau aus Frequenz und Amplitude entscheidend ist, heißt Bewegen und Verfeinern auch der Lebenskraft Ziel, Ebene und Richtung mit der Kraft der Stille, der Mitte zu geben. In Stille und Bewegung findet man Reflexion, in der man über das Gestern nachdenkt und für heute neue Rückschlüsse daraus zieht. Dafür ist Qigong das Tor. Qigong war somit immer schon ein wichtiges Medium für Lebens-, Gesundheits- und Schönheitspflege und wird es weiterhin bleiben, ganz besonders, um Schönheit „in Form zu bringen, sich zu öffnen, um sie zu erleben", um erstmal Schönheitstherapie tiefgreifender, nachhaltiger und wirksamer zu unterstützen.

Die Qigong-Praxis ist eine Körper-Seele-Übung. Geist ist Ursprung, Schöpfer und Beweger aller Energien. Energien sind die Quelle des Stofflichen. Geist ist Medium für Zelle und Bewusstsein, Herzschlag, Atmung, Regeneration, Prophylaxe und Heilen. Er wirkt gegen vorzeitiges Altern. Qigong stärkt, lenkt und verfeinert Qi. Qigong lässt Geist, Qi und Essenz geschehen und verbindet sie, empfängt Shen, gibt dem Meridian-Qi eine Richtung. Die Atmung ist die Grundlage des Zhen-Qis, geschaffen aus Atem- und Nahrungs-Qi. Die Lunge gibt die Zielkraft, ist das Haus der Körperseele Po, von oben nach innen, unten fließend, als Schöpfer im Körper, mit dem positivem Qi als Kraft der Dankbarkeit. Sie öffnet sich durch die Haut.

Qigong ermöglicht den interzellulären Informationsaustausch, fördert den Energieaustausch zwischen Mensch und Kosmos, bewegt vom Umfeld zum Inneren hin, macht Regeneration und Vitalität möglich. Qigong verlangt absolute Stille in der Dreiheit des Körpers, in der der Geist nur geschehen lässt, ohne Einfluss zu nehmen. So wird das Qi bei der Qigong-Übung gelenkt. Darin widerspiegelt sich, in Ruhe zu handeln und im Handeln zu ruhen. Es ist wichtig, dass dabei der Atem sanft und ungehindert fließt. In dieser Ruhe wird „bewusstseinslos" vergessen, dass man überhaupt atmet, denkt, existiert, das Gesicht ausrichtet. Die Kunst ist, bewusst zu sein und teilzuhaben, aber nichts wahrzunehmen. Auch Schönheit entsteht ja aus sich selbst heraus.

Dabei gilt es, die Ausgangsposition einzunehmen, in der man bei richtiger, völlig entspannter, gelöster Körperhaltung steht, sitzt oder liegt, ohne bewusst zu erleben, dass man sitzt, steht oder liegt. Alle Muskeln, Sehnen, Gelenke, Extremitäten und die Wirbelsäule müssen locker sein, damit die Meridiane frei von jeglichen Blockaden sind, damit Qi und sinnbildlich, energetisch betrachtet „Blut" als Verbund in den Meridianen ungehindert fließen können. Beide Beine stehen leicht gegrätscht, in den Knien leicht angewinkelt zueinander, das Becken ist nach vorn verschoben, die Arme sind entspannt locker hängend, von Nacken und Schulter hinab, die Handflächen zum Rücken. Die Wirbelsäule ist nach oben und nach unten hin nur aus sich selbst heraus dank der inneren Vorstellung gestreckt, als würde ein imaginäres Seil am Schädel nach oben und am Steiß zur gleich Zeit nach unten ziehen. Beim Sitzen stehen Oberschenkel und Unterschenkel im rechten Winkel zueinander. Oder man liegt völlig entspannt mit gestreckten Beinen und auf dem Boden abgelegten Armen und Händen auf dem Rücken. Die Ausrichtungen von Wirbelsäule, Kopfstellung und Armhaltung geschehen locker aus sich selbst heraus, ohne gesteuert zu sein. Daher sollte man das Training mit einem geübtem Qigong-Meister beginnen, denn niemand kann allein in sich die Voraussetzungen psychosomatisch-mentaler Entspannung und des Lenkens des Qis aus sich heraus, das sanfte Atmen und den „verlorenen Blick" schaffen und eine falsche Haltung vermeiden. Wenn man die Grundübung erfasst hat, kann man jedoch auch alleine weiterüben.

Zusätzlich gibt es Techniken, die ich alternativ empfehle:

a) **Die Federballübung**, die in herkömmlichen Qigong-Kursen gelehrt wird und für Qi-Aktivierung, Blutzufluss und bessere Lymphzirkulation sorgt. Dies schafft wichtige Grundlagen für Schönheitstherapie im Gesichtsbereich.
b) **Das Finger-Qigong**, um das zentrale Nervensystem zu aktivieren, das Meridian-Qi zu stärken, die Lockerung von Muskeln und Sehnen im Schulter-, Arm- und Gesichtsbereich zu erreichen, Meridian-Qi-Zufluss und Durchblutung zum Gesicht zu stärken und so die Grundlagen für Profil, Ausstrahlung, für Mimik, Haltung und Gestik zu schaffen.
Diese Technik ist im Westen bislang nicht bekannt, bietet sich aber für Westler förmlich

an, da sie zu jeder Zeit, an jedem Ort, ohne Aufwand, Mühe und für andere unauffällig sowie leicht erlernbar praktiziert werden kann. Meine nächste Aufgabe nach Fertigstellung dieses Buches wird es sein, ein Praxisbuch mit Original Übungen und Übungs-CD vom Großmeister selbst zu schaffen. Auch Praxiskurse werden dann zugänglich sein.

c) **Meridiansingen**, Qigong mit Singen, meditativer Bewegung und Organtexten nach den Fünf Wandlungsphasen, das in einem eigenen Kapitel (siehe Schlagwortverzeichnis) vorgestellt wurde.

d) **Qigong-Kugeln** stärken Konzentration, Gleichgewicht, harmonisieren die Feinmotorik (vor allem auch die mimische), verbessern Kopfdurchblutung, Zufluss von Qi und Blut und sind darüber hinaus für die Schönheitstherapie im Brust- und Kopfbereich sowie für die Wirbelsäule von grundlegender Bedeutung. Mein Praxisbuch „Qi Gong Kugeln. Für Gesundheit, Meditation und Vitalität" oder das kleine Handbuch „Aktiv + Gesund durch die magischen Qigong-Kugeln aus China" geben weitere Hinweise dazu.

e) **„Die sechs Heilenden Laute"** (mit Tonkassette). Die Sechs Heilenden Laute entsprechen den Organschwingungsmustern der einzelnen Organe aus den Wandlungsphasen. Die Intonationen der Laute stärken die Organfunktionen und erzeugen als innere Kosmetik die Voraussetzungen für äußere Schönheit.

Die Therapie des Meridiansingens: Einführende Grundübung

Originalbeitrag von Herrn Dr. Karl Adamek

Mit einer kleinen Grundübung des Meridiansingens können Sie beginnen. Sie erfahren dabei etwas über Ihre eigene Stimme als Klang, der Kraft im Körper, nehmen Klang und Stimme als eine Ihrer heilsamen Wurzeln wahr. Wie können Sie selbst anfangen? Auch wenn Sie sich das Meridiansingen noch nicht zutrauen sollten, haben Sie beim Lesen bereits soviel über die lebensfördernden Wirkungen sowie die Technik des Singens erfahren, dass es Ihnen sofort möglich ist, intuitiv die gesundheitsfördernde Kraft des Singens für sich nutzen zu können. Suchen Sie sich einfach eine Ihrer Lieblings-CDs heraus, auf denen Musikstücke sind, die Sie von Herzen gerne singen. Schaffen Sie sich Bedingungen, bei denen Sie sicher sind, dass niemand Sie bei Ihrem Singen stören kann. Dann finden Sie in sich die nötige Kraft und Ruhe. Bleiben Sie gelassen und ohne Lampenfieber, stellen Sie das Abspielgerät auf „Wiederholen". Machen Sie vor Beginn 5-10 Minuten der unten beschriebenen Übung „Wonnetönen" zum Aufwärmen. Dann singen sie mit. Nehmen Sie sich mindestens 20 Minuten Zeit, weil dann die neurophysiologischen Effekte erst richtig in Gang kommen. Bewegen Sie sich zu Ihrem Singen nach Ihren Vorstellungen vor dem Spiegel so, wie es Ihnen mit Körperhaltung, Mimik und Gestik angenehm ist, ohne sich einen Zwang anzutun, ohne sich zu Leistung oder Vollkommenheit zu zwingen, und stellen den Liedtext auf diese Weise bildnerisch dar. Beobachten Sie sich dabei im Spiegel. Singen sie so, wie es Ihnen in Hals, Brust und im übrigen Körper angenehm ist. Vollziehen Sie in sich hineinlauschend nach, wie sich die Melodien in Ihrem ganzen Körper ausbreiten und wie schön sich das anfühlt. Singen Sie aus Leib und Seele, mit Freude aus Ihrem ganzen Herzen, aus Ihrem Empfinden heraus. Dann machen Sie singtechnisch und auch auf das eigens gewählte Lied bezogen alles richtig. Das Lied wird wie Mantra mit Hingabe und Einkehr gesungen. Legen Sie sich nach dem Singen entspannt auf den Rücken. Lassen Sie noch mal in sich und um sich herum alles los. Lauschen Sie in sich hinein. Horchen Sie auf die Musik Ihres Atems. Vernehmen Sie die Sprache Ihres Herzens und machen Sie sich einkehrend den Text innerlich noch einmal in seiner Bedeutung klar. Genießen Sie sich selbst als wunderbares, einzigartiges Geschöpf dieser Erde. Empfinden Sie aus dem gesamten Bewusstsein alle virtuellen Schwingungen, Rhythmen und Klänge des stillen, hingebungsvollen, inneren, doch ausstrahlenden Lächelns Ihres Herzens. Das ist der Augenblick und das ist die Begegnung mit Ihrer anspruchsvollsten und bezauberndsten Schönheit.

Die Leidenschaft erhebt die freien Töne. Und in der Wahrheit findet man das Schöne, so schrieb Schiller an Goethe.

Grundübung „Wonnestöhnen"

Orginalbeitrag von Herrn Dr. Karl Adamek

Dies ist eine Übung, die zur Technik des Meridiansingens hinführt. Setzen Sie sich bitte aufrecht hin, die Füße flach und mit gutem Kontakt zum Boden, die Hände entspannt auf dem Schoß. Atmen Sie ruhig und aktiv, entspannt und langsam, tief und genüsslich durch die Nase ein (etwa 5-10 Sekunden) und dann mit einem wonniglichen „Sich-in-ein-Stöhnen-hineinfallen-Lassen" ebenfalls genüsslich, ruhig und entspannt durch den Mund aus (etwa 5-10 Sekunden). Spüren Sie den Schwingungswellen, die Ihr Stöhnen in Ihrem Körper auslöst, aufmerksam, anteilnehmend und nachvollziehend nach, die inneren Schwingungen innerlich bewusst wahrnehmend. Auf dem Grunde des Ausgeatmetseins lassen Sie einfach alles los, bleiben entspannt dort, genießen sich und warten solange, bis der Atem sich wie von selbst wieder hineinatmen will. Dann übernehmen Sie den Atem wieder bewusst und aktiv wie am Anfang und beginnen von vorne. Wiederholen Sie das Ganze mindestens zehnmal. Dann bleiben Sie noch eine Weile ruhig sitzen oder legen sich entspannt hin. Lauschen Sie Ihren Empfindungen nach, während Sie Ihren Atem einfach so fließen lassen, wie er es aus sich selbst heraus gerade will, als wäre er ein Teil separat von Ihnen, mit autonomen, eigenem Rhythmus. Diese Übung stärkt Spürbewusstsein und Vitalkraft über den Wechsel von Spannung und Entspannung und wirkt entspannend wie belebend zugleich. „Ruhe in Bewegung und Bewegung in Ruhe", heißt es in einer Grundregel des Qigong. Im Widerspruch liegt oft die verschlüsselte Wahrheit, die es auf anderer Ebene sich zu erschließen gilt, gleich einem Koan. Ein Koan entstammt dem Zen-Buddhismus Japans. Zen als Wortsymbol für „des sitzenden Versenkens" lässt den Charakter des Koans erahnen. Es handelt sich um ein „Sicht-", „Bild-" oder poetisches Koan mit paradoxer, vom Sinn her nicht erklärbarer Aussage, in der allerdings reflektiv, auf ganz anderer Ebene dessen Sinn, der Kernpunkt, die Aussage zur wahrhaften Realität, die komplexe Wahrheit steckt, die man durch erleuchtendes Nachdenken sich zu erschließen vermag. So sagte als ein Beispiel *Torei Enji (1721-1792)* im Koan: *„Der Himmel oben und die Erde unten, ich allein bin der Geehrte darin".*
Für viele Menschen ist diese Übung, aus diesem Geist heraus, zu einem wertvollen Alltagsritual der heilsamen Nutzung des eigenen Stimmklangs und der Fragen an sich selbst geworden.

Schönheit und Meridiansingen – Hauptübungen

Originalbeitrag von Herrn Dr. Karl Adamek

Es werden zwölf Energieleitbahnen, Meridiane unterschieden, die paarig in sechs Funktionskreisen zusammengehören. Die psychischen Themen, mit denen die Meridiane verbunden sind, umfassen alle zusammen das lebenswichtige Energiekonzept, denn Leben fordert, Energien und Informationen austauschen zu können. Zu jedem Meridian wurde darüber hinaus ein vom Qigong inspiriertes tänzerisch-meditatives Bewegungsmantra von der Qigong-Lehrerin Heike Kersting kreiert.

Es fördert beim Singen die leibliche Verankerung der Erfahrungen und Erkenntnisse. Wir nennen diese neue Form Sintala-Qigong. Der Name ergibt sich aus den Abkürzungen von „Sin"gen, „ta"nzen und „la"chen.

Durch die Bewegungen werden die Wirkungen des gleichzeitigen Singens deutlich verstärkt und zusätzlich durch spezielle Streckungen und Dehnungsmuster die Meridiane tonisiert. Das Sintala-Qigong wird auch von ungeübten Laien auf Anhieb mit Wonne praktiziert. Es kann mit Freude ein Leben lang verfeinert werden. Das Entfaltungsprinzip „durch die Sinne zum Sinn" ist bei dieser Methode zentral. So wird bei der Arbeit mit jedem Meridian zugleich die Erfahrung einer spezifischen zugehörigen Farbe, eines Geruchs und eines Geschmacks vermittelt. Alle Sinne werden einbezogen.

Es geht beim heilsamen Singen um die generelle Stärkung des Gesunden im Menschen und nicht um die Bekämpfung des Kranken. Durch die Stärkung des Gesunden zum Schönen hin und der damit einhergehenden Aktivierung der Selbstheilungskräfte kann sich das Kranke tendenziell durch die heilsamen Selbstorganisationsprozesse in Seele, Geist und Körper auflösen. Meridiansingen als Lebenselixier aktiviert wertvolle Selbstheilungskräfte, stärkt Vitalität und Lebensfreude. Als im wahrsten Sinne des Wortes „Gesundheitserreger" fördert es die Entfaltung des Mitgefühls für sich selbst und für andere.

Meridiansingen ist eine wunderbare, sinnliche Form, selbstverantwortlich für das eigene Wohlergehen zu sorgen und das Wohlergehen gleichzeitig zur Basis für die Schönheit werden zu lassen. Beim Meridiansingen kann man mit den tiefsten Seelenbereichen kreativ in Berührung kommen. Die Energiebahnen werden breiter und kräftiger. Auch bisher verborgene und vereiste Kraftquellen werden zugänglich. Sie können sie durch Ihr Singen auftauen und zum Fließen bringen. Meridiansingen kann als spezielle Art und Weise der künstlerischen Aneignung und gesundheitsfördernden Gestaltung der eigenen psychischen und physischen Wirklichkeit durch Emotion und Kraft im Singen bezeichnet werden. Hierbei ist wesentlich, generell das Gesunde, die Lebensfreude zu wecken und auf diesem Wege die Vitalität, Tatkraft und Ausstrahlungskraft zu stärken. Bei psychischen oder physischen Gesundheitsproblemen durch verletzte Gefühle, negative Glaubenshaltungen, negative Erinnerungen usw. im Denken können, den Erfahrungen zufolge, auf diesem Wege wirkungsvolle Selbstheilungsimpulse gesetzt werden. Auch rein physiologische Krankheitsprozesse können so positiv beeinflusst werden.

Beim Meridiansingen werden einstrophige mantrische Gesänge mit deutschen Texten gesungen. Die Texte stimmen mit den überlieferten Themen der Meridiane und mit den Organbildern chinesischer Heilkunst überein. Die Themen der Meridiane bzw. der Energieleitbahnen des Körpers dienen der Stärkung psychischer und physischer Selbstheilungskräfte auf neuropsychoimmunologischer bzw. psychosomatischer Ebene.

Dem Lungenmeridian werden auf der psychischen Seite Urteilsfähigkeit, Selbstwertempfinden und Dankbarkeit zugeschrieben, aber auch Verbitterung, Perfektionismus, Depressivität und Selbstabwertung. Ihm ist folgendes Mantra gewidmet:

Bin zu allem bereit
Was die Seele befreit
Trage Freude und Leid
Durch die Zeit
Atme tief
Und mein Herz wird weit

Dem Dickdarmmeridian, der unter anderem mit den psychischen Themen der Abgrenzungskräfte, der Trauerfähigkeit und der Großzügigkeit zu tun hat, aber auch mit Geiz, Trotz, Erstarrung sowie Anhaftung an der Vergangenheit, ist folgendes Mantra gewidmet:

Fließen fließen
Frieden schließen
Und den Wandel stets begrüßen
Will ins Neue mich ergießen
Fließ zurück ins Mehr

Festgehaltene Energien durch Blockaden an den Energieleitbahnen können Lebensflüsse stören und darüber krankhafte Prozesse auslösen. Singen kann psychische und physische Energieblockaden auflösen und die festgehaltene Energie wieder den Lebensprozessen frei zufließen lassen. Die Schulung der Selbstwahrnehmungsfähigkeit für alles, was die Schwingungen aller möglichen eigenen Lautäußerungen – vom Stöhnen über das Tönen und über Stimmklangimprovisationen bis hin zum Singen – im eigenen Körper auslösen können, gehört fundamental zur Sintala-Methode. Innerhalb dieser Methode ist das Meridiansingen eine zentrale Arbeitsform. Wenn die durch die überlieferte chinesische Heilkunst inspirierten Gerüche, Geschmacksempfindungen und Farben zugleich eingesetzt werden, intensivieren sie die Erfahrung. Sie unterstützen sogar ihre nachhaltige Verankerung.

Meridiansingen ist eine rituelle Form der Selbstbegegnung durch Singen, Tanzen und Lachen. Die rituelle Form gibt einen sicheren Rahmen, eine Struktur, die darauf angelegt ist, dem Praktizierenden Sicherheit zu geben und ihm zugleich große Freiräume der Selbstwahrnehmung und Selbsterkundung zu eröffnen. Die Sicherheit, die durch die Struktur der rituellen Form gegeben wird, baut Angst ab, die vor allem aus dem psychischen Material der Unsicherheit besteht.

Dem Nierenmeridian, der unter anderem mit den psychischen Themen Vitalkraft, Lebenswille und Beziehungsfähigkeit zu tun hat, aber auch mit Stress, Burnout-Strukturen, Angst, Unsicherheit und Trauma, ist das folgende Mantra gewidmet:

So wie eine Quelle fließen
So wie ein Fisch im Wasser sein
Wie ein Bär genießen
So wie Meer und Strand verbunden sein
Ja so wie dem Schmied das Eisen
Liegt das Glück bereits in meiner Hand
Die Reise zu den Weisen
Führt mich zu mir in mein gelobtes Land

Singende richten beim Meridiansingen Fühlen und Denken in eine positive, konstruktive Richtung. Sie handeln dabei gleichzeitig noch körperlich aktiv. Gefühle wirken auf das Denken und umgekehrt: Das Denken beeinflusst die Gefühle. Hier besteht ein rückgekoppelter Regelkreis, der sich aufwärts, hin zum Gutfühlen und positiven Denken und abwärts, zum Schlechtfühlen, Schlechtdenken bewegen kann. Denken und Fühlen bestimmen sowohl die psychische und physische Gesundheit des Menschen als auch sein Handeln. Die beschriebenen Heilungsprozesse sind auch Neubahnungsprozesse der Nervenbahnen zwischen Fühlen und Denken.

Wir regen so das Denken auf künstlerische und auf intuitive Weise in komplexer Weise positiv an, und zwar:

1. durch den Text des Meridianmantras,
2. durch die gesprochene Einführungskontemplation, wie sie in Praxiskursen gelehrt wird und in Einstimmung mit dem Meridian

Hierdurch werden sowohl Gedanken, Erinnerungen, negative Glaubenshaltungen, aber zugleich auch die zu ihnen gehörigen Gefühle aktiviert. Der Text des Meridianmantras gibt dem Denken beim Singen auf künstlerische Weise eine Struktur zu den angesprochenen Themenbereichen. Das Fühlen wird beim Singen durch die Freisetzung einer Vielzahl von Botenstoffen und Glücksbotenstoffen tendenziell immer in positiver Richtung neu gestimmt. Dies verändert schrittweise die Perspektive auf die im Zusammenhang des Meridianthemas angesprochenen Inhalte – schon allein deswegen, weil das Denken ohnehin schon von diesen Botenstoffen verbessert oder „erleuchtet" wird.

Dem Herzmeridian, der unter anderem mit Bewusstsein, Themen der Liebe zu sich selbst und allen Mitgeschöpfen, der Ausstrahlungskraft, der Weisheit des Herzens, der Intelligenz, des Intellekts, der Glückseligkeit, der Fähigkeit zur kontrollierten, anteilnehmenden Freude, aber auch mit Verwirrung, Arroganz, Hass, Verschlossensein, emotionaler Kälte, Misstrauen usw. zu tun hat, ist das folgende Mantra gewidmet:

Ja, ich fühle Sinn
Geb das Klagen hin
Und was vorher schwer
Wandelt sich ins Mehr
Liebe, Frieden sollen sein
Weg und Ziel mir ganz allein
Wunden werden dann
Wunder irgendwann

Es kann dem Praktizierenden beim Meridiansingen plötzlich etwas Relevantes zu den Themen, um die es geht, einleuchten, weil altbekannt Problematisches aus der eigenen Biografie wachgerufen wird, das jetzt aus anderer Perspektive, aus einem positiven Gefühlszustand betrachtet, die Probleme neu wahrgenommen werden. Das ist die beste Voraussetzung für eine angemessene, eigenverantwortliche Verarbeitung von Unerledigtem. Langanhaltendes, selbstbezogenes Singen kann deshalb relativ leicht zu kleineren oder größeren Gipfelerlebnissen, und damit zu vertieften Lernerfahrungen führen. Durch lange, ständige, singende Wiederholung der Meridianmantren prägen sie sich darüber hinaus tiefer ein als die meisten alltäglichen Erfahrungen. Sie laufen später oft automatisch bewusst oder unbewusst mit dem Atem weiter, tauchen im Alltag wie zufällig wieder im Bewusstsein auf, bringen so auch immer wieder spontan zum Singen. Das ist die Besonderheit von Musik allgemein, speziell vom mantrischen Singen.

Der Kunstname „Sintala" steht für die konzeptionelle Verbindung von Singen, Tanzen und Lachen zum Zwecke der Aktivierung der Selbstheilungskräfte. Es geht dabei um Singen als Sein, als Selbstausdruck, als Selbstzweck. Zu Beginn steht immer ein spielerisches Anwärmen der Stimme durch Urlaute wie Stöhnen, Lachen, Juchzen, Jallern, Kichern, Rufen und Schreien, letzten Endes auch des dynamischen Lauschens in sich hinein und in den Klang von Musik, sowie in das einzelne Wort hinein. Das sind die Wurzeln des Singens. Alles soll dabei so geschehen, dass es angenehm ist und mit Leib und Seele als authentischer Gefühlsausdruck geschieht. So arbeitet das Zwerchfell aufgrund der emotionalen Beteiligung jenseits der bewussten Steuerung wie von selbst auf die richtige Art und Weise, wird so auch Teil des Lachens. Auch Weinen ist eine der Wurzeln des Singens, kann beim Singen manchmal wie von selbst und scheinbar ohne bewussten Grund aus der Tiefe aufsteigen. Falls ihnen Tränen kommen, laden wir die Teilnehmer ein, zum einen immer tief durchzuatmen und weinend, in sich hineinlauschend weiterzusingen, durchaus auch unverschämt zu klagen, ganz gleich, wie es sich auch immer anhören mag. Zum anderen weisen wir darauf hin, dabei möglichst die Augen geöffnet zu halten und mit sanfter Achtsamkeit gewahr zu bleiben, dass die Tränen wie ein heilsames Echo aus der Vergangenheit ins Jetzt fließen, dass die Ursache für den in die Wahrnehmung drängenden Schmerz selbstverständlich längst vorbei ist. Wir geben ihnen folgendes wirksame Bild zur leichteren Akzeptanz des Weinens mit auf den Weg: „Deine Tränen waren gefrorene Lebensflüsse, die durch die Wärme des Singens jetzt auftauen, in die vertrockneten Gebiete deiner Seele fließen, auf dass schon morgen dort frisches Grün sprießt." Dieses Bild ehrt die Tränen. Sie können in Würde solange singend geweint werden, bis eine neue Klarheit und Kraft da zu sein beginnt und Freudentränen sich zeigen.

Dem Kreislaufmeridian, der unter anderem mit den psychischen Themen der Verbindungskräfte, der Herzensangelegenheiten, der Eigenverantwortung, dem rechten Maß von Sich-Öffnen und Sich-Verschließen, aber auch mit der Angst vor tiefen Beziehungen und Bindungsproblemen, dem Schutz des Herzens zu tun hat, ist folgendes Mantra gewidmet:

Freud und Leid
Wie Steigen und Fallen
Jegliches hat seine Zeit
Lasse los, vertraue,
Dass trotz und allem
Dir Liebe, Frieden bleiben

Beim heilsamen Singen singt jeder um seiner selbst willen, also nicht als Darbietung oder unter Leistungsaspekten, sei es alleine oder gemeinsam mit anderen. Es wird möglichst lange und aus Körper, Geist und Seele gesungen. Beim wiederholenden, mantrischen Singen kann man mit zunehmend erwachender Wahrnehmung erleben, wie das eigene Befinden und damit das eigene Singen und auch der Klang der Stimme sich ununterbrochen positiv verändern und somit die ständige Wiederholung nur scheinbare Wiederholung ist. Denn tatsächlich geschieht subtil ständig Neues. Man beginnt die immerwährende Wandlung immer mehr wahrzunehmen.

Dem Dreifach-Erwärmer-Meridian, der auf der psychischen Ebene unter anderem mit den Harmoniekräften, mit psychischer und physischer Ausgeglichenheit, mit Gelassenheit und Transzendenz, ewigem Fließen, aber auch mit Blockiertsein, Verhaftung am materiellen Leben, mangelnder Verteilung, Ungeborgenheit im Sein zu tun hat, ist das folgende Mantra gewidmet:

Wie der Wind die Wolken treibt
Trägt mich dies durchs Leben
Alles fügt sich und es bleibt
In mir als Liebe, Frieden

Bei der Entwicklung dieses gesamten Konzeptes wurde das Wissen um die Heilkraft des Singens mit Erkenntnissen aus der überlieferten chinesischen Heilkunst verschmolzen. Meridiansingen eröffnet die besonderen Möglichkeiten einer Heilkunst und ist nicht als neues therapeutisches Verfahren mit Anamnese- und Diagnoseverfahren anzusehen, denen eine entsprechende Therapie folgt. Es ist ein unspezifisches Heilverfahren, das jeder Laie auch gut für sich selbst eigenverantwortlich nutzen kann. Meridiansingen kann durch die Verbesserung der Rahmenbedingungen des Menschen andere Heilverfahren ergänzen, eine Methode der Prävention darstellen und das Gelingen des alltäglichen Lebens unterstützen. Die Möglichkeiten des Meridiansingens wurden schon von zahlreichen Psychologen, Ärzten und den Heiligenfeld-Kliniken für eine große Anzahl von Menschen fruchtbar gemacht und es dient bereits vielen als Lebenshilfe im Alltag. (Die Übungen sind als Material für Interessierte als CD-Set, DVD und Buch über den Buchhandel erhältlich.)

Schönheit – Ismakogie

Originalbeitrag von Herbert Milas, Heilpraktiker in Hamburg

Ismakogie – die grimassenfreie Gesichtsgymnastik nach Professorin Anne Seidel (1900–1997). Als diplomierte Kosmetikerin erkannte Anne Seidel, dass alle Maßnahmen passiver Manipulationen der Gesichtsbehandlung keine überzeugende Besserung des Erschlaffungszustandes, des Konturverlustes im Gesicht, und dies vor allem nicht auf Dauer, erreichen konnten. Auch Grimassieren, wie ihre Vorläufer es einsetzten, war nicht zielführend. Nur ein muskulär trainiertes Gesicht konnte den Ansprüchen nach Plastik der Gesichtskonturen, Gesichtsstraffung und ansprechendem Mimikspiel genügen. Seidel beschäftigte sich gründlich mit der funktionellen Anatomie. Universitätsprofessoren unterstützten Sie dabei als ihre Lehrmeister. So entstand die grimassenfreie Gesichtsgymnastik, von Seidel „Ismakogie" genannt. Die Wortbezeichnung „Ismakogie" enthielt alle Kriterien die im Folgetext erklärt werden und das System erfolgreich machten.

Ismakogie ist eine Methode, die sich mit dem langsamen, systematischen Aufbau der Streckspannung und ebenso mit der langsamen Lösung der Beugespannung befasst. (Als Buchautor darf ich hierzu einfügen, dass dieses Behandlungsprinzip der Ismakogie exakt dem der TCM entspricht, bei der mit Akupunktur in gleicher Weise versucht wird, Beugung und Streckung von Bezugsmuskel und Antagonist zu harmonisieren, um Plastizität und Hautstraffung sowie Konturen zu erreichen. Daraus ergibt sich, dass sich Ismakogie und TCM in der Schönheitstherapie ergänzen können.)

Harmonische, ineinandergreifende Beuge- und Streckmuskelaktionen lösen muskuläre Pumpmechanismen aus. Diese fördern generell die Blut- und Lymphzirkulation, optimieren die Atmung, bessern die periphere und hier vor allem die Hautdurchblutung. Ebenso wird der Pumpmechanismus der Bandscheiben aktiviert, der für die Nährstoffzufuhr zu diesen Zwischenwirbelscheiben entscheidend ist. Dies kommt der Körperhaltung zugute. Zur Haltungsverbesserung setzte Seidel zusätzlich die Rechte-Winkel-Bildung ein. Zwischen dem rechten Winkel im Fußgelenk und dem rechten Winkel der Hals-Kinn-Linie besteht über Muskelketten ein funktioneller Zusammenhang. Daraus resultiert eine Streckebenentendenz über die Kopf-Hals-Muskulatur hin zur Gesichtsmuskulatur.
Seidel verfeinerte und erweiterte die Aufbauarbeit der subtilen Gesichtsmuskulatur reflektiv über die Schädeldecke zum Nackenbereich hin, später noch bis in das Schulterdreieck hinein. Diese Erweiterung vertiefte und optimierte nochmals die Straffung der Gesichtsmuskeln. (Dies ist vorteilhaft bei der Behandlung von Hauterschlaffung und bei der Faltenkorrektur. Auf diese Weise werden Akupunktur sowie andere Therapien der TCM unterstützt.)

Kontaktpunkte im Fuß- und Gesäßbereich waren Triggerpunkte, über die sich Schwingungen gezielt ausrichten und einsetzen ließen, sodass Fehlspannungen im Nacken- und Wirbelsäulenbereich gelöst werden konnten. (Höting: „Lahmer Fuß lähmt den Kopf, doch heller Kopf bringt flinke Füße" sagt der Volksmund und ich füge als Autor dieses Sprichwort hier als Überleitung zu den nachfolgenden Hinweisen des Kollegen Milas hinzu.]

Professorin Seidel entdeckte in der Fußmuskelaktivität eine wichtige Hilfe für die Gesichtsmuskulatur. Die Fußmuskelaktivität entwickelt sich aus der Bewusstheit des aufrecht gehenden Menschen, verstärkten Bodenkontaktes und zwar über den Fersenaußenrand (Felsenkeller), Hackenstoß, Gangcharakteristik, Gleichgewichtssinn nach Innenohr und Hörvermögen, Sichtkontakt über Auge. Der Fußaußenrand löst als Triggerbereich über die Steigbügel über Fußgelenkbereich zur Fußinnenseite die größte Streckerkette aus.

Anne Seidels Erkenntnis war: Die Aktivität der Fußmuskeln findet ihren Weg über die Muskelkontraktionsketten und den muskulären Atmungsweg bis hinein in das Gesicht. Zusätzlich finden wir Bezüge über Fußreflexzonen und Kopf, kinesiologisch aufgrund von Muskelketten vom Fuß zum Lendenwirbelbereich und über weitere Ketten zur Schulter und zum Gesicht. So bewirkt die Aktivität der Fußmuskeln die Straffung und gute Formung des Gesichtes. (Höting: Es scheint mir an dieser Stelle als Autor wichtig, zu den Hinweisen von Herrn Milas noch einige Ergänzungen hinzuzufügen, die für mich außerordentliche wichtig sind, weil sie die Verbindung vom Fuß zum Kopf sowohl neurologisch als auch über die Traditionelle Chinesische Medizin herausstellen und die Erkenntnisse von Frau Seidel untermauern.)

Wissenschaftliche Untersuchungen stellten Beziehungen von Kopf- und Körperhaltung zur Kieferfunktion und zur Funktion dentofazialer (**Zahn-Mimik**) Strukturen fest. Vor allem wurde auch erkannt, dass Veränderung in der Schädel- und/oder Wirbelstellung Veränderungen im Magen-Darm-Bereich sowie in den biomechanischen Eigenschaften des Kiefergelenks verursachten. Andere Studien wiesen auf Auswirkungen und Veränderungen zwischen Kopf- und Körperhaltung, Muskeltonus, Gelenksmechanik, besonders im Lendenwirbelsäulen-, Becken- und zusätzlich im Schulterbereich hin.

All diese neuromuskulär zu sehenden Dislokalisationen sind letztlich „Standpunktfragen", die immer mit Fußstand, Kopfstellung und Persönlichkeit verbunden sind. So wie man steht, kann man auch „überblicken" – und umgekehrt gilt es genauso. Hinzu kommen Bezüge aus dem Funktionsschema der TCM aus Sicht von „Zang-Fu"-Organen über den Meridianverlauf von Fuß zu Kopf und wieder zum Fuß hin, mit Bezug zu den Wandlungsphasen. Dies verdeutlicht auch, warum Fuß und Kopf als eine Funktionseinheit anzusehen sind.

Organ Meridian-Fu-Organ	Charakteristiken von Kopf zu Fuß verlaufend, Kontakt zu Zang-Organ
Magen Fu-Organ	Aufnehmen und verändern Das Reine oben hineinführen, das Trübe zum Darm hinausführen und vom Reinen trennen Einfluss auf psychische Fähigkeiten, Widerspiegelung im Sonnengeflecht
Milz Zang-Organ	Nährstoffe transformieren und transportieren, Haus der Ich-Verdeutlichung, der Sinnfindung, der Bodenständigkeit, Nachdenken
Gallenblase Fu-Organ	Galleproduktion und Speicherung der Galle Aktiviert Yang-Funktion der Leber Inneres Gericht, um Entscheidungen zu fällen Steuert Schlaf und Sehnen
Leber Zang-Organ	Handelt, dynamisiert und plant, Blutspeicher und Haus des Hun als nach oben und außen gehende Astralseele, die Richtung vorgebend, Ich-Findung
Blase Fu-Organ	Aufnahme, Speicherung, Abgabe des „Lebenssafts Urin" Aktiviert Yang-Funktion der Niere Reguliert zeitgemäße Funktion anderer Organe
Niere Zang-Organ	Verantwortlich für Eifersucht, Misstrauen, Missgunst Bewahrer von Yin, Yang und Essenz, bildet Grundsubstanz für Knochen und Hirn

Macht man sich jetzt an nur einem Beispiel der Leber repräsentativ für alle anderen Organe die kinetischen, funktionellen Zusammenhänge mit anderen Organen und die Organphysiologie daraus nach Traditioneller Chinesischer Medizin klar, wird deutlich, wie diese Aussagen mit jenen der Ismakogie übereinstimmen und damit auch auf Grundelemente zur Schönheit Bezug haben. Mitten darin eingebunden sind Körperhaltung und Mimik.

Die Leber dient der Blutspeicherung. Sie formt Selbst, Psyche und Verdauung, sie steht mit Hilfe ihrer Dynamik für Flexibilität, Harmonie, Individualität, Entscheidung. Sie gilt als „Handelnder", bestimmt die Richtung und reguliert die Sehfunktion. Ist sie überaktiv und unkontrolliert, erzeugt sie Zorn und Wut. In ausgeglichenem Zustand steht sie für Nächstenliebe und Gelassenheit. Sie ist Haus für die Astralseele HUN, darin ist das Unterbewusstsein eingeschlossen, während die Lunge das Haus der sterblichen Körperseele „PO" ist.

Auch die Akupunkturpunkte zeigen wieder Behandlungsmöglichkeiten auf:

Punkt	Lokalisation	Wirkung
Gb5 Xuanlu	oberhalb des Ohrvorderrandes	reguliert unkonzentriertes Sprechen
Gb 8 Shuaigu	oberhalb der Ohrspitze	bessert Schwerhörigkeit, ist auch angezeigt beim Hören innerer Stimmen
Gb 9 Tianchong	am Hinterrand der Ohrmuschel	ist bewährt bei Schwerhörigkeit
Gb 15 Toulinqi	kranial der Augenbrauenmitte und dem vorderen Haaransatz	ist empfehlenswert bei Unstimmigkeit der Gefühle
Gb 13 Benshen	0, 5 cun kranial des vorderen Haaransatzes, 3 cun lateral der Körpermitte	verhindert Qi-Verlust
Gb 20 Feng-Qi	am okzipitalen Schädelrand	bessert die Augenfunktion. Der Gallenbasen-Meridian verläuft auf diese Weise vom Kopf zum Fuß. Das konstruktive Denken bessert die Behandlung des Punktes Lenkergefäß LG 14 Dazhui, unterhalb des 7. Halswirbels, denn das Lenkergefäß verläuft bekanntlich vom Damm zum Kopf.
Gb 34 Yanglingquan	ventral und kaudal des Fibulaköpfchens	bewegt das Leber-Qi und harmonisiert Muskelspannung
KG 8 Shenque	im Zentrum des Nabels	stärkt Milz-Yang
KG 4 Guanyuan	2 cun kranial des Schambeins	stärkt Blut, Yin und Niere. Das Konzeptionsgefäß verbindet zwischen Damm und Kopf.
LG 20 Baihui	in der Mitte der Schädeldecke auf dem Schnittpunkt mit der Verbindungslinie zwischen den Ohrenspitzen, mit Verbindung über Lenkergefäß vom Damm zum Kopf und Konzeptionsgefäß	reguliert Denkfaulheit
Bl 8 Luoque	5, 5 cun kranial des vorderen Haaransatzes und 1, 5 cun seitlich der Mittellinie des Kopfes	klärt Energetik des Kopfes, besänftigt Zorn
He 5 Tongli	1 cun proximal der Handgelenksquerfurche mit Verbindung über den Dünndarmmeridian von der Hand zum Kopf	stärkt das Herz-Qi, beruhigt den Geist und führt die Zunge

Gesunde Leberfunktion ordnet die Augenfunktion, ordnet das Sehen. Die linke Wange widerspiegelt die Leberfunktion.

Ismakogie, vom Fuß zum Kopf hin wirkend, wirkt nicht nur ganzkörperlich über die Muskelketten auf die Körperhaltung, sondern auch auf das Muskelspiel der mimischen Muskeln, nimmt auf die Sinnesfunktion Einfluss, um dies zu verbessern bis ins Alter hinein. Anne Seidel betrachtete – und dies ist über die Meridiane nachzuvollziehen – ganz zu recht die Gesichtsübung vor allem als mentales Muskeltraining, das willentlich gesteuert nach außen hin kaum wahrnehmbar, aber jederzeit im Alltag bis ins hohe Alter einsetzbar ist.
Daher gilt, was Anne Seidel sagte:

„ISMAKOGIE soll nicht geübt, sondern gelebt werden!"

(Höting: Alle Hinweise zur Ismakogie zeigen zweifellos, dass diese leider weithin unbekannte Technik nicht nur eine geradezu hervorragende Ergänzung zur Schönheitstherapie laut TCM für innere sowie äußere Schönheit ist, sondern darüber hinaus auch unverzichtbar zur Pflege mentaler Leistung, zur Bewusstseinspflege und zum ganzheitlichen Gesundheitstraining. Und all diese Ansatzpunkte sind selbstverständlich wichtig für die Schönheit. Interessenten für die Einweisung in die Ismakogie wenden sich bitte an den Heilpraktiker Herbert Milas. Möglichkeiten zur Kontaktaufnahme finden Sie im Anschriftenverzeichnis.)

Schönheit – Meridian-Lymph-Drainage

Blutzirkulation, Lymphfluss und, aus der Sicht der TCM, zusätzlich auch Qi und die Funktionen der Zang-Fu-Organe bilden einen systemisch-kinetischen Verbund. Die Störung eines Teiles im System erzeugt als Folge reaktiv Probleme in allen anderen Kettengliedern des vernetzten Systems. Außerdem provoziert grundsätzlich immer eine Störung an einer Stelle des Körpers auch reaktiv Stasenbildungen im Flüssigkeitssystem an beliebig anderen Stellen. Daher ist es aus Sicht der Praxis in der Schönheitstherapie ratsam, über die TCM-Lymph- und Meridiandrainage das gesamte System zu behandeln, um Blockaden zu lösen, manuell über den Lymphfluss zu entgiften, zu entschlacken und sich dabei stets in Erinnerung zu halten, dass das Lymphsystem Teil des Abwehrsystems ist – und in der Volksmedizin zusätzlich auch noch als Widerspiegelung der Psychosomatik angesehen wird. Die Lebensrhythmik findet sich in der Lymphe wieder. Lymphtherapie ist somit Schönheitsbehandlung in ganzer Bandbreite. Da Extremitäten und Rumpf über Meridiane direkt und über das Verbundsystem aller Meridiane untereinander, letztlich darüber jeder Meridian indirekt und energetisch reaktiv Bezug zum Gesicht hat, empfehlen sich Lymph- und Meridiandrainage sowohl für das Allgemeinbefinden, als auch zum Vorteil für innere und damit für die äußere Kosmetik.
Nachstehende Tabellen und Informationen geben eine Übersicht über das vernetzte System. Man beginnt zunächst mit der Meridiandrainage. Sie öffnet und aktiviert das Meridiansystem, die Flüssigkeitsverteilung, den Qi-Fluss, sowie die Yin- und Yang-Regulation. Erst danach sollten die Akupunkturpunkte therapiert werden.
Hierdurch werden Zufluss von Nährstoffen, Entgiftung, Entschlackung, Hautatmung, Hautentgiftung, Hautsekretion, Hautvitalisierung und auf diese Weise Faltenkorrektur und Haut-

straffung angeregt. Muskelspannung und Organ-Funktionen harmonisieren.
In der Regel sind je nach Alter und Hautzustand des Patienten 4 – 10 Behandlungen erforderlich.

Dreifach Erwärmer	Verbindung aller drei Erwärmer und deren Verknüpfung zum Kopfbereich
Magen-Meridian	Die Stimulierung dieses Meridians regt Zufluss von Qi und Blut in Richtung Antlitz an
Leber-Meridian	Leber reinigt, speichert das Blut, ist der Initiator und gibt Blut die Richtung zum Antlitz
Milz-Meridian	Bildet Qi und Blut, steht für Transformation, Transport
Nieren-Meridian	Hort von Yin und Yang, Speicher der Essenz als Quelle des Qis und des Blutes
Blasen-Meridian	Verbindet Inneres mit Äußerem, stärkt Zang-Fu-Organe, verbindet zum Gesicht
Dickdarm-Meridian	Verbindet mit der Lunge als Bezugsorgan zur Haut

Die Massage mit sanfter Fingerkuppen-Dreh-Druck-Technik oder mit Gua-Sha-Technik erfolgt in Fließrichtung des Meridians.
Man beginnt zuerst mit dem Konzeptionsgefäß. Dann folgen Lenkergefäß, Blasenmeridian und Gallenblasenmeridian. Danach wählt man Meridiane des Gesamtsystems aus, die mit Gesicht und hierin mit auffälligen Gesichtsbereichen Bezug haben. Faltenbildung oder Hautveränderungen können hinweisend sein. Abgeschlossen wird mit Handauflegen unterhalb des Nabels über 3–4 Atemzüge.
Dann wird mit lockerer Fingerdruckmassage das Lymphgefäß geöffnet, und zwar am liegenden Patienten durch sanfte Fingerdruckmassage von lateral nach medial entlang dem unteren Schlüsselbeinrand zur Schlüsselbeingrube hin. Als Zweites kreist man mehrmals vorwärts- und dann rückwärtsschwingend mit dem Schulter-Arm-Gelenk. Dann wird mit dem Verlauf der Lymphdrüsen im lateralen Halsbereich zur Schlüsselbeingrube hin sanft streichend massiert.
Hiernach sollte im Mundhöhlen-, Gaumen- und Wangenbereich in Richtung Rachen mit leichter, sanfter Druck-Dreh-Strichtechnik mit Zeige- und Mittelfinger die Lymphe nach zentral, zum Rachenbereich hin drainiert werden.

Folgende Nah- und Fernpunkte sind für die Lymphdrainage im Sinne Punktreizung wichtig: Punktwahl sollten nach Symptomen erfolgen. Diese Punktauswahl steht im Vordergrund. Dort, wo Hautveränderungen, Falten sind, sollten Lokalpunkte behandelt werden nach angegebenen Punktindikationen kann alternativ ausgewählt werden. Hauptsächlich gilt diese Punktwahl für Auswahl der Fernpunkte.

Bl 1 Jingming Kranial des inneren Augenwinkels Schlüsselpunkt für Augenringmuskel Kreuzungspunkt der Yang-Leitbahnen Ausleitung von Wind-Hitze	**Gb 20 Fengchi** In Vertiefung zwischen Musc. Sternocleidomast. und Musc. Trapezius unterhalb Hinterhaupt Normalisiert Windstörung in allen Meridianen, steuert Leberfeuer und Gehirn, löst Leitbahnstörungen
Bl 2 Zanzhu Am Ende des inneren Augenbrauenendes Siehe Bl 1	**Gb 37 Guangming** 5 cun oberhalb äußeren Knöchels am Hinterrand der Fibula Beseitigt Hitze aus Leber und Galle, stärkt Muskeln, Sehnen und Sehkraft, verbessert die Hautatmung
Bl 11 Dashu 1, 5 cun seitlich des 1. Brustwirbeldorns Kräftigt die Oberfläche, reguliert Lungen-Qi	**Le 3 Taichong** Im Winkel zwischen 1. und 2. Mittelfußknochen, 2 cun proximal Schwimmhautrand Löst Fülle-Zustände der Leber, sorgt für harmonischen Fluss von Qi und Blut, löst Leber-Qi-Stasen und Leber-Feuer mit emotionalen, psychologischen Problemen, bewegt Blut, beruhigt den Geist, Anspannung, Ungeduld und Zorn, vertreibt Feuchtigkeit und Hitze
Bl 12 Fengmen 1, 5 cun seitlich des 2. Brustwirbeldorns Klärt Wind in den Meridianen	**Le 5 Li gou** 5 cun oberhalb innerem Fußknöchel am Hinterrand des Schienbeins Reguliert Feuchtigkeit, Hitze, harmonisiert Blockaden im Genitalbereich
Bl 13 Feishu 1, 5 cun seitlich des 3. Brustwirbeldorns Befreit Oberfläche, löst Lungenhitze	**Le 11 Yinlian** 2 cun lateral Körpermitte, 2 cun kaudal des unteren Schambeinrandes Stärkt Blutkräfte
Bl 15 Xinshu 1, 5 cun seitlich des 5. Brustwirbeldorns Tonisiert Leere und löst Fülle, besonders Herzensfeuer, Blutstasen und Stagnation von Flüssigkeiten	**LG 4 Mingmen** Unterhalb Dornfortsatz des 2. Lendenwirbels Stärkt das Yang, insbesondere das der Niere, der Nierenessenz, stärkt Blut, Öffner für Vitalität, vertreibt Kälte aus Milz, Blase, Dickdarm und Unterleib, hilfreich gegen Schwäche und Depression
Bl 17 Geshu 1, 5 cun seitlich des 7. Brustwirbels Reguliert Qi-Fluss, Blutstasen, Bluthitze, Blutleere, Manie-Depression, beruhigt den Geist	**LG 5 Xuanshu** Unterhalb Dornfortsatz des 1. Lendenwirbels Bewegt Qi, Ausleitung von Wind und Feuchtigkeit
Bl 18 Ganshu 1, 5 cun des 8. Brustwirbeldorns Reguliert Zang-Fu-Organe, Leber als Blutlenker, Leber-Qi nährt und kühlt Leberblut, beruhigt Leber-Wind	**LG 14 Dazhui** Unterhalb Dornfortsatz des 7. Halswirbels Vertreibt Feuchtigkeit, Hitze, Wind, normalisiert Nähr-Qi, Abwehr-Wei-Qi, stärkt Yang, insbesondere für Herz, Hirn, Lunge und Milz, beruhigt den Geist, aktiviert generell das Qi
Bl 22 Sanjiaoshu 1, 5 cun seitlich des 1. Lendenwirbeldorns Kontrolliert Qi-Fluss und Flüssigkeiten, sorgt für Harmonie zwischen Magen und Milz	**LG 20 Baihui** Mitte des Schädels am Schnittpunkt der Verbindungslinie zwischen den Ohrspitzen Stärkt Yang, insbesondere von Leber und Milz, vertreibt Wind, beruhigt Sinne und Geist, Verspannungen im Nacken, bessert Stimmung, stärkt Qi und Yang des Herzens

Bl 25 Dachengshu 1, 5 cun seitlich des 4. Lendenwirbeldorns Reguliert Stagnation von Blut und Qi sowie feuchter, toxischer Hitze	**LG 23 Shangxing** 1 cun kranial des vorderen Haaransatzes Beseitigt Schwellungen, beruhigt den Geist, leitet Wind ab
Di 4 Hegu Auf höchster Stelle des Muskels bei angedrücktem Daumen in Höhe des 2. Mittelhandknochens Verteilt Hitze und Schwellungen im Gesicht	**LG 26 Rhenzong** Kaudal der Nase im oberen Drittel der Oberlippenfurche Stärkt Kreislauf, beseitigt Wind, Feuchtigkeit, Schleim und Hitze, öffnet die Sinne, beruhigt den Geist, stärkt die Körperhaltung
Di 11 Quichi An radialem Ende der Ellenbogenfalte Reguliert Stauungssyndrom des Halses, tonisiert Di-Leitbahn, um Hitze und Feuer zu beseitigen sowie die Haut zu entlasten	**Lu 5 Chize** Ellenbeuge in Vertiefung radialer Seite der Bizepssehne Stärkt Lunge, Milz und Niere, verbessert Stimmung, entspannt Sehnen und Leitbahnen
Di 20 Yingxiang In Vertiefung in Höhe Unterrand Nasenflügel Reguliert mimische Muskulatur im Mundbereich	**Mg 1 Touwei, in anderen Systemen auch als Mg 8 bezeichnet** 0, 5 cun kranial des vorderen Haaransatzes, 4, 5 cun seitlich der Körpermitte Löst Wind, Hitze und Schleim, stärkt die Augen
DE 5 Waiguan 2 cun proximal Handgelenksfurche zwischen Radius und Ulna Neutralisiert Hitze im Meridian	**Mg 2 Xiaguan, in anderen Systemen auch als Mg 7 bezeichnet** Am Unterrand des Jochbeinbogens, dorsaler Rand des Musc. Masseter Schlüsselpunkt für Kiefermuskeln Leitbahnen, Gestik, Ausleitung von Hitze, Stauung, löst Leitbahnblockaden
DE 21 Ermen In einer Vertiefung vor dem oberhalb des Ohrtragus gelegenen Einschnitts Vertreibt Hitze und Hitzigkeit	**Mg 3 Jiache, in anderen Systemen auch als Mg 6 bezeichnet** Unterkieferwinkel auf höchster Stelle des fest zusammengepressten Kiefers Vertreibt Wind, löst Meridianblockaden
DE 23 Sizhukong Neben lateralem Ende der Augenbraue Bewegt Blut und Qi, vertreibt inneren und äußeren Wind	**Mg 4 Chengqi, in anderen Systemen auch als Mg 1 bezeichnet** Am Augenhöhlenunterrand unterhalb Pupille Vertreibt Wind, Hitze und Kälte, normalisiert die Augen, löst Flüssigkeitsstau
Dü 5 Yanggu Auf Ulnarseite des Handgelenks, in Mulde zwischen Kopf der Ulna und Os triquetrum Klärt den Geist, vermindert Schwellungen, löst Hitze	**Mg 6 Juliao, in anderen Systemen auch als Mg 3 bezeichnet** Kaudal der Pupille in Höhe Unterrand der Nasenflügel Vertreibt Wind und Hitze, bewegt Qi und Blut, löst Meridianblockaden, unterstützt die Mimik
Dü 18 Quanliao In Vertiefung am Vorderrand des Musc. masseter unterhalb des seitlichen Augenwinkels in Höhe Unterrand der Nasenflügel Schlüsselpunkt für Wangenmuskeln, eliminiert Wind, reduziert Schwellungen	**Mg 4 Dicang, in anderen Systemen auch als Mg 7 bezeichnet** Kaudal Pupille und Mundwinkel Reguliert Leitbahn, harmonisiert Mimik, Schlüsselpunkt zur Regulierung von Magen- und Leberfeuer, für inneres Lächeln

Extrapunkt Qui Hou Zwischen ¾ des medialen und lateralem Viertel des Unterrandes von Augenhöhle des Augenhöhlenunterrandes Stärkung der Augenkraft und der Leber	**Mg 36 Zusanli** Außenrand Schienbeinkante, 1 Handbreite unter der Kniescheibe Stärkt Qi und Blut, die Mitte aller Art, stützt Nähr- und Abwehr-Qi, vertreibt Feuchtigkeit, Wind und Kälte, hebt Yang, stärkt Körper und Seele, bringt Emotionen zur Mitte, Punkt des „Meeres und Getreides", stützt Ursprungs-Qi und Nach-Himmels-Qi
Extrapunkt Tai Yang In Vertiefung der Schläfe Reguliert Yang, eliminiert Wind, Hitze, Schwellung	**Mg 40 Fenglong** 8 cun unterhalb der Kniescheibe, 2 cun außerhalb der Schienbeinkante Beruhigt den Geist, behebt Ängstlichkeit, löst Wind- und Feuchtigkeitsblockaden sowie Schleim, gegen Unruhe und Schwindel
Extrapunkt Yin Tang Mittelpunkt zwischen medialen Ausläufern der Augenbrauen Klärt den Geist, gegen Hitzigkeit	**MP 4 Gongsun** Mediale Fußseiten, an Basis des 1. Mittelfußknochens an Grenzlinie des „roten" zum „weißen" Fleisch Gegen Ängstlichkeit, Gesichtsschwellung, Schreckhaftigkeit, Schweißausbrüche
Extrapunkt Yu Yao Augenbrauenmitte oberhalb Pupille Löst Rötung, Schwellung, Stauungssyndrom, kräftigt Augenlider	**MP 9 Yinlingquan** In Vertiefung kaudal und dorsal des Schienbeinkopfes Vertreibt kalte und heiße Feuchtigkeit, löst Meridianblockaden
Gb 1 Tongziliao 0, 5 cun lateral des seitlichen Augenwinkels Klärt Leberfeuer im Geist und befreit diesen von Wind und Hitze	**MP 10 Xuehai** 2 cun oberhalb des Kniescheibenoberrandes Aktiviert Blutzirkulation, Ausleitung von Toxinen
Gb 12 Wangu In Vertiefung kaudal, dorsal des Proc. Mastoideus. Löst Hitzigkeitssyndrom, normalisiert Leberfeuer und aufsteigendes Leber-Yang, beseitigt Feuchtigkeit aus Gesicht	**Ni 6 Zhaohai,** **in anderen Systemen auch als Ni 3 bezeichnet** Vertiefung kaudal, distal innerem Knöchel Stärkt Nieren-Yin und -Qi, gegen Trockenheit im Gesicht, gegen Schreckhaftigkeit, Traurigkeit, Ruhelosigkeit, beruhigt den Geist bei Ängstlichkeit

Schönheit – Hausmittel weltweit

1. Dampfbad

Wasserdampf im Raum bringt die Haut zum Atmen und Schwitzen, zur Selbstreinigung. Das Einreiben der Haut mit Duftölen und das Hautbürsten im Nachhinein vertiefen den Therapieeffekt.

2. Wannenbad mit Wasser, Milch und Eigen-Frisch-Urin

Wasser zu Eigenurin im Verhältnis 1:5 verdünnt. Die Beigabe von Honig zum Badewasser erfolgt im Verhältnis 1:20. Der Saft der Wassermelone, Soda und Meersalz nach Belieben werden zusätzlich empfohlen.

3. Vollbad mit beliebiger Urinzugabe, zusätzlich mit Duftölen eigener Wahl

Urin öffnet die Poren der Haut, provoziert Ausscheidungsprozesse, regt zum Schwitzen, zu vegetativer Umstimmung und zur Hautregeneration an. Urin als Antigen bewirkt die Immunisierungsprozesse der Haut, die Verbesserung des Hautstoffwechsels sowie des Säure-Basen-Milieus. Weitere praktische Hinweise zur Urintherapie gibt das Praxis-Taschenbuch „Lebenssaft Urin" von Hans Höting.

4. Asiatische Ölreibung

Die Ganzkörpermassage wird mit erwärmtem Sesamöl empfohlen. Dadurch werden Hautelastizität, Durchblutung des Körpers, Vitalfunktionen der Haut, Funktionen des Bindegewebes und reaktiv auch der inneren Organe gefördert.

5. Gesichtsreinigung

1 Esslöffel Naturquark ohne Sahnebeigabe, mit etwas Zitronensaft und Eigenurin nach Belieben vermischen, für ca. 10-15 Minuten auf die Gesichtshaut auftragen. Dann abnehmen, Gesicht mit warmem Wasser reinigen und danach mit Arganöl oder alternativ mit straffender Pflegecreme einreiben. Die Naturstoffe eines möglichst vollwertigen Frischkäse zusammen mit dem Urin aktivieren den Hautstoffwechsel, die Hautatmung, reinigen die Hautoberfläche, stabilisieren das Hautmilieu und damit die Abwehrfunktion der Haut gegen Fremdstoffe. Sie stärken die Hautfeuchtigkeit und vitalisieren und regenerieren die Haut.

6. Haarpflege

1 Eigelb mit Arganöl vermischen, auf die Haare auftragen, 5 Minuten in die Kopfhaut einmassieren. Danach mit Shampoo und warmem Wasser auswaschen. Das Haar wird durch diese Behandlung glänzend und geschmeidig, es regeneriert.

7. Flüssigkeitsstasen im Augenumfeld beseitigen

Watte mit eisgekühlter, biodynamischer, vollwertiger Milch satt anfeuchten, im Augenhöhlen- und Umfeldbereich solange auflegen, wie der Kühlungseffekt spürbar ist. Danach je Augenbereich zwei Schichtscheiben einer Birne oder einer Ananas auflegen. Zum Abschluss mit der Augenbadewanne eine Augenspülung mit Eigenurin und Resturin machen, im Augenhöhlenbereich sanft einmassieren.

8. Schöne Lippen

Glänzende, geschmeidige, gut durchblutete, naturgefeuchtete Lippen erhält man, wenn man aus ½ Esslöffel Haferflocken, ½ Teelöffel Bienenhonig und ein wenig Eigenurin eine Paste fertigt, sie auf die Lippen aufträgt und einmassiert. Mit warmem Wasser nach ca. 5–8 Minuten und mithilfe bioaktiver Seife abwaschen.

9. Schrundige, trockene Haut

Öfter wiederholend und über einen längeren Zeitraum 2 Esslöffel Erdnussbutter auf auffällige Hautbereichen auftragen, die oft durch Druckbelastungen trocken und schorfig werden, wie im Kniescheiben- oder Ellenbogenbereich. Durch Erdnussbutter erhält die Haut pflegende Naturstoffe. Sie wird wieder geschmeidig dank besserer Durchblutung und Regeneration. Solange wiederholen, bis der gewünschte Erfolg anhaltend zufriedenstellt.

10. Haargrind und Schuppen

2 Esslöffel Apfelessig, 1 Esslöffel Eigenurin mit 1 l warmem Wasser vermischen, in Haare und auf Kopfhaut sanft einmassieren. Dann mit dem Rest des Wassers die Haare langsam durchspülen, hiernach den Kopf solange mit einem Handtuch abdecken, bis richtige Wärme spürbar ist. Die Haare nach dieser Behandlung nicht nachwaschen und auf natürliche Weise trocknen lassen, um die natürliche Rückfettung und das natürliche Haarwachstum anzuregen. Diese Behandlung entfernt Schuppen, indem die Deckschicht regeneriert. Die Behandlung sollte je nach Befund nur alle 1 bis 3 Monate einmalig erfolgen, da sie intensiver Natur ist. Der Eigenurinzusatz verbessert als körpereigener Stoff den Behandlungseffekt.

11. Übermäßige Verhornung und Rauigkeit der Haut

Urin in die Hautstellen einmassieren. Bei übermäßig auffälliger Haut ist manchmal ein vorheriges Salz- oder Ganzkörperbad mit Totem-Meer-Salz und Urinzusatz anzuempfehlen. Nach dem Fuß- oder Körperbad ist wegen besserer Resorption der Haut noch einmal Urin einzumassieren. Hiernach wird ein frisches Eiweiß von freilaufenden Hühnern auf die Haut aufgetragen. Man lässt das Eiweiß antrocknen, um es dann mit warmem Wasser abzuwaschen. Füße mit einem guten Fußpflegemittel, Körper mit Körperlotion einreiben. Sehr zu empfehlen ist das Hirschhornfett der Fa. Lindig in München für die Fuß- und Beinpflege.

12. Hautschutz und Nagelpflege mithilfe der Avocado

- Aus 1/2 Avocado, 1 Esslöffel Milch und Urin nach Belieben wird eine Paste gefertigt. Die Paste ca. 10 Minuten dem Gesichtsbereich auftragen. Sie sorgt für gesunde Porenaktivität, schafft feinporige Haut.
- Eine Avocado wird mit 1 Eigelb, ein wenig Zitronensaft und Urin nach Belieben zur Lotion vermischt. Sie wird den Haaren sanft massierend für ca. 30 Minuten aufgetragen. Dann wird die Lotion herausgewaschen. Aus Erfahrungen werden die Haare durch diese Behandlung wie neu – weich, glänzend und geschmeidig.
- Regeneration der Fingernägel: ¼ Avocado mit 1 Teelöffel Arganöl und etwas Urin zur Paste vermischen, den Nägeln für ca. 15 Minuten auftragen. In der Regel sind sechs Behandlungen im Abstand von drei Tagen nötig, um Nagelregeneration, Nagelwachstum und Nagelglanz zu verbessern. Diese Paste fördert Elastizität und Feuchtigkeitsspiegel der Haut, strafft die Haut, aktiviert den Zellstoffwechsel, reguliert die Porendynamik.

13. Hautstraffung

Saft einer Zucchini mit Saft einer Zitrone sowie Urin nach Belieben in ¼ Becher warmem Wasser vermischen. Diese Lösung der Haut auftragen. Man wird sofort den Straffungseffekt spüren. Nach dem Abwaschen empfiehlt es sich, Arganöl auf die Haut aufzutragen und es sanft einzumassieren.

14. Haut „winterfest" machen

Niedrige Temperaturen, Kälte, trockene, warme Luft wie Heizungsluft senken die Luftfeuchtigkeit bis unter 60%. Die Haut trocknet aus, „spielt verrückt", weil sie Feuchtigkeit verliert, empfindlich und gereizt werden kann, so auch die Hinweise kosmetischer Dermatologen. Also bedeutet „Winterfestigkeit", erst einmal die Hautfeuchtigkeit zu sichern. Nach jeder Austrocknung sollte sofort „gefeuchtet" werden mit Cremes und Lotionen als herkömmliche Kosmetika oder mit Vaseline, Arganöl oder Olivenöl, Leinöl mit Linolensäure, auch mit Ceramid, Glycerin und Mineralölen. Nach jeder Hautreinigung mit Seife, Duschgel und Bademitteln sollte spätestens nach drei Minuten die Haut mit Pflegemitteln behandelt werden. Antioxidantien wie Vitamin E, C und A sind Feuchtigkeitsspender. Sie helfen gegen Alterung. Übermäßige Hitze oder Kälte sind Stress für die Haut und schaden ihr, genauso wie Luftverschmutzung, Nebenwirkungen von Medikamenten und Umweltschadstoffe. Sie verlangen zusätzliche Hautpflege.

Cremes mit Retinoiden als Vitamin-Abkömmlinge empfehlen sich ebenfalls im Winter. Die Wintersonne, besonders im Schnee, ist stark. Retinoide senken die Lichtempfindlichkeit der Haut.

15. „Kundendienst" für die Haut

Cremes mit Retinoiden als Vitamin-A-Abkömmlinge wirken als Feuchtigkeitsspender gegen Akne, Fältchen, Alters- und Pigmentflecken, die durch zu intensive UV-Strahlung entstanden. Grundsätzlich lässt die Haut viel zu, erträgt vieles und das gelassen. Sie hat Geduld mit uns. Umgekehrt müssen wir viel Geduld mit ihr haben, wenn sie leidet und versucht, zu gesunden. Hinzu kommt ja, dass man aus quantitativem, qualitativem und Zeitfaktor des Nutzeffektes aus Pflege außen Rückschlüsse ziehen kann, inwieweit die innere Schönheit stimmig ist. So kann man aus Hautreaktion, Hautbild Rückschlüsse ziehen, wie viel Geduld man aufbringen muss, um eine Besserung der Haut erwarten zu können. Oft benötigt die Haut 6–8 Wochen, bevor sich ein Pflegeeffekt zeigt oder Anzeichen dafür, ob die Haut das neue Pflegemittel überhaupt annimmt.

16. „Phönix"-Getränke aus dem Gesundbrunnen (Phönix wandelt sich aus Asche zum Paradiesvogel!)

a) Täglich 1 Glas vollwertigen frischen Tomatensaft zu trinken hat sich gegen Leberpigmente bewährt.

b) Gurken-Reis-Getränk: Zutaten: 100 g Reis, 300 g Gurken, 10 g frischer Ingwer, etwas Meersalz. Gurken und Ingwer werden gewaschen, die Gurken geschnitten, der Ingwer klein gehackt. Mit dem Reiszusatz wird alles in ca. 1 l Wasser aufgekocht und solange geköchelt, bis alles sämig ist. Von diesem Sud wird täglich 2-mal 1 Glas getrunken, unter Zusatz von Frischurin direkt vor Gebrauch. Dieser Trunk hat langfristig gesehen einen generell ausgleichenden und vitalisierenden, psychisch stabilisierenden Effekt.

c) Ein wenig Zitronensaft mit gelöstem Kandis mischen und täglich hiervon 1 Schnapsglas trinken. Diese Mischung bewegt die Säfte und sorgt für gesundes Blut sowie frische Haut.

d) 30 g Schwarze Morcheln werden mit 20 getrockneten, chinesischen Roten Pflaumen (in Asia-Läden zu haben) in 1 l Wasser kurz aufgekocht und anschließend 30 Minuten geköchelt. Morgens und abends ½ Glas mit Frischurinzusatz zu trinken wirkt gegen Hautflecken und stärkt nicht nur die Hautregeneration, sondern allgemein die Vitalisierung. Es ist ein Grundsatz, dass Urin vor dem Vermischen immer frisch gelassen sein muß und nie auf Vorrat gehalten werden kann.

e) Von Karottensaft, frisch gepresst und mit Urin gemischt, werden morgens und abends je 10–30 ml auf die Haut aufgetragen und sanft einmassiert. Anschließend trocknen lassen. Anschließend sollte Arganöl aufgetragen und einmassiert werden, damit es die Wirkstoffe der Wurzel in der Haut versiegelt und die Haut für Wirkstoffe aufnahmefähiger macht.

17. Trockenbürsten

Trockenbürsten des Körpers ist wirksam gegen Alterungserscheinungen. Bürsten oder Handschuhe dafür gibt es in Gesundheitsläden. Man beginnt am rechten Fuß, der vom Herzen am weitesten entfernt ist. Dem folgen Fuß und Bein links, sanft kreisend mit leichtem Hautdruck Ober- und Unterschenkel hinauf in Richtung Herz. Dann folgt gleichermaßen der rechte, dann der linke Arm und am Schluss der Rumpf. Die Lymphzirkulation, innere und periphere Durchblutung, Herz- und Kreislauffunktion, Hautregeneration, Abwehrfunktion der Haut sowie reaktiv die Organfunktionen werden verbessert. Die Therapie lässt sich um etliches vertiefen, wenn man am Schluss des Trockenbürstens den ganzen Körper mit Eigenurin, vermischt mit Kiefer-Franzbranntwein, sowie nach Belieben AF-Tonic aus der Apotheke und mit Wasser abreibt, sich danach nicht abtrocknet, da das Verdunsten des Feuchtigkeitsfilms einen Kneipp'schen Effekt bewirkt. Die Lösung zum Einreiben kann man für wenige Tage auf Vorrat fertigen. Der Frischurin kann allerdings dabei in dieser Zeit altern.

18. *Vier-Himmels-Bad*

Das Vier-Himmels-Bad eröffnet dem „Schönheitssüchtigen" den „Atem des Himmels".
a) Man kann es mit handelsüblichen Heublumen- oder Walskräuter-Badezusätzen herstellen. Man kann sich alternativ selbst einen Teesud als Vier-Himmels-Bad von frischen Heublumen, Kiefernadeln, Myrtol, Thymian und Fenchel anfertigen. Ihn aufkochen und dann 8 Minuten köcheln lassen unter weiterem Zusatz von Anis, Eukalyptus und Pfefferminze. Am Schluss sollten, wer immer es kann und bevor man einsteigt, 250 ccm Eigenurin dem warmem Badewasser zugefügt werden.
b) Es empfiehlt sich, das überall erhältliche Eukalyptus- und Wintergrünöl im Wasser sitzend tropfenweise ins Bad zu geben, um es einatmen zu können, wenn es auf der Wasseroberfläche verdunstet.

19. *Das Shen-Bad*

Wenn die Gedanken nicht zur Ruhe kommen und das Herz nicht zu sich findet, beruhigt ein Wasser-Öl-Bad unter Zusatz weniger Tropfen Badeöl von Orange, Lavendel und Safran. Etwas Sahne einrühren, um sie für das Wasser löslich zu machen.

20. *Das Nach-Himmels-Bad*

Es belebt die Aktivitäts- und Schöpfungskräfte, macht Herz und Kopf frei, wenn man ein Vollbad genießt unter Zusatz von wenigen Tropfen Limettenöl, Jasminöl, Rosenöl, Pfefferminzöl, Rosmarinöl und Wacholderöl. Diese Öle sollte man mit Sahne oder Milchpulver für das Wasser löslich machen.

21. *Grün-Tee-Baden und Schwarztee zum Wohlfühlen*

Grüntee ist empfehlenswert bei trockener Haut. Es dient dazu, Hautplastizität und Hautdurchblutung zu verbessern. Grüntee stammt wie Schwarztee aus der gleichen Pflanze, der Camellia sinensis. Grüntee wird in Japan gar nicht, in China und Darjeeling nur leicht anfermentiert. Beim Oolong als Grüntee findet Oxidation nur am Blattrand statt. Beim Schwarztee werden die Blätter geerntet, angewelkt, zerkleinert und gerollt. Dann werden die Blätter fermentiert, Fermentation fördert Oxidationsprozesse. So erhalten die Blätter ihre dunkle Farbe. Grüntee ist reich an Catechinen als Pflanzenstoff. Dieses Flavonoid soll nach Studien des Karolinska-Instituts in Stockholm/Schweden durch den Wirkstoff Epigallocatechingallat (EGCG) vor mehreren Krebsarten schützen.

Am Arizona Cancer Center in den USA bestätigten Wissenschaftler, dass Grüntee die Körperabwehr stärkt. Britische Molekularbiologen vom Institut of Child Health entdeckten, dass Grüntee das Ausmaß an Zellsterben sowie das Risiko gegen Herzinfarkt und

Schlaganfall reduziert. Dies ist im Hinblick auf den Anstieg von Hautkrebs und im Hinblick auf Alterserkrankungen durchaus von Interesse, „wenn man besser abwartet und sich die Zeit bewusst macht, indem man weise Tee trinkt".

EGOG schützt außerdem vor rheumatoider Arthritis und Entzündungen, so die Aussagen der Rheumatologen an der Universität in Ann Arbor/USA. Grüntee-Wirkstoffe neutralisieren Entzündungsstoffe. US-Forscher von der Universität Kalifornien in Los Angeles konnten herausfinden, dass Grüntee das Risiko, an Magenkrebs zu erkranken, senkt und gegen Magenschleimhautentzündung wirksam ist.

Oolongtee erzielt nach japanischen Studien bei sensibler, gereizter bis geröteter, juckender Haut Erfolge. Er vitalisiert die Hautregeneration.

Im Lifestyle-Bereich aktiviert grüner Tee über Catechine die Stoffwechselrate mit dem Abbau von Fettdepots, so die Erkenntnisse aus klinischen Versuchen von Schweizer Forschern der Universität Genf. Der Verbrennungsprozess über Stoffwechsel wird angeregt mit der Folge, dass Kalorien und langfristig auch Übergewicht abgebaut werden. Nach Zahnmedizinern hemmt Theaflavin im Grüntee die Bildung von Streptococcus mutans-Bakterien, die für Zahnbelag und darüber für Karies verantwortlich sind. Außerdem hat grüner Tee einen hohen Gehalt an Fluor und schützt somit auch gegen das Kariesrisiko.

Forscher vom University College in London fanden heraus, dass schwarzer Tee dazu verhilft, mit seelischen Belastungen besser umzugehen und die Bildung von Stresshormonen senkt.

Was hilft besser, „schwarz" oder „grün"?

Dr. Volker Böhm vom Lehrbereich Humanernährung der Universität Jena stellte fest, dass Schwarztee und Grüntee beide gleichermaßen antioxidative Flavonoide, Polyphenole und beide hierüber gleich gute Wirkungen erzielen können. Diesen Aussagen muss ich widersprechen. Schwarztee ist von der Charakteristik her YANG, Grüntee aber ist YIN. Da macht es also schon einen Unterschied, ob ich mit Yang die Aktivität stärken will und gegen Schlafbereitschaft wirke oder umgekehrt Yang neutralisiere, indem ich mit „Grün" die Yin-Charakteristik unterstütze. Ein Yin-Mensch sollte also weniger „Grün" trinken und sich dem „Schwarzen" zuwenden.

Nach meinem Wissen aus dem Studium in China wird dort überwiegend Grüntee getrunken. Überall steht Grüntee bereit, der stressreduzierend wirkt. In unserem Lehrinstitut in Nanking wurde im Unterricht über Schönheitstherapie auf die uralte Tradition des Teetrinkens verwiesen, um auch darüber die Schönheit zu pflegen. Wer kennt nicht die zarte Haut der Chinesen, und ich unterstelle, auch historisch betrachtet, dass hieran unter anderem der Grüntee seinen Anteil hat.

22. *Salzbad*

Dieses Wannenbad mit dem Zusatz von Meersalz, alternativ Totem-Meer-Salz als besonders mineralisierend dient der Schönheit. Menge des Salzes und des Eigenurinzusatzes nach Belieben. Es verbessert die Durchblutung, regt den Stoffwechsel an, wirkt gegen Entzündungen im Anal- und Genitalbereich, der Jodgehalt aktiviert Körperstoffwechsel, Zellfunktion und Hormonstatus.

23. Zusatz von Reisschnaps

Den Zusatz von Reisschnaps nach Belieben ins Badewasser geben. Nach dem Baden hat man das Gefühl der Leichtigkeit, der Euphorie, der Körper und besonders die Haut scheinen zu schweben. Dieses Bad hat einen Peeling-Effekt. Andere Alkoholika sind keine Alternative zum Reisschnaps.

24. Ginsengtee

Im Bad stärkt Ginsengtee das Haut-Qi und reaktiv über die Haut das Lungen-Qi und Nieren-Qi. Eigenurin sollte ebenfalls hinzugefügt werden, weil Eigenurin immer für die bessere Resorption zugesetzter Wirkstoffe sorgt. Nach dem Bad empfiehlt sich Trockenbürsten und die Ganzkörpereinreibung mit Arganöl.

25. Senfbaden

Dem Badewasser wird die Abkochung mehrerer Esslöffel Senfkörner hinzugegeben. Dann werden ein wenig Meersalz und Eigenurin zusätzlich hinzugefügt, die Menge jeweils nach Belieben. Das Bad wirkt gegen Schmerzen, löst die Hautspannung, verbessert die Mikrozirkulation, stabilisiert den Hautsäuremantel.

26. Ganzkörpereinreibung

Aus Fango oder alternativ der Heilerde sowie dem Moorfrischextrakt wird eine Paste durch Wasserzusatz und empfehlenswert zusätzlich mit Eigenurin nach Belieben hergestellt. Der Mineralgehalt der Paste wirkt gegen erhöhten Blutdruck, gegen Muskel- und Gelenkschmerzen, aktiviert Hautregeneration und Durchblutung.

Der Harnstoff aus dem Urin ist im Rahmen medizinischer Betreuung der Haut und das Ureaderm aus Eigenurin mit pflanzlichen Duftstoffen seit Jahrzehnten in der Schweiz als Hautkosmetikum bekannt. Eigenurin mit natürlichen Wirkstoffen wird über die Hautbarriere hinweg als körpereigen erkannt und aufgenommen. Und so regeneriert, strafft und entgiftet es die Haut, regt den Hautstoffwechsel an und stabilisiert den Hautsäuremantel.

27. Quellwasserbaden

Dies ist möglich, weil das PI-Power-Compact-Gerät über die Wasseraufbereitung aus Leitungswasser ein Wasser schafft, das in seiner Qualität dem natürlichem Quellwasser gleicht. Es aktiviert Zellfunktion und Zellregeneration, es erzeugt zudem einen Regenerationseffekt. Es regt Hautatmung, inneren Stoffwechsel, Entgiftung über die Hautausscheidung an. Sie werden „verjüngt" und vitalisiert. Bitte lesen Sie im Kapitel über Wasser (Schlagwortverzeichnis) die Hinweise zum PI-Power-Compact-Gerät nach, damit Sie das Prinzip der Vitalkapazität des Quellwassers rekapitulieren und diesen Hinweis verstehen können.

28. Kakao-Hautpflege

Hier wird die Haut mit Kakaobutter pur gepflegt, die häufig Zusatz in Kosmetika ist und deren Einsatz an Problemstellen wie den Ellenbogen und bei trockener, empfindlicher Haut überzeugt, vor allem im Hinblick auf die Schönheitstherapie. Anzufertigen ist ein Grundrezept. Wachs und Kakaobutter müssen auf ca. 60 Grad langsam erwärmt, aber nie erhitzt werden, und werden dann vermischt mit anderen Bestandteilen:

20 g Kakaobutter
15 g Bienenwachs
8 g Propolis
2 g Rosenwasser
110 ml Arganöl

29. Schoko-Hautpeeling

Es gibt zwei Möglichkeiten des Peelings, die „weiche" und die „forcierte" Methode. Für die „weiche" Methode fertigen Sie sich aus Magerquark, Arganöl, ganz wenig Eigenurin und dafür mehr Flohsamen eine Maske und legen diese in den Kühlschrank. Am nächsten Tag auf das Gesicht legen und beliebig lange einwirken lassen. Sanfte Massage ist anzuraten.

Für die „forciertere" Behandlung fertigen Sie sich eine Maske aus 20 g Kakaobutter, 2 Esslöffeln Kakaopulver, 1 gestrichenen Teelöffel feinkörnigem Meersalz und etwas Pelose-Moor (Apotheke) aus der Vorratspackung.

Hier erwärmen Sie die Kakaobutter und verrühren sie mit den übrigen Teilen. Diese wird sofort aufgetragen und beliebig lange einwirken gelassen. Mit leichter Massage ergänzen.

30. Das Traumbad

Fertigen Sie sich ein Traumbad aus
3 l Molke
0, 7 l Eigenurin
40 g Kakaobutter
2 EL Honig und ätherischen Ölen bzw. Tees nach Belieben in Wahl und Menge.

Den Zusatz nach Wahl aus den genannten, kurz aufgekochten und ca. 10 Minuten geköchelten Tees und durch Aufwärmen gelöste Kakaobutter, mit Eigenurin und Honig vermischt, dem Badewasser zugeben. Zu empfehlen ist:

- Eichenrinde bei unreiner, gereizter Haut,
- Heublumen zur Umstimmung des Körpers,
- Rosenwasser nach dem Badeeinstieg hinzutun für Wellnesseffekt,
- Brennesseltee zur inneren Reinigung und zur Hautpflege,
- Rosmarin zur besseren Durchblutung,
- Lavendel zur Beruhigung von Körper, Seele und Geist,
- Thymian, um die Seele baumeln zu lassen.

Die Haut: Hegen ist Pflegen

Das Angebot an Kosmetika ist eine Fülle – und nicht stets ist alles gut für die „Körperhülle". Bei dem Versuch, der eigenen Haut Gutes zu tun, verlockt die Vielfalt von „1000 Tipps" und verlockenden Angeboten aus der Schönheits-Industrie, und dem Drang nach Schönheit folgt oft die Überpflege. Doch das macht die Haut nicht schöner, sondern man schmiert sie zu. Und „angeschmiert" sieht man nicht gut aus, auch wenn man sagt, dass „die Menschen nicht so schlecht sind, wie sie sich bemalt haben". Ständige Hauthygiene mit Seife und Duschgel ist tückisch, weil dies die Hautmikrobiologie irritiert, den Hautsäuremantel, Fett- und Feuchtigkeitsfilm stört. Ein seifenfreies Waschstück als Syndet mit leicht saurem pH-Wert von 5,8 ist grundsätzlich und unumgänglich bei geschädigter Haut notwendig. Nicht jeder ist gut „eingeseift", damit er Sauberkeit erreicht!

Dem Pflegefehler folgt die Quittung, so Dr. med. Gertraud Kremer, Fachärztin für Dermatologie, Allergologie und Naturheilverfahren in Berlin. Er ist tückisch und sehr langsam, schleichend und oft über Wochen sich entwickelnd, weil die Haut vieles zu ertragen weiß und kompensiert. Allein aus dieser iatrogen und meistens unwissentlich ausgeübten falschen Pflege nimmt die Zahl der Patienten mit Reizzuständen belasteter Haut ständig zu. Nicht nur Allergien, sehr oft auch Unverträglichkeiten, Fälle von atopischer Dermatitis, Pickelbildung, Mitesser, (Comedomenbildung=med. Mitesser, Rötungen, Irritationen der Haut mit Bläschenbildung und Juckreiz mehren sich, nur weil hautschädigende Bestandteile in Kosmetika enthalten sind, die nicht vertragen werden. Diese werden neben dekorativer Kosmetik verwendet, anstatt des zum Hauttyp passenden Hautpflegemittels. Typischerweise treten solche Hautirritationen sehr oft im perinasalen oder perioralen Bereich auf. Nach chinesischer Medizin ergibt sich hier über den Meridian ein Bezug zu Dickdarm, Magen und Milz. Darüber ist auch ein Bezug zur Ernährung gegeben.

Vergessen werden sollten als mögliche Ursachen bei Reizhaut auch nicht rauer, kalter oder heißer Wind, trockene Heizungsluft, übertriebenes Sonnen- oder UV-Licht.
Selbstverständlich gilt es hier zuerst, die Haut zu entlasten, das entsprechende Pflegemittel abzusetzen, lokale und Fernpunkte zur Therapie sowie Vitalkost einzusetzen. Mechanische sowie chemische Peelings und Masken verträgt gereizte Haut nicht. Verdeutlichen wir uns das Problem auch noch einmal anhand einer tabellarischen Übersicht.

Problemhaut und ihre Pflege

Problemhaut und Seife
Seife stört grundsätzlich die gesunde Physiologie der Hautmikrobiotik auf der Deckschicht. Hautabwehr, Feuchtigkeits- und Fettschicht werden geschädigt.
Hier sollten seifenfreie, leicht saure Hautpflegemittel verwendet werden. Hauturinwäsche zur Stabilisierung des Hautsäuremantels, Pflege mit Arganöl und Heilerdemasken sind empfehlenswert.
(Kosmetika siehe „Problemhaut und Kosmetik".)

Problemhaut und Kosmetik
Allergenfreie Kosmetikpräparate ohne Duft- Konservierungszusätze, Ureaderm als Eigenurin-Kosmetik und Arganöl sind anzuraten. Die Eingewöhnung der Haut auf neue Präparate dauert mehrere Wochen. Eine gute Creme für die Tages- und alternativ zur Nachtpflege und ein hautfreundliches Reinigungsprodukt sind notwendig. Die Hautwäsche mit PI-Wasser (Schlagwortverzeichnis Wasser ist sehr empfehlenswert).
Problemhaut ist zugeschmiert
Zuviel Hautauftrag stört die Hautatmung. Cremes sind zu allen Jahreszeiten und für alle Witterungszustände dünn aufzustreichen, alle Rückstände nach dem Einreiben sind mit einem Kosmetiktuch abzutragen. Wer nicht atmen kann, erstickt, so geht es auch der Haut. (Kosmetika wie unter „Problemhaut und Kosmetik".)
Die Haut ist unrein
Heilerde-Masken (aus der Apotheke) mit Kanne-Brottrunk als Paste anfertigen und auftragen, trocknen lassen und abspülen, Peeling mit Meerwasserpräparaten.
Die Haut ist zu fettig
Syndet oder Reinigungsgel verwenden, Hyaluroncreme auftragen. Gesichtsmasken mit Heilerde als Lösung mit Kanne-Brottrunk aus dem Reformhaus regulieren die Hautfunktion.
Die Haut ist zu empfindlich
Milde hydrophile Cremes sind anzuraten, Kosmetika wie unter „Problemhaut und Kosmetik" verwenden. Waschen mit PI-Wasser, Eigenurin-Therapie und Arganöl zur Hautpflege sind zu empfehlen.
Die Haut ist zu trocken
Kosmetika wie unter „Problemhaut und Kosmetik", kein Puder verwenden, Arganöl zur Hautpflege und Urin-Heilerde-Masken zur Mineralisierung der Haut sind gut, zuviel Klimareize spannen die Haut, trocknen sie aus. Die Harnstoff-Lotion der Fa Sebexol aus der Apotheke ist anzuraten, Molke oder Kanne-Brottrunk oder PI-Wasser zur Hautpflege, Gesichtswasser ohne Alkohol, aber mit Meerwasserbestandteil sind empfehlenswert.

Schönheit pur, aus der Natur: Die ANANAS

In den meisten asiatischen Ländern fand ich auf meinen Studienreisen immer wieder den Gebrauch von Ananas als Gesundheitsmittel und zusätzlich als natürliches Kosmetikum. Für die Asiaten war die Ananas die Königin der Früchte, und die „Singapore Spanish" galt als Kaiserin aller Ananas. Der Ananassaft war ein beliebtes Getränk, um jugendlich zu bleiben, das Fruchtfleisch mit seinen vielen lebenswichtigen, vor allem enzymreichen Wirkstoffen war als Hautkosmetikum willkommen. Das Fruchtfleisch war der Grundstoff für Hautmasken, Hauteinreibung und eigengefertigter Kosmetika.

Südsee-Einwohner sind bekannt dafür, eine weiche, jugendliche, sanfte Haut zu haben. Ihre Haut verträgt problemlos Sonnenlicht und das Salz des Meeres. Hieran haben der Gehalt aller Vitamine in der Ananas, speziell Vitamin C, Vitamin E, die große Menge an Spurenelementen wie Kupfer, Mangan, Jod, Zink zum Collagenaufbau, viele Enzyme für die Hautregeneration ihren gebührenden Anteil.

Ananas sorgt mit diesen Wirkstoffen für Hautstraffung, Fältchenglättung und Hautklärung – und auf diese Weise für Plastizität im Gesichtsausdruck. Doch nicht nur die Ananas, auch die Papaya gilt den Einwohnern Asiens traditionell als wirksames inneres und äußerliches Kosmetikum, genauso wie die Ananas gilt sie als Gesundheitsmittel.

US-Schönheitssalons und Kosmetikstudios nutzen Kosmetika aus Ananas und Papaya für die Schönheitspflege, industrielle Schönheitsfirmen ihre Grundstoffe zur Herstellung von Kosmetika. Ananas enthält Bromelain. Es stärkt das Bindegewebe, vermehrt Elastin und damit die Elastizität des Bindegewebes, löst Hautverhärtungen und abgestorbene Hornteilchen der Deckschicht, aktiviert die Hautdurchblutung, lockert Verkrampfungen im Unterhautzellgewebe. Der Saft aus dem Fruchtfleisch löst den verhärteten Fettfilm und alte Fettsäuren von der Hautoberfläche. Nach der Behandlung sieht die Haut rosig und jugendlich aus. Die Hautabwehr gegen Erreger, Fremdstoffe und die Mikroökologie mit Ansiedlung von Hautmikroben im Hautfilm werden gestärkt. Mitesser und Hautreizungen verschwinden. Glycin und Prolin wirken als Aminosäuren tief ins Bindegewebe hinein und fördern den Collagenaufbau.

All dies sind Wege, mit Ananas und Papaya gegen die Alterung anzutreten. Die nachfolgenden Rezepte, die meine Frau und ich in Asien zusammentrugen und teilweise nach den Erfahrungen in der eigenen Praxis für Patienten westlicher Länder modifizierten, ergaben sich so aus der praktischen Anwendung. Beigaben zu den hier aufgeführten Anwendungsmöglichkeiten bekommt man in Gesundheitsläden und bei Versandfirmen, die Zutaten für biologische Kosmetika anbieten. Widrigenfalls können Sie den Autor um Kontaktanschriften bitten.

Gesichtsmaske gegen Falten	Schönheit durch Hautregeneration, Faltenglättung, Hautstraffung. Ananasfruchtfleisch und Avocado pürieren, mit 1 Eigelb vom freilaufenden Huhn, Luvos-Heilerde aus der Apotheke, Molke oder Sahne, Smaragdöl, Rubinöl, Pfirsichpulver (der Zusatz von Eigenurin ist vorbehalten), alternativ nur bei trockener Haut Arganöl zusetzen, zur streich- und deckfähigen Paste verrühren, für ca. 20 Minuten der Haut auftragen, einziehen lassen, mit warmem Wasser abspülen. Nach Anwendung empfiehlt sich eine Gua-Sha-Behandlung.
Gesichtsmaske gegen gealterte und/oder trockene, pickelige und fleckige Haut	Beseitigung von Hautunreinheiten, Hautreizungen, abgestorbenen Deckzellen der Haut, regt die Durchblutung an, verbessert den Teint, verjüngt die Haut. Frisches Ananasfruchtfleisch, auf Wunsch mit Papaya mischbar, wahlweise luftgetrocknetes Fruchtfleisch einweichen, mit dem Mixer pürieren, mit dem Zusatz von Arganöl, Wintergrünöl, Lavendelöl und Melasse aus dem Reformhaus in beliebiger Menge eine streichfähige Paste anfertigen, abends als Maske ca. 20 Minuten einwirken lassen. Mit warmem Wasser abspülen. Nach der Anwendung empfiehlt sich eine Gua-Sha-Behandlung.

Gesichtsmaske als Grundtherapie	Straffung, Glättung, Lifting, Vitalisierung der Haut-, Gewebs- und Keimschicht, Stärkung der Durchblutung und Durchlymphung, Verjüngung des Hautbildes, Auflösung von Eiweiß alter Hornzellen aus der Deckschicht, Auffrischung des Teints. Folgende Zutaten bis zur streichfertigen, haftenden Paste pürieren: Ananasfruchtfleisch, Ginsengwurzelpulver, 1 TL Bienenhonig, je 1–2 Tropfen Aloe-vera-Öl, Süßmandelöl, Jasminöl, Sandelholzöl, Muschelpulver oder alternativ pulverisierte Krabbenschalen oder Krebsschalen. Mit Eichenrindenpulver abrunden. Für bessere Gleitfähigkeit eventuell Sahne oder Arganöl beifügen. Im Gesichtsbereich für ca. 20 Minuten auftragen.
Gesichtsmaske gegen fettige Haut	Entweder 20 g Luvos-Heilerde oder Pelose-Heilmoor (Apotheke) oder Meeresschlick (Apotheke), je 20 g Pulver, über Steinverreibung aus luftgetrocknetem Ananasfruchtfleisch pulverisiertes Fruchtfleisch, indisches Weihrauchpulver mit Ginsengtee, Lavendelöl, Eigenurin, PI-Wasser zur deckenden Paste verrühren, im Gesichtsbereich auftragen, antrocknen, einwirken lassen, mit lauwarmem Wasser vorsichtig abspülen. Eine Gua-Sha-Übung anschließend wird empfohlen.
Ananas-**Waschcreme**	Reinigungspaste auf Vorrat herstellen aus Ananasfruchtfleisch, ½ TL Erdnuss- oder Kakaobutter, Kurkumapulver, Stutenmilchpulver, 1 TL Süßmandelöl, Rosenwasser, zur geschmeidigen Creme verarbeiten.

Schuppenflechte, Ekzeme, Wundsein	a) <u>Schuppenflechte, trockene Ekzeme:</u>
	   20 ml Walnuss-Öl, 10 g zerstoßene Walnusskerne, 8 g indisches Weihrauchpulver, etwas Meersalz und Eigenurin, 8 g Eichenrindenpulver zur Paste fertigen und auf die befallene Haut auftragen, ca. 20 Min. einwirken lassen, dann mit warmem Wasser abspülen. Keine Seifennutzung!
	b) <u>Reizekzeme, Wundsein:</u>
	   6 ml Hanföl, 2 ml Eigenurin, je 1 g indisches Weihrauchpulver, Erdnuspulver, Fichtenharzpulver, Eichrindenpulver, etwas feinkörniges Meersalz auf die Haut auftragen und einwirken lassen, kühl abspülen.

Ananas-**Direktsaft**	Aus biodynamischen Früchten für Getränke und die äußerliche Anwendung, als Trägerstoff in Kosmetika. Zum Trinken stets zu 2/3 mit vitalaktivem Wasser oder mit Stuten-, Ziegen- oder Schafsmilch (aber nicht mit Kuhmilch) verdünnen. Hierfür gibt es eine Handelsfirma, die direkt auf der Farm im Tiefkühlverfahren Fruchtsaft in Fein-Weißblechdosen abfüllt. Er wird ohne Konservierungs- oder Zusatzstoffe belassen, ist aber zwei Jahre haltbar. Es gibt außerdem Ananassaft mit Mango- und wahlweise mit Guaranazusatz.

Ananas-**Creme**	Kakaobutter oder Unguentum leniens (Kühlsalbe) aus 30% Wasser, etwas Bienenwachs, Erdnuss-Öl, Urea pura mit Ananasfruchtfleisch, mit handelsüblichen Fruchtextrakten aus der Apotheke, Vitamin E als Antioxidans, Aloe vera, wahlweise mit ätherischen aromatischen Pflanzenölen mischen und pastieren. Ananas-Creme macht die Haut zart, weich und sanft.
Reinigungsmittel für das Gesicht	„Aok pur balance Seesand-Mandelkleie" (PZN 217 44 83) aus der Apotheke mit Ananas-Fruchtfleisch mischen zur Hautreinigung, danach die Haut mit warmem Wasser abspülen.
Ananas-**Öl**	Dieses Feuchtigkeitsöl hat einen straffenden, faltenglättenden, liftenden Effekt, der die Haut regeneriert, Teint, Durchblutung, Hautatmung, Mikroökologie des Hautfilms verbessert und zur täglichen Hautpflege empfohlen wird.
	Die Herstellung erfolgt aus zerkleinerten Kronenblättern, Fruchtschalen und Fruchtfleischanteilen. Die Fruchtanteile werden mit Olivenöl gemischt, kräftig und langanhaltend verschüttelt und kurzzeitig zum Sieden gebracht. In den noch warmen Sud wird eine beliebige Menge Honig gegeben. Der Sud wird in einem lichtdurchlässigen, abgedeckten Gefäß an einem schattigen Platz zwei Tage abgestellt. Dann wird am dritten Tag im Kaltpressverfahren das Öl gewonnen. Aus dem kaltgepressten Öl wird unter beliebigem Zusatz von Arganöl, Ringelblumenöl und Sesamöl das Pflege-Feuchtigkeitsöl hergestellt.
Gesichtswasser	Es dient der Hautpflege, stabilisiert die Hautatmung sowie den Säure-Basen-Wert der Haut. Es kann je nach Bekömmlichkeit mehrfach eingerieben werden. Es wird aus 20 ml Ananasessig, 25 ml Lavendelwasser, 75 ml Rosenwasser, das man aus Rosenblütenblättern und Rosenbuschblättern herstellt, zubereitet und sanft in die Haut eingeklopft oder eingerieben.
Ananas-Bad	Das Bad ist entspannend, euphorisierend und wirkt ganzkörperlich Alterungsprozessen entgegen. Grundlage des Vollbads ist der Zusatz von je zwei Trinkbechern Ananasessig und Papayaessig. Zur Verstärkung der Tiefenwirkung und der Resorption der Wirkstoffe bis zu 1 l Eigenurin hinzufügen. Der Zusatz von Badeölen der Firma WALA oder hautresorbierbaren Immersions-Badeessenzen der Fa. Jungebad aus Bad Boll bzw. alternativ der Firma Schiele aus Rellingen ist ebenfalls möglich.
Ananas-Peeling	Zur Reinigung der Hautdeckschicht und Förderung der Regeneration. Man nehme ein handelsübliches Peeling aus Meereswasser-Wirkstoffen und vermischt sie mit Fruchtfleischanteilen für das Peeling. Nach dem Peeling kann man die Haut einreiben mit dem Fruchtfleischabrieb.

Ananas-Essig	Fruchtfleisch mit Fruchtschale in ein lichtdurchlässiges Glas (kein Kunststoff!) mit naturvergorenem, altgereiftem Naturessig chinesischer Provenienz aus dem Chinaladen oder mit italienischem Balsamico für vier Wochen einlegen für die Hauteinreibung. Die eingeriebenen Stellen werden danach mit dem Fruchtfleisch abgerieben und die Fruchtsäfte sanft einmassiert.
Hautpackung	Luvos Heilerde (Apotheke) mit wenig Meersalz vermischen, mithilfe von Ananassaft zur deckfähigen, haftenden Paste bringen, auf die Haut auftragen, zum Antrocknen bringen, danach mit warmem Wasser abspülen, anschließend Ananascreme sanft einmassieren.
Hautfit	Es verleiht der Haut Glanz und wird aus 5 ml Ananassaft, 4 ml Arganöl, 5 ml Honig, Propolisgranulat plus einer Prise feinkörnigem Meersalz angefertigt und der Haut einmassiert. Auch verjüngt diese Mischung die Haut.

Schönheit – Wasser

Wasser verbindet Makrokosmos und Mikrokosmos. Ohne Wasser gäbe es kein Leben. Wasser ist das Lebenselement schlechthin, denn kein Lebewesen könnte ohne Wasser existieren. An allen Lebensprozessen ist Wasser beteiligt. Daher ist Wasser die Grundlage aller Körper- und Lebensfunktionen von Mensch, Tier und Pflanze, bis hin zu allen Lebensformen der Erde. Und im irdischen Sein begann im Wasser des Urmeeres das Leben aller irdischen Wesen. Aus diesen Gründen und gerade wegen der existentiellen Wichtigkeit des Wassers für das Verlangsamen der Alterungsprozesse und für das Vermehren der Schönheit erläutere ich die Bedeutung des Wassers als Lebenselement ausführlich, und gehe auch darauf ein, warum es für die Schönheit absolut notwendig ist.

Wasser ist ganz generell der Mittelpunkt unseres Lebens und unserer Körperfunktionen, zudem ist Wasser ein Informationsspeicher. Aber das Wasser ist leider heutzutage auch der Träger vieler endogener und exogener Schadstoffe aus der Umweltchemie, das hierüber leider auch immer mehr zum Krankheitsrisiko aus der Nahrungskette und der Umwelt heraus und vielfach zum Störfaktor der Schönheit werden kann. Es gibt heute kaum noch ein Wasserwerk, das bei der Wasseraufbereitung den europäischen Umweltschutznormen entsprechen kann. Hinzu kommt, dass die europäischen Trinkwasser-Schutzbestimmungen immer mehr aufgeweicht werden, indem die Maximalwerte für Schadstoffe zum Nachteil der Verbraucher erhöht werden. Diese Aussagen mache ich, indem ich sie von Hinweisen aus der Presse, aus Fachzeitschriften und anderen Medien ableite. Lassen Sie mich für die gesundheitsschädigende Metallbelastung des Wassers nur vier Beispiele bringen, die stellvertretend auch für andere Belastungen des Wassers gelesen werden können. Kupferanteile im Wasser aus den Rohrleitungen blockieren die Sauerstoffversorgung unseres Körpers. Rückstände aus Arzneimitteln wie Ibuprofen, Ketoprofen, auch von Verhütungsmitteln sind auffällig. Sogar Pestizide und Herbizide wurden als Rückstände gemessen. Außerdem benötigen wir die gelösten Mineralien als im Wasser gelöste Mineralsalze im Körper für eine Vielzahl lebenswichtiger Prozesse und können diese nicht durch strukturierte Mineralien entsprechender Präparate ersetzen. Es spielt allein aus diesem Grunde ganz besonders die Qualität des Trinkwassers eine immer größere Rolle für uns.

Dem PI-Power-Compact-Gerät, das mit patentierter Wasseraufbereitung aus Leitungswasser Trinkwasser herstellt, das in seiner Spitzenqualität dem besten, naturreinen Quellwasser entspricht, sollte daher jeder Gesundheitsbewusste seine Aufmerksamkeit schenken, und so auch jeder Kranke und ebenso jeder, der Alterungsprozessen entgegentreten und Schönheit pflegen will. Wasser ist ein Getränk, auf das man nicht verzichten kann, weil eben nur Wasser und kein Ersatzgetränk die Lebensprozesse unterstützt. Leider kommt auch hinzu, dass wir in einer Zeit der Durstlosigkeit leben und fast niemand die nötige Trinkmenge zu sich nimmt, und zwar ist diese 0, 35-mal das Körpergewicht! „Du bist nicht krank – du bist trockene Wüst" ist zwar erst einmal nur ein Schlagwort, aber leider ein wahres. Wenn man sich dann noch die Statistik über den Trinkmodus ansieht, wird das Problem innerer Austrocknung noch deutlicher herausgestellt. Von der täglichen Trinkmenge entfallen auf:

- Kaffee, Tee 32%,
- Bier 26%,
- Wasser aus der Flasche 16%,
- Limonaden 14%. An diesem Flüssigkeitsanteil sind Cola-Getränke mit 12% beteiligt. Cola enthält viel Zucker sowie Aspartam, das im Darm durch Darmbakterien zu giftigem Formaldehyd und Ameisensäure abgebaut wird.

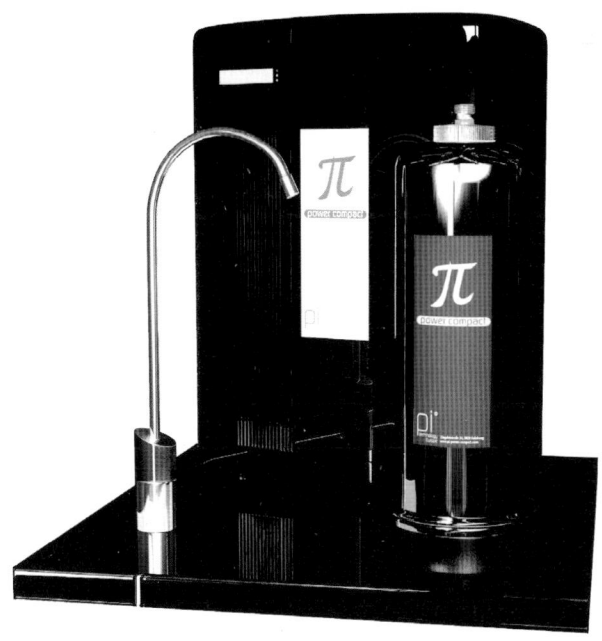

Abb. 19: Pi-Power-Compact-Gerät

In der metaphysischen Sichtweise des Taoismus gibt es nachdenkenswerte Aspekte über Wasser, vor allem über seine reine, natürliche, bioenergetisch wertvolle Qualität im Hinblick auf Schönheit und Gesundheit.

Neben dem klassischen China war im alten Ägypten das Wasser ebenso von großer Bedeutung für Gesundheit, Leben und Schönheit, vor allem wurde es als zeitlich und räumlich unendlicher Urozean angesehen, ein Sinnbild für die Urzelle und den Ursprung des Lebens. Aus dem Urozean entstand für die Ägypter das Licht „Re", dem Yang, der Energie aus China gleichzusetzen, oder im übertragenden Sinne auch der elektromagnetischen Kraft gemäß der heutigen Wissenschaft oder den Lichtkräften als Nährkräfte in Obst und Gemüse nach einigen modernen Ernährungslehren. Aus dem Urozean entsprang auch der Gegenpol zum Yang, die „Schlange", vergleichbar mit dem Yin. Sie stand für das Urbild der Finsternis. Deswegen bedarf sie des „Re" als Gegenpol, damit aus der Nacht der Tag werden kann. Wir finden im Urbild der „Schlange" und des „Re" das gleiche Wechselspiel polarer Kräfte wie zwischen den Polaritäten von Yin und Yang, die sich dynamisch mit wechselnden Anteilen ergänzend zum Ganzen formen, wie Tag und Nacht sich zur Lebenszeit ergänzen.

Im Wasser, wie auch im Blut, ist Qi die transformierende, verändernde Kraft, wie auch Schönheit transformierend und verändernd ist. So steht nach der chinesischen Mythologie das Qi für Transformation und Veränderung. Qi ist im Blut die bewegende Kraft. Stehendes Wasser entspräche dem Yin. Das leicht Bewegende im Wasser ist das Yang im Yin, das unbändig Machtvolle wäre das Ergebnis des angreifenden, rebellischen Qis. Tosen und Branden ist Ausdruck des Yang-Phänomens im Wildwasser und entspräche dem Übergang vom ruhenden Qi im Wasser zur Charakteristik des bewegendem Yang-Qis im Yang. Hier ist ruhendes, strukturelles Yin dem bewegenden Qi in der Yang-Charakteristik gewichen.

Wasser und Ozean sind Sinnbilder des Lebens. Daher ist es erklärbar, dass Meerwasser nicht zufällig dem Blutserum gleicht und dass beide in Anteilen gleich lebenswichtige Mineralsalze enthalten. Auch die Elektrolyte im extrazellulären Raum entsprechen denen des Meerwassers. Daher kann das Meerwasser pharmakologisch zum Träger für Wirkstoffe medizinischer Präparate gemacht werden.
Die Niere als Wasserelement hat im Kern überdurchschnittlich viel Wärme gespeichert. Die Niere ist das „Haus des Yin" im „kühlen Wasser" und beinhaltet gleichzeitig Yang als Wärme. In einem Organ haben wir somit Re und Schlange, Yin und Yang, Struktur und Energie. Wir haben darin den Speicher der Essenz und die Grundlage für Schönheit. Daran hat Wasser einen hohen Anteil. Es ist Yin und im Wechselspiel der Polaritäten ist zum ausgewogenen Miteinander immer zum Yang anteilig das Yin notwendig.

Ohne Speise als sinnbildlich Trockenes kann der Mensch viele Tage überleben, ohne Getränk wird er jedoch in kurzer Zeit sterben. Er gefährdet mangels Trinkmenge sein Leben, wobei besonders Wasser von Wichtigkeit ist. Das Gesamtkörperwasser des Menschen ist alles, was im Körper „fließt". Es schwankt vom Säugling mit durchschnittlich 75% Wasseranteil zum Senioren mit 56% Wasseranteil in der Festmasse. Intrazelluläre Flüssigkeit hat 40%, extrazelluläre 20% Anteil am Gesamtkörperwasser.

Um diesen Spiegel halten zu können und den natürlichen Flüssigkeitsverlust im Laufe von 24 Stunden auszugleichen (1,5 l über die Harnwege, 150 ml über den Stuhl, 100 ml über die Schweißbildung, 800 ml Feuchtigkeitsverlust über Haut und Atemluft), sollten Erwachsene täglich 2,5 bis 3 l Wasser trinken. Zum Wasservorrat des Körpers addieren sich 0,5 l Wasser hinzu, das durch die Verstoffwechselung von Eiweiß, Fetten und Kohlehydraten entsteht.

Ohne ausreichende Flüssigkeitszufuhr trocknet der Mensch aus. Die Haut wird faltig, trocken, sie verfällt. Wasser als physiologisches Körperelement ist also ganz entscheidend für alle Körperfunktionen, Lebenszyklen, für Lebensqualität, Gesundheitszustand und Schönheit. Hierbei steht allerdings primär nicht die Quantität des Wassers im Vordergrund, sondern vor allem die Qualität. Daher ist bei der heutigen umweltbedingt schlechten Wasserqualität die Wasseraufbereitung von besonderer Wichtigkeit.

Wasser ist Transportvehikel, Entgiftungs- und Reinigungssubstanz, Füllmittel, Wärmeleiter, Grundlage jeden Stoffwechsels, Stabilisator für das Milieu, Informationsspeicher, Katalysator für alle Lebensfunktion des Körpers, ist Transformator für Informationsfluss, die bioelektrische, biomagnetische „Seele". Wasser ist ein durch kein anderes Getränk ersetzbarer Lebensmotor, und ein Motor schlechter Qualität bewegt nichts.

Die Struktur des Wassers kann man weder durch Destillieren noch durch beliebige Reinigung, durch Denaturieren zum Guten und zum Schlechten hin verändern, wohl aber dessen Cluster als Wasserstrukturierung. Cluster ist Informationsspeicher. Cluster als Informationsspeicher kann durch mechanische, energetische, chemische Eingriffe von außen oder durch Störfaktoren aus dem Körper selbst heraus. Cluster ist wie ein Netz. Wenn Sie nun eine Laufmasche im Strumpf haben, sind Nestmuster zerstört. Ich erinnere hier nur als Beispiel an die Uranbeimengung im Trinkwasser einiger Dörfer in der Nähe Göttingens und in Mecklenburg, wovon umfangreich in der Presse berichtet wurde. Schon allein daher ist es wichtig, gesunderhaltendes, reines, bioelektrisch und biomagnetisch hochwertiges Trinkwasser zu erhalten. Nur darüber können feinstoffliche Mechanismen und Informationen im Lebenselement Wasser aufrechterhalten werden. Nur auf diese Weise kann Wasser vom Körper und hierin von der Zelle aufgenommen und biologisch verwertet werden.

Das ist die Grundvoraussetzung für Gesundheit, Krankheitsbehandlung, Vorbeugung und Schönheit. Dies sollte man sich „hinter die Ohren schreiben" wegen der Umweltschadstoffe im Wasser und der Möglichkeit, das Trinkwasser durch Wasseraktivator-Geräte wieder zu natürlichem Wasser aufzubereiten. Zwei Parameter spielen eine wichtige Rolle, um die biologische Qualität des natürlichen oder durch Wasseraktivatoren aufbereiteten Wassers zu gewährleisten: Der Säure-Basen-Wert zwischen pH 6,7 bis pH 6,9 und der Rho-Wert für das Elektronenpotential des Wassers. Ausgewogen ist er im reinen, frischen, natürlichen Quellwasser. Das vom PI-Power-Compact-Gerät aus dem Leitungsnetz aufbereitete Wasser entspricht hochwertiger Quellwasserqualität. Der Rho-Wert von hochwertigem Quellwasser liegt bei 60000 Ohm aufgrund des geringen Mineralanteils. Dieses hochohmige Wasser vermag zudem Schad- und Giftstoffe aufzunehmen, im Gegensatz zu niederohmigem Wasser mit beispielsweise 2500 Ohm und höherem Mineralgehalt. Hochohmiges Wasser ist leicht, kann vom Körper problemlos aufgenommen werden und hat einen hohen Heilwert. Durch die Verunreinigung des Wassers wird die biologische Qualität des Wassers gestört und damit sein Reinigungs- und Transportvermögen sowie seine Informations- und Energiestrukturen mit den elektromagnetischen Frequenzen. Strukturell darin enthaltene Schadstoffe prägen dem Wasser zusätzlich eigene Schadstoff-Frequenzen auf, die in gleicher Weise wie die Schadstoffe ein Krankheitsrisiko beinhalten.

Sauberes Wasser nach öffentlicher Wasseraufbereitung vermag wohl den Flüssigkeitsbedarf des Körpers zu ergänzen, aber nicht die Vitalfunktionen des Körpers und die Lebensprozesse zu unterstützen, weil es eben keine bioenergetischen Vitalfrequenzen hat und darüber hinaus zusätzlich sehr oft auch noch linksdrehend und damit energieblockierend ist. Wasseraufbereitungsgeräte, oder auch Wasseraktivatoren genannt, können Wasser aufbereiten, damit es nicht dem „totem Wasser" aus der Wasserleitung, der Fabrikabfüllung oder dem schadstoffbelasteten Wasser gleicht. Das unterstreicht den Bedarf nach Geräten der Wasseraktivierung. Für alle Naturphänomene, für die Entstehung und den Erhalt irdischen Lebens, für Gesundheit und Schönheit ist natürliches, frisches, bioaktives und quellwassergleiches Wasser unverzichtbar.

Auch folgende Hinweise können unterstreichen, welchen Wert gesundes Wasser für unser Leben und genauso für die Existenz unseres Planeten hat. Das schließt unsere Verantwortung als Mensch ein, auch das Wasser gesund zu halten. Die Erdoberfläche ist zu über 70% mit Wasser bedeckt, aber nur 2,7% davon sind als Trinkwasser geeignet. Menschliches Dasein, gesunde Sozialgemeinschaften, Kulturen, blühende Natur, Landwirtschaft und Wirtschaftszonen können nur dort existieren, wo ausreichend und vor allem gesundes Trinkwasser vorhanden ist. Hier gilt das Prinzip, das unserer Verantwortung unterliegt: „Nehmen ist Geben, um auf gleicher Ebene zu erhalten." Wo Wasser als Bindeglied zwischen Mensch und Erde, zwischen Mensch und Kosmos, zwischen unserem Planeten und dem Kosmos fehlt, mangelt es an feinstofflichen, energetischen Schwingungen und Strahlungen. Kosmisch, irdischer Informationsaustausch ist gestört.

Wir kennen die Zusammenhänge zwischen Mondphasen, Schlafwandeln, Schlafqualität nach Mondstand, Gezeiten und Einfluss dieser auf Geburtsraten. Jeder weiß um Einfluss des Mondstandes auf Phänomene der Erde über Wasserrythmik, die im Mondkalender aufgezeichnet sind. Mondstand und Kreisbahn erfolgen aufgrund Gravitationskraft. Änderung der Gravitation bringt Änderung der elektromagnetischen Impulse. In alldem sind wir Menschen eingebunden. Über elektromagnetischen Einfluss entsprechende Mondphasen wechselt die Flüssigkeitsdynamik im Menschen. Der Kikro-Aderlass nach Hildegard-Klostermedizin zeigt es an unterschiedlicher Blutfärbung aufgrund wechselnden Anteilen zwischen Blutfeststoff und Flüssigkeitsanteil des Blutes.

Wir haben aufgrund wechselndem planetarischem Einfluss Belege dafür, dass dadurch Zusammenhänge zu psychosomatischem Befinden, Krankheitsverlauf, Selbstmordraten, Kriminalität hergestellt werden können. Diese gehen einher mit Änderung elektromagnetischer Impulse der Erde und des Flüssigkeitsspiegels im Menschen, nachzulesen im Buch „Transformation der Erde, Interkosmische Einflüsse auf das Bewusstsein", Morpheus-Verlag. Auch die Leitfähigkeit und Hautenergetik, Vitalitätskoeffizient der Haut ändert sich schon 5 Tage vor Auftreten der Sonneneruption. Durch all diese Elemente sind wiederum Gesundheit, Schönheit, Lebensqualität angesprochen. Der elektromagnetische Einfluss, der diesem Phänomen zugrunde liegt, spielt eine grundlegend wichtige Rolle. Und ich rufe deswegen auch noch mal in Erinnerung, dass Zellfunktion, dass Mitochondrien stets elektromagnetische Impulse über Lichtquanten benötigt, um lebensfähig zu bleiben. Dieser ist vergleichbar dem, was die Ägypter der Antike als „re" und Lichtkraft bezeichneten.

Aus allem schließt sich erneut nochmal der Kreis, zu Ernährung, Trinkmenge, Körperhygiene, Kosmetik, Qualität der Lebensführung. Es ergibt sich deswegen zwingend daraus, dass Lebenselement, aus dem in Urzeiten alles irdisch Lebende entstanden ist und Leben aller Bandbreite bis heute erhält, somit eines der wichtigsten Lebenselement blieb. Wasser muss deswegen nicht nur nach Menge, viel mehr in unserer Zeit nach Qualität bemessen werden, um Lebensqualität, mehr noch Gesundheit und letztlich Schönheit sichern zu können. Das gilt sinngemäß übertragen ebenso für die Verbindung zwischen allen Elementen im „Mikrokosmos Mensch", mit unterschiedlichen Wasseranteilen in Gesundheit und Krankheit, für Lebensmöglichkeiten des Menschen in seiner Umwelt, in der Wasser gleichermaßen wichtiges Element in der ökologischen Kette ist. Wasser ist Stützpfeiler innerer Ordnung, Schönheit und Widerspiegel für äußere Schönheit.

Für alle Prozess-Schritte lebender Wesen, von der Mikrobe über Pflanze, Baum und Tier, bis hin zum Menschen ist qualitativ einwandfreie Flüssigkeit zum Überleben unverzichtbar. Langzeituntersuchungen haben belegt, dass mit der Verschlechterung des Trinkwassers die Krankheitsrate in der betroffenen Lebensgemeinschaft steigt. Übertragbar sind diese Erkenntnisse auf Sozialgemeinschaften von der Vergangenheit bis in die Gegenwart, und leider sind sie für die Zukunft noch zutreffender. Denn der Mangel an Wasser kann sogar zu kriegerischen Auseinandersetzungen führen.

Um Lebensphänomene erhalten zu können, um als Lösungsmittel, Nährelement, bedeutendster Informations- und Substratträger für Wertstoffe, Bindemittel fungieren zu können, muss Quellwasserqualität erreicht werden. Nur solches Wasser ist fähig, zu jeder Zeit alle Schlacken und Gifte auszuleiten, Körpertemperatur und Säure-Basen-Haushalt und damit die innere Ordnung oder Homöostase gemäß dem Grundsystem nach Pischinger, Blutviskosität, Stuhlkonsistenz und Fließvermögen aller Körpersäfte sicherzustellen.

Alle Prozess-Schritte von Pflanze, Tier, Mensch und irdischen Phänomenen sind ohne Wasser nicht möglich. Körperfunktionen benötigen elektromagnetische Impulse. Deshalb ist die Vitalkapazität vom Rho des Wassers als Ausdruck seiner elektromagnetischer Natur abhängig. Vitalkapazität und Clusterstruktur bedingen einander. Cluster bzw. die Wasserstruktur ist ein Speicher aufgrund harmonischer, elektromagnetischer Bioenergetik.
Im Blutkristall der im Buch beschriebenen Blutkristallanalyse werden Blutkristallformen durch elektromagnetische Potentiale gebildet, die man mit Qi oder Biophotonen gleichsetzen könnte. Störungen des Körpers ändern die Bioenergetik und genauso die Kristallstrukturen. Auch Wasser und Clusterstruktur unterliegen den gleichen Konsequenzen. Schadstoff-Frequenzen

bzw. positive Informationen werden im Wasser gespeichert und erzeugen negative Kristallformen, die sie auf Flüssigkeit des Körpers als negatives Muster übertragen. Diese stören dann Körperfunktionen und Zellkommunikation genauso, wie die Schadstoffe selbst, wenn man das veränderte Wasser nutzt. Durch Alterserscheinungen, mangelnde Zellfunktionen und Krankheiten ändern sich Bioenergetik, Kristallformen, Gesundheit und Schönheit – und umgekehrt. Wie sich diese Cluster durch von außen kommende Einflüsse durch z. B. Musik, Flüche, Schadstoffe und Lichteinwirkung ändern können, hat zudem Prof. Masaru Emoto, Japan mit seiner Fotografie der Wasserkristalle bewiesen.

Dem gesundheitlich zu fordernden Qualitätsstandard können sich heutige Nahrung und Getränke nicht mehr stellen, weil sie durch Umweltschadstoffe belastet sind, sie industriell aufbereitet werden, ihre Vital- sowie Clusterstruktur dadurch und zusätzlich noch durch Konservierung sowie auf dem Handelsweg sich ernährungsphysiologisch zum Nachteil verändern. Das Wasser ist eine Kloake geworden, in das der moderne Mensch seine Gifte und Abfälle kippt. Trotz bestmöglicher, verantwortungsvoller öffentlicher Wasseraufbereitung, zwangsweise durch Leitungsführung auf dem Wasserweg, wird Leitungswasser denaturiert und kann den Flüssigkeitsspiegel zwar auffüllen, aber keine Lebensfunktionen mehr unterstützen. „Totes Wasser" ist bioenergetisch bereits tot, wenn es zu uns gelangt. Es ist zwar wassertechnisch nicht zu beanstanden. Es mag sogar noch dem Reinheitsgebot entsprechen. Trotzdem ist es als Nahrungsmittel selbst in seiner messtechnisch reinen Form dank technisch sorgfältiger Aufbereitung durch öffentliche Wasserwerke nur mehr Füllstoff und allenfalls Lebensmittel. Es ist aber leider nicht mehr vitalkapazitiv das für die Prozessschritte des Körpers notwendiges Nahrungsmittel. Es ist nicht mehr das, wovon der altgriechische Arzt Hippokrates vor fast 1500 Jahren sagte: „das Nahrungsmittel, das Heilmittel sein sollte". Mit dem Wasseraktivator ist das jedoch wieder erreichbar!

Auch die Bodenschichten des Erdreichs sind heute belastet, sodass die Selbstreinigung des Sickerwassers durch die Bodenschichten nicht mehr gewährleistet ist. Also bekommen wir selbst aus dem Grundwasser und ebenso aus Heilquellen heute kaum noch einwandfreies Wasser, das frei von Giftstoffen ist. Wer kann auch kontrollieren, ob trotz Schadstoffsanierung nicht gelöschte Schadstoff-Frequenzen im Wasser aus der öffentlichen Wasserversorgung verblieben sind und uns Krankheitsrisiken, Befindensstörungen und Alterungsprozesse über Freie Radikale bescheren? Wie sollen wir Schönheit, geschweige denn Gesundheit erhalten, wenn schadstofffreies, vital-strukturiertes Wasser über das Getränk hinaus auch in guten sowie kranken Tagen und zusätzlich für Körperpflege, Körperhygiene, Lebensführung und Nahrungsmittel nicht mehr zur Verfügung steht?

Es war mir besonders wichtig herauszustellen, dass schädliche Frequenzen im Trinkwasser als Gesundheits- und Schönheitsrisiko in der öffentlichen Wasseraufbereitung nicht durch Gegenfrequenzen neutralisiert werden, weil diese Zusammenhänge in der Regel der Öffentlichkeit nicht bekannt sind. Durch besondere Technik muss das Leitungswasser vielmehr auf 0, 08–0, 5 Hertz heruntermodelliert werden, da diese auch spirituell, metaphysisch wichtigen kosmischen Frequenzen nicht mehr körperschädlich sondern im Gegenteil körpernotwendig sind. Ebenso ist die Schumannfrequenz, die von Erdmagnetischen Kräften abhängig ist, von großer gesundheitlicher Bedeutung. Sie musste immerhin in Satelliten vorhanden sein, um Gesundheit der Astronauten zu erhalten. Sie ist somit auch für Wasserqualität für Gesundheit und Schönheit von Bedeutung, da sie mit Hirnfrequenzen identisch ist und mit Erdmagnetismus in Zusammenhang steht. Bei kosmischen Energien müssen wir von der Energie ausgehen, die seit 15 Mrd. Jahren als Feldenergie, Potential präzise mit Ladungen korreliert, das gesamte Universum versorgt und damit alle chemischen und physikalischen Prozesse steuert. Hierzu sagt 1968 die Academic Press London, „dass die Verbindung zwischen Quelle und Feld immer schon bestanden habe, aber eines der schwierigsten Probleme von klassischer Physik sowie Qantenelektrodynamik sei " (Höting: Und ich füge hinzu: dass dies gleichermaßen für die Medizin gilt.) Auch Wasser in der Natur ändert ja seine Bovis-Einheiten sowohl entsprechend des Wechsels von Tag und Nacht als auch reaktiv rhythmisch auf Klima und Jahreszeit. Daher lässt sich auch mit diesem aufbereiteten Wasser der Schadstoffgehalt aus Gemüse und Obst durch Spritztechnik in der Land- und Obstwirtschaft sowie auch in anderen Nahrungsmitteln ableiten. Gleichermaßen ist Schadstoffableitung unabdingbar notwendig geworden als Gesundheits- und zur Schönheitspflege.

Da Süßwasser der Grundstoff aller Getränke und Nahrungsbereitung ist, braucht die „Küche " aufbereitetes und vitales anstatt „totes" Wasser aus der Wasserleitung. Ebenso gilt das für Körperpflege, Lebensqualität, Krankheitsvorbeugung, Krankenpflege und Schönheit als Ausdruck lebendiger Natur. Und dieses vitale Wasser hat eine bioaktive Clusterstruktur. Wer kein Wasser bekommt dehydriert. Doch dies ist weiter zu fassen. Wer kein vitalaktives Wasser bekommt, verbraucht zusätzlich seine Lebensenergien, die nur über elektromagnetische Potentiale gesunder Ernährung und energetisch aktiver Getränke aufgebaut werden können. Wenn das Wasser vital gestört ist, „schrumpelt er doppelt", um mit bildnerischem Vergleich das Gesundheitsproblem verständlicher zu machen. Alle Naturwesen darben oder gehen zugrunde, wenn sie schlechtes Wasser bekommen, von Pflanze und Tier bis zum Menschen hin. Alle Wesen verfallen, sehen ohne ausreichende, bioenergetisch aktive Trinkmenge recht bald gealtert und hässlich aus.

Wasser als H_2O aus den Urbausteinen des Kosmos „H" (Wasserstoff) und „O" (Sauerstoff), zusammen mit „C" für Kohlenstoff und „N" für Stickstoff, ist die Urquelle des Lebens auf unserem Planeten. Ohne Wasser auf einem Planeten kann sich kein Leben erhalten und können sich keine Lebewesen bilden. Von der planetarischen Schöpfung bis hin zum Erdendasein, für Leben und Gesundheit ist vitales Wasser die Grundlage. Gleichzeitig ist es Bindeglied für die Klimaregulierung, Basis der Natur von der Geburt bis zum Tod aller Wesen und allem um sie herum. Wasser ist so gesehen qualitativ als auch quantitativ mehr als lediglich eine Flüssigkeit. Es muss eine elektromagnetische Potenz für Makro- bis Mikrokosmos beinhalten, da ohne diese Potenz Leben, innere Ordnung, exogene und endogene Geschlossenheit fehlen würden. Vitales Wasser bleibt daher für immer die Grundlage unserer eigenen sowie aller planetarischen Vitalkraft.

Es kann keine Schönheit dort sein, wo „totes Wasser" das Leben erhalten soll. „Wahrheit ist eben kein stumpfer Kristall, den man in die Tasche stecken kann, um einen Nutzen daraus zu ziehen. Wahrheit ist unendliche Flüssigkeit, in die man hineinfällt" (und die uns ihre Kraft schenkt). So ein Zitat des Literaten Robert Musil.

Ähnliches beschrieb auch der Biochemiker, Umweltexperte und Autor Frederic Vester: Ist das Wasser gestört, ist damit die Natur, sind alle Lebensformen und alle Lebewesen darin in Gefahr. So hat auch das Trinkwasser seinen gebührenden Anteil an chronischen Krankheiten, Alterserkrankungen und dem Schwinden der Schönheit. „Sie sind nicht krank – Sie sind durstig", sagte einst der berühmte Wasserarzt Dr. F. Batmanghelidj.

Immer mehr Menschen haben ein gestörtes Durstgefühl. „Dickes Blut", harter Stuhl, mangelnde Hirndurchblutung, erhöhter Blutdruck, mangelnde Entgiftung über die Nieren, gestörter Zellstoffwechsel, Blockaden des Flüssigkeitshaushaltes sind die Folge. Das sind schlechte Karten für Schönheit und Gesundheit. Wenn ein Mensch wenig trinkt und dann noch denaturiertes Wasser und, noch schlimmer, Wasser zu sich nimmt, das zusätzlich mit Schadstoffen belastet und deshalb ein Krankheitsrisiko ist, hat das langfristig betrachtet beachtliche Konsequenzen für persönliche Gesundheitskosten und ebenso für die Lebensqualität. Mit Wasser und Kohlenstoff endet das Stoffliche, denn aus der Verstoffwechselung bleiben Kohlendioxid, Wasser und Sauerstoff zurück. Alle Lebensprozesse, einschließlich des Stoffwechsels, sind nur mit Beteiligung bioenergetisch aktiven Wassers möglich. Wasser ist ein lebendiges Element. 0,27% des Wassers der Erde nimmt am irdischen Wasserkreislauf teil und ist Grundlage unseres Trinkwassers, aber auch des Brauchwassers. Daher ist es kostbar als Lebenselement, ist Beweger zur Ordnung hin, aber mit Yang im Yang auch zerstörendes Element bis hin zum Chaos. Wasser ist Nährstoff, ist der größte, dynamische Informationsspeicher des Körpers, kann einerseits gutes, lebenswichtiges, aber andererseits auch destruktives, über Informationen umweltschädigendes Medium sein. Wasser ist ein verletzliches und bis heute geheimnisvolles Element, das seinen eigenen Gesetzen folgt.

Das Ungeborene wächst im Fruchtwasser der Mutter heran. Es trinkt das Fruchtwasser. In diesem ist auch der eigene Urin enthalten (und dies erinnert wiederum an meine im Praxisbuch Lebenssaft Urin empfohlene Urintherapie). Der Körper des Babys besteht zu 75–80% aus Wasser. Bis zur Greisenzeit reduziert sich der Wasseranteil im Menschen auf ca. 55%. Jede Zelle, jedes Organ, jeder Körperbereich enthält Wasser in unterschiedlicher Konzentration, wie nachfolgende Aufstellung zeigt:

Organ	Wassergehalt in %	Organ	Wassergehalt in %
Glaskörper des Auges	99%	Lunge	84%
Lymphe	96%	Haut	74%
Blut	80%	Leber	72%
Blutplasma	90%	Nerven	66%
Gehirn	84%	Muskeln	75%

In 24 Stunden werden unser Gehirn von 1400 Liter, unsere Nieren von 2000 Liter Wasser durchströmt, damit der Körper existieren kann und Stoffwechselprozesse geleistet werden können. Weil Wasser so notwendig ist, gibt es auch die Grundregel zu beachten: Wasser hat seinen Raum überall, aber braucht nicht „Fülle und darf nicht Leere sein. Sein bedeutet gleichermaßen metaphysisch und biophysikalisch die „Mitte" zu bilden. Es gehört gemäß Wandlungspha-

se mit Menge und Qualität in Ausgewogenheit zur „Milz", dem „Regler der Flüssigkeiten.
In der Psychologie gilt Wasser als Symbol der ungeordneten Fülle des Unbewussten. Vielfach wird das Wasser als beängstigend wahrgenommen, und so heißt es auch im übertragenen Sinne, wenn es eine Notsituation provoziert. „Das Wasser steht dann bis zum Hals". In der Bildersprache christlicher Kontemplation sieht man den Bach als reißendes Wesen, als Sinnbild des ungeordneten Trieblebens. Im Spiegel des turbulenten Wassers schaut der „Augen-Blick" reflektierend im Chaos des reißenden Wassers im Umkehrbild Tiefe der Seele, das Ziel der Ruhe. Dagegen ist das bildhafte, atmosphärische Stillleben auf ruhendem Wasserspiegel besänftigend. Wäre es nicht so, „würden die Augen brechen und wäre das Gesicht verbissen ob des Chaos ungeordneten Wassers", „Ich kann mich nicht mehr sehen!", heißt ausgeliefert zu sein, dem gischtenden Wellensturz. So schwindet auch die Schönheit, wenn Wasser, der Mensch austrocknet.

Wasser steht für den Kreislauf des Lebens. Das Neugeborene verlässt das Fruchtwasser. Mit Wasser wird es getauft, ohne Wasser ist Körperhygiene unmöglich. Wasserspiele bezaubern. Der Sterbende braucht Wasser für seine trockene Zunge, auch die Totenwäsche benötigt Wasser. Das Vieh brüllt, wenn ihm Wasser fehlt. Die Pflanze lässt den Kopf hängen und richtet sich erst wieder auf, wenn man sie mit Wasser begießt. Fische sind sensible Umweltindikatoren, sie zeigen durch ihr Verhalten sofort, wenn das Wasser „unrein" ist.

An Wasserfällen mit hoher elektromagnetischer Aufladung der umgebenden Atmosphäre mindern diese laut Studien das Krankheitsrisiko bei den dort lebenden Menschen. Waschungen finden sich als kulturelle Rituale, als religiöse Waschungen in Form von Fußwaschungen vor der Andacht. Wassertherapie heilt Krankheiten oder beugt ihnen vor, wie z. B. bei der Kneipp-Therapie. Bäder dienen der Gesundheits- sowie der Schönheitspflege. Biophotonenmessung macht erklärbar, warum Quellwasser mehr erfrischt als industriell abgefüllte Heil- oder Mineralwässer oder teure Limonaden.

„H" als Wasserstoff und „O" als Sauerstoff sind Urelemente des Universums, vermitteln uns über H_2O, also Wasser, die Botschaften des Kosmos. Dadurch erklärt sich auch, dass Wasser Rezeptor, Energieträger und Energieleiter für terrestrische als auch für kosmische Energiefelder zwischen den Himmelskörpern und von diesen zum Menschen hin ist. Dank gespeicherter Elektrolyte und Mineralien (im Kosmos und in uns) sowie der Clusterbildung im Wasser ist es nicht nur ein wichtiges Bindeglied zwischen Mensch und Kosmos, sondern ebenso für den zellulären Informationsaustausch, im und zwischen endogenem und exogenem Bereich. Dies zeigt sich, wenn innere Besaftung und Flüssigkeitsspiegel des Menschen und Zusammenhang mit Schumanfrequenz und lichtlosen Zeiten der Polarnacht betrachtet. In lichtlosen Zeiten aufgrund fehlenden Sonnenlichtes trinken die Menschen, bewegen sich weniger. Aufgrund verringertem Flüssigkeitsspiegel von extrazellulär bis peripher und zusätzlich mangelnder Bewegung, kommt es an allen Plätzen des Körpers von Zwischenzellbereich über Blut bis hin zur Konsistenz der Ausscheidung zur Beeinträchtigung. Stoffwechsel, Entgiftung, Entschlackung, Zellaktivität aufgrund fehlender Lichtquanten aus Sonnenlicht gehen zurück.

Die Schumannfrequenz hängt ab von erdmagnetischer Kraft und diese wieder von Gravitation,

Aktivität der Sonne Lichtquelle bis Magnetkern. Fehlt dem Menschen Zugang zu terristischen, kosmischen Impulsen, stört das Stoffwechsel, Allgemeinbefinden, Flüssigkeitshaushalt.

Aus Mangel an Lichtquanten, Zugang elektromagnetischer Impulse leitet sich erhöhtes Risiko für Depressionen, anderen psychosomatischen Störungen ab. Menschen, die davon betroffen sind, trinken weniger, bewegen sich weniger. Gerade für sie wäre vitalstoffreiches Wasser dringend erforderlich, das durch kein anderes Getränk ersetzt werden kann. Alle Menschen, den natürliches Licht, elektromagnetische Impulse fehlen, deren Stoffwechsel reduziert ist, werden blass, Alterungserscheinungen werden gefördert, Plastizität von Haut und Gewebe sind reduziert.

Wasser nimmt störende, destruktive energetische Impulse auf, wie negative Frequenzen aus Sonnenfeldern, erdmagnetische Potentiale von Wasseradern. Sie schaden den Wasserkristallen bzw. Clustern auf energetischer Ebene.

Wasser findet sich in allen extra- und intrazellulären Bereichen des Körpers von Kopf bis Fuß und ebenso in vitalen, nassen bis trockenen Nährstoffen, die der Mensch zu sich nehmen muss, um zu überleben. Diese Aussage ist in erster Linie wichtig für das Trinkwasser. Vorbehalte gegenüber dem Trinkwasser sind angebracht. Hierzu nenne ich einige Beispiele: Desinfektionsmittel wie Chlorgas, Silbernitrat und Eisenhydroxid finden sich im Trinkwasser, aber auch Nitrate, Spritzmittel aus der Landwirtschaft, pharmakologische Rückstände vieler Medikamente von Cortison, Hormonpräparaten, Antibiotika, Schmerzmittel, Psychopharmaka, bis hin zu den Wirkstoffen der Pille, Haushaltsreinigungsmittel, Kalk und selbst Uran als radioaktive Substanz, die sich im Körper ablagern. Glauben Sie, dass dieses Wasser gut für die Nahrungsbereitung, zum Abspülen von biodynamischem Gemüse und als Getränk gesund ist, auch wenn es strukturell umwelttechnisch gereinigt, aber noch voller Schadstoff-Frequenzen im Clusterbild ist? Daher empfahl ich weiter oben aufbereitetes Wasser für die „Küche". Anorganische Elemente machen das Wasser hart. Nur gelöste stabilisieren das Wasser. Auch verändern anorganische Elemente die Leitfähigkeitswerte des Wassers. Zu viele Mineralien belasten den Körper. Zudem ist herkömmliches Trinkwasser weitestgehend linksdrehend und richtet sich einer gesunden Zellfunktion bzw. der physiologischen Zellrhythmik entgegen. Rechtsdrehendes Wasser hingegen unterstützt Körperrhythmik und Körperenergetik.

Also ist vordringlich für die Gesundheitspflege, gegen Alterungsprozesse, selbstverständlich auch für die Schönheitspflege und die Körpervitalität, die Wasseraufbereitung zu empfehlen. Hierfür gibt es geeignete, kostenmäßig erschwingliche und ohne großen Aufwand montierbare Haushaltsgeräte ohne nennenswerte Betriebs- und Wartungskosten, die Schadstoffe und deren Schadstoff-Frequenzen neutralisieren.

Die Probleme mit dem Wasser sind Probleme „hinter den Mauern", über das öffentlich nicht gesprochen und in den Medien nicht berichtet wird. Doch umso wichtiger ist es, weil Boden- bzw. Sickerschichten die Schadstoffe aus dem Sickerwasser auf natürlichem Wege nicht ausfiltern und reinigen können. Dies hat auch zur Ursache, dass der Boden verseucht ist und heute deswegen selbst schon das Tiefenwasser und das Quellwasser nicht mehr schadstofffrei sind. In der ökologischen Kette wird alles immer mehr und zu uns hin verseucht. Luft, Wasser und Erde werden immer schadstoffverseuchter werden, und die Schadstoffe werden in Zukunft immer mehr werden. Neben der Luft wird das Wasser zunehmend belastet, und darüber auch wir.

Die verantwortlichen Großmächte konnten sich auch 2007 beim G8-Gipfel in Heiligendamm nicht einmal auf Grundsätze zur Klimakatastrophe einigen. Die Reinheitsgebote laut Gesetzesvorschrift können von der öffentlichen Wasseraufbereitung nicht eingehalten werden, und so bleibt für den Normalbürger nur der Selbstschutz übrig. Jeder ist statistisch gesehen heute schon mit mehr als 500 Giftstoffen belastet und muss selbst dafür sorgen, dass er schadstofffreies, biovitales, schadstoffausleitendes Wasser als unverzichtbares, hauptsächlich verwendetes Lebenselement zu sich nehmen kann. Dafür braucht man jedoch einen Wasseraktivator für den Hausgebrauch.

Weil dies auch der Grundsatz für jede Schönheitstherapie ist und umweltbedingt immer grundlegender für Gesundheit und Schönheit werden wird, bin ich auf dieses Thema in diesem Praxisbuch auch so ausführlich eingegangen, damit es jeder grundlegend versteht. Die häusliche Wasseraufbereitung ist für jeden aus gesundheitlicher und therapeutischer Sicht sowie für die Schönheitstherapie erforderlich. Außerdem gibt es noch weitere Gründe dafür. Gemäß den europäischen Trinkwassernormen gibt es Grenzwerte für chemische und mikrobiologische Wasserbelastungen. Indikatoren und Parameter sind genau darin festgelegt. Damit gibt es laut Trinkwasserverordnung ein gesetzlich festgeschriebenes Reinheitsgebot und höchstzulässige Schadstoffgrenzwerte. Doch werden sie regelmäßig nach oben und zum Schaden der Verbraucher hin korrigiert. Der Lobbyismus lässt grüßen. Auch diese für uns nachteilig verschobenen Grenzwerte werden trotz der Anwendung teurer, technisch aufwendiger, physikalischer, chemischer und biologischer Aufbereitungsmethoden durch zunehmend häufigere Grenzwertüberschreitungen nicht eingehalten. Außerdem ist selbst das gesetzlich fixierte Reinheitsgebot mit Vorbehalt zu betrachten.

Trotz der deutschen Trinkwasser-Aufbereitungsverordnung finden sich Schadstoffanteile von Chrom, Arsen, Cadmium, Blei, Quecksilber, Zink, Cyanid, Nitraten, Sulfaten und Phosphaten. Darüber hinaus gibt es eine ganze Reihe von chemischen und biochemischen Stoffen, die zwar gesundheitsschädlich sind, aber trotzdem erlaubt wurden, die sogar in Wasserwerken dem Trinkwasser zur Aufbereitung zugesetzt zu werden. Diese sind Chlor, Chlorkalk, Chlordioxid, Ammoniak, Ozon, Phosphorsäure, Silber, Silberchlorid, Silbersulfat, halbgebrannter Dolomit, Natrium, Hydroxid, Schwefelsäure, Eisen, Eisensulfat, Kaliumpermanganat, Aluminiumsulfat, Aluminiumchlorid, Schwefeldioxid, Tonminerale und Aktivkohle. Man fragt sich, wie dies sein kann, wenn nach dem Trinkwassergesetz die Geschmacksneutralität und „Bekömmlichkeit" gefordert sind, aber diese zulässigen Zusatzstoffe auch nach der Aufbereitung im Trinkwasser verbleiben dürfen. In den europäischen Trinkwassernormen sind zusätzliche und leider nicht alle für den Körper unverträglichen Schadstoffe erfasst. Die den Menschen belastende Schadstoffmenge im Wasser ist also in der Praxis größer als es das Gesetz mit festgeschriebenen MAK (Maximale Aktivitäts-Konstante, zugelassene Höchstmenge) zulässt. Damit ist für den Verbraucher vertretbarer Schutz infrage gestellt.

Laut Forschungsstudien lösen sich Weichmacher aus Kunststoffen und Säuren aus galvanischen Prozessen sowie Wirkstoffe aus vielen pharmazeutischen Medikamenten im Wasser. Sie verbleiben als pathogene Stoffe im ökologischen Kreislauf und kommen als Schadstoffe zum Menschen über die Nahrungskette sowie dem Trinkwasser zurück.

Nur ein Beispiel soll das verdeutlichen: Die Wirkstoffe der Antibabypille, Cortisone, Psychopharmaka und Antibiotika gelangen über den Urin und die Abwässer ins Flusswasser und von dort aus zu den Lebewesen der Erde zurück. Studien haben ergeben, dass der Fischbestand im Rhein über solche Schadstoffe aus der Pharmakologie stark dezimiert und biologisch verändert wurde. Hierüber liest man in den Medien nichts. Und was dem Fisch nicht zuträglich ist, kann dem Menschen doch auch nicht zugutekommen. Wenn somit die Wasserwerke nicht einmal die bereits bekannten Schadstoffe entsorgen können, die europäischen Trinkwassernormen noch unvollständig sind, da sie nicht alle Schadstoffe berücksichtigten, ist das gesetzliche Reinheitsgebot unseres Landes infrage gestellt. Gesundheitsrisiken und negative Wirkungen auf die Schönheit jedes Einzelnen sind die Folgen.

Auch das zweite Beispiel, nämlich das der mangelnden Altölentsorgung, lässt das Reinheitsgebot des Wassers anzweifeln. Denn wie werden Speiseöl und Fritieröl entsorgt? Wie oft liest man über die Bodenverschmutzung durch Motorenöl? Nur 1 Liter Altöl im Wasser zerstört für 25 Jahre die Vitalkapazität von 100.000 Litern unseres Lebenselements und damit auch die innere Ordnung des menschlichen Körpers, weil es über die Nahrungskette wieder zum Menschen zurückkommt. Die Zeichen der Zeit stehen auf Sturm und die Selbsthilfe steht aus Gründen der künftig tendenziell weiteren Verschlechterung des Trinkwassers zum eigenen Selbstschutz im Vordergrund. Wer so die Sorge um Gesundheit, den Wunsch nach Schönheit ernst nimmt, sollte sich des englischen Sprichworts erinnern: „Mit schlechtem Wasser ist nicht zu panschen, denn Stinkefüße machen den ganzen Menschen zum Stinker."

Das PI-Power-Compact-Gerät als Wasseraktivator empfiehlt sich schon deshalb, weil das internationale Patent und wissenschaftliche Forschungen des japanischen Wissenschaftlers Professor Shinji Makimo hierzu schon auf Leistung sowie auf Qualität rückschließen lassen. Der deutsche Wissenschaftler Prof. Popp vom Internationalen Institut für Biophysik e.V. zählt zu den renommiertesten, international anerkannten Forschern. Er bestätigte, dass das europaweit beurteilte PI-Wasser die überzeugendste Qualität lebendigen Quellwassers erreicht im Vergleich zu Mitbewerbern. Vergleiche erfolgten nach den für die Wasseraufbereitung geltenden Grundnormen.

Aufgrund der Biophotonenforschungen von Prof. Popp ist über die Elektrolumineszenzmessung (ELM) Lebendigkeit, Vitalität und Reinheit des Wassers bestimmbar. Nach Prof. Popp ist das Wasser umso hochwertiger, je geringer dessen Biophotonenabstrahlung nach elektrischer Anregung ist. Während reines Leitungswasser mehr als 500 Einheiten und natürliches Quellwasser 50 Einheiten abstrahlte, waren es bei PI-Wasser nur 13, 69 Einheiten. Auch Vergleichsmessungen an Geräten von Mitbewerbern zeigten höhere Werte als die des PI-Power-Compact-Geräts mit vorgeschalteter Umkehr-Osmose. Der pH-Wert als Ausdruck des Säure-Basen-Verhältnisses des PI-Wassers liegt durchschnittlich zwischen pH 6, 75 – 6, 8. Damit sind optimale Voraussetzung gegeben zur Ausleitung von Schlacken, Gift- und Schadstoffen, radioaktiven Elementen über deren Trinkwasserbelastung 2008 ausführlich in Presse berichtet wurde, umwelttechnischen Schadstoffen aus Industrie, Landwirtschaft und Haushalt, Körperhygienemaßnahmen und Medikamentenrückständen. Das PI-Power-Compact-Gerät mit zusätzlicher Umkehr-Osmose erreicht so auch die Entlastung der Mesenchym-Transitstrecke nach Pischinger.

Die Leistung des PI-Power-Compact-Geräts beträgt 1, 2 l Frischwasser für den Haushaltsgebrauch, für Gewerbebetriebe 2 l pro Minute. Das Gerät reinigt sich selbst durch Rückspülung der Membrane. Hohe Normen an Betriebssicherheit werden erreicht durch Rückspülung, Hochdruckspülung, Einwegventil, Leitfähigkeitsprüfung und Sicherheit gegen Rückverkeimung. Carbongewebefilter und drei Membrane reinigen das Wasser von allen organischen und anorganischen Verunreinigungen wie beispielsweise Kalk, Salze und Schwermetalle. Schadstoffinformationen und Schadstoff-Frequenzen werden durch Verwirbelungen gelöscht. Sango-Korallen und organisches Kalzium regulieren den pH-Wert und ermöglichen eine geringfügige Mineralisierung. Japanische Hochgebirgskristalle und patentierte PI-Keramiken beleben das Wasser. Die Magnetisierung ordnet die Molekularstruktur und reguliert die Energetisierung. All dies führt zu einem rechtsdrehenden, weichen, optimal belebten Trinkwasser. Es kann therapeutisch gleichwertig auch für Kochprozesse, zur Zubereitung von Tee, Kaffee, zum Dünsten und für die Essenszubereitung genutzt werden.

Das Gerät ist ohne Probleme montierbar. Betriebs- und Folgekosten sowie Wartungsbedarf sind sehr gering. Fachmännische Betreuung ist nicht erforderlich. Das PI-Power-Compact-Gerät beinhaltet Sicherheit, stetige Trinkwasser-Qualität, Schutz vor hartem Trink- und Mineralwasser durch organische mineralische Elemente, die zur Überlastung des Körpers durch Übermineralisierung führen und die Ausscheidungsorgane schwächen würden. Das PI-Power-Compact-Gerät stellt sicher, dass dem heutigem Anspruch nach gesundheitlich nutzbarem Trinkwasser zuverlässig und kostengünstig Rechnung getragen wird – was die Menschen offensichtlich auch erkannt haben, weil sie gegenüber früher das Leitungswasser aus dem Wasserhahn kaum noch trinken. 1938 tranken sie vorwiegend Leitungswasser und nur 2 l Mineralwasser pro Kopf und Jahr. Heute trinken sie 140 l Mineralwasser pro Kopf und Jahr, aber kaum noch Leitungswasser, doch wenige wissen, dass beide „tote" und gesundheitlich wenig zuträgliche Wasser sind.

Doch Gott sei Dank gibt es dazu jetzt die Möglichkeit, dies zugunsten von Gesundheit und Schönheit zu ändern: das PI-Power-Compact-Gerät als Wasseraktivator. Ich nutze es seit fast zehn Jahren und gebe diese Empfehlung deswegen hiermit aus Erfahrung weiter.

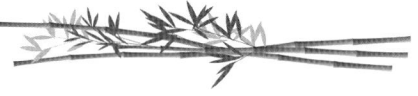

美容与自然疗法
2.31 Schönheit und Naturheilkunde

Die innere Ordnung des Körpers im Sinne der Grundregulation nach Pischinger hängt ab von gesunder Lebensführung mit ausgeglichenem Säure-Basen-Haushalt über gesunde Ernährung, ausreichender Trinkmenge vitaler Getränke, ausreichender Körperbewegung „5000 Schritten, um Kreislauf und Herzschlag zu bewegen", produktiver, sinnvoller Lebensgestaltung, rhythmisch richtiger Atemtechnik zur Bauchatmung hin, gesunder Kleidung, positiven, konstruktiven Lebensperspektiven, Achtsamkeit und Anteilnahme. Doch dies sind nur Stichworte, ganz getreu dem Motto, dass „außen verfällt, wer innen sauer hält". Vielmehr gilt es, zwischen allen Polaritäten stets die goldene Mitte zu finden und sich hierzu den Weg aus der eigenen Bewusstheit heraus zu wählen. Informationen und sich zu bilden sind wichtig. Doch nur, was wir uns selbst aus der Einsicht heraus erarbeiten, wird geistiges Eigentum.

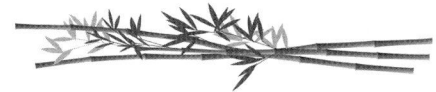

节食与美容
2.32 Schönheit und Fasten

In der Tat – Fasten ist wissenschaftlich nicht bewiesen. Doch muss das heißen, Volksheilkunde, naturheilkundliche Methoden, empirische Schönheitstherapie und hier das Fasten infrage zu stellen, weil sie mangels „Doppelblindversuchen" wissenschaftlich nicht anerkannt sind?

Ich finde es entsetzlich, mich immer wieder Kritikern alternativer Medizin stellen zu müssen, die nicht bereit sind, spätestens seit der Quantentheorie, zu begreifen, dass jenseits wissenschaftlicher Doppelblindversuche herkömmlicher Chemie, Physik, Formeln, Gewichte und Maßeinheiten es eine andere Wirklichkeit quantenhafter, diskreter, mikro- und elementarphysikalischer Größe gibt, in der die Grundregeln der klassischen herkömmlichen Wissenschaftlichkeit nicht gelten.

Teilweise stehen unserer Wissenschaft aus geisteswissenschaftlicher Quelle gewachsene Aussagen gegenüber. Fritjof Capra hat Aussagen fernöstlicher Religionen der Naturwissenschaft gegenübergestellt und doch immer wieder Parallelen zwischen beiden gefunden. Auch Schönheit ist wissenschaftlich nicht zu umreißen, aber niemand wird sie infrage stellen, weil sie sich dem Doppel-Blind-Versuch entzieht. Heilkunde entstand aus Erfahrung und Beobachtung heraus in Zeiträumen, die gewaltig hinausgehen über den Zeitraum von heute bis zurück zum Beginn der wissenschaftlichen Medizin. Klostermedizin, Ayurveda, TCM und Indianer-Medizin sowie unsere Naturheilverfahren sind Beispiele dafür.

Klassische Heilkunde steht chronischem Leiden und dem Wesen Mensch, ebenso wie der Krankheit aus ganzheitlicher Sicht und aus der Sicht der Synthese viel näher als die Analytik wissenschaftlicher Methoden, die auf Details, Formeln, standardisierte Symptome und Krankheitsbezeichnungen begrenzt sind und wohl den Vorgang, aber nie die Zusammenhänge ermitteln können. Im übertragenen Sinne muss man die Zweifel und die Ablehnung herkömmlicher Schönheitstherapie aus der gleichen Sicht erklären. Sie ist aus Sicht geltender standardisierter, normierter, logisch analytischer wissenschaftlichen Sicht nicht erklärbar und muss daher an diesem Grad gemessen infrage gestellt werden.

Zudem gilt es aus Sicht der Unschärferelation als erwiesen, dass Mensch und Messgerät sowie die Messtechnik einen Einfluss auf den Messverlauf und damit zwangsläufig auf das Messergebnis haben. Mensch und Gerät sind sinnbildlich somit die „Unschärfe" im Resultat. Es gibt somit wegen dieser „Unschärfe" kein absolut stimmiges, reproduzierbares Ergebnis. Damit stellt sich doch grundsätzlich die Frage, was denn da noch „wissenschaftlich" ist als das Geordnete, folgerichtig Aufgebaute und nach Erkenntnissen Zusammenhängende? Wer kann unter diesen Kriterien denn wissenschaftlich Elektrizität erklären? Wer erklärt die Wirkung der homöopathischen 30. Dezimal-Potenz, in der vom Wirkstoff absolut nichts mehr enthalten ist, die aber über jeden Zweifel hinweg und aus der Praxis täglich sowie quantenmechanisch nachvollziehbar beweist, dass sie wirksam ist? „Das Leben bleibt eine Tragödie für Leute mit Illusionen, aber es wird zur Komödie für Leute, die zu denken in der Lage sind", so Jean de La Bruyère.

Wenn ich dann noch im Weser-Kurier vom 25.11.07 unter „Abwarten und Tee-Trinken" den Kommentar eines Mediziners darüber lese, dass für ihn Einläufe vor dem Fasten unnötig seien, weil es im Menschen überhaupt keine Schlacken gäbe und Hinweise auf Schlacken ein Mythos seien, stellt sich für mich eine entscheidende Frage: Wie ist dieser Mediziner fähig, Menschen zu behandeln, wenn er das Problem der Verschlackung aus bioelektrischem, chemischem, organfunktionellem, biophysikalischem Hintergrund des Stoffwechsels nicht zu sehen in der Lage ist? Dieser Mediziner lässt sauren Metaboliten freien Lauf. Auch Harnsäurekristalle, ebenso Lipoproteine, LDL-Cholesterin sind Schlacken. Für ihn sind also Rückstände iatrogener Medikamente, Fettschlacken Übergewichtiger, Salzkonkremente in der Blase, Kalkinfiltrationen im Gelenksbereich, Fibringerinnsel in den Bronchien, Teer der Raucher, Umweltgifte, strukturelle Schadstoffe, Schwermetalle im Fettgewebe, Oxalat-, Urat-, Phosphatgeröll, Kotreste in Darmbuchten, Cholesterin-Kalkablagerungen an den Gefäßwänden keine Schlacken?

Wie kann dieser Mediziner dies alles nur wissenschaftlich, analytisch, standardisiert und detailliert betrachten, wo doch dort, wo Leben erlebt wird, sich Körpersubstanz verbraucht, alte Zellen absterben und als Schlacken ausgeschieden werden müssen? Außerdem ist der Körper nicht die Ganzheit aus der Summe singulär effektiver Details, sondern eine Synthese aus vielen sich bedingenden Einzelheiten, die energetisch, informativ, kinetisch kooperativ und mikrokosmisch eine Ganzheit bilden, die wiederum als Mikrokosmos polar reaktivfunktionell zum Makrokosmos stehen. Für sich allein kann kein Mikrokosmos bestehen, sondern nur als Pendent zum Makrokosmos, denn beide zusammen bilden die Einheit im Sinne des im Kosmos geltenden Gesetzes der Polarität.

Dieser Mediziner verkennt zudem die Zusammenhänge zwischen anorganischer und organischer Ebene aller Lebewesen, negiert den Säure-Basen-Haushalt, obwohl jeder die Harnsäure kennt, beachtet nicht die Bedeutung biofunktioneller, elektrochemischer und energetisch informativer Organkommunikation nach Prof. Popp, ist unwissend über die Ergebnisse von Elektro-Akupunkturmessungen nach Dr. med. Voll mit Hinweisen auf Entschlackung, macht sich keine Gedanken über endogene Toxine, Lipoproteine, Metaboliten als Schlacken, kennt nicht die Aussagen der Dunkelfeld-Mikroskopie über die Geldrollenbildung verschlackter roter Blutkörperchen und überlegt nicht, woher zu hohe Blutviskosität oder erhöhter Hämatokrit kommen. Nach ihm sind die Ansichten der Bioelektronik nach Grundlagen Vincents, die Aussagen von Dr. Pischinger zum Grundsystem und der inneren Ordnung ohne Bedeutung, die verschlacken und Temperatur-, Wasser- und Wärmehaushalt stören können, er kennt nicht die Komplikationen und Konsequenzen aus Fabrikkost, Großküchenmahlzeiten, die laut Untersuchung der Universität Linköping/Schweden schon nach 14 Tagen Fastfood über Stoffwechselschlacken Fettdepots, Ablagerungen im Bindegewebe und auf den Gefäßwänden erzeugen, er vergisst die Umwelt-Schadstoffbelastungen. Das sind alles Beispiele der Verschlackung. Menschen zur Ausleitung von Schlacken in Schwitzpackungen zu legen, Klistiere anzuwenden, um zu entgiften und zu entschlacken – dies alles bringt ihn nicht zum Nachdenken. Sind Nierengrieß und Gallengrieß keine „Schlacken", die die Volksmedizin durch warmen Bierstoß oder mit Ölkuren zur Ausleitung bringt? Warum macht man Trinkkuren und Obsttage zum Entschlacken, woher kommen Auflagerungen auf der Darmschleimhaut, Kotsteine in Darmbuchten, die nach Colon-Hydro-Behandlungen abgestoßen werden?

Dieser Mediziner weiß offensichtlich nichts über die Erkenntnisse berühmter Ärzte noch vor der Zeitrechnung, wie Hippokrates und Galenos von Pergamon, teilweise aus dem Mittelalter, wie Paracelsus und viele Klostermediziner, dann später wie Hufeland, die alle zum Entschlacken und Entgiften aufforderten? Eine so junge, wissenschaftliche Medizin stellt sich gegen das althergebrachte Wissen jahrtausendealter, weltweit angewandter Naturheilkunde und verteufelt, was unsere Vorfahren als Heilkunst früher erfolgreich anwendeten und was auch noch heute angewendet wird, nur weil sie den „wissenschaftlichen" Blick für Analyse und Detail offenhält, dies als Maß aller Dinge hinstellt.

Dabei haben die Chinesen schon vor mehr als 1000 Jahren Aussagen zur Körperfunktion, Krankheitslehre und Schönheitspflege gemacht, die in moderner Zeit von der Wissenschaft, Pharmakologie, Kosmetik und Schönheitsindustrie bestätigt wurden. Dieses Wissen der Vorfahren ist trotz aller anerkennenswerter Leistung moderner Medizin noch so aktuell, dass die Traditionelle Chinesische Medizin selbst in modernen Kliniken heute weltweit immer mehr Eingang findet und letztlich auch das Fasten dort nicht unbeachtet geblieben ist. Die uralte chinesische Schönheitskunst wird ebenso nicht nur im modernen China, sondern auch in anderen Ländern eingesetzt und erfreut sich zunehmend solcher Beliebtheit, dass selbst Schönheitschirurgen sich ihrer bedienen, trotz moderner wissenschaftlicher Schönheitstherapie, Pharma-Kosmetik und Gerätekosmetik. Dies alles sollte dieser Exkurs, für den das „Fasten" als Aufhänger diente, verdeutlichen und beide Disziplinen, die Wissenschaft und traditionelle Verfahren, in der Gegenüberstellung verdeutlichen.

Ich fand die Aussagen dieses Mediziners im Weser-Kurier so vermessen, dass ich sie als Aufhänger nutzte, weil er mit solchen Behauptungen über die Naturheilkunde an die Öffentlichkeit trat. Ich finde es noch verheerender, dass dieser Mann sich dazu berufen fühlt, mit dieser Meinung die Verantwortung Kranken gegenüber zu übernehmen. Und im übertragenen Sinne kommt ja auch für die Schönheit nichts Besseres dabei heraus. (Im Kapitel über Stoffwechsel und Entschlackungs-/Entgiftungsverfahren, über Detox-Elektrolyt-Bad berichtete ich ausführlicher zu dieser Thematik und stellte heraus, was die Elektrolytenbäder an „Schlacken" aus dem Körper herausholen.)

Doch kommen wir ganz konkret zurück zum Fasten. Es entschlackt den Körper nicht nur strukturell. Fasten macht bewusster, es öffnet Wahrnehmung und Sinne, richtet auf geistige Wertschätzung aus, macht den Fastenden seiner „Selbst" „bewusst", richtet den Blick nach außen hin zum Umfeld, für mehr Achtsamkeit und Anteilnahme. Das öffnet neue Perspektiven, harmonisiert Körperfunktionen, bringt Einkehr, ebnet den Weg zur Mitte, zur Selbstzentrierung, lässt konstruktiv und reflektiv die eigenen inneren Ansichten überdenken, öffnet Einstellungen für Pflicht und Selbstverantwortung sowie Verantwortung gegenüber dem sozialen Umfeld, erschließt dem Menschen Intuition, Instinkt, Willen, gesunde, zielstrebige und reflektive Lebensweise, öffnet das „innere Auge" für zielorientierte, geistig ausgerichtete Lebensziele.

Fasten ist wahre Schönheitspflege auf allen drei Ebenen des Menschen, Körper, Seele, Geist. Fasten macht das Selbst bewusster für die Schönheit. Fasten kann auch zum Urinfasten führen, das ganz besonders für die Schönheitstherapie viele Möglichkeiten eröffnet. Das ist ein weiterer Grund dafür, dass ich so ausführlich auf das Thema „Fasten" eingegangen bin. Beim Urinfasten wird Urin getrunken in der Menge nach Verträglichkeit und Urin als Zusatz vom Klistier ebenfalls nach Verträglichkeit verwendet.

Fasten kann man zuhause, aber vorteilhafter ist es in einer Gruppe, vor allem wegen der Intensivierung und der Unterstützung durch den Gruppengeist. Es muss allerdings nach den Fastenregeln durchgeführt werden. Vorher sollte bei einem Therapeuten oder einem Fastenbetreuer geprüft werden, ob man zum Fasten geeignet ist. Wenn ja, sollte er noch über Grundlagen, Voraussetzungen und unterschiedliche Formen des Fastens informieren. Zusätzlich gibt es Fastenliteratur.

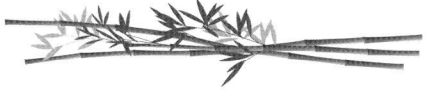

尿疗法在美容中的运用
2.33 Schönheit und Urintherapie

Sie wirkt gegen Leiden, dient zur Vorbeugung sowie zur Gesundheits- und Schönheitspflege. Sie empfiehlt sich auch zum Urinfasten. Da über die Wirkstoffe des Urins regeneriert und im Umkehrsinne Schadstoffe darin intensiv entgiftet wird, entschlackt man aufgrund Impulsen ausgelöst von körpereigenen Antigenen, von Schadstoffen als Nosoden oder Schadstoffprints im Clusterbereich von Körperflüssigkeiten, sie stabilisiert psychosomatische Befindensstörungen, stärkt Mentalfunktionen, Körperregeneration und wirkt Fastenkrisen entgegen, dient der Selbstzentrierung, Kontemplation, öffnet Bewusstheit. Wichtig ist vor allem, dass im Bekenntnis zur Urintherapie eine starke Motivation als Stimulans für Selbstheilungskräfte liegt. Sie sind von hohem therapeutischem Wert. Hierin liegen Ansporn und Unterstützung für die Schönheitsbehandlung. Urintherapie regeneriert Alterungsbeschwerden betreffend, vitalisiert, hat über die Urinbestandteile pharmakosmetische Eigenschaften. Der Urin wird zum „Träger" für Wert- und Wirkstoffe selbst, transferiert Nährstoffe des Stoffwechsels, aktiviert Körperfunktionen, trägt Wertstoffe in den Körper hinein und sorgt dafür, dass Schlacken über Ausleitung und Entgiftung, Metaboliten und Toxine durch Anregung der Hautatmung, Darmtätigkeit, Urinausscheidung und Atemfunktion aus dem Körper herauskommen. Ein Urintherapeut auf der Urin-Weltkonferenz 1994 in Goa/Indien sagte mir: „Das Leben ist wie ein Kreislauf. Alles abfließende Überflüssige wird als wertvolles Therapeutikum wieder zu uns zurückkommen. Nur Kluge erkennen nicht das Gift im Abfall, sondern im scheinbar Unnützlichen zur rechten Zeit das Nützliche."

Urin als körperoriginäres und somit besonders verträgliches Medikament regt Durchblutung, Lymphzirkulation, Immunsystem, Stoffwechsel, Hormonsystem sowie vegetatives und zentrales Nervensystem an. Es harmonisiert das Gemüt und aktiviert das geistige Leistungsvermögen. Urin erleichtert die Passage durch Trennschichten des Körpers hindurch dorthin, wo therapiert oder wovon ausgeleitet werden muss, da er körpereigen ist und stets mit allen Informationen des Körpers ausgestattet ist und so gegenregulativ das passende Therapeutikum zum Leiden ist.

Urintherapie kann, zur richtigen Zeit, in richtiger Menge, in angemessener Häufigkeit eingesetzt stets helfen, aber sie kann niemals schaden. Urin enthält immer einen Teil der heute in ihm bekannten 2000 möglichen ausscheidungspflichtigen Substanzen. Zusätzlich sind im Urin aber auch wertstoffreiche Substanzen. Die ausscheidungspflichtigen Stoffe wirken als Reiz zur Aktivierung des Immun- bis Hormonsystems, Stoffwechsels, der Entschlackung, Entgiftung. Die Harnsäure im Urin vermehrt den erhöhten Harnsäurespiegel im Körper nicht, sondern hilft mit, einen erhöhten Harnsäurespiegel zu normalisieren. Die Wertstoffe unterstützen die Regeneration, das mentale Leistungsvermögen sowie das seelische und geistige Befinden. Was gibt es Besseres, Umfassenderes und Individuelleres für die Schönheitstherapie?

Urin entgiftet, entschlackt, reguliert den Säure-Basen-Haushalt, harmonisiert die innere Ordnung als Homöostase entsprechend dem Grundsystem nach Pischinger, reguliert Stoffwechsel und Immunhaushalt, neutralisiert Allergien, verbessert das Darmmilieu.

Dies wird, empirisch nachvollziehbar, über Jahrtausende weltweit genutzt, aber leider bis heute viel zu wenig als kostenlose Medizin und kostenloses Kosmetikum eingesetzt. Sichtbar pathologisch veränderter Urin eignet sich nicht für die Urintherapie. Jeder andere Urin kann ohne Voruntersuchung hierfür verwendet werden, und zwar in beliebiger Dosierung.

Ich habe Urintherapie und Urinschau für die Diagnose in Europa und Asien gelernt, praktische Erfahrungen in Kliniken und Praxen in fast 70 Ländern, die ich bereiste, gesammelt, die tibetische Medizin, der Aufenthalt bei Schamanen und Familien der Urwälder Asiens haben meinen Erfahrungsschatz ebenfalls erweitert. Die Wirksamkeit des Urins wurde auch durch wissenschaftliche Versuche bestätigt und kann nicht durch die Placebowirkung erklärt werden. Schließlich habe ich Fälle dokumentiert, in denen der Lebenspartner unwissentlich mit Partner-Urin behandelt, Babys und Tiere erfolgreich nur mit Urin therapiert wurden. Da Urin in der Regel ein körpereigener Stoff ist, nur in Ausnahmefällen Partner-Urin verwendet wird, bietet er sich förmlich auch für die Schönheitspflege an.

Schließlich ist ja auch bekannt, dass die Wirkstoffe des Urins, wie Harnstoff und Urokinase, früher direkt aus Urin, heute dafür gentechnisch gewonnen und in der gängigen Medizin genutzt werden. Das Urinfasten habe ich unter „Fasten" erklärt. In der Schweiz ist Urin als Schönheitsmittel über UREADERM seit Jahrzehnten bekannt. Urin neutralisiert Stresshormone, weckt Glückshormone, Enzyme, Neurotransmitter. Das ist Schönheitstherapie!

Das von mir verfasste Arbeits-Taschenbuch „Lebenssaft Urin" gibt ausführliche Hinweise, wie man Urintherapie als Medikament endogen und exogen in unterschiedlichster Weise für vielfältigste Indikationen nutzt. Es wurde weltweit in viele Sprachen übersetzt. In diesem Buch habe ich Erfahrungen aus 25 Jahren in meiner Praxis und an mir selbst als Urinpatient gesammelt und die Grundlagen der Urintherapie von Therapeuten des fernen Ostens, aus der Großstadt, von Schamanen im Dschungel, von Tibetern, Indern, Chinesen und ebenso von Therapeuten Europas weitergegeben.

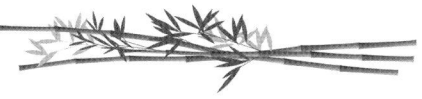

电讯幅射对人体和美容的损害

2.34 Schönheit und Elektrosmog

Hierunter werden Auswirkungen von Feldern und Strahlen verstanden. Diese treffen darüber hinaus aufeinander, beeinflussen sich gegenseitig, bilden zusätzlich neue Felder als eine Art „Cocktail", die über Signale auf den Körper einwirken und mit Elektrosmog Zellen, Nervenfunktionen, Abwehr und Leistungsfähigkeit schädigen, den Körper stressen und ihn einem Krankheitsrisiko und eventuell sogar einer Krebsbelastung aussetzen.
Man kennt Elektrosmog bei:

1. **elektrischen Feldern** in Volt/Meter, über alle Verbraucher aus dem Stromnetz des Wohn- und Arbeitsbereichs sowie des Fahrzeugs,
2. **magnetischen Feldern** in Tesla, wie durch Federkernmatratzen, Heizdecken, Heizkissen, beheizten Wasserbetten und Computern,
3. **elektromagnetischen Strahlen** mit elektrischen und magnetischen Feldern im Verbund von Sendeantennen im analogen oder gepulsten Verfahren, wie Radio-, Fernseh-, Mobilfunksender, Handys, Schnurlos-Telefone, W-LAN, Bluetooth, Babyphone, UMTS, GSM und Polizeifunk.

Die oben genannten Felder, Strahlen stellen unterschiedliche Belastungen durch Elektrosmog dar. Der Umfang des Buches nicht zu, auf dies Thema umfassender einzugehen. Ohnehin ist zur Abklärung Ihres Umfeldes eine Beratung durch in Elektrosmog erfahrener Fachkraft erforderlich. Ich weise aufgrund meiner Erfahrung ausdrücklich darauf hin, dass sich jeder über Qualifikation von "Fachleuten" ausführlich vorher informieren sollte, da sich hier sehr viele berufen fühlen, aber nur wenige als zuverlässig ausgewählt sind. Für weitergehende Information empfiehlt sich das Studium von Literatur.

Abschirmung gegen Elektrostress ist zuverlässig möglich, wie ich aus 3 Jahrzehnten Erfahrung meiner Praxis aus der Umweltmedizin weiß. Wir unterscheiden zwischen niederfrequenten Feldern mit 0–30.000 Schwingungen/Sekunde bei den Verbrauchern im privaten Wohnbereich, in Fahrzeugen, am Arbeitsplatz und dem hochfrequenten Bereich mit 30.000 bis 300.000.000.000.000 Schwingungen/Sekunde aus Sendeantennen.

Dass hochfrequente elektromagnetische Felder zu gesundheitlichen Problemen führen, steht außer Zweifel. Zu den bekanntesten und unbestrittensten Folgen von Feldern dieser Art gehören lokale Gewebeüberhitzungen bis zu 42 Grad Celsius mit Gefahr für Hirn- und Augenschädigung. Die Folgen von nichtthermischen Wirkungen können Veränderungen von Zellkulturen, Krebsrisiko, Müdigkeit, Schlafstörungen, Kopfschmerzen, Unwohlsein, Nervosität, Konzentrationsmangel, Lernstörungen, Tinnitus, allergische Reaktionen und Schwächung des Immunsystems sein. All dies sind ohne Frage Belastungen für die Gesundheit und wirken gegen die Schönheit. Wirksame Abhilfe hiergegen bietet kostengünstig der Gabriel-Chip, der ohne Problem leicht fixierbar ist. Der Chip ist eine spezielle Folie, die auf die Quelle technischer Felder geklebt wird, wie z. B. auf den Fernseher, und erreicht dauerhaft einen optimalen Entstörungsgrad. Die daraus resultierenden positiven Folgewirkungen sind beim Menschen über Thermographie, Herzratenvariabilität und über 60 weitere Messverfahren nachweisebar, wie z. B. Gigahertz Solution, Genitron, Hengstenberg, Mersmann, ROM-Elektronik. Dies sind Messgeräte verschiedner Firmen, die sich hinsichtlich Messqualifikation unterscheiden wie ein Lancia zum Volkswagen.

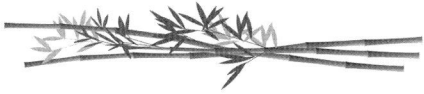

笑——为美容带来奇效

2.35 Schönheit und Lachen: ein Hinweis zur Erinnerung und zum Nachmachen

Lache, Humor ist jedem doch gegeben
Wag' zu lachen, um leichter zu leben

Bist du krankgeplagtes Wesen,
Lache, um früher zu genesen

Lache, um weisen Weg zu finden,
Wut und Zorn zu überwinden.

Friede, Liebe, Gelassenheit!
Lachen macht dich dazu bereit.

Doch eines besser immerdrum
Lachen ist ein Kosmetikum

Lachen strahlt aus dir heraus,
mit Lachen siehst du schöner aus.

Lache, damit auch andre lachen,
lachend aller Humor entfachen!

Lachen macht den Himmel rein,
steigst in den siebten Himmel ein.

(Hans Höting)

- Lachen weckt Glückshormone und neutralisiert Stresshormone.
- Gibt es ein besseres Mittel, um Schönheit zu bewahren und gesund zu bleiben?
- Wir sehen Menschen, die lachend die Welt gewinnen, während Vergrämte, isoliert vom sozialen Umfeld und ausgegrenzt, auch noch sich selbst verlieren.
- Es gibt Clowndoktoren in Kliniken.
- Humor ist in England als Therapie anerkannt und erfolgt auf Kosten der Kassen.

Wenn unsere Kasse das Lachen als Medikament nicht bezahlt – warum soll uns darüber denn das Lächeln vergehen? Man kann sich das Lachen nicht nur kostenlos, als überall und jederzeit greifbare und wirksame Medizin verordnen, sondern es darüber hinaus als wirksames Kosmetikum für die Schönheit verwenden. Im Qigong gibt es für uns das „Herzens-Lächeln" als Übung, aus dem christlichem Glauben das Herzensgebet, im Volksmund das „Krummlachen" und als Übertreibung das „Totlachen". „Im Alter wird man immer knackiger: Mal knackt es hier, mal knackt es da." Aber trotzdem wär's doch gelacht, hätte mans nicht zu End gebracht! Es ist so einfach, denn schon das leichte Mundspreizen beim Lächeln aktiviert über den Vagus euphorisierende Neurotransmitter, gleich den Glückshormonen, zum Fröhlich- und Schönsein.

Lachen, genauso wie singen, setzt Glückshormone frei. Gibt es ein besseres Mittel, um seine Schönheit von innen nach außen erstrahlen zu lassen und schöner zu werden? Und deshalb ergibt das Kapitel Meridiansingen in diesem Buch auch einen Sinn. Das Geheimnis darin: Singen führt wieder zum Lächeln, und wer lächelt, macht sein Herz und seine Zunge zum Singen frei. Charlie Chaplin hat einst gesagt: "Ein Tag ohne Lachen ist ein verlorener Tag". Lachen ist das beste Schönheitsmittel. Auch Johann Wolfgang von Goethe wusste dies und dichtete: „Und manches Übel flüchtet vor der Heiterkeit".

Eine gute, lockere lebensphilosophische Animation zum Lachen sind „Hötings Lachlieder" auf CD. Die CD ist über den Autor zu beziehen. Hötings Lachlieder kann man anhören und sich von der Melodie beschwingen lassen. Doch viel mehr sind sie zum Mitsingen gedacht und stimmen deswegen mit den Grundsätzen überein, die im Kapitel „Meridiansingen" beschrieben sind.

Bin ich gesund? Stimmen meine Grundlagen für die Schönheit?

Gestörter Stoffwechsel, stumme oder aktive Krankheitserreger, Umweltschadstoffe, psychosomatische, psychoneuroimmunologische, biochemische, elektrophysiologische Irritationen, Zellfunktionsstörungen, schleichende Störungen durch chronisches Herdgeschehen, stumme, nicht ausgeheilte Erkrankungen, mangelnde Organ- und Gewebsfunktionen, Irritationen des peripheren und zentralen Nervensystems, Leiden auf neurobiologischer Ebene, endogene Toxine, Entgleisungen des Säure-Basen-Haushaltes und im Flüssigkeitssystem, kognitive, emotionale Defizite, genetische Dispositionen – all das sind auszugsweise Momente, die das innere Milieu und damit die Grundlagen für Schönheit stören können.

Ebenso wichtig ist es, sich Klarheit über Disposition, Konstitution, Veranlagungen und persönliche Stärken, Schwächen, Neigungen und Erbgut zu verschaffen. Sie bestimmen das Verhalten, Lebenseinstellungen, Gewohnheiten, Neigungen und Charakter. Daraus können Motivationen, aber auch Stress entstehen.

Somit sind auch sie wichtig, um die Persönlichkeit des Patienten besser einschätzen und die individuelle Schönheitstherapie gezielter daraus schlussfolgern zu können. Es gibt zwei Möglichkeiten, erstens der Stoffwechseltest, zweitens die Blutkristallanalyse, Antworten zu belastenden Hintergründen, Stoffwechselstörungen, Krankheitsrisiken und Ursachen für emotionale Belastungen zu erhalten.

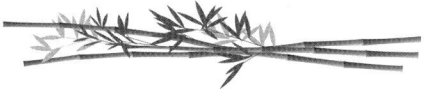

新陈代谢和建康的体重在美容中占重要地位
2.36 Schönheit: Stoffwechseltest – Gesundheit und Gewicht

Lassen Sie mich diesem Kapitel ein beziehungsreiches chinesisches Sprichwort zum Nachdenken voranstellen:

Was der Darm nicht heilt, das heilt die Leber,
Was die Leber nicht heilt, das heilt die Niere,
Was die Niere nicht heilt, das heilt die Lunge,
Was die Lunge nicht heilt, das heilt die Haut,
Was die Haut nicht heilt, bringt keine Gesundheit,
Wo es an Gesundheit mangelt, schwindet die Schönheit,
Wo Gesundheit und Schönheit vergehen, folgt der Tod.

(Chinesisches Sprichwort)

Der Stoffwechsel beinhaltet die Gesamtheit aller lebensnotwendigen, biochemischen Umsetzungen als Stoffaustausch in Form von Aufbau, Umbau und Abbau im offenen Fließsystem des „Körpers". Das chinesische Sprichwort umschreibt dies auf lyrische Art und Weise.
Aufnehmen von Stoffen durch den Körper aus der Umwelt in Form von Nahrung, Aufschließen und Bereitstellung, Aufnahme und Einbau der resorbierbaren Wertstoffe in einer Durchlaufzeit von 6–8 Stunden. Entsorgung aller nicht resorbierbaren Stoffwechselschlacken und Toxine zur Außenwelt zurück, das ist der Stoffwechselzyklus. Er funktioniert unter dem Einfluss von vegetativem und zentralem Nervensystem, Hormon- und Immunsystem. Ein harmonischer Stoffwechsel mit vielen Prozess-Schritten ermöglicht die innere Ordnung gemäß kinetisch funktionellem Körpergeschehen und das Anpassungsvermögen zum Umfeld hin über das dynamische Körpergeschehen.

Erst die Forschungen über das Nervensystem Anfang des 19. Jahrhunderts in Chemie, Biochemie, experimenteller Physiologie, Pathophysiologie, Histologie, Mikrobiologie und Elektrophysiologie machten bewusst, was alles im Körper über die Nahrungsverwertung erfolgte und wie unterschiedlich individuell dies ablief.

Auch der Urvater der europäischen traditionellen Medizin, Hippokrates, unterschied um 400 n. Chr. die Menschen bereits in diesem Sinne, indem er sie nach Wesen und Stoffwechseleigenschaften unterschied.

Die moderne Wissenschaft leistete ihren Beitrag dazu. Das erste Enzym Amylase entdeckten Payen und Peroz 1834, Büchner die Fermentation des Zuckers 1897. Die Beziehung zwischen Substrat und Stoffwechselgeschehen wurde zu jener Zeit im Sinne des „Schlüssel-Schloss-Prinzips" schon als individuell erkannt. Die Forschungen und Erkenntnisse über Oxidation und Energieerhaltung von Laplace und Carnot vertieften ebenfalls die Erkenntnis, dass eine der jeweiligen Person angepasste Betrachtung des Stoffwechsels notwendig ist. Der Begriff des Metabolismus wurde geschaffen, er beinhaltete die Freisetzung als Katabolismus sowie den Aufbau und die Konzentration von Energie als Anabolismus. Daraus war abzuleiten, dass jeder Mensch „seinen" Stoffwechsel für Nahrungsumsetzung und individuell dynamische Energiezufuhr hat.

Dies wurde weltweit durch die Arbeiten von Berthelot in Paris, Pettenkofer in München und Benedicts in Washington bestätigt. Forschungen des späten 19. und frühen 20 Jahrhunderts erklärten die Zusammenhänge zwischen Stoffwechsel und Drüsenfunktionen, einschließlich der Hirnregionen und des Hormonsystems. Murray in Großbritannien machte Aussagen zur Schilddrüse, Brown-Séquard in Großbritannien zur Nebenniere. Bayliss und Starling zeigten 1902, dass exokrine und endokrine Pankreassäfte die gastroduodenale Schleimhaut erreichen, und zwar individuell von Mensch zu Mensch, je nach hormoneller und vegetativer konstitutioneller Steuerung.

Wenn jeder seinen individuell ausgerichteten Stoffwechsel hat, beantwortet sich auch die Frage, warum viele Menschen mit systematisierter und vor allem denaturierter Industriekost keinen Erfolg haben können, da die Nahrungsmittel durch Fertigungsverfahren verändert und unzuträglicher werden. Durch unzuträgliche Nahrungsmittel provozierte und gestörte Körperfunktionen, die dann Stoffwechselblockaden auslösen, sind hierin noch gar nicht berücksichtigt. Industriekost ist normiert, ohne bioelektrische Vitalkapazität. Sie passt für niemanden, wie ja die hier im Buch geschilderte Studie der Universität Linköping an Probanden gezeigt hat, die Schnellküchengerichte aßen. Industriekost kann den gesunden individuellen Stoffwechsel nicht erhalten, vor allem dann nicht, wenn Körperorgane es an funktioneller Leistung fehlen lassen.

Hinzu kommt, dass auf jeden Menschen Kohlehydrate und Fette, vielleicht auch Eiweiß, auf verschiedene Art einwirken. Jeder hat unterschiedliche, konstitutionell gesetzte metabolische Schwerpunkte und sollte über gesunde, vollwertige, ballaststoffreiche Vitalkost hinaus dementsprechend auch die Ernährungsweise individuell ausrichten.

Je nachdem, wie eine normierte Durchschnittsdiät mit oft unterschiedlicher Gewichtung von Kohlehydraten, Eiweiß und Fetten konzipiert ist, kann diese damit zufällig übereinstimmen und nützlich sein. Sie wird aber durch Warenangebot, Massenverhalten und psychologisch-strategischer Einflussnahme von außen her manipuliert und ist meistens konträr zu einer gesunden Ernährung und somit für viele schädlich. Der Stoffwechsel wird gestört. Ein Krankheitsrisiko entsteht.

Die individuelle Charakteristik wird auch durch das vegetative Nervensystem bestimmt. Die Schlüsselsymptome hieraus ergeben spezifische, genetisch geprägte Stoffwechseltypen, die jeweils unterschiedlicher, individueller Ernährung bedürfen:

Stoffwechseltypen und deren Kurzbezeichnung:

„KH"-Typ	„Ei"-Typ	„Syon"-Typ
Kohlehydrat-Charakteristik Vegetative Sympathikotonie	Protein-Charakteristik Vegetative Parasympatikotonie	Synchron-Charakteristik Vegetativ ausgewogen
Langsamverbrenner im Stoffwechsel	**Schnellverbrenner** im Stoffwechsel	**Synchronverbrenner** im Stoffwechsel
Sympathikus bremst Verdauungssystem, dadurch Langsamverbrenner im Stoffwechsel, mäßiger Appetit, Leber schwächt Milz. Dynamisator Leber-Typ verbraucht Energie durch hohe Leistungsbereitschaft, hohes Arbeitstempo. Kohlehydrate bevorzugt als Energiespender, wie in Kartoffeln, Brot (in Maßen), Reis und Teigwaren. Er liebt vegetarische Gerichte, Obst, Beeren, Körnerprodukte, fettarme Milch und Milchprodukte. Fettige Speisen, Kartoffeln, deftige Mahlzeiten und Fleisch machen ihn träge und übergewichtig. Empfohlen ist täglich Leinöl. Vor Verzehr von Kohlehydraten sind 2-3 Mandeln oder Eiweiß zu essen. Bitterkräuter sind wichtig.	Parasympathikus regt den Stoffwechsel an, daher isst er gern, liebt die „feine Küche", geht gern ins gute Restaurant. Milztyp mit Leberregulation. Schätzt gute Lebensseite, Ruhe, Behäbigkeit. Eiweißkost mit magerem Fleisch, Süßwasserfische, wenig Seefisch, Milch, Eier, Geflügel bevorzugt. Braucht abwechslungsreiche, vollwertige Mischkost, um leistungsfähig zu bleiben. Von kräftiger Kost, fettem Fleisch und einem Übermaß an Kohlehydraten ist abzuraten, denn dies macht müde, schafft Übergewicht, weil die Milz überfordert ist. Kartoffeln und Brot reduzieren, Milz braucht KH, gestattet sind deshalb Knäckebrot, Sauermilch, Milchprodukte von Ziege und Schaf. Täglich Leinöl, vor dem Genuss von Kohlehydraten 2-3 Mandeln empfohlen.	Nahrung wird ausgewogen verbrannt durch euton, synchron aktives Vegetativum. Nährstoffanteile vorteilhaft, werden genutzt. Essen ist nur notwendig, aber „nicht die Welt". Abwechslungsreiche Mischkost empfehlenswert, deren Anteile synchron und angepasst genutzt und benötigt werden. Eiweiß zu Fett + Kohlehydrate wie 50:50 anteilig, braucht dieser Herzensverbrenner ausreichenden KH-Spiegel. Knäckebrot ist erlaubt. Mandeln, Walnüsse, Brokkoli, Forelle, Kabeljau, Pilze, Linsen, rote, grüne und Mungobohnen, Huhn, Pute, Kalbfleisch sind in angemessenem Umfang erlaubt. Brot und Kartoffeln sind verboten. Täglich Leinöl und vor dem Genuss von Eiweiß 2-3 Mandeln sind angeraten.

Auch beim Analysieren der Blutgruppe wird verständlich, dass sie für das Entwickeln eines individuellen Nährstoffprogramms mit eine Rolle spielt. Die Blutgruppe entspricht dem Erbbild eines Menschen. Darin widerspiegelt sich gengeprägt das Stoffwechselsystem des Menschen. Falsche Ernährung stört die Kontrollfunktion des Stoffwechsels. Richtige Ernährung nach den Ergebnissen des Stoffwechseltests kann das Gleichgewicht des Stoffwechsels wiederherstellen, weil der Mensch nicht nur den „richtigen Schlüssel" in Form einer Ernährung mit individuell, charakteristisch passenden Nahrungsmitteln für das „Schloss" in Form des Körpers braucht, auch die Menge der Nahrungsanteile, dem Schlossbart des Schlüssels vergleichbar, muss stimmen. Der Stoffwechseltest macht die Angaben hierfür, die der individuellen Vorgabe des Patienten entsprechen.

Übersicht der Blutgruppen

Null	A	B	AB
Älteste Blutgruppe des Menschen, der Sammler und Jäger, die von Kräutern, Beeren, Nüssen lebten. Da ständig auf Wanderschaft, brauchten sie Energie und benötigten Fleisch.	Entstand aus der Zeit, als der „Null-Bewegungs-Typ" sesshaft und Ackerbauer und Viehhalter wurde. Er verzehrte Getreide, selbstgezogenes Gemüse sowie Obst. Da Weizen erst später aus Urgetreide gezogen wurde, gehörte er noch nicht zum Nahrungsmittel. Er ist gentechnisch gesehen ein Vegetarier.	Aus dem fernen Osten als Nomaden in unsere Region eingewandert. Ernährten sich eiweiß- und fettreich, nutzten fermentierte Milch und Milchprodukte, wie heute noch in Indien, Russland und der Mongolei. Aufgrund der Wanderschaft passten sie sich unterschiedlichen Ernährungsformen an und vertragen heute ebenso unterschiedliche Kost.	Beinhaltet die Merkmale von A und B mit Fleisch und Getreide. Sie sind sesshaft, wenig kämpferisch, bodenständig und friedlich. AB ist der neueste Genotyp und erst ca. 1000 Jahre alt.

Ein harmonischer Stoffwechsel als Verbrennungssystems ist Lebensmotor, Lieferant für Energie dank vieler biochemischer Reaktionen, Grundlage für Gesundheit, Vorbeugung, Therapie, vor allem für Schönheit. Durch dauerhafte, nicht dem eigenen Stoffwechseltypus entsprechende Ernährung kann der Stoffwechsel dauerhaft gestört werden. Daran leiden nach Studien in Deutschland 70–80% aller Bundesbürger. Das ist Krankheitsrisiko, Grundlage für Befindensstörungen, Leistungsminderung, vorzeitiges Altern und ist vor allem Gegner jeder Schönheit.

Der Stoffwechsel für die Nahrungsumsetzung erfolgt über mehrere, sich ergänzende, gegenseitig sich bedingende, rückkoppelnde und von einander abhängende Stoffwechselschritte, um Nahrungsmittel aufzubereiten und Nährstoffe freizusetzen. Erst dann kann der Körper sie als gesunde Wertmittel für die Regeneration aufnehmen. Ist dieses Regelwerk der Stoffwechselschritte außer Balance geraten, müssen sie im Interesse der Gesundheit, dem Schutz vor Alterungsprozessen, im Interesse der Schönheitspflege durch ein persönliches Ernährungsprogramm aus dem Stoffwechseltest wieder harmonisiert werden. Die „trüben Stoffe" laut chinesischer Medizin bzw. die Schlacken in unserem Verständnis, als Endprodukte des Stoffwechsels, müssen ausgeschieden und zur Umwelt hin zurückgeführt werden. Der Stoffwechsel bedarf eines ständigen Energieflusses. Die Grundregeln der 5000-jährigen Tradition chinesischer Ernährung nach Yin und Yang werden bei der persönlichen Ernährungsempfehlung des Stoffwechseltests mit berücksichtigt. Deshalb sind Energiezuführung und Energiewandlung wesentliche Bestandteile des Stoffwechsels. Diese erfolgen nach traditionellen Richtlinien dieses alten Wissens jahrtausendealter Heilungssysteme aus Asien. Die hierfür notwendige Oxidation mithilfe von Sauerstoffzufuhr aus der Umwelt, der Aufnahme von „Sonnenlicht" aus bioelektrisch und biodynamisch vollwertiger Naturkost sind Grundlagen für Energiewandlung, Energiefreisetzung und Energienutzung.

Atmung, Hautfunktion, alle Stoffwechselorgane, wie in den Wandlungsphasen erwähnt, Hormonsystem, vegetatives Nervensystem, Hypothalamus, Durchblutung, Lymphsystem und Immunsystem spielen für die kybernetische Funktion aller Einzelelemente dieses kybernetischen Stoffwechselgeschehens eine große Rolle. Der Stoffwechsel des Körpers unterteilt sich in

- Bau-,
- Energie- und
- Betriebsstoffwechsel

mit einem Teilstoffwechsel für Kohlehydrate, Fette, Eiweiße, Mineralien im Intermediärstoffwechsel als Gesamtheit aller Zwischenstufen des im Körper ablaufenden Stoffwechsels. Hierbei ist es wichtig, die chemischen und elektronischen Feinheiten sowohl auf den Stoffwechsel als auch auf die Nahrungsmittel bezogen zu betrachten, um ihre systemische Beziehung untereinander zu verstehen, darüber den Menschen phänotypisch einzuordnen, um eine individuell passende Ernährung und Behandlung ermitteln zu können. Es gilt zu beachten, dass die Schilddrüse den Stoffwechsel steuert, der Insulinspiegel der Schilddrüsenfunktion jedoch entgegensteuert. Wenn zu viele Kohlehydrate gegessen werden und der Insulinspiegel steigt, um Zucker in die Zellen einzubauen, bremst das die Schilddrüsenfunktionen.

Ein Phlegmatiker und ein Übergewichtiger sind anders zu behandeln als ein Sanguiniker oder Schlanker, ein Athletiker ist unterschiedlich zu ernähren im Vergleich zum Pykniker, ein Mensch, der nichts mehr isst und nicht abnimmt, braucht eine andere Ernährung als ein „Vielfraß", der nicht zunimmt. Ein Blauäugiger hat einen anderen Stoffwechsel als ein Braunäugiger. Jeder hat seinen spezifischen Stoffwechsel, der sich nicht in Standards, Klassifikationen und Normsysteme einbauen lässt. Die Kost einer Gemeinschaftsdiät muss daher immer an den Bedürfnissen des individuellen Stoffwechsels vorbeigehen. Die Diät des einen kann des anderen Problem werden. Daher sollte auch das Nährstoffprogramm nicht einem für adipöse Gesellschaftsgruppen bestimmtem Normprogramm entlehnt werden. Es muss individuell bestimmt werden und hat dem persönlichem Abbild des zu Behandelnden zu entsprechen. Vor der Therapie steht immer die Diagnose. Daher ist ein verlässlicher, wissenschaftlich nachvollziehbarer, sorgfältiger Stoffwechseltest erforderlich, der die Daten des Patienten ermittelt.

Ein Mensch mit Hyperthyreose verbrennt viel Energie und muss anders therapiert und ernährt werden als ein unmäßig genießender, bewegungsarmer Gourmet oder ein ewig unruhiger Neurotiker, der Probleme versteckt, indem er über Ess-Sucht sein Belobigungssystem aktiviert und sich darüber Wohlgefühle verschafft. Der Vielfraß verschafft mit Leibesfülle die Illusion, einen Schutzpanzer um sich herum zu haben: Fettzellen und Adipositas sind somit sinnbildlicher Schutzmantel. „Gepanzert" fährt man sicherer. Die Verteidigung braucht einen Schutz. Das entspricht den unterbewussten Vorstellungen aus vorgeschichtlicher Zeit, als die Menschen noch Jäger und Sammler waren und sich in guten Zeiten Energie auf Vorrat für die mageren Zeiten des Winters über die Fettzellen zulegten. Auch Wildtiere fressen sich einen Winterspeck für den Winterschlaf an. Wir müssen umdenken, um den Lebenszuschnitt, die Lebensgewohnheiten und die Körperverfassung der modernen Zeit zu begreifen, in der man nicht soviel Bewegung zum Abarbeiten des Fettpanzers braucht, wie früher die Jäger und Sammler, die weite Strecken für die Nahrungssuche laufen mussten. Die Umstellung geschieht daher ausschließlich im Kopf.

Dies verdeutlicht, dass der Stoffwechsel ein wichtiger Mittelpunkt jedes Menschen ist. Der Stoffwechsel ist Widerspiegelung des Menschen. Der Stoffwechsel ist seine Identität und es muss daher erst der Mensch vom Typ her erkannt werden, bevor man ihm eine Diät verschreiben darf. Der Stoffwechsel hat die außerordentlich wichtige Aufgabe, das physische Gleichgewicht, die Homöostase als inneres Milieu des Körpers sicherzustellen.

Es ist so weiterhin erklärlich, dass physiologische, psychosomatische und psychoneuroimmunologische Körperzustände aufgrund aus dem Lebensumfeld kommender Reize auch Spuren im Stoffwechsel hinterlässt. Jede Körperreaktion, jede Erkrankung auf allen drei Körperebenen (Körper, Seele, Geist) beeinflusst den Stoffwechsel und jede Stoffwechselstörung setzt rückwirkend wieder Zeichen in der Körperperipherie, im Körperinneren sowie auf allen drei Ebenen. Daher kann auch das gerade für die Schönheit so wichtige Problem des Körpergewichtes nur „im Kopf" und niemals allein über Mund, Magen und Mengen geklärt werden. Nachfolgende Übersicht verdeutlicht, warum der Mensch dick wird und die Formen der Schönheit aus den Fugen gerät. Sie zeigt auch, warum der Stoffwechseltest helfen kann, den persönlich perfekten Nährmittelplan zu schaffen, um bessere Voraussetzungen für die Gesundheit und vor allem besonders für die Schönheit zu schaffen. Der Stoffwechseltest ist nicht zum Abnehmen gedacht, aber er schafft einen besseren Stoffwechsel und der bewirkt, dass Übergewichtige und Fettleibige über die bessere Stoffwechselleistung abnehmen können und damit auch das Tor zu mehr Schönheit öffnen werden.

Für den Bürger „Wohlfühlleben", für Weltmensch „Wellness". Beides wird über die innere Einstellung und Hirnfunktion gesteuert.

Nachstehende Tabelle gibt hierzu Hinweise:

Körpereigenes Belohnungs-, Verstärkungssystem, schließt durch erfahrungsgemäßes Verhalten, erfolgreiches Vermeiden negatives Ergebnis aus	Summationswirkung des Gehirns, die angenehme Gefühle beschert, indem sie zu erfahrungsbedingter Verhaltenadaption anregt, um Negatives zu kaschieren. Es kann über den „Kopf" gesteuert und über ein persönliches Nährstoffprogramm, wie z. B. nach dem Uni-Harvard-Stoffwechseltest, durch Meditation, Qigong, Akupunkturbehandlung gemäß den Hinweisen im Kapitel „Psychosomatische Therapie" modelliert werden.
Vorderhirn	Kontrolle des Sozialverhaltens, Risikoabschätzung, Einschätzung von Konsequenzen eigenen Verhaltens, emotionale Kontrolle des Verhaltens, Bewusstmachen von Ereignissen. Qigong-Übungen, Meditation, Akupunktur und Stoffwechseltest helfen hier, andere Schwerpunkte zu setzen. Therapie gemäß den Akupunkturpunkten unter „Psychosomatische Therapie".
Thalamus **Hypothalamus**	Thalamus: Steuerung von Aufmerksamkeit und Bewusstsein, Schaltsystem für Sensorik und Motorik, Kontakt zur Gefühlsregion. Hypothalamus: Steuerungsorgan für vegetatives Nervensystem, Hormonsystem, innere Ordnung über Verhaltensadaption, Zeitgeber, Kontakt zur Gefühlsregion. Meditation, Qigong, Akupunktur und Stoffwechseltest unterstützen hier.
Eindrücke durch Riech- und Sehvermögen	Küchendünste, gedeckter Tisch, Reklamebilder, übliche Essenszeiten, speisende Menschen wecken Appetit, stimulieren Speichelfluss, Verhalten nach Stimulation durch Aromareize und Sinneseindrücke.
Magenknurren	Ein hungriger Magen knurrt, zieht sich zusammen und sendet über eigene und Rezeptoren des Darmes Hungersignale über den Parasympathikus zum Regelzentrum Hypothalamus im Hirn. Dies senkt den Zuckerspiegel, daraufhin entsteht wieder Hungergefühl.
Magen-Darm-Trakt und Dehnung	Durch Speisebrei entsteht die Dehnung von Magen und Darm. Über die Magen- und Darm-Rezeptoren wird die Information „Völlegefühl" zum Hirn gesendet. Das Hungergefühl schwächt nach mehreren Minuten ab, in denen es üblicherweise aber noch zum süßen Nachtisch reicht, der trotz Sättigung noch gegessen wird.

Nährwertcheck	Zellenergetik wird enzymatisch geregelt, Zellenergie wird durch Zellstoffwechsel gedeckt, überschüssige Nährstoffe werden als Fettdepots gespeichert.
Hormonelle Hungerbremse	Magen und Darm senden über Proteine Informationen zum Regelzentrum des Gehirns und melden „Sättigung", das Hungergefühl schwächt daraufhin ab.
Hunger durch Belobigungssystem	Aus Denk-, Problemverhalten, aus Urgefühl der Jäger-Sammlerzeit entsteht ein Jo-Jo-Gefühl, eine Lücke wieder auffüllen zu müssen, aus dem Wunsch heraus, sich zu stärken, Reserven für den Tag anzulegen. Dies stimuliert das Hungerzentrum des Hypothalamus. Hungergefühl wegen der Vorstellung, dass Essen als Wohlhabenheit, als Statussymbols gilt.
Hunger durch Hypoglykämie	Hunger durch Absinken des Blutzuckers bei Insulin-Überproduktion, nach wissenschaftlicher Medizin und gleichzeitig nach TCM bei Lebererkrankungen, bei Störungen der Hypophyse und der Nebenniere.
Hungerbremse 3	Leptin als Hormon aus den Fettzellen signalisiert und veranlasst über Hirnregionen Nährstoffspeicherung und dämpft dann das Hungergefühl, bei Übergewichtigen ist diese Informationsvermittlung gestört. Dieses Beispiel verdeutlicht, dass die Lösung nur „über den Kopf" möglich ist.
Hungerbremse 2	Bei gefülltem Magen werden durch die Hormone PYY und GLP-1 des Darmes Hunger- und Durstgefühl reduziert.
Hungerbremse 1	Cholecystokinin (CCK) als nur kurzlebiges, intensivstes Eiweißhormon aus dem Magen-Darm-Bereich provoziert im Gehirn das stärkste Sättigungsgefühl. Aminosäuren und Fette aktivieren dieses Hormon.
Hungerhormon	Es ist der Hungerwecker im Regelzentrum des Gehirns. Je größer der Füllungsstand des Magens, desto weiter sinkt der Hormonspiegel ab.

Diese Aufstellung zeigt, von wie vielen Faktoren Hungergefühl und Körpergewicht abhängen. Es kommt darauf an, über innere Vorstellungen und über den „Kopf" den Stoffwechsel zu regulieren. Richtige Ernährung nach dem Stoffwechseltest der Universität Harvard/USA, Meditation, Qigong und Motivationstraining tragen dazu bei, Hungergefühl, Sättigung und innere Einstellung zum Essen zu regulieren und mit Kognitionen oder Urverhalten aus der Zeit der Jäger und Sammler, mit den Pfunden als Energiereserven besser umzugehen.

Der Body-Maß-Index (BMI) lässt prüfen, ob die Weichen in Richtung Schönheit gestellt sind, denn Gewicht, Körperbefinden und Psychosomatik sind miteinander verbunden.

Der BMI wird folgendermaßen errechnet:
Normalgewicht = Körpergewicht : Körpergröße in m zum Quadrat.
Wer also 1, 85 m groß ist und 82 kg wiegt, teilt $82/1{,}85^2$, das Ergebnis ist ein BMI von 24.

Body-Maß-Index

Alter	Normaler BMI
19 – 24 Jahre	19 – 24
25 – 34 Jahre	20 – 25
35 – 44 Jahre	21 – 26
45 – 54 Jahre	22 – 27
55 – 64 Jahre	23 – 28
über 65 Jahre	24 – 29

Body-Maß-Index und Gewichtsspezifikation

Klassifizierung	Mann	Frau
Untergewicht	< 20	< 19
Normalgewicht	20 – 25	19 – 24
Übergewicht	25 – 30	24 – 30
Fettleibigkeit	30 – 40	30 – 40
Massive Fettleibigkeit	> 40	> 40

Wichtig: Ein Bauchumfang von 85 cm beim Mann und 92 cm bei der Frau sollte, unabhängig vom Body-Maß-Index, nicht überschritten werden.
Ein kybernetisch aktiver Stoffwechsel kann nur über Selbststeuerung erreicht werden:

1. um selbst sein diffiziles, differenziertes System aufrechterhalten zu können,
2. um auf jede Veränderung im und am Körper reagieren zu können,
3. um auf nicht tolerierbare Gewichtsprobleme zu reagieren,
4. um sich jeder Veränderung des Umfelds anpassen zu können,
5. um sich wechselnden Verhältnissen in sich selbst anpassen zu können.

Das ist besonders im Hinblick auf Schönheit gefordert.
Der Stoffwechsel wird zentral durch Hypothalamus, Thalamus, peripher durch Hormonsystem, vegetatives Nervensystem und zentrales Nervensystem gesteuert. Als Katalysatoren nehmen bis zu 600 Enzyme Einfluss, wie z. B. die Metalloenzyme – und hierin schließt sich auch wieder der Bogen zu den von mir bereits genannten Metallpotenzen.

Nutrigenomik als neue Wissenschaft bestimmt Nahrungsbestandteile, Ernährungsverhalten, Gene und dazu passende Nährstoffe. Sie untersucht die Prozess-Schritte des individuellen Stoffwechsels, ermittelt über Studien, auf welche Weise die Wirkung der Lebensmittel auf Körper und Stoffwechsel gengesteuert ist, beschäftigt sich mit der Frage, wie der Stoffwechsel die Nahrungsbestandteile verarbeitet, legt Essverhalten und Nahrungsmengen fest.

Jose M. Ordovas von der Tufts University in Boston/USA konnte zudem nachweisen, dass Menschen mit bestimmter Genvariation bei fettreicher Nahrung ein höheres Risiko zu Herzinfarkten und Schlaganfall haben, als bei fett- und cholesterinarmer Nahrung. Außerdem konnte ein Zusammenhang zwischen Genvariation und der Neigung zu Übergewicht mit allen folgenden Konsequenzen gegen Gesundheit und Schönheit festgestellt werden.

Hinzu kommen Probleme aufgrund Fertignahrung, Großküchenkost, Gerichten aus Schnellrestaurants, personifizierter Industrienahrung, wie z. B. von Nestle und Unilever hergestellt, die kaum dem persönlichen Nahrungsmittelprogramm entsprechen können. Ich erinnere hier noch einmal an die Studie der Universität Linköping mit Gerichten aus Schnellrestaurants und dem Auftreten von Fettleber.

Erfreulicherweise konnte aber auch in Studien festgestellt werden, dass Übergewicht nicht ausschließlich ein Schicksal ist, das aus der Genprägung stammt. Lebensführung, persönliches Verhalten, Umweltbedingungen und gesunde Ernährung geben jedem eine Chance, Übergewicht und krankhafter Fettleibigkeit vorzubeugen bzw. den Trend umzukehren und Normalgewicht anzustreben. Jeder muss sich nur seinem Stoffwechselstatus entsprechend ernähren. Genau diese Chance bietet der hier vorgestellte Stoffwechseltest auf Grundlage der Erkenntnisse der Harvard-Universität in den USA. Das mit dem Stoffwechseltest gefundene persönliche Nahrungsprogramm schafft Voraussetzungen, um den persönlichen Stoffwechsel zu gesunden, auf Leptin als Hormon, die Möglichkeiten zur Sättigung durch Hungerbremser zu nutzen, auf Hormonstatus und Enzymspiegel eingehen zu können. Auch schafft das persönliche Nährstoffprogramm Grundlagen in Richtung Körperfunktionen und Psychosomatik. Leptin wird im Fettgewebe gebildet, beeinflusst Appetit, Gewichtsregulation und Resourcenbildung, Schlaf, Körpertemperatur, Fertilität, Sexualität.

Leptin erzeugt Vorräte über Fettdepots im Körper. Darin spielt Insulin eine Rolle, deswegen sind Leptin und Insulin spielen bei Gewichtsregulation eine große Rolle. Schrumpfen sie, treibt Leptin den Abgemagerten zum Kühlschrank zurück, weil es dem Gehirn signalisiert, dass die Energievorräte aufgezehrt seien. Es senkt zudem die Körpertemperatur. Essen macht glücklich, weil es Glückshormone wie Serotonin stimuliert und darüber ein Belobigungsgefühl vermittelt. Hierauf wird mit Empfehlungen aus dem Stoffwechseltest eingegangen, sodass sich daraus auch das persönliche Nahrungsprogramm ergibt.

Ein persönliches Nahrungsprogramm unterstützt und ergänzt Spurenelemente, Mineralien, Vitamine, Wasser, Säure-Basen-Haushalt und Stoffwechsel. Es schafft Grundlagen für Lebensvorgänge, ist Quelle für die Bildung organischer Stoffe wie Enzyme, Metalloenzyme, Aminosäuren, Proteine, DNA, Hormone, Zellen und Gewebe. Letztlich schafft es damit die Basis für das Leben im Allgemeinen.

„Panta Rhei" aus dem Griechischen bedeutet: „Alles fließt". Dies ist das Wesen des „Alles-Fließenden" als Schöpfung, dass Anorganisches im Einklang sein muss. Gleichklang findet sich auch wieder in der Urpolarität des Yin und Yang, ebenso in der Dialektik der Natur als Zyklen zwischen Erzeugung und Zerstörung, Werden, Sein, Tod, Gesundheit und Kranksein. Es ist Grundlage des Ausdrucks der Schönheit und der Bedrücktheit der Hässlichkeit.

„Anorganisches schafft Organisches" ist ein kosmisches Urprinzip, das sich schon aus dem Urknall ableitet. Dieses Urprinzip war von Anfang an Bestandteil der Natur in ihrem evolutionären Verfahren von „Versuch und Irrtum" mit dem Ziel, darauf zu achten, dass beide Verbindungsklassen, anorganische und organische Ebene optimal kombiniert werden. Ebenso entsteht alles Organische aus dem Anorganischen und Tausende von biochemischen Reaktionen sowohl sind im eigenen Körper, als auch an allen Phänomenen des Umfeldes beteiligt. Nur dadurch ist Schönheit möglich – und die Gesundheit als ihr Fundament.

Deshalb bleibt dies auch das Urprinzip in der Schönheitstherapie, weil im Urbild Schönheit Schöpfung als Quelle ist und somit Schönheit immer etwas bleibt, das „geschöpft" werden muss. Das Miller-Urey-Experiment wies nach – und das ist bedeutungsvoll, dass sich organische Substanzen aus dem Anorganischen der Ur-Atmosphäre bildeten. (Urey war amerikanischer Chemiker und erhielt den Nobelpreis für die Entdeckung des Wasserstoffatoms.) Auch hierin liegt ein Gleichnis, das uns die Bedeutung des Wassers in den vier anorganischen Grundlagen schildert. Aus Wasserstoff, Lithium und Helium als einziger Elemente des Kosmos formten sich Sterne und diese bildeten die Grundstoffe des Lebens, nämlich Kohlenstoff, Sauerstoff, Eisen, Schwefel, Magnesium, Silizium, Silber und Gold. Ich erinnere hierüber daran, warum mir in diesem Buch für die Schönheitspflege auch Schüßlersalze und Metalltherapie für wichtig und unbedingt erwähnenswert erschienen.

Mein Hinweis auf den Urknall war ebenso nicht metaphysischer Natur. Man muss die Zusammenhänge daraus verstehen, weil die nachstehenden Hinweise auf Physiologie, Pathophysiologie und Schönheit sich nur aus Zusammenhängen erklären lassen, die in der Therapie zu beachten sind. Wir können Schönheit nur über Zusammenhänge begreifen und aus dieser Sicht Therapien nur über die Würdigung dieser ableiten.

Damit ist auch klargestellt, dass für Gesundheit und Schönheit des menschlichen Körpers Biochemie und Physiologie von den vier anorganischen Gleichgewichten als dialektischem Ganzem abhängig sind. Diese vier anorganischen Gleichgewichte können jedoch nur in Balance ihre optimale, fundamental wichtige Rolle spielen. Wichtig ist es ebenfalls, nicht zu vergessen, dass bei der Störung nur eines Supplements aus den vier anorganischen Gleichgewichten alle anderen der organischen Ebene mit gestört werden und Krankheiten und Unstimmigkeiten in der Schönheit daraus provoziert werden können. Prophylaxe, Therapie und das Erhalten der Basis der Gesundheit beinhalten somit die Wiederherstellung des organischen Gleichgewichtes über die Regulierung des Säure-Basen-Haushaltes, genügender Anteile an Wasser in der ausreichenden täglichen Trinkmenge, der Zuleitung von Elektrolyten und Spurenelementen. Die Störung des anorganischen Gleichgewichtes ist stets vergesellschaft mit der Störung des vegetativen und zentralen Nervensystems, des Immunsystems und des Hormonsystems. Zu achten ist hier auf Entschlackung und Entgiftung. Elektrolyt-Fußbäder sind ebenfalls eine Hilfe. Lesen Sie darüber im entsprechenden Kapitel des Buches bitte nach (Schlagwort Detox-Fußbad).

Darin zeigt sich noch einmal, dass dies nur erfasst werden kann, wenn man in Zusammenhängen zu denken versteht. Zusammenhänge zu erfassen ermöglicht Diagnosen zu stellen, Therapien zu entwickeln, Erfahrungen zu sammeln, zur Reflexion fähig zu sein. Ganzheitliche Naturheil-Kunst und speziell die Traditionelle Chinesische Medizin, zusammen mit der hohen Effizienz des Hightech, können zu umfassenderen Erfolgsquoten führen und vor diesem Hintergrund der Schönheit gerecht werden.

Die vier anorganischen Gleichgewichte waren nicht nur nach dem Urknall die Grundlage für das funktionelle Universum, sondern auch dafür, das Leben darin zu schaffen. Sie sind gleichermaßen bis heute Grundlage jedes Lebens, der Gesundheit und der Schönheit. Hierfür gilt aber, dass Ionen, Moleküle und Atome in unterster molekularer Ebene des Körpers zur rechten Zeit am rechten Ort in ausreichender Menge, beweglich, dynamisch, sich bedingend, gegenseitig regulierend und unterstützend vorhanden sind, um alle Körperfunktionen möglich zu machen.

Hierüber lässt sich auch der Vergleich ziehen zu Qi, Essenz, Yin und Yang. Qi ist allgegenwärtig und in allem enthalten, Qi ist in Essenz der Niere gespeichert und Grundlage aller Phänomene sind nach Yin/Yang klassifiziert. Die Ordnung in den vier anorganischen Gleichgewichten schafft dynamisch und reaktiv Ordnung in allen darüber liegenden Organisationsebenen. Die unterste anorganische Ordnung der vier anorganischen Gleichgewichte steuert alle darüber liegenden Organisationsebenen. Störungen in der anorganischen Ebene, wie z. B. bei gestörtem Säure-Basen-Haushalt oder zu geringer Trinkmenge an Wasser, setzen sich in allen anderen darüber liegenden Organisationsebenen fort. (Da der menschliche Körper je nach Lebensalter 85% Wasseranteil in der Jugend bis zu 55% im Seniorendasein hat, unterstreicht es zweierlei, die Bedeutung des Wassers als Trinkmenge und die Notwendigkeit von Qualität des getrunkenen Wassers.) (Ich verweise an dieser Stelle nochmals auf das PI-Power-Compact-Gerät zur Aufbereitung des Wassers, auf die Regulation des Säure-Basen-Haushaltes und auf das Detox-Elektrolyt-Fußbad.)

Die nachstehenden Grafiken sollen diese Zusammenhänge und die Bedeutung der vier anorganischen fundamentalen Grundkräfte bildlich verdeutlichen.

Wasserhaushalt	Elektrolyt-Haushalt (Kalium, Natrium etc.)	Spurenelemente-Haushalt (Eisen, Kupfer etc.)	Säure-Basen-Haushalt (pH-Wert)

Oberste Gebote für die Wiederherstellung der vier anorganischen Gleichgewichte sind die ausreichende Zufuhr von vitalem, energetisch aktivem Wasser, die Regulation des Säure-Basen-Haushaltes durch Vollwertkost, gesunde Lebensführung und gesunder Stoffwechsel. Die Ergebnisse aus dem Stoffwechseltest geben Auskunft hierüber. Die ausreichende Versorgung mit Elektrolyten und Spurenelementen ist ebenfalls wichtig und erfolgt nach dem Motto „der

Mensch ist, was er isst". Schließlich empfahl schon Hippokrates, dass „Nahrung Eure Medizin sei". Und die Naturheilkunde rät ebenso, dass Nahrungsmittel nötig sind anstelle von Lebensmitteln. Genau das ist auch Grundlage der Traditionellen Chinesischen Medizin.

Organisationsebenen von anorganischen Molekülen zum Menschen

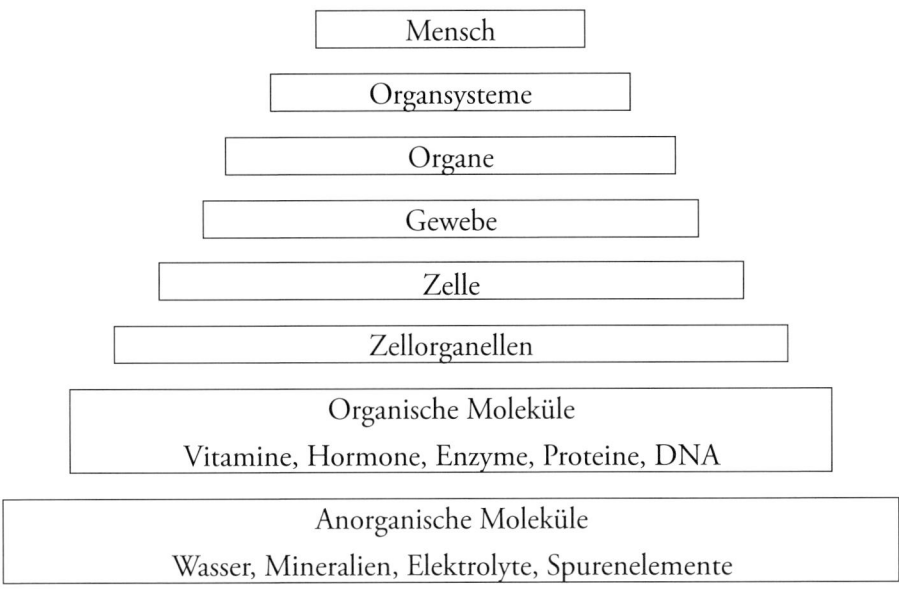

Die Störungsebenen verlaufen von unten nach oben und umgekehrt von oben nach unten. Nährstoffe, Temperaturreize, Feuchtigkeit, Körperbewegung, Gemüt, Flüssigkeitshaushalt, jede Belastung und Veränderung im und am Umfeld des Körpers verursachen Veränderungen in einem Trägerstoff laut Ebene und reaktiv weiter durch alle Trägerstoffe und Ebenen darüber und darunter – und damit im ganzen System auf allen drei Ebenen des Körpers, ebenso in Shen, Qi, Yin und Yang als Grundprinzip vom Kosmos bis zur Erde, von der Materie bis zum Wesen.

Wenn man sich somit vor Augen hält, dass der Stoffwechsel eine lebendige Widerspiegelung des offenen Fließsystems Körper ist, wird deutlich, dass er gentechnisch gesteuert sein muss. Deswegen bietet das US-Unternehmen SCIONA aus Boulder im US-Staat Colorado gegen klingende Münze von über 300 $ einen Gentest an, nach dem eine Gen-Diät ermittelt wird.

Gengeprägt sind aber auch alle physiologischen und pathologischen Abbilder des Körpers im Blut als Lebenssaft. Gengeprägt ist auch die Blutgruppe. Also kann man logischerweise das, was die US-Firma SCIONA aus dem Gentest vom Speichelabstrich des Patienten ermittelt, gleichermaßen auch aus den laborchemischen Blutwerten einschließlich der Blutgruppe ablesen und hiernach ebenso den persönlichen Nahrungsplan für den Patienten erstellen, der den Stoffwechsel gesunden lässt, sollte gestört sein. Blutparameter und ganz speziell die Blutgruppe sind ja genauso Abbild der Genprägung, wie der Speicheltest der Firma SCIONA. Deswegen kann auch aus den Blutwerten des Stoffwechseltests und der Blutgruppe ein psychoneuroimmunologischer und zusätzlich ein Psychogramm abgelesen werden, weil aus Nahrungszuordnung Rückschlüsse auf

Konstitution und Persönlichkeitsstruktur ablesbar sind. So entspricht nach SCIONA/USA 1 der Gentypus der Blutgruppe. Zudem ist Cholesterin kein Blutfett, sondern ein Steroid und Schutzfaktor des Körpers, ist Grundlage für Hormone und sorgt für den Flüssigkeitsstatus der Zelle. Der Stoffwechseltest macht nicht nur das Festlegen eines persönlichen Nahrungsmittelprogramms möglich, sondern gibt auch Hinweise zur Lebensführung und zur Schönheitspflege. Laut Volksmund hält Essen ja schließlich „Leib und Seele zusammen" und Kindern wird eingebläut, „der Teller wird leer gegessen, weil es sonst schlechtes Wetter gibt", und dass sie essen müssten, damit sie „ein starker Kerl" werden.

Der Test zeigt auch, dass im Interesse gesunder Nährstoffumsetzung aus Sicht des Insulinspiegels nur 3-mal pro Tag gespeist werden soll, ohne Zwischenmahlzeiten oder Snacks zwischendurch. Selbstverständlich ist auch zu überlegen, sich bei der Festlegung der Essenszeiten nach den Maximalzeiten der chinesischen Organuhr zu richten. Die Harvard-Universität hat durch wissenschaftliche Untersuchung bewiesen, dass dies möglich ist. Nach deren wissenschaftlichen Vorgaben ist der von unserer Arbeitsgruppe und unserem Gemeinschaftslabor angebotene Stoffwechseltest aufgebaut. Er ist damit wissenschaftlich fundiert und nach wissenschaftlichen Kriterien nachzuvollziehen. Laboruntersuchungen von Vollblut für den Stoffwechseltest ermitteln ca. 40 individuelle, klinisch bekannte Blutwerte. Daraus lassen sich persönlich zuträgliche Nahrungsmittel und die erforderliche Tages-Trinkmenge von 0, 35-mal des Körpergewichts ermitteln, sofern nicht ausdrücklich andere Vorschriften für den Patienten bestehen. Dies sei als Grundregel der Ernährungslehre noch zusätzlich zu Ergebnissen des Stoffwechseltestes in Erinnerung gerufen. Sie werden für den Patienten zu einem persönlich zuträglichen, wertvollen Nahrungsprogramm zusammengestellt. Dies ermöglicht dann die Gesundung des Stoffwechsels.

Weiterhin gibt es nach der chinesischen Organuhr Maximalzeiten von Stoffwechselorganen, auf die die Essenszeiten ausgerichtet werden können. Unser Stoffwechseltest kann somit für sich in Anspruch nehmen, auf wissenschaftlich fundierten Angaben aufzubauen. Er ist daher in Ansätzen und Grundzügen dem Gentest der Firma SCIONA aus den USA vergleichbar. Zusätzlich ermittelt der Stoffwechseltest noch Nahrungsmittel-Unverträglichkeiten, Nahrungsmittel-Allergien und gibt Auskunft über den Immunstatus. Alle dem Gemeinschaftslabor angehörende, ausgebildete, zertifizierte, bundesweit verteilt ansässige Therapeuten wenden den Stoffwechseltest an.

Stoffwechseltestbogen

Jeder Patient bekommt eine farbige, übersichtliche, gut nachvollziehbare Ablichtung seines Befundes. Darin sind alle zuträglichen Nahrungsmittel gruppenweise mit Mengenangaben aufgeführt. Vorschläge für die Mahlzeiten einschließlich der Gewichtsanteile der Nahrungsmittel sind gemacht. Daraus ergeben sich auch Einkaufslisten.

Damit ist zweifelsfrei herausgestellt, dass die Ernährungsempfehlungen nur in Übereinstimmung mit dem Laborbefund des betroffenen Patienten stehen. Dieser Befund ist nicht auf andere Personen übertragbar, denn jeder andere Patient hat einen anderen Stoffwechselstatus.

Was dem untersuchten Patienten helfen kann, seinen Stoffwechsel zu gesunden, Krankheitsrisiken zu neutralisieren und Voraussetzungen für Schönheitspflege zu schaffen, kann für einen anderen Patienten unverträglich sein oder sogar schaden.

Ernährungsempfehlungen laut Stoffwechseltest, die notfalls noch durch Begleitmittel unterstützt und ergänzt werden, sind mehr als eine standardisierte Ernährungsempfehlung. Stoffwechseltests dienen der Stoffwechselgesundung und nicht primär der Gewichtsreduktion. Für die Gewichtsreduktion ist jedoch immer ein gesunder Stoffwechsel nötig. Indem man mit dem persönlichen Nahrungsprogramm den Stoffwechsel gesundet, ergibt sich in der Regel als Konsequenz daraus eine Gewichtsveränderung sowohl bei Untergewicht als Gewichtszunahme und bei Übergewicht als Gewichtsreduktion. Dies erfolgt über die physiologische Selbstregulierung des Körpers, weil durch Stoffwechselgenesung sich Organfunktionen, Zellinformationen, hormonelle, immunologische, vegetative und zentrale Nervenfunktionen, Entschlackung, Entgiftung und Durchblutung verbessern.

Das ist über den Befund des Patienten aus 40 individuellen Einzel-Blutwerten und der gentechnischen Blutgruppe möglich. Daraus kann man zuträgliche Lebensmittel, Getränke, Tagesmengen, eventuell nötige Medikamente und Nahrungsergänzungspräparate als Begleitmittel zur Unterstützung der Stoffwechselprozesse und gegen Krankheitsrisiken ermitteln.

Lieber heut' den Stoffwechsel erkunden
Als morgen die Hautschrunden.
Denn das Problem beim Nichtstun ist,
Niemand weiß, wann es zu Ende ist.

(Unbekannter Humorist)

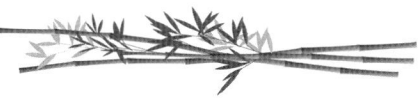

美容与血液晶体分析法
2.37 Schönheit und Blutkristallanalyse (BKA)

Im Stoffwechsel spiegelt sich der körperliche und der psychosomale Befund des Patienten wider getreu dem schon zitierten Motto, „der Mensch „isst", was er „ist", aber auch „ist", was er „isst" wieder. Das schlägt sich im Stoffwechsel um und daher kann man über Stoffwechselbefund Aussagen über Befund bzw. Krankheitsrisiken, Schönheitsprobleme des Patienten machen. Dies ist möglich, weil man

1. das Jahrhunderte alte Wissen der Spagyrik als Grundlage genommen wurde
2. über Jahrzehnte alle Daten aus Patientenbefunden, Klinischen Untersuchungen, Beschwerdebild sammelte und verglich
3. die gleichen Befunde aus der Alternativen Medizin sammelte, das Kristallbild des Patienten nahm, indem man das Blut verbrannte und sich ein Kristall aus Blutmineralien schaffte. Dies gleicht dem Versuch von Dr. Schüßler, der die Asche eingeäscherter Mineralien analysierte und daraus Rückschlüsse auf Körperleiden zog. Durch Aufbereitung der Blutasche mit Lösung wurde sie auf Glasplatte aufgezogen. Dabei ergibt sich ein Kristallbild über die Mineralienstruktur.
4. Feldstudien machte.
5. so krankheitsspezifische Kristallbilder ermittelte und am Kristallbild Lokalisation belasteter Organe feststellte. Lokalisationen und spezifische pathologische Störungen im Kristallbild hatte man aufgrund langer Untersuchung herausgefunden
6. mithilfe von neuen klinischen Untersuchungen, Unterstützungen moderner Institute, die Untersuchungen abrundete und ein Idealkristall schaffte. Damit wurden alle Blutkristalle von Kranken abgeglichen und Diagnosen abgeleitet. So konnten Krankheitsursachen, -risiken ermittelt und Ursachen, die der Schönheit im Wege standen bestimmen.

Spezifisch veränderte Blutkristallbilder zeigten nach Mineralien, wo an welchen Organen, durch welche Ursachen mit welcher Prognose gemäß welcher Kristallveränderung sich welche Krankheitsrisiken zeigten, warum welche Organfunktion, welches Körperteil und Geistes-Seelen-Befinden durch welche Ursachen mit welcher Prognose auf welcher Gefährdungsebene sich krankhaft veränderten und sich nach Anwendung der aus dem Kristallbild abgeleiteten Behandlungsverfahren und Medikamente verbesserten. Therapien, Medikamente sind über Kristallbild umsetzbar. Diese kann man mit dem Blutkristallbild vergleichen. Je mehr sich beide angleichen, desto mehr sind sie für diesen Patienten zur Therapie geeignet. Desgleichen ist danach die Schönheitstherapie auszurichten.

Die Blutkristallanalyse (BKA) geht noch weiter. Sie deckt nicht nur kausal Hintergründe, Vorgeschichte sowie Zusammenhänge solcher Störungen auf, Verkettung einer Störung mit anderen Körperbereichen, Ursachen von Allergien, Zivlisationskrankheiten, Körperherden bis hin zum spezifiziert Krebsrisiko auf, bevor dies oft klinische Tests anzeigen können. Die BKA gibt zwar keine Stoffwechselparameter an wie Harnsäure oder Gesamt-Cholesterin an, dafür zeigt sie

Verschlackungen des Mesenchyms, Acidose, Verklebungen des Bindegewebes, Sauerstoffarmut und Schwermetallbelastungen und gibt auch allgemeine Diätempfehlungen nach Kristallbild. Wenn nach einem Stoffwechseltest Leber und Niere gestört sind, dann verrät die Blutkristallanalyse die Ursachen und die Behandlungsmöglichkeit dazu. Sie klärt über Folgestörungen anderer Organe, Prognosen daraus auf, sie verrät, warum Haut trocken, pigmentiert oder mit einem trockenen Ekzem belastet ist oder welche Ursache einer Allergie zugrunde liegt. Sie nennt Behandlungsmöglichkeiten zur Behandlung von Hauterkrankungen bis hin zu Systemerkrankungen. Sie ergänzt die Stoffwechsel-, auch die Schönheitstherapie, weil sie individuell erfolgversprechende Therapieverfahren, mit individuell empfehlenswerten Medikamenten nennen kann. Sie deckt Ursachen für Depressionen, Angstzuständen, emotionalen Befindensstörungen auf. Sie gibt damit gerade wichtige Hinweise, wenn geistig-seelische Befindensstörungen, der Krankheitspflege und der Schönheitstherapie im Wege stehen.

Doch lassen Sie mich wesentliche Unterschiede der Aussagen über Vorgeschichte, Therapie und Diagnostik noch eingehender skizzieren. Während der Stoffwechseltest Stoffwechselparameter, Blutwerte aus dem Serum ermittelt und die Pathophysiologie nach Veränderungen biochemischer Blutwerte bestimmt, benennt die BKA die Ursachen dafür und die medizinisch mögliche Therapie dagegen. Aus der Asche des verbrannten Vollblutes für die BKA ergeben sich dank deren Mineralien Kristallbildungen mit spezifischen Veränderungen der Kristallformen gegenüber einem Idealkristall. Sie lassen Rückschlüsse auf Art, Lokalisation, Ebene, Prognose und Vernetzung von Krankheitszuständen mit anderen Organen, mit dem Nervensystem und dem Flüssigkeitshaushalt zu.

Dazu passen Kristallbilder von Medikamenten, ebenso ableitend auch Diätetik, Behandlungsverfahren, die zu dem BKA-Kristall passen und sich somit für die Therapie eigenen. Gegensätze gleichen sich aus. Ein Fieberzustand benötigt einen kalten Wickel. Ein basisches Nährstoffprogramm ist bei Übersäuerung angebracht, gegenregulierende Medikamente nach BKA nivellieren den Sinusrhythmus der Krankheit. Kristallisation ist übrigens auch die Grundlage für die Beurteilung der Metallstruktur in der Metallurgie und für die Computertechnik. Die Befunde laut BKA sind mit der Spektralanalyse bestätigt. Damit ist BKA auch vor wissenschaftlichem Hintergrund nicht in Abrede zu stellen.

Die Grundlage der BKA hat zwar empirischen Hintergrund, der aber mit wissenschaftlichen Verfahren geprüft und darüber bestätigt wurde. Meine Erfahrungen mit der BKA währen bereits über mehr als zwei Jahrzehnte.

Schon 1925 wurde das Kupferchlorid-Kristallisationsbild nach Pfeifer verwendet, einem Schüler des Anthroposophen Steiner. Wenn eine Salzlösung trocknet, folgen nach physikalischen Gesetzen chemisch, naturfolgend, aus langen Beobachtungen herausgefiltert, unterschiedliche Kristallbildungen. Überträgt man dieses Verfahren auf Blut, gibt es gleichermaßen je nach Befund des Spenders eine spezifische Form und Kristallbildung. Bei der Veränderung des Blutes aufgrund von Krankheiten des Körpers (oder noch klinisch stummer Vorläufer) entstehen pathologische „footprints" (Fußabdrücke) im Blutkristall. Daraus wurde dann die Blutkristallanalyse abgeleitet.

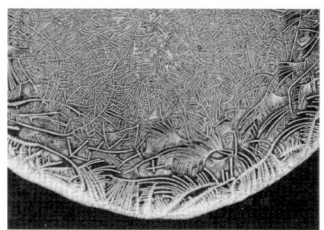 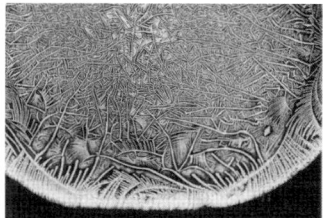 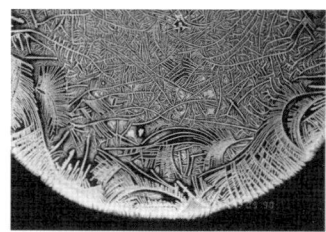
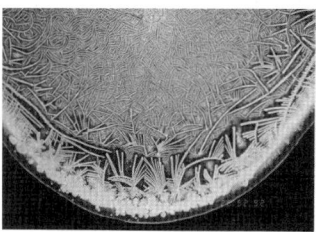 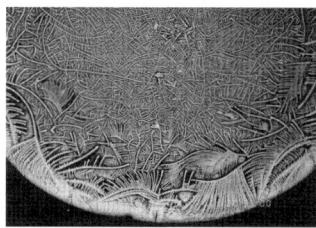

Abb. 20: Blutkristalle

Spektralanalysen haben nachgewiesen, dass über Art, Lokalisation und Ausmaß der Veränderungen im Kristallbild Einblicke in Stoffwechselprozesse, Funktionszustände von Organen und Geweben und je nach Charakteristik, Lokalisation der Veränderung gegeben werden können. So können frühzeitig gezielt Aussagen über Krankheitsrisiken oder Aufklärung zur Krankheit und dessen Schweregrad gegeben werden. Betroffene Organe, Gewebs- und Nervenbereiche des Körpers, Abklärungen zur Diät, zu Behandlungsmethoden in Technik oder über indizierte Medikamente, Möglichkeiten zu Schönheitstherapien sind ebenfalls ableitbar.

Formung und Schnittpunkte zwischen Formen und Eckpunkten der Kristalle ergeben sich durch wechselnde, elektromagnetische Impulse aus der Zellkommunikation heraus, die man dem Qi der TCM gleichsetzen könnte. Intensität, Frequenz und damit die Information darin ändern sich je nach Körperzustand, mit der Konsequenz, dass sich Mineralsubstrat und Kristallbild ändern. Da man inzwischen weiß, dass jedes Kristallbild und Kristallkonglomerat die physiologische oder pathologische Körperfunktion widerspiegelt und nur an bestimmten Lokalisationen immer die gleichen Organe sich im Kristallbild darstellen, kann man aufgrund der Cluster- oder Trabekelveränderung Art sowie Lokalisation der Störung und damit das betroffene Organ erkennen. Die BKA ermöglicht so aus der Empirie, die Diagnose und geeignete Therapien zu ermitteln. Die BKA verrät auch, woher körperlicher Verfall, Schlaffheit der Haut und mangelnde Plastizität kommen und welche therapeutischen Möglichkeiten dagegen bestehen.

Der folgende Hinweis aus der Elementarphysik gibt Anlass, wegen der BKA einiges konstruktiv zu überdenken. Denn man nahm bislang an, das Atom sei unteilbar. Heute kennt man jedoch Bauteile des Atoms wie Quarks und Mesone. Man weiß, dass Atome sich bewegen und gegenseitig je nach Ladung anziehen oder abstoßen, dass Kristalle die kleinsten energetischen Bauteile der Elementarteilchen sind. Man weiß, dass Kristalle strukturierte Schwingungen sind, gleich dem ewig transformierenden, verändernden Qi. Schwingungen als Energie sind somit wie das überall vorhandene Qi Urgrund des Materiellen. Schwingungsänderungen sind letztlich immer ein Informationstransfer. Wie das Qi sind sie am Phänomen und am Zustand erkennbar. Nichts lebt, in dem nicht Qi wirkt, das nicht Informationen empfangen oder abgeben kann. Dies ist der Qi-Aktivität vergleichbar, denn Qi ist Transformation und Veränderung. Hierzu stoßen wir auf die Aussagen von Steiner, der 1925 von Ätherkräften als wirkender Kraft des Lebendigen, aber auch von der Dynamik der Form sprach. Darin liegt auch die Schönheit sinnbildlich eingeschlossen. Damit finden wir den Gleichklang zum Qi der TCM, auch zur elektromagnetischen Kraft, die die Clusterbildung und darüber die Formbildung ermöglicht. Letztlich stößt man damit den Gedanken der Schöpfung bis zur Vorstellung des „Nichts" oder der „Leere" an. Wenn man den Gedanken vom „Ding", das immer mehr gespalten wird, bis zum Atom, man zu den Bauteilen des Atoms, den Quarks kommt, bleibt bei weiterer Teilung das nicht benennbare „Nichts".

In der Metallurgie beurteilt man die Güte des Metalls nach seinem Kristallbild. Ohne das Wissen um Kristallbildung gäbe es kein Bild auf der Mattscheibe des Computers. Aus Forschungen zu bildgebenden Darstellungen gibt es inzwischen Möglichkeiten, nach den Kristallspektren die Qualität von Lebensmitteln zu bestimmen, sie im Bereich Krankheitserforschung als Steigbildmethode und kapillardynamische Methode einzusetzen. Vitamin C aus der lebenden Frucht hat ein anderes Kristallbild als gentechnisch hergestelltes und dementsprechend unterschiedlich sind die Vitalkraft von beiden.

Die Mineralien in der Asche nach dem Verbrennen des Blutes bilden bestimmte Kristalle, diese haben bestimmte Strukturen, als Raster bezeichnet, die phänologisch, d.h. vom Erscheinungsbild her zugeordnet werden können, weil sie letztlich Informationen ausdrücken. Die am häufigsten sich anlagernden Mineralien sind zellaffines Natrium und Kalium. Sie haben eine bestimmte Gewichtung beim Kristallwachstum und erhalten durch Strukturveränderungen über Selen, Lithium, Magnesium und Nitrit ihre spezifische Formung. Sie können durch Spektrometrie sichtbar gemacht werden. Ich erinnere an dieser Stelle wieder an Schüßlersalze und Metallpotenzen, weil auch aus dieser Sichtweise sich wieder ihre Bedeutung für die Schönheit herausstellt.

Gleichzeitig wird darüber auch das Bild in der BKA erklärt. Krankheiten, Toxine und Erreger verändern die elektromagnetischen Potentiale, die Vitalkapazität und damit die Kristallstruktur der Blutkristalle auf besondere Weise, weil sich die elektromagnetischen Formkräfte (sinnbildlich dem Qi aus der TCM gleichzusetzen) ändern. Dies erkennt man auch über Pulsdiagnose, Antlitzdiagnose, Veränderung von Atemfrequenz, Zungenform und Zungenbelag sowie der Farbdynamik an den Händen. Änderungen hinsichtlich der Toxine lassen sich über das Potential an den Akupunkturpunkten durch Elektroakupunkturmessung nachweisen.

All diese Veränderungen kann man somit diagnostisch werten und daraus Aussagen über Früherkennung, hinsichtlich Belastungen mit Fremdstoffen und des Krankheitsrisikos ableiten – und natürlich daraus folgende therapeutische Möglichkeiten. Diese Hinweise stellen noch einmal heraus, wie viele Grundlagen für die Schönheit maßgebend sind, warum innere Schönheit äußere Schönheit quasi zwanghaft bedingt und warum Kosmetik und medizinische Betreuung zur Schönheitstherapie zusammenwirken müssen.

Während der Stoffwechseltest den bestehenden Stör- oder Krankheitsbefund dann erkennt, wenn strukturelle, biochemische und neurobiologische Veränderungen vorhanden sind, erkennt die BKA lange vorher schon psychomental energetisch ausgelöste Zellirritationen, ohne dass strukturelle überhaupt zu sehen sind. Die BKA deckt das Risiko für die mögliche Erkrankung auf. Der Stoffwechseltest deckt die Pathologie des JETZT auf und zeigt Metaboliten als Hintergrund zu Erkrankungen auf. Die BKA hingegen zeigt das Risiko und die Ursache – bis hin zu Schadstoffbelastungen für akute oder langbestehende Allergien, unklarer Genese, Herdgeschehen, Krebsbefund, chronischen Leiden jeder Art, Psychogramm, den Gründen für Depressionen, Ängste und Unruhe im vernetzten Gesamtbild des Körpers, auch wenn die Ursachen lange in der Vergangenheit zurückliegen, ja sogar bei den Vorfahren begründet sind. Auch kann die BKA-Blutkristallisation über das Psychogramm den psychoneuroimmunologischen Hintergrund jedes Krankheitszustandes von Depression bis Angst offenlegen, Behandlungsmöglichkeiten dazu herausfinden und Aussagen dazu machen, warum innere und äußere Schönheit gestört sind.

Haftungsausschluss

Wie jede Wissenschaft ist die Medizin ständig Entwicklungen unterworfen. Forschung und klinische Erfahrungen erweitern unsere Erkenntnisse, insbesondere was Behandlung und medikamentöse Therapie anbelangt. Soweit in diesem Werk eine Dosierung oder eine Applikation erwähnt wird, darf der Leser zwar darauf vertrauen, dass Autoren, Herausgeber und Verlag große Sorgfalt darauf verwandt haben, dass diese Angabe dem Wissensstand bei Fertigstellung des Werkes entspricht. Für Angaben über Dosierungsanweisungen und Applikationsformen kann vom Verlag jedoch keine Gewähr übernommen werden. Jeder Benutzer ist angehalten, durch sorgfältige Prüfung der Beipackzettel der verwendeten Präparate und gegebenenfalls nach Konsultation eines Spezialisten festzustellen, ob die dort gegebene Empfehlung für Dosierungen oder die Beachtung von Kontraindikation gegenüber der Angabe in diesem Buch abweicht. Eine solche Prüfung ist besonders wichtig bei selten verwendeten Präparaten oder solchen, die neu auf den Markt gebracht worden sind. Jede Dosierung oder Applikationen erfolgt auf eigene Gefahr des Benutzers.

Autoren-Vita

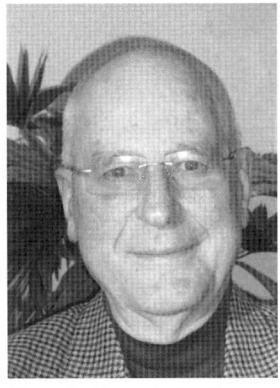

Hans G. Höting (1934) wurde in Bremen geboren. Arzt zu werden, war ihm nachkriegsbedingt nicht möglich. Ein schweres Leiden und die Heilung durch naturheilkundliche Methoden weckte sein Interesse für alternative Medizin. Deshalb wechselte er den Beruf und wurde vom Kaufmann zum Heilpraktiker. Praktika in diversen Ländern Asiens, der Aufenthalt bei Schamanen im Dschungel, das Studium an der Hochschule für chinesische Medizin in Nanking in der Volksrepublik China öffnete ihm den Weg zur Traditionellen Chinesischen Medizin. In Asien und Kanada erwarb er sein Wissen in der überlieferten chinesischen Schönheitskunst. Er wendete sie jahrelang in seiner Naturheilpraxis in Bremen an. Als Buchautor, Freelance-Journalist und Heilpraktiker engagiert er sich für Gesundheitsaufklärung, Umweltbewusstsein und Lebensphilosophie.

Bibliografien der Mitautoren

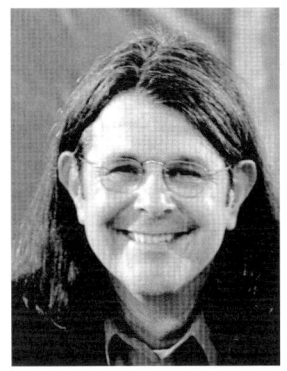

Dr. Karl Adamek (1952) arbeitet freiberuflich als Autor, Sänger, Seminarleiter und Wissenschaftler. Nach dem Studium der Soziologie, Psychologie, Pädagogik und Musik promovierte er über die soziale Bedeutung des Singens. Seine vielschichtige Arbeit versteht er als komplexes Sozialkunstwerk. Bei Michael Vetter erhielt er eine mehrjährige Ausbildung in Obertongesang und Stimmimprovisation sowie Zen-Künsten. Er veröffentlichte zahlreiche Bücher, Schallplatten sowie Forschungsarbeiten rund um das Singen im Alltag. Er gibt Kurse für Menschen, die das heilsame Singen entdecken möchten. Zahlreiche Sozialinitiativen zum Singen wurden von ihm gegründet. Zum Beispiel ist er Initiator und Gründungsmitglied des internationalen Netzwerkes „Il canto del mondo", das die Alltagskultur des Singens fördert. Es geht ihm um die heilsame Wirkung des Singens für den Einzelnen und die Gesellschaft. Er rief deshalb auch die Deutsche Stiftung „Singen" ins Leben, mit der er unter anderem sein Generationen verbindendes Singpatenprojekt „Canto elementar" in Deutschland verbreitet, um die Kindergartenpädagogik durch Singen zu musikalisieren.
Weitere Informationen finden Sie im Internet unter www.karladamek.de

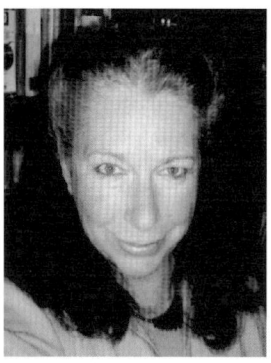

Dr. Petra Gotthardt wanderte nach Australien aus, nachdem Sie vorher in der Naturheilpraxis Hans Höting in Bremen tätig war. Sie absolvierte ein Studium in chinesischer Medizin an der Hochschule in Nanking/VolksRepublik China. Nach der Übersiedlung nach Australien schloss sie ihr Medizinstudium ab und promovierte dort. B.med:
Bachelor of Medicine (Newcastle-Australia),
FRAGP: Fellow of the Royal Australian College of general practice
DRACOG: Diploma of the Royal Australian College of Obstetics and Gynaecology
Dipl. Adv. Acupuncture (Nanking-VR. China)

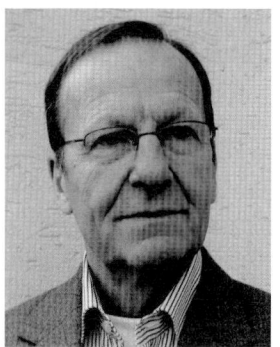

Horst Knop (Jahrgang 1941) verlagerte als ausgebildeter Pharmakaufmann seine Interessen immer mehr in Richtung Gesundheitsvorsorge und Naturheilkunde. Es folgten hier spezielle Weiterbildungen und zunehmende praktische Erfahrungen. Mitarbeit in naturheilkundlichen Fachvereinen vertieften besonders die Wissensbereiche Homöopathie, Phytotherapie und Elektroakupunktur. Seit 1989 begann die intensive Beschäftigung mit Elektrotherapie und Medizintechnik, in der Folge die Berufung vom M.E.M. e.V. zum Elektrotherapie-Anwendungsberater für Therapeuten. Seit 1996 ist er hauptberuflich als Medizinproduktberater tätig.

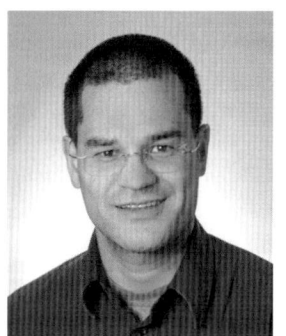

Frank Wedlich (Jahrgang 1964) ist seit 10 Jahren freiberuflicher Medizinprodukte - Berater in eigener Firma. Schwerpunkte seiner Tätigkeit liegen in der Beratung und im Vertrieb von medizintechnischen Geräten u.a. bzgl. der Sauerstoff – und bzgl. der Entgiftungstherapie. Seit über 3 Jahren widmet er sich zusätzlich intensiv der Verbreitung der Cellsymbiosistherapie® nach Dr. med. Heinrich Kremer.
Kontaktadresse: fw-meditech@freenet.de

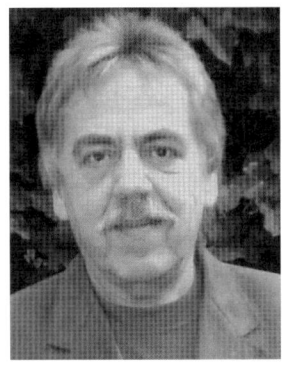

Dr. Rainer Bartosch (Jahrgang 1948) studierte Pädagogik in Erfurt, mit den Fachrichtungen Kunsterziehung und Deutsch. Durch in der ehemaligen DDR politische und dadurch persönlich bedingte Gründe konnte er sein Studium nach mehrjähriger Unterbrechung in der Fachrichtung Polytechnik fortsetzen. 1977 erfolgte das Staatsexamen als Diplomlehrer für Polytechnik. Bis 1980 unterrichtete er technisches Zeichnen, Elektrotechnik und Informatik mit Aspirantur im Bereich Methodik/Didaktik. 1983 erfolgte die Promotion zum „Doktor der Pädagogik" und die Tätigkeit als wissenschaftlicher Mitarbeiter an einer PH. Aus politischen Gründen erfolgte das Tätigkeitsverbot für ihn. 1989 gelang ihm die Flucht in die Bundesrepublik Deutschland über die deutsche Botschaft in Prag. Nach wissenschaftlicher Mitarbeit in einer Bremer Volkshochschule war er Geschäftsführer in einer landeseigenen Firma für internetbasiertes Lernen. Seit 2004 ist er selbständig unternehmerisch im Bereich alternative Medizin und Therapiesysteme, Nahrungsergänzung und Wellness tätig.

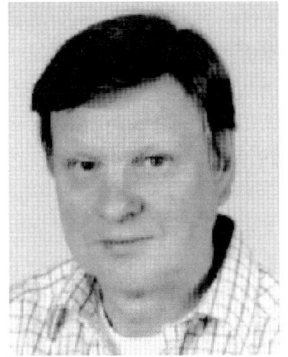

Herbert Milas (Jahrgang 1944) war gelernter und praktizierender Handwerker. Im zweiten Bildungsweg absolvierte er ein Betriebs- und Volkswirtschaftsstudium. 1978 erfolgte die Umorientierung mit einer Ausbildung zum Atemtherapeuten nach Professorin Ilse Middendorf, Berlin. Nach Ausbildung zum Heilpraktiker erhielt er 1983 die amtsärztliche Zulassung zur Ausübung des Heilpraktikerberufes. Seitdem ist er als Heilpraktiker und Dozent tätig. Er ließ sich in Darmstadt und Wien zum Ismakogielehrer nach der Methode von Professorin Anne Seidel ausbilden. Die grimassenfreie Gesichtsgymnastik lehrte ihn die doplomierte Kosmetikerin Eleonore Trittenwein, Wien. Sie war langjährige Meisterschülerin von Professorin Anne Seidel selbst. Ismakogie dient der Straffung, der guten Formung des Gesichts mit positivem Einfluss auf Mimik, Sinnesfunktion und ganzkörperlichem Muskeltraining.

Kontaktadressen

Der Autor:

Hans Höting, Nösslerstr. 3, 28359 Bremen
Tel. 0421-820395 Mobil 0171-4737562 Fax 0421-2434742
Naturheilpraxis Hans Höting, Twiedelftsweg 13, D 28279 Bremen
Tel. 0421-82 5677 Fax 0421-825677
praxis-hoeting@gmx.de   www.top-hoeting.de

Dr. med. Petra Gotthardt, Sidney, Australien, Kontakt über Mitautor des Buches

Anschriften zu den im Buch genannten Produkte:

Der Autor Hans Höting hat aufgrund seiner praktischen Erfahrung einige Produkte, die sich in seiner täglichen Praxis besonders bewährt haben, in diesem Buch exemplarisch aufgeführt und erläutert. Nachfolgend finden Sie die entsprechenden Kontaktadressen (in alphabetischer Reihenfolge).
Die Bezugsmöglichkeit der medizinischen Präperate ist gemäß geltender Vorschriften nur Therapeuten vorbehalten.

(Ein Hinweis in eigener Sache: Die Nennung einiger Produkte bedeutet nicht, dass andere Produkte oder Therapien anderer Hersteller oder Organisationen deswegen schlechter sind, weil sie nicht genannt wurden. Der Autor und der Verlag weisen ausdrücklich darauf hin, dass es in den jeweiligen Bereichen eine Vielzahl ähnlicher Produkte und Therapien gibt. Für die im Buch genannten Produkte und Therapien können wir keine Gewährleistung übernehmen.)

Seirin Nadeln, Moxa und Laser
3B Scientific GmbH
Rudorffweg 8
D 21031 Hamburg
Tel. 040-73966221   Fax 040-7390211   info@3bscientific.com   www.3bscientific.de

Beratung und Bezugsmöglichkeit des AmpliMed-Geräts
Horst Knop
Lutherstr. 17
D 49082 Osnabrück
Tel. 0541-5829799   Fax 0541-5829849   beratung@amplimed.de

Beratung, Anwendung von Schokolade als Diätetikum
Schokoladerie de Prie
Warnowufer 59
D 18057 Rostock
Tel. 0381-3759954   Fax 0381-3777488   www.feine-schokolade.de

Beratung zu biologisch-dynamischem Ananassaft
Naturheilpraxis Bodo Werner
D 67744 Wirrweilert
Tel. 06387-507   Fax 06387-993836

Beratung zu Arganöl, Naturprodukte & Schönheit
Govinda Natur GmbH
Waldstr. 18
D 55767 Abentheuer

Beratung in Anwendung Aetherischer Öle-Komplexe
Medizintechnik Volker Ohland
Lullusstr. 2
D 37284 Waldkappel
Tel. 05658-1677   Fax 05658-93282   info@ohland-medizintechnik.de   www.ohland-medizintechnik.de

Beratung zur Praxis, Theorie der Wasseraufbereitung
Pi® Technology Europe
KNOVO GmbH, Ziegeleistr. 34
A 5020 Salzburg, Österreich
Tel. 0043-662870180   Fax 0043-66287018028   www.pi-power-compact.com

Beratung zu Schönheit und Kräutertee
Lindig Naturprodukte/Kräuterparadies Lindig
Blumenstr. 15
D 80031 München
Tel. 089-265726   Fax 089-23269857

Beratung über Diversions-Aroma-Badezusätze
Jungebad KG
Heckenweg 30
D 73087 Bad Boll

Beratung Bezugsmöglichkeit Hyaluron-Injektionspräparat
Q-Med GmbH
Berliner Ring 89
D 64625 Bensheim
Tel. 06251-770790   Fax 06251-7707911   info.germany@q-med.com   www. restylane.de

Beratung zur Heim - Wasseraufbereitung
NaturBalance Ltd.
Eggertstr. 3b
D 33100 Paderborn
Tel. 05251-142820   Fax 05251-142820   Vertrieb und Info W. Obel Tel 02955-46868

Beratung, Präparate für Biolifting
Fa. Vitorgan Arzneimittel GmbH
Brunnwiesenstr. 21
D 73745 Ostfildern
Tel. 0711-44812-0   Fax 0711-4481241

Beratung und Bezugsmöglichkeit Detox-Fußbad
Ganzheitliche Therapie Systeme
Dr. Rainer Bartosch
Herderstr. 31
D 28203 Bremen
Tel. 0421-2776578 Fax 0421-2776580 rbartosch@baula.de www.baula.de

Beratung und Bezugsmöglichkeit artech energybox + Detox-Fußbad
Frank Wedlich Medizintechnik
Quintschlag 85
D 28207 Bremen
Tel. / Fax 0421-4992010 fw-meditech@freenet.de

Gua-Sha-Schaber, Beratung, Schulung
Frau Miao Jing Metzger
Obere Riedstr. 42 a
D 68309 Käfertal
Tel. 0621-745966 oder 0621-3078920 Mobil 0179-6011281

Gua-Sha-Schaber, Beratung, Schulung
Frau Dr. med. Helga Bürgel
Werderstr. 17
D 68165 Mannheim
Tel: 0621-4186417 www.tcm-aerzte-online.de

Hyaluronsäure-Kapseln, Beratung und Präparatehinweise
Fa. VitaBon BV
Franciscanerstraat 8
NL 6462 CN Kerkrade
Tel. 0031-45-535354094 Fax 0031-45-5353916

Imakogie
Herbert Milas, Harnackring 10
D 21031 Hamburg
Tel.: 040-6446108 Fax 040-22608069

Beratung Lasertherapie, vitacontrol®-Kaltlaser –System, Hyaluronpräperate und Hyaluronnahrungsergänzung
ELKA System GmbH
Herr Dög
Feldstr. 12
D 32275 Lehrte
Tel. 05132-53767 Fax 05132-51388
Tel. 0177-7017001 info@elkasystems.de www.elkasystems.com
www.vita-control.de

Bilderverzeichnis

Abb.	1:	artech energybox, © artmann-vertrieb	S. 34
Abb.	2:	Physiologische (Reiz-)Wirkung von Luftionen, © artmann-vertrieb	S. 37
Abb.	3:	Rudolf Steriners Funktionskreis, © Verlag Müller & Steinicke	S. 47
Abb.	4:	KosmÄethologie, © Verlag Müller & Steinicke	S. 49
Abb.	5:	Grundregeln der Schönheitstherapie in der TCM, © Verlag Müller & Steinicke	S. 69
Abb.	6:	Behandlungssystem, TCM-Grundlagen, © Verlag Müller & Steinicke	S. 71
Abb.	7:	Die Interaktion von Unterstützung und Kontrolle zwischen den Fünf Elementen, © artmann-Vertrieb	S. 76
Abb.	8:	Die Fünf-Elemente, © Verlag Müller & Steinicke	S. 84
Abb.	9:	Faltenbehandlung im Gesicht, © Q-Med AB	S. 155
Abb.	10:	Hand-Roll-Elektrode und Punkt-Elektrode, © AmpliMed, Horst Knop	S. 158
Abb.	11:	vita-control Kaltlaser, © ELKA SYSTEMS GmbH	S. 159
Abb.	12:	Beispiel Faltenbehandlung 1, © ELKA SYSTEMS GmbH	S. 164
Abb.	13:	Beispiel Faltenbehandlung 2, © ELKA SYSTEMS GmbH	S. 164
Abb.	14:	Gesichtsakupunktur, © Bild 3B Scientific/Seirin	S. 170
Abb.	15:	Beispiel Moxen, © Verlag Müller & Steinicke	S. 185
Abb.	16:	Beispiel Schröpfen, Fotolia: spa salon cupping massage gua sha © Alfred Wekelo #1071701	S. 189
Abb.	17:	Beispiel Gua Sha, © Helga Bürgel	S. 191
Abb.	18:	Fußbade-Systeme, links © artmann-Vertrieb, rechts © Ganzheitliche Therapie Systeme	S. 199
Abb.	19:	Pi-Power-Compact-Gerät, © PI Technology Europe, KNOVO GmbH	S. 295
Abb.	20:	Blutkristalle, © Firma Diagnostisches Labor Stephanie Dreyer	S. 334

Gesichter, © Hans Höting S. 96-98

Coverbild: © Dash, Shutterstock Images, Bild I.D. 6396985, Release Information: Model-Freigabe, Unterschriebene Model-Freigabe bei Shutterstock Images, LLC

Coverbild: © Filip Fuxa, Shutterstock Images, Bild I.D. 5934304

Kapitelabschlussbild: Copyright: robophobic, Shutterstock Images, Bild I.D. 11138752

Literatur-Quellenverzeichnis

Literatur und Kassetten von Herrn Höting:

Heilkraft der Gedanken	978-3887782580	Spurbuchverlag
Der neue Tag besiegt die Nacht	978-3-88778-209-2	Eigenverlag
Aktiv und gesund durch die magischen Qigong-Kugeln aus China	978-3-88778-182-8	Spurbuchverlag
Die sechs Heilenden Laute	978-3-88778-206-1	Spurbuchverlag
Lachen als Medizin	978-3-88778-190-3	Spurbuchverlag
Die sechs Heilenden Laute	Kassetten	Eigenverlag
Die Moxatherapie	978-3-8304-2238-9	Haug Verlag
Lebenssaft Urin	978-3-442-13783-1	Goldmann Verlag

1. Facheinweisung in Hochschule für Traditionelle Chinesische Medizin, Nanking, VR. China
2. Praktische Einweisung in Instituten, Praxen verschiedener Länder Asiens
3. Ausbildung in Research Associate Occidental Institute for Biological Medicine Britisch Colombia, Kanada
4. P. Gotthardt, H. Höting, Facelifting Chinesisch, ISBN 3-89240-004-0, MZ-Verlag, 21244 Buchholz/Nordheide
5. Simon, Hirsch, Zinecker, Kramer, Peuschel, Schäfer, Kehr, Shen-Akupunkturatlas, ISBN 3-540-67937-5, Springer Verlag, Berlin, Heidelberg, New York
6. Berichte in Bremer Tageszeitung
7. Berichte in Zeitschrift Wirtschaftswoche
8. Auszüge aus Fachbeiträgen diverser ChinesischenZeitschriften
9. Auszüge aus Zeitschrift Focus Nr. 33/207/08
10. Auszüge aus diversen Ausgaben der Zeitschrift Geist und Gehirn
11. Li, Wang, Yoshio, The Jingluo Phenomenon, The Peoples Medical Publishing House/ Yukonsha Publishing Co, Ltd
12. K-D. Platsch, Die Fünf Wandlungsphasen, Urban & Fischer-Verlag, ISBN 3-437-56710-1
13. J.R. Millenson, Die Einheit von Körper und Seele, Verlag für Ganzheitliche Medizin Dr. E. Wühr GmbH, 93444 Kötzing, ISBN 3-927344-43-5
14. Auszüge aus Sonderheft „China-Wirtschaftswoche" 1-10, 2007
15. Hariet Benfield, Efrem Korngold, Between Heaven and Earth, Ballantine Books, New York, ISBN 0-345-37974-8
16. M.H. Hausen, Lebensquell Schüsslersalze, Verlag Hertmenn Bauer, Freiburg i. B, ISBN 3-7626-0729-X
17. S. Chang, Das Tao der Schönheit, Ullstein-Verlag, ISBN 3-548-74171-1

18. T. Feichtinger, S. Niedan, Antlitzanalyse in der Biochemie nach Dr. Schüßler, Karl F. Haug Verlag, Stuttgart, ISBN 3-8304-7151-3
19. H. Heine, Lehrbuch der biologischen Medizin, Hippokrates Verlag, Stuttgart, ISBN 978-3-8304-5335-2
20. A. Selawry, Metall-Funktionstypen, Haug Verlag, Stuttgart, ISBN 3-7760-0740-0
21. R.A. Eckstein, Biokosmetik, Linde Eckstein KG, 97772 Oberbach, ISBN 3-922175-20-1
22. Shen De-Hui, Wu Xiu-Fen, Nissi Wang, Handbuch der Dermatologie in der Chinesischen Medizin, Verlag für Ganzheitliche Medizin, Dr. E. Wühr GmbH, 93444 Kötzing, ISBN 3-927344-22-2
23. G. Maciocia, Die Grundlagen der Chinesischen Medizin, Verlag für Ganzheitliche Medizin Dr. E. Wühr GmbH, 93444 Kötzing, ISBN 3-927344-07-9
24. J. Greten, Kursbuch Traditionelle Medizin, Thieme Verlag, Stuttgart New York ISBN 3 -13-121661-1
25. Länderstatistik 2007 Niedersachsen
26. K. Kunsch, S. Kunsch, Der Mensch in Zahlen, Spektrum Akademischer Verlag, Heidelber, Berlin, ISBN 3-8274-0902-0
27. Umfrage Allensbacher Markt- und Werbeanalysen
28. P. Bruns, W. Bruns, R. Böhne, Die Altersrevolution
29. H. Höting, Moxatherapie, s. Literatur von H. Höting
30. H. Höting, Lebenssaft Urin
31. J. Ross, Combining Western Herbs and Chinese Medicine, Greenfields Press, Seattle, ISBN 0-9728193-0-4
32. H. Höting, Die Sechs Heilenden Laute, mit Tonkasette, Deutscher Spurbuchverlag, 96148 Baunach, ISBN 3-88778-209-7
33. H. Höting, Qi Gong Kugeln, Hugendubel-Verlag, ISBN 3-88034-558-9
34. H. Höting, Die Heilende Kraft der Gedanken, Deutscher Spurbuchverlag, 96148 Baunach, ISBN 3-88778-194-0
35. H. Höting, Die Moxa-Therapie, Haug-Verlag, ISBN 978-3-8304-2238-9
36. H. Höting, Lebenssaft Urin, Goldmann-Verlag, ISBN 3 – 442 – 13783 – 7
37. Fa. Fungebad, Bad Boll, Fachinformation für Therapeuten
38. Heft Warentest Nr. 7, Dez. 07

Stichwortverzeichnis

A

Acidose 31, 216, 220
Akne 125
Akupressur 58, 167
Akupunktur 25, 33, 42, 58, 68, 70, 74, 94, 113, 118, 130, 134, 135, 153, 156, 167, 213
Akupunkturnadeln 156, 167
Akupunkturpunkt 112, 141
Akupunkturpunkte 74, 96, 134, 139, 141, 161, 166, 172, 185, 191, 193, 241, 275
Akupunkturpunkte 161, 166, 191
Akupunkturpunktmassage 193
Alkohol 212
Altersflecken 127, 198
AmpliMed 62, 144, 151, 155, 157, 176
Ananas 290
Antlitzdiagnostik 94
Apisfalte 132
Arganöl 242
artech energy ion detox 35, 199, 210
Ätherische Öle 242, 243
Augenhöhle 198
Augensäcke 126, 188

B

Basische Lösungen 217
Berberitze 183
Bewegung 213
Bezugsorgane 90
Bindegewebe 220
Biochemie 226
Biolifting 151
Biophotonen 32, 172
Blasenmeridian 118
Blutgruppen 320
Blutkristallanalyse 22, 332
Body-Maß-Index 325
Brustschmerzen 163

C

Calendula 183
Chrom 43
Curcuma 44

D

Dampfbad 281
Denkerfalte 133
Dequi 167
Detox 21, 34, 143, 198, 207
Detox-Fußbad 34, 222, 328
Detox-Ionen-Therapie 204
Diätetik 213
Dreieckgesicht 96
Dreifacher-Erwärmer-Meridian 121
Dreiheit 45
Dünndarmmeridian 120
Durchblutung 143

E

EAP-Elektroakupunkturmessung 149
Eigenfett- und Kollagenunterspritzung 9, 150
Eigen-Frisch-Urin 281
Elektro-Akupunktur 38, 310
Elektro-/Lasertherapie 62
Elektrosmog 314
Entgiftungs-Fußbad 10, 198
Eppinger 27
Ergänzungsmittel nach Dr. Schüßler 232
Ernährung 10, 213
Erschlaffung der Haut 124
Extrapunkt 121
Extrazellulären Matrix (ECM) 28

F

Falten 131
Faltentheorie 96
Faltentherapie 188
Faltenunterspritzung 151
Farbdiagnose 114
Farbsymbolik 115
Fasten 308
Fettabsaugen 9, 146
Filler 152
Finger-Qigong 264
Flüssigkeitsstasen 282
Freie Radikale 31, 40, 43, 193, 200, 207,
              208, 212, 215, 219, 225, 256, 300
Fructus 184
Fünf Elemente 83

G

Ganzkörpereinreibung 287
Gesichtsformen 94
Gesichtsmaske 291
Gesichtsmuskeln 88
Gesichtsreinigung 281
Gesichtstypen 95
Geweberegulation 162
Gewicht 317
Ginsengtee 287
Glycyrrhiza 183
Grundregulation 25
Grün-Tee-Baden 285
Gua Sha 10, 191

H

Haarpflege 281
Hausmittel 281
Hautregeneration 159
Hautstraffung 283
Hauttypisierung 113
Hautvitalisierung 125
Heilkräuter 10, 179
Hermetischen Gesetze 54
Herzmeridian 120
Herz-Shen 75

Hirnhemisphären 138
Homöopathikum 238
Homöostase 25, 48
Hyaluronsäure 62, 165

I

Immunglobulin A 106
Iris versic 184
Ismakogie 177, 272

J

Jupiterfalte 131

K

Kakao 249
Kakao-Hautpflege 288
Kalt- oder Softlaserbehandlungen 159
Kinn- und Halsbereich 197
Klassische Chinesische Medizin 22
Klimatischen Phänomene 90
Kontraindikationen 163, 211
Konzeptionsgefäß 119
Körper-Seele-Übung 263
KosmAethologie 47
Kosmetika 241
Krähenfußfalte 132
Kräuterrezepturen 179
Kreislaufmeridian 121
Kreisrundes Gesicht 96

L

Labile Epilepsie 163
Lachen 10, 315
Lachfalte 131
Laser 159
Lasertherapie ... 62, 154, 156, 163, 166, 176
Lebensmittel 218
Lenkergefäß 119
Leonurus 184
Lichthypersensibilität 163
Limbisches System 134
Lobelia chinensis 183
Lüscher-Test 114

Lymph-Drainage 62, 163, 196, 276, 277
Lymphgefäß 277
Lymphstasen 85
Lymphzirkulation 143, 312

M

Magenmeridian 118
Mangan 43
Mechanotherapie 159
Meditation 58
Membrantransfer 144
Meridiane 89, 191, 276
Meridian-Indikation 127
Meridian-Lymph-Drainage 276
Meridianmassage 58
Meridiansingen 58, 87, 89, 95, 98, 99,
104, 265, 267, 316
Mesotherapie 9, 151
Metall 10, 45, 83, 233, 258, 294, 327
Metallimplantate 163
Metall-Patientenbild 238
Metalltherapie 49, 60
Mikrozirkulation 30
Milz-Pankreas-Meridian 119
Mimische Muskeln 88
Mischölrezepturen 244
Mittelbilder der Metalle 238
Moxa 179
Moxatherapie 186
Moxazigarre 185
Moxibustion 68, 186, 187
Mundbereich 123
Myrica cerifera 183

N

Nadel 168
Nagelpflege 283
Nahrungsmittel 218
Nasenbereich 122
Natrium-Kalium-Pumpe 208
Naturheilkunde 10, 11, 12, 19, 48, 50, 142,
308, 310, 311, 329
Naturöle 241

Neuro-Linguales-Programmieren 139
Nierenmeridian 119

O

Ohr/Frontalbereich 123
Ölreibung 281
Organspezifische Symptome 92
Ovales Gesicht 96

P

Phospholipide 43
Pickel 125
PI-Power 287, 295, 307, 328
Pischinger 25, 31, 48, 62, 142, 176,
178, 193, 199, 204, 213, 220, 226, 235,
299, 306, 308, 310
Prothese 163
Psychoneuroimmunologie 62
Psychosomatik 58, 134
Pufferungssysteme 218
Punktstimulation 157

Q

Q10 41
Qigong 58, 68, 69, 72, 77, 87,
89, 104, 109, 134, 135, 212, 214, 218, 263,
267, 316, 323
Qigong-Kugeln 265
Qi-Mangel 88
Qi-Mangelsyndrom 41
Qi-Überschuss 88
Quadratgesicht 95
Quellwasserbaden 287

R

Rauchen 212
Rauigkeit der Haut 282
Rautengesicht 96
Rechteckgesicht 95
Reizströme 159
Reiztherapien 143

S

Salzbad 286
Sauerstoff-Nährstoffversorgung 144
Säure-Basen 28, 62, 237
Schlaffheit der Haut 187
Schmunzelfalte 131
Schoko-Hautpeeling 288
Schokolade 10, 249, 250
Schöne Lippen 282
Schönheitsregeln 53
Schröpfen 68, 69, 189, 215
Schuppen 282
Schuppenflechte 292
Schüßler 10, 45, 226, 233, 332
Schüßlersalze 227, 234, 327, 335
Schwangerschaft 163
Schwermetall .. 200, 208, 211, 258, 309, 333
Schwermut 135
Selen 43
Senfbaden 287
Shen 29, 42, 54, 58, 70, 73, 74, 86, 263
Sichelfalte 132
Sintala-Methode 107
Soft-Laser 161
Soft- oder Kaltlaser 159
Sonnenallergie 163
Steiner Rudolf 47, 332, 333
Stirnbereich 121, 197
Stoffwechsel 209, 215, 325, 328
Stoffwechseltest .. 10, 22, 23, 24, 27, 42, 59, 60, 146, 177, 216, 217, 220, 222, 224, 317, 320, 321, 322, 323, 324, 326, 328, 330, 331, 333, 336
Stoffwechseltestbogen 330
Stoffwechseltypen 319
Stress 212

T

Thermotherapie 159
Toxine 28, 33, 35, 127, 143, 180, 183, 200, 205, 217, 244, 312, 317, 335
Trapezgesicht 96
Traubenkernextrakte 43
Trockenbürsten 284
Trockene Haut 282
Truthahnfalte 133
Tumore 163

U

Unterhautzellgewebe 124
Unterkieferbereich 123
Urin 79, 83, 90, 238, 239, 274, 281, 283, 287, 289, 292, 302, 312
Urintherapie 312

V

Vegetatives Nervensystem 30, 117
Verhornung 282
vitacontrol 151, 156, 157, 158, 161, 166

W

Wandlungsphasen 45, 56, 57, 61, 69, 75, 83, 89, 91, 94, 104, 114, 118, 146, 197, 265, 321
Wangenbereich 122, 197
Wärmepunktur 185
Wasser 199, 292, 294

Y

Yin und Yang 29
Yin- und Yang-Regulation 129

Z

Zangfu 58
Zanthoxylum 184
Zellregeneration 117
Zink 43
Zornesfalte 133
Zusatz von Reisschnaps 287

AmpliMed *synchro*

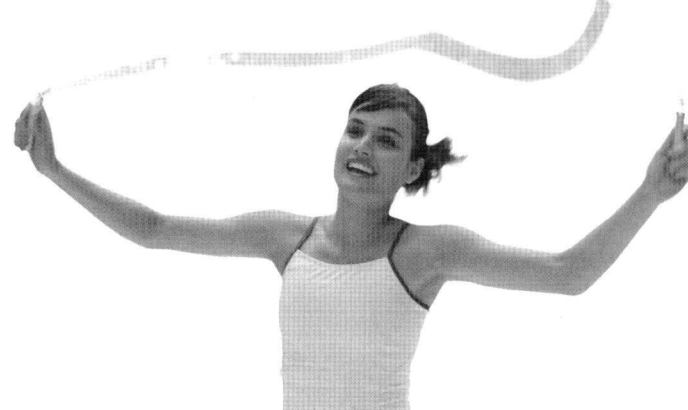

DIE MODULIERTE MITTELFREQUENZ...
... nicht nur für meine Problemzonen

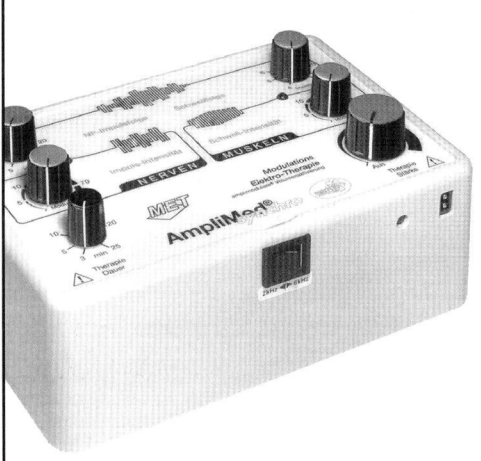

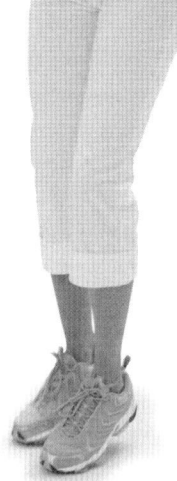

www.knop-medizintechnik.de

INFORMATIONEN
Dieter Zimmermann
d.zimmermann@knop-medizintechnik.de
Telefon 06443 8333226

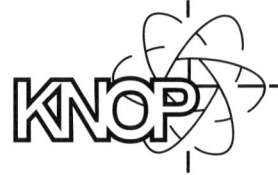

KNOP GmbH · Rotlintstraße 86 · 60389 Frankfurt · Telefon 069 945986-06 · info@knop-medizintechnik.de

Faltenbehandlung und Hautrevitalisierung
ohne Unterspritzung und völlig schmerzfrei

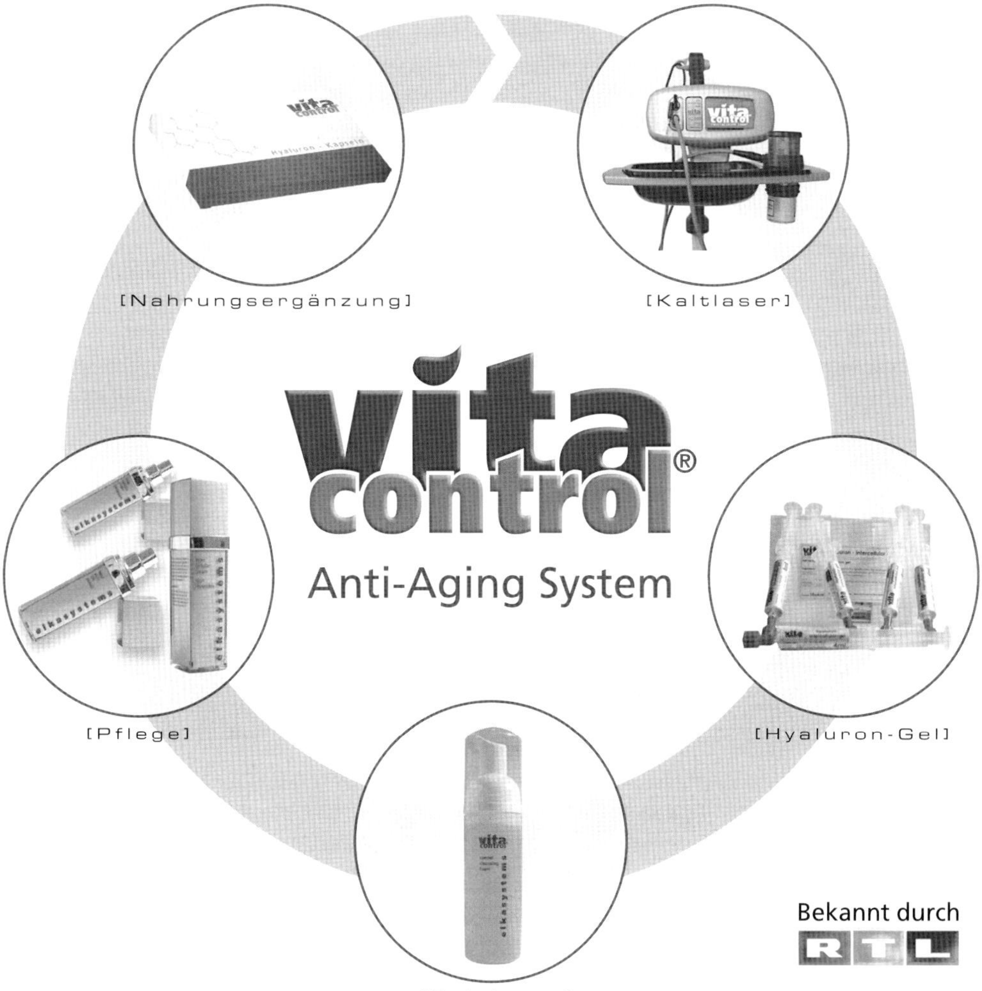

[Nahrungsergänzung] [Kaltlaser]

vita control®
Anti-Aging System

[Pflege] [Hyaluron-Gel]

[Reinigung]

Bekannt durch
RTL

Bereits bekannt
in über **25** Ländern!

ELKA SYSTEMS GmbH
Feldstrasse 12 • 31275 Lehrte
phone +49 (0) 5132 - 589471 • fax +49 (0) 5132 - 51388

ELKA SYSTEMS

www.elkasystems.com